癌診療指針のための
病理診断プラクティス
乳癌

大阪大学医学部病態病理学・附属病院病理部
総編集 **青笹克之**

埼玉県立がんセンター病理診断科
専門編集 **黒住昌史**

中山書店

刊行にあたって

　腫瘍および類縁疾患の診断において，病理診断はつねに中心的な位置を占める．近年の病理診断技法の進歩と専門的な知識の集積はめざましい．一方，画像医学の進歩は病態の精緻な把握を可能としてきた．加えて分子レベルでの腫瘍の特性解析は個々の患者への適切な治療法の選択へと道を拓きつつある．このような状況において，腫瘍医療に携わる臨床医の最低限知るべき病理診断に関する知識と病理医が知るべき最先端治療の情報は飛躍的に増加してきている．

　昨今，腫瘍の病理形態，画像所見，分子レベルでの異常などを総合した治療方針の決定が強く求められており，もちろん現場サイドにおいても診断から治療への有機的な連携への期待が高まっている．このため病理医，臨床医ともに診断・治療の流れのなかでの両者の役割を相互に理解することが必要となる．いいかえれば，診断と治療の最新の進歩と限界を臨床医と病理医の双方が熟知していることが求められているのである．

　今般の企画は，癌の診断・治療の第一線にある病理医・臨床医にむけて腫瘍の病理診断の実際的かつスタンダードな知識を提供することを目的としている．このため，本シリーズでは各臓器ごとに「病理診断の流れとポイント」を概説した後に，診断に際して必要とされる「基本的知識」を簡明かつ総説的に示した．個々の疾患の診断についてのセッションでは写真とシェーマを豊富に用いて治療方針の決定に役立つ「診断のポイント」と「鑑別診断のフローチャート」を示した．また，日常業務の現場での使いやすさを考え，説明の文章は箇条書きとして簡明にした．編集は各臓器癌の病理診断の第一線で活躍している病理医にお願いし，執筆は病理医と腫瘍臨床の現場で実績のある外科，内科，放射線科医に加わって頂き，腫瘍の病理診断から治療までの一連の流れが理解できるように努めた．

　本書が腫瘍医療に携わる臨床医と病理医を中心とした関係者に広く活用されることを期待している．

2010年　11月
大阪大学大学院医学系研究科
病態病理学教室教授
青笹克之

■■ 序 ■■

　近年，わが国における乳癌の患者数は著しく増加しており，1年間の新規患者数は約4万5,000人を超えたといわれている．また，針生検法の進歩に伴って術前組織診断がルーチンに行われるようになり，乳癌との鑑別が必要な病理検体数も著しく増加している．一方，マンモグラフィ検診の普及によって「境界病変」ともいえる癌との鑑別がきわめて難しい病変に遭遇することも多くなり，診断病理医を悩ませている．このような趨勢のなかで乳癌の病理診断のコツを効率的に取得するためには，従来の教科書的な記述ではポイントが押さえにくく，簡潔な記載と分かりやすいフローチャートによる解説が有効であると考え，今回の病理診断プラクティス「乳癌」の企画を行った．

　1章「病理診断の流れとポイント」では，乳癌の組織診断の流れとポイントについて具体的に示し，鑑別診断における基本的な考え方について解説した．2章「診断のための基本知識」では，針生検，画像診断，免疫組織診断，センチネルリンパ節生検，術前療法などの最近の話題について臨床と病理の立場から詳しく解説した．3章「乳腺疾患の概要と鑑別診断」は本書の中心部分であり，ほとんどの組織型について簡潔に解説し，明解で使いやすい鑑別診断フローチャートを呈示し，4章「病理検体の取り扱い」では，乳癌の切除標本に特有な取り扱い方法について詳しく解説した．さらに5章「症例の実際」では，特に鑑別診断の難しい病変を取り上げ，診断過程について具体的に示した．

　今回，総編集者の青笹克之教授と中山書店のご理解によってシリーズに「乳癌」を加えて頂いたことを深く感謝申し上げます．本書は乳腺疾患の病理診断と診療に直接的に役立つ「鑑別診断書」としてきわめて有用と考えます．本書が有効に利用されることによって，わが国の乳癌の診療と研究のレベルが一段と向上することを希望致します．

2011年　夏

埼玉県立がんセンター
病理診断科部長
黒住昌史

癌診療指針のための
病理診断プラクティス
乳癌

Contents

1章 病理診断の流れとポイント
- 乳腺疾患の病理診断 ……………………………………………………………… 黒住昌史　2

2章 診断のための基本知識

細胞診と針生検
- 細胞診と針生検の使い分け ……………………………………………………… 長嶋　健　12
- 細胞診の有用性と問題点 ……………………………………… 山口　倫, 土屋眞一　17
- 針生検標本の病理診断 …………………………………………………………… 黒住昌史　26
- 画像診断法 ………………………………………………………………………… 植松孝悦　31
- 免疫組織診断と subtype 分類 …………………………………………………… 黒住昌史　38
- 分子生物学的な予後予測 ……………………………………… 直居靖人, 野口眞三郎　44
- 薬物療法のガイドライン ………………………………………………………… 矢形　寛　50

乳癌の手術療法
- 乳房温存療法と予後 ……………………………………………………………… 堀口　淳　56
- 乳房温存手術切除標本の断端判定 ……………………… 大庭華子, 武井寛幸, 黒住昌史　63

センチネルリンパ節生検
- 概念と手技 ………………………………………………………………………… 武井寛幸　68
- センチネルリンパ節の転移診断 ………………………………………………… 黒住昌史　73

術前療法
- 術前療法の意義 ………………………………………………… 辻　和香子, 山城大泰, 戸井雅和　78
- 術前療法の組織学的効果判定 …………………………………………………… 黒住昌史　83

3章 乳腺疾患の概要と鑑別診断

上皮性腫瘍―癌および境界病変
- 浸潤性乳管癌 ………………………………………… 市原　周, 森谷鈴子, 菅間　博　88
- 浸潤性小葉癌 ……………………………………………………………………… 森谷卓也　95
- 管状癌 …………………………………………………………… 藤井誠志, 長谷部孝裕　102
- 髄様癌 …………………………………………………………… 堀井理絵, 秋山　太　107
- 粘液癌 ……………………………………………………………………………… 前田一郎　112
- 神経内分泌癌 …………………………………………………… 川崎朋範, 加藤良平　117
- 浸潤性微小乳頭癌 ……………………………………………… 堀井理絵, 秋山　太　128

※参考文献は巻末にまとめました.

 アポクリン癌 　　　　　　　　　　　　　　　　　本間尚子　135
 化生癌 　　　　　　　　　　　　市原　周, 谷田部　恭, 菅間　博　141
 分泌癌 　　　　　　　　　　　　　　　　　　　　西村理恵子　147
 腺様嚢胞癌 　　　　　　　　　　　　　　　　　　森谷卓也　153
 glycogen-rich 明細胞癌 　　　　　　黒田　一, 北村　創, 長村義之　159
 非浸潤性乳管癌 　　　　　　　　　　　　　　　　津田　均　162
 小葉性腫瘍 　　　　　　　　　　　　　　　　　　森谷卓也　170
 乳管過形成 　　　　　　　　　　　　　　　　　　森谷鈴子　176
 異型乳管過形成 　　　　　　　　　　　　　　　　森谷鈴子　181
 乳管内乳頭状病変 　　　　　　　有廣光司, 藤井将義, 尾田三世　185

上皮性腫瘍―特殊な癌
 炎症性乳癌 　　　　　　　　　　　　　　　　　　本間慶一　192
 Paget 病 　　　　　　　　　　　　　　　　堀井理絵, 秋山　太　196
 男子乳癌 　　　　　　　　　　　　鈴木　貴, 高木清司, 笹野公伸　202

良性上皮増殖性病変
 腺症 　　　　　　　　　　　　　　　　　　　　　鹿股直樹　206
 硬化性瘢痕 　　　　　　　　　　土屋眞一, 前田一郎, 山口　倫　213

関連腫瘍性病変
 乳管腺腫 　　　　　　　　　　　　　　　　　　　本間慶一　218
 乳頭部腺腫 　　　　　　　　　　　　　　　　　　小塚祐司　223
 管状腺腫 　　　　　　　　　　　　　　　　　　　大井恭代　228
 腺筋上皮腫 　　　　　　　　　　　　　　黒住　献, 小山徹也　232
 線維腺腫 　　　　　　　　　　　　　　　　　　　森谷卓也　237
 葉状腫瘍 　　　　　　　　　　　　　　　　　　　黒住昌史　244
 顆粒細胞腫 　　　　　　　　　　有廣光司, 藤井将義, 尾田三世　250
 過誤腫 　　　　　　　　　　　　　　　　吉田正行, 津田　均　255
 血管肉腫 　　　　　　　　　　　　　　　　　　　黒住昌史　260
 悪性リンパ腫 　　　　　　　　　　　　　　　　　中塚伸一　265

非腫瘍性病変
 女性化乳房症 　　　　　　　　　　鈴木　貴, 高木清司, 笹野公伸　274
 副乳 　　　　　　　　　　　　　　　　　　　　　大井恭代　278
 糖尿病性乳腺症 　　　　　　　　　　　　　　　増田しのぶ　282
 結節性筋膜炎 　　　　　　　　　　　　　　　　　関　邦彦　287

Contents

4章 病理検体の取り扱い

切り出し方法　　　　　　　　　　　　　　　　大迫　智，堀井理絵，秋山　太　296
病理報告書作成　　　　　　　　　　　　　　　　　　　　　　　　増田しのぶ　299

5章 症例の実際

症例1 異型を示す乳管内増殖性病変　　　　　　　　　片野未央，小山徹也　304
症例2 偽浸潤像を示す病変　　　　　　　川野輪香織，小山徹也，黒住昌史　307
症例3 細胞質に微細顆粒がみられる腫瘍　　　樋口　徹，大庭華子，黒住昌史　310
症例4 乳頭に発生した腫瘍　　　　　　　　　　　　河野誠之，黒住昌史　312

参考文献 ………………………… 315
索引 ………………………… 328

執筆者一覧
(執筆順)

黒住　昌史	埼玉県立がんセンター病理診断科
長嶋　　健	千葉大学医学研究院臓器制御外科
山口　　倫	久留米大学医学部病理学講座／附属医療センター病理診断科
土屋　眞一	日本医科大学付属病院病理部
植松　孝悦	静岡県立静岡がんセンター生理検査科
直居　靖人	大阪大学大学院医学系研究科外科学講座乳腺内分泌外科学分野
野口眞三郎	大阪大学大学院医学系研究科外科学講座乳腺内分泌外科学分野
矢形　　寛	聖路加国際病院乳腺外科
堀口　　淳	群馬大学医学部臓器病態外科学
大庭　華子	埼玉県立がんセンター病理診断科
武井　寛幸	埼玉県立がんセンター乳腺外科
辻　和香子	京都大学医学部附属病院乳腺外科
山城　大泰	三菱京都病院乳腺外科
戸井　雅和	京都大学医学部附属病院乳腺外科
市原　　周	国立病院機構名古屋医療センター病理診断科
森谷　鈴子	国立病院機構名古屋医療センター病理診断科
菅間　　博	杏林大学医学部病理学
森谷　卓也	川崎医科大学病理学2
藤井　誠志	国立がん研究センター東病院臨床開発センター臨床腫瘍病理部細胞動態室
長谷部孝裕	国立がん研究センターがん対策情報センター臨床試験・診療支援部病理診断コンサルテーション推進室
堀井　理絵	がん研究会がん研有明病院病理部
秋山　　太	がん研究会がん研究所病理部
前田　一郎	聖マリアンナ医科大学診断病理学
川崎　朋範	山梨大学大学院医学工学総合研究部人体病理学
加藤　良平	山梨大学大学院医学工学総合研究部人体病理学
本間　尚子	東京都健康長寿医療センター研究所老年病理学研究チーム
谷田部　恭	愛知県がんセンター遺伝子病理診断部
西村理恵子	国立病院機構四国がんセンター臨床検査科
黒田　　一	国際医療福祉大学病院病理診断科
北村　　創	国際医療福祉大学熱海病院病理診断科
長村　義之	国際医療福祉大学三田病院病理診断センター
津田　　均	国立がん研究センター中央病院病理科・臨床検査科
有廣　光司	広島大学病院病理診断科
藤井　将義	広島大学病院病理診断科
尾田　三世	広島大学病院病理診断科
本間　慶一	新潟県立がんセンター新潟病院病理部
鈴木　　貴	東北大学大学院医学系研究科病理検査学分野
高木　清司	東北大学大学院医学系研究科病理検査学分野
笹野　公伸	東北大学大学院医学系研究科病理診断学分野
鹿股　直樹	川崎医科大学病理学2
小塚　祐司	川崎医科大学病理学2
大井　恭代	博愛会相良病院病理診断科
黒住　　献	群馬大学大学院医学系研究科医科学専攻臓器病態外科学
小山　徹也	群馬大学大学院医学系研究科医科学専攻病理診断学
吉田　正行	国立がん研究センター中央病院病理科
中塚　伸一	関西労災病院病理科
増田しのぶ	日本大学医学部病態病理学系病理学分野
関　　邦彦	JR東京総合病院臨床検査科
大迫　　智	がん研究会がん研有明病院病理部
片野　未央	群馬大学大学院医学系研究科医科学専攻病理診断学
川野輪香織	埼玉県立がんセンター病理診断科
樋口　　徹	埼玉県立がんセンター病理診断科
河野　誠之	神戸大学医学部附属病院乳腺内分泌外科

1章 病理診断の流れとポイント

乳腺疾患の病理診断

　乳腺疾患の病理診断において最も重要な点は，癌との鑑別診断を確実に行うことである．大部分の乳癌は典型的な組織像を呈するため，アトラス集などを参照すれば経験の少ない病理医でもおおよその診断は可能である．しかし，「異型を伴う乳管内病変」「上皮成分の増殖の強い乳頭状病変」「異型を伴う小葉内の増殖性病変」などは非浸潤癌との鑑別が非常に難しく，多くの病理医を悩ませている．このような病変の診断には経験と乳腺疾患特有の病態に関する知識が必要になる．本項では乳腺疾患の病理診断の流れとポイントについて記述する．

臨床所見

　適切で正しい病理診断を行うためには，できるだけ多くの臨床情報を得ることが重要である．臨床医や病理医の一部には「病理診断には臨床情報は必要ではなく，スライドガラスのみで診断することが肝要であり，臨床情報は病理診断の独立性を阻害するものである」と考える人がいるが，特に乳腺領域においては適切な考え方ではない．詳しい臨床経過，局所所見，画像所見などの臨床情報によって誤診の危機から救われることもあり，これらの情報は結果的に患者と病理医の両方を守ることになる．

病変の部位

- 乳頭に生じる良性腫瘍である乳頭部腺腫（adenoma of the nipple）は，しばしば浸潤性乳管癌（invasive ductal carcinoma）と似た像を示すので，病変が乳頭に局在するという情報なしでは癌と誤診する危険性があり，病変の部位の情報はきわめて重要である．
- 乳頭や乳輪にびらんを認める場合には，乳癌細胞が皮膚の扁平上皮に進展した病態であるPaget病を第一に考える必要がある．
- 乳線（milk line）上の腋窩や外陰部の異所性乳腺（副乳）に癌が発生することがあるので，乳房外であっても正確な病変部位の情報は重要である．

性

- 乳癌の発生率には明らかに性差があり，女性のほうが圧倒的に多いが，男性にもまれに発生する．男子乳癌は全乳癌の約0.5％程度を占めるといわれている．
- 男性には女性化乳房（gynecomastia）という乳房の肥大性変化がみられることがある．原因としては薬剤の副作用，肝機能障害，染色体異常などが挙げられる．

年齢

- 乳腺疾患には好発年齢があるので，大体の発症年齢を知っておく必要がある．
- 思春期前乳房肥大症は思春期前後の生理的乳房肥大である．
- 線維腺腫は10～20歳代，乳腺症は30～50歳代，乳癌は40～60歳代に好発し，それぞれ発症年齢が少しずつずれる．
- 化膿性乳腺炎は授乳期に発症するので，20～30歳代に生じることが多い．
- 線維腺腫の陳旧化は40歳代以降にみられる現象である．

合併疾患

- 乳腺線維症〔fibrous disease（硬化性リンパ球乳腺炎；sclerosing lymphocytic mastitis）〕の患者の多くは糖尿病を合併しており，糖尿病性乳腺症（diabetic mastopathy）と呼ばれる．
- 脂肪壊死の患者の多くは胸部外傷の既往があるので，病歴を確かめる．

病期（Stage）

- 臨床病期分類については日本乳癌学会の『乳癌取扱い規約』とAJCC/UICCの病期分類がある．ほとんど同じであるが，リンパ節転移の項目で統一されていない部分がある．
- 基本的には臨床的なTNM因子で病期を決めているが，非浸潤癌のTについては病理学的に非浸潤癌であることが確定された後にTisと評価している．
- AJCC/UICCの病期分類ではNmi（微小転移）の因子が盛り込まれている．

局所所見

- 病変が腫瘤なのか硬結なのかの情報は，病変の組織像を推測するうえで重要である．
- 浸潤性腫瘤を形成する場合には，浸潤性増殖を示す浸潤癌（硬癌など），線維腫症（fibromatosis），脂肪壊死（fat necrosis），顆粒細胞腫（granular cell tumor）などが鑑別に挙がる．
- 限局性腫瘤を形成する場合には，限局性増殖を示す浸潤癌（充実腺管癌など），線維腺腫（fibroadenoma），葉状腫瘍（phyllodes tumor），嚢胞内腫瘍（intracystic tumor）などを鑑別診断に挙げる．
- 硬結を形成する場合には，非浸潤性乳管癌（noninvasive ductal carcinoma, ductal carcinoma *in situ*：DCIS），硬化性腺症（sclerosing adenosis），慢性炎症などを鑑別診断に挙げる．
- 皮膚の発赤や浮腫は炎症性乳癌（inflammatory carcinoma）の診断に重要な情報になる．
- 血性乳頭分泌は非浸潤癌や乳管内乳頭腫（intraductal papilloma）でしばしばみられる．

画像所見

- マンモグラフィや超音波検査などの画像所見と組織像は相同性,相似性があると考えられており,画像所見は重要な情報になる.
- マンモグラフィでの微小石灰化の有無と性状の情報は,きわめて重要であり,臨床医が病変としてとらえている微小石灰化を組織学的に見つけ出す必要がある.
- 石灰化をきたす病変としては,微小なものは非浸潤性乳管癌,硬化性腺症などがあり,粗大なものは陳旧性線維腺腫(ancient fibroadenoma),乳管拡張症(duct ectasia)などがある.
- 浸潤性増殖をきたす浸潤癌,硬化性瘢痕(radial scar),顆粒細胞腫,脂肪壊死はマンモグラフィでスピキュラないしはスピキュラ様所見を呈する.
- 病変が囊胞か囊胞内腫瘍かの判別には超音波検査がきわめて有用である.

病理診断の手順とポイント

基本的にはすべての臨床情報を基にして,HE染色標本を検鏡することによって病変の病理診断を行う.低〜高倍のレンズを使って組織全体を観察する.HE染色のみでは鑑別が難しい症例については,特殊染色や免疫染色を行い,診断に参考になる情報を得るようにする.

病理診断の基本

- 乳腺組織の正常な構造をよく理解しておくことが重要である.乳房は基本単位である小葉・乳管系と支持組織から形成されている 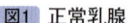.
- すべての乳管は乳管(乳腺)上皮細胞(mammary duct epithelial cell)と筋上皮細胞(myoepithelial cell)の2層性(二相性)を有している.
- 筋上皮細胞は胞体が明るい細胞として乳管上皮細胞の外側に認められる.
- 筋上皮細胞の有無がわかりにくい時には,筋上皮細胞のマーカーであるCD10,p63,SMA(smooth muscle actin)の免疫染色が有用である.
- 最初に行うことは正常の組織像と異なる部分を見つけ出すことである.

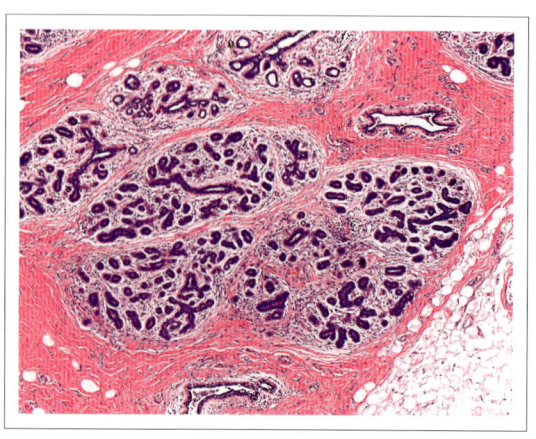

図1 正常乳腺
乳房は基本単位の小葉・乳管系と支持組織からなる.楕円形を呈する小葉内には多数の小葉内乳管の断面がみられる.個々の乳管は乳管上皮細胞と筋上皮細胞からなり,その周囲を基底膜が取り巻いている.

表1 乳腺腫瘍の組織学的分類（日本乳癌学会，2008年）

1. 非浸潤癌	b4. 腺様嚢胞癌
a. 非浸潤性乳管癌（DCIS）	b5. 扁平上皮癌
b. 非浸潤性小葉癌（LCIS）	b6. 紡錘細胞癌
2. 浸潤癌	b7. アポクリン癌
a. 浸潤性乳管癌（IDC）	b8. 骨・軟骨化生を伴う癌
a1. 乳頭腺管癌	b9. 管状癌
a2. 充実腺管癌	b10. 分泌癌
a3. 硬癌	b11. 浸潤性微小乳頭癌
b. 特殊型	b12. 基質産生癌
b1. 粘液癌	b13. その他
b2. 髄様癌	3. Paget病
b3. 浸潤性小葉癌	

- 病変が既存の乳管内に留まっているのか，乳管外に及んでいるのか判断する．
- 病変が腫瘍性病変なのか，過形成，変性，炎症など非腫瘍性変化なのかの判断を行う．
- 腫瘍性病変の場合には良性か悪性かの鑑別を行う．

組織型診断

- 乳腺疾患の組織型分類には，日本乳癌学会の「乳腺腫瘍の組織学的分類」**表1** と2003年の新WHO分類 **表2** が知られており，その整合性が議論されている．
- 日本乳癌学会の「乳腺腫瘍の組織学的分類」の特徴は，浸潤性乳管癌を構造異型によって乳頭腺管癌（papillotubular carcinoma），充実腺管癌（solid-tubular carcinoma），硬癌（scirrhous carcinoma）の3型に亜分類している点である．
- 新WHO分類にはDIN（ductal intraepithelial neoplasia；乳管上皮内腫瘍）分類という新しい考え方が示されている．
- DIN分類では，通常型乳管過形成をUDH（usual ductal hyperplasia），平坦型上皮異型（flat epithelial atypia）をDIN 1A，異型乳管過形成（atypical ductal hyperplasia：ADH）をDIN 1B，DCIS low gradeをDIN 1C，DCIS intermediate gradeをDIN 2，DCIS high gradeをDIN 3に分類している **表3**．
- 非浸潤性小葉癌（lobular carcinoma *in situ*：LCIS）と異型小葉過形成（atypical lobular hyperplasia：ALH）の組織学的鑑別はきわめて難しいが，新WHO分類ではこれらをLN（lobular neoplasia）の名称で包括し，あえて区別していない．

乳癌の増殖パターン

乳癌の診断を行う際には，最初に細胞異型の有無を判断するが，構造異型のパターンをとらえることもきわめて重要である．乳癌に特徴的な構造異型のパターンを

表2 新WHOの乳癌組織型分類（一部改変）

A. epithelial tumours

invasive ductal carcinoma, not otherwise specified
    mixed type carcinoma
    pleomorphic carcinoma
    carcinoma with osteoclastic giant cells
    carcinoma with choriocarcinomatous features
    carcinoma with melanotic features
invasive lobular carcinoma
tubular carcinoma
invasive cribriform carcinoma
medullary carcinoma
mucinous carcinoma and other tumours with abundant mucin
    mucinous carcinoma
    cystadenocarcinoma and columnar cell mucinous carcinoma
    signet ring cell carcinoma
neuroendocrine tumours
    solid neuroendocrine carcinoma
    atypical carcinoid tumour
    small cell/oat cell carcinoma
    large cell neuroendocrine carcinoma
invasive papillary carcinoma
invasive micropapillary carcinoma
apocrine carcinoma
metaplastic carcinomas
    pure epithelial metaplastic carcinomas
        squamous cell carcinoma
        adenocarcinoma with spindle cell metaplasia
        adenosquamous carcinoma
        mucoepidermoid carcinoma
    mixed epithelial/mesenchymal metaplastic carcinomas
lipid-rich carcinoma
secretory carcinoma
oncocytic carcinoma
adenoid cystic carcinoma
acinic cell carcinoma
glycogen-rich clear cell carcinoma
sebaceous carcinoma
inflammatory carcinoma
lobular neoplasia
    lobular carcinoma *in situ*
intraductal proliferative lesions
    ductal carcinoma *in situ*
microinvaisve carcinoma
intraductal papillary neoplasms
    intraductal papillary carcinoma
    intracystic papillary carcinoma

B. myoepithelial lesions

malignant myoepithelioma

C. mesenchymal tumours

angiosarcoma
liposarcoma
rhabdomyosarcoma
osteosarcoma
leiomyosarcoma

C. fibroepithelial tumours

phyllodes tumor malignant

D. tumours of the nipple

Paget disease of the nipple

E. malignant lymphoma

diffuse large B-cell lymphoma
Burkitt lymphoma
extranodal marginal-zone B-cell lymphoma of MALT type
follicular lymphoma

F. metastatic tumours

G. tumours of the male breast

carcinoma
 invasive
 in situ

示す．

非浸潤癌の増殖パターン 図2

　DCISは乳管内で増殖する癌細胞の増殖パターンで以下の亜型に分類することができる．

表3 ductal intraepithelial neoplasia (DIN) 分類 (WHO, 2003年)

traditional terminology	ductal intraepithelial neoplasia terminology
usual ductal hyperplasia (UDH)	usual ductal hyperplasia (UDH)
flat epithelial atypia	ductal intraepithelial neoplasia, Grade 1A (DIN 1A)
atypical ductal hyperplasia (ADH)	ductal intraepithelial neoplasia, Grade 1B (DIN 1B)
ductal carcinoma in situ, low grade (DCIS grade 1)	ductal intraepithelial neoplasia, Grade 1C (DIN 1C)
ductal carcinoma in situ, intermediate grade (DCIS grade 2)	ductal intraepithelial neoplasia, Grade 2 (DIN 2)
ductal carcinoma in situ, high grade (DCIS grade 3)	ductal intraepithelial neoplasia, Grade 3 (DIN 3)

■ **充実型（solid type）**
癌細胞が充実性に密に増殖し，しばしば中心部にコメド（comedo）壊死や石灰化が認められる．

■ **篩状型（cribriform type）**
癌細胞がいくつかの真の小腺腔を形成する．

■ **平坦型（flat type）**
小葉内の乳管に1層の癌細胞の進展がみられる．兵士が這うような所見を呈するものを匍匐型（clinging type）という．

■ **高乳頭型（high papillary type）**
癌細胞が間質組織を伴って高乳頭状に増殖するもので，多くは二相性を欠いている．しばしば，釘刺し様の核所見を呈する．

■ **低乳頭型（low papillary type）**
癌細胞が低乳頭状に増殖し，時にアーチ状の構造（アーチ型；arcuate type）を呈する．

■ **LCIS**
結合性の弱い癌細胞（E-cadherin陰性）が小葉内乳管のなかで充実性に増殖する．

浸潤性乳管癌の増殖パターン 図3

- 乳頭腺管癌では癌細胞が明瞭な腺管を形成して増殖する．
- 充実腺管癌では癌細胞が大小の胞巣を形成して圧排性の増殖を示す．
- 硬癌では癌細胞が間質成分の増生を伴って，びまん性ないしは小胞巣を形成して浸潤する．

特殊型浸潤癌の増殖パターン 図4

- 粘液癌（mucinous carcinoma）では粘液のプール内に癌細胞が極性の逆転した小胞巣を形成する．

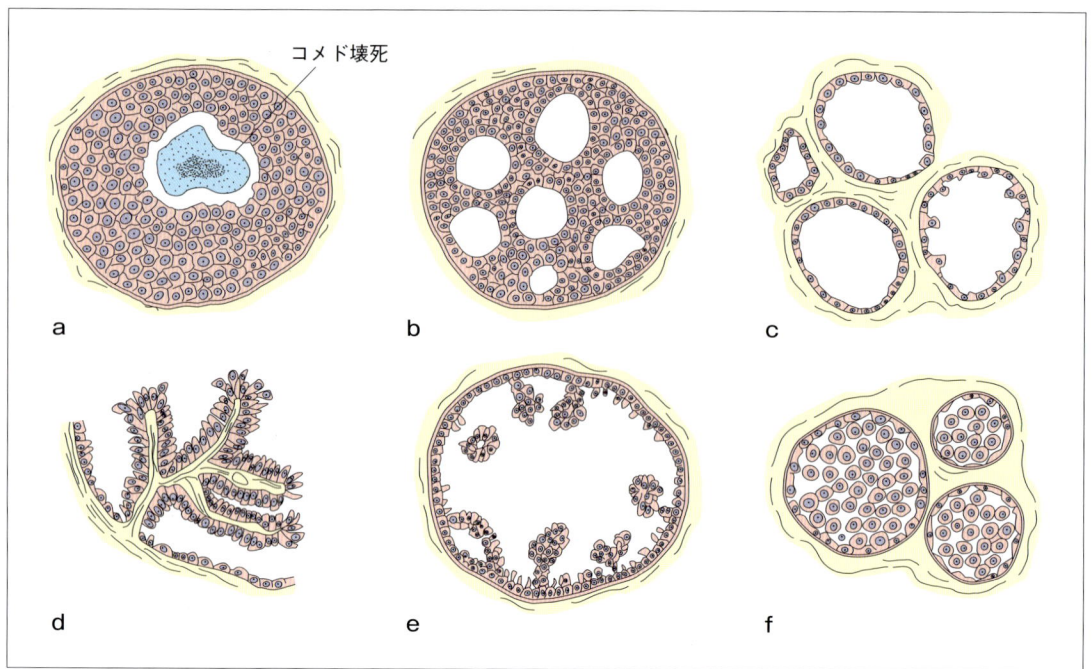

図2 非浸潤癌の増殖パターン
a：充実型　　b：篩状型　　c：平坦型・匍匐型　　d：高乳頭型　　e：低乳頭型・アーチ型　　f：LCIS

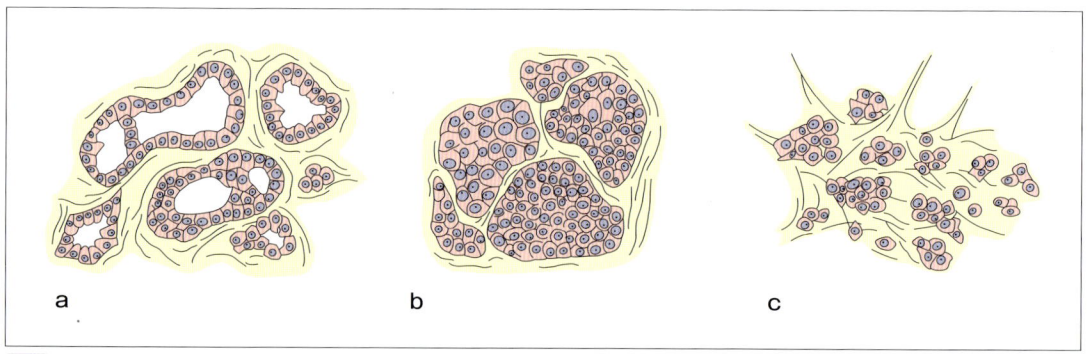

図3 浸潤性乳管癌の増殖パターン
a：乳頭腺管癌　　b：充実腺管癌　　c：硬癌

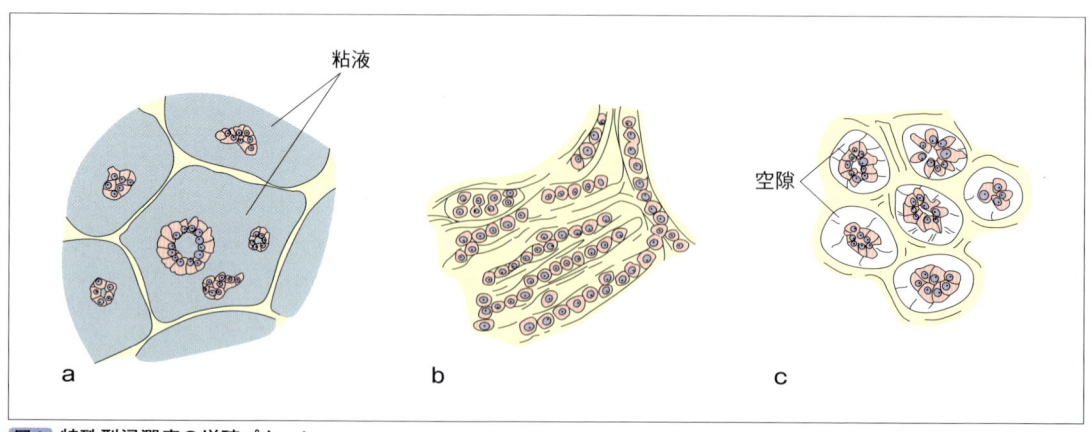

図4 特殊型浸潤癌の増殖パターン
a：粘液癌　　b：浸潤性小葉癌　　c：浸潤性微小乳頭癌

- 浸潤性小葉癌（invasive lobular carcinoma）では結合性に乏しい癌細胞が一列縦隊になって増殖する．
- 浸潤性微小乳頭癌（invasive micropapillary carcinoma）では小乳頭状構造を呈する癌胞巣の周囲に空隙形成が認められる．

鑑別診断が特に難しい病変

　乳頭状病変である乳管内乳頭腫と乳管内乳頭癌（papillary carcinoma）の鑑別ポイントについて押さえておく必要がある．乳管内乳頭腫では乳管上皮細胞と筋上皮細胞との二相性が明らかである 図5．一方，乳管内乳頭癌ではほとんどの例で二相性がみられず，核は釘刺し様の所見を呈することが多い 図6．

　乳管腺腫（ductal adenoma）は，しばしば硬化性変化（瘢痕）を伴い，浸潤様の像を呈する．また，アポクリン化生を示す上皮細胞の異型性が強く 図7，浸潤癌との鑑別が難しく誤診の危険性が高い組織型である．

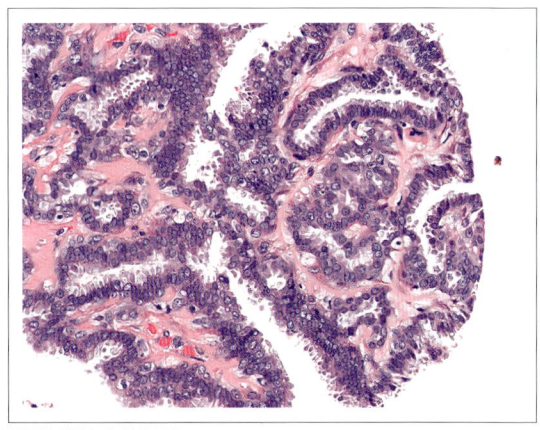

図5　乳管内乳頭腫
腺上皮細胞が筋上皮細胞と間質組織を伴って乳頭状に増殖している．

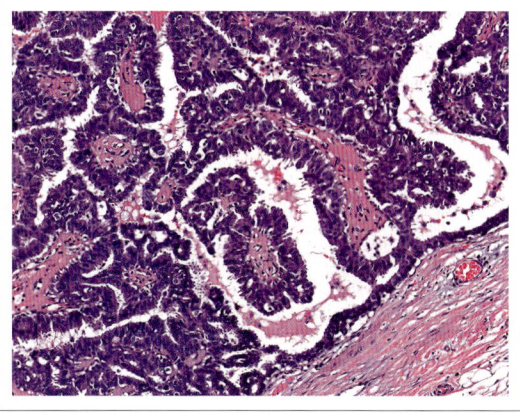

図6　乳管内乳頭癌
癌細胞が間質組織を伴って乳頭状に増殖している．癌細胞は釘刺し様のパターンを示している．

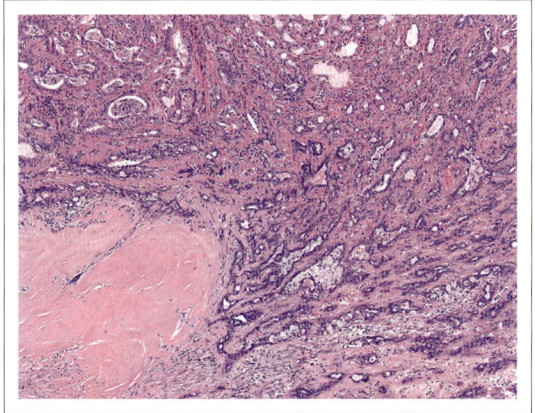

図7　乳管腺腫
瘢痕組織と腺上皮細胞の増生がみられ，一部の腺上皮細胞にはアポクリン化生がみられる．

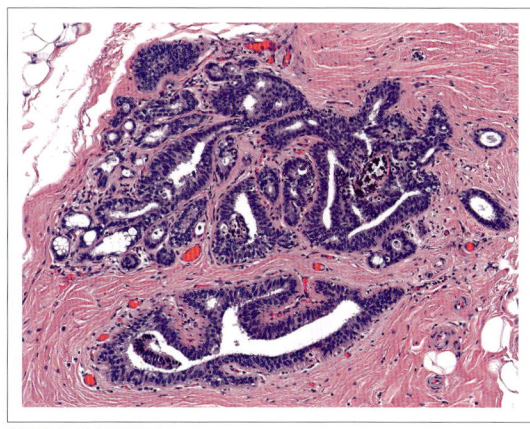

図8　平坦型異型
乳管の腺上皮細胞に縦長の核がみられ，軽度の異型を示している．多層性になっている部分もある．

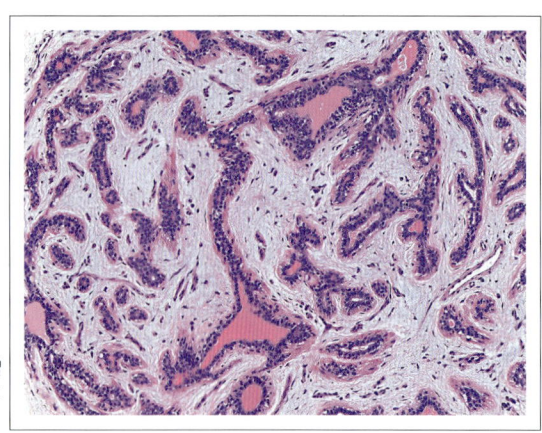

図9 乳腺症型(複合型)線維腺腫
腺上皮細胞と周囲の間質組織の増生からなる腫瘍で，上皮成分には過形成の所見が認められる．

　平坦型異型（flat epithelial atypia）図8 は，非浸潤癌の平坦型との鑑別が必要になることがある．

　乳腺症型〔mastopathic（複合型 complex type）〕線維腺腫 図9 は線維腺腫内の腺成分の増殖が著しく，線維腺腫内に発生した癌と誤らないように注意する必要がある．

〔黒住昌史〕

2章 診断のための基本知識

細胞診と針生検

細胞診と針生検の使い分け

乳腺病変の診断手順

　乳癌検診は，従来の視触診検診に代わってマンモグラフィ検診の重要性が認識され，各市町村でマンモグラフィ検診の体制が強化された．また若年女性においては，乳腺内病変に対して検出力の高い超音波診断装置を用いた乳癌検診の試みも行われている．本邦における癌検診受診率はいまだ低率ではあるが，「がん対策基本法」の施行などによって増加傾向を示しており，腫瘤触知を発端とした有症状受診者を対象に乳房の検査を行っていた時代に比し，非触知病変を含めた乳腺小病変に対して診断を求められる機会が加速度的に増加することになった．

　乳房の異常を自覚，あるいは検診で指摘された場合の，診断や治療に至るまでの一般的な流れを 図1 に示す．まずマンモグラフィおよび乳房超音波を中心とした画像検査を行い，描出された乳腺病変に対して画像ガイド下に診断目的の検体採取を行うのが最初のステップである．この診断が画像検査で導き出された診断と合致することが重要であり，悪性の結果が得られた場合には広がり診断など他の検査を追加したうえで治療計画を立てることになる．検診施設や病床をもたないクリニックであればこの段階で近隣の専門施設に紹介することもあり得るであろう．採取した検体が不適正あるいは診断困難である場合や，診断結果が画像所見と一致しない場合には，再検査または採取量の多い検体採取法に変更したうえで，もう一度診断の手順を進めていくことになる．

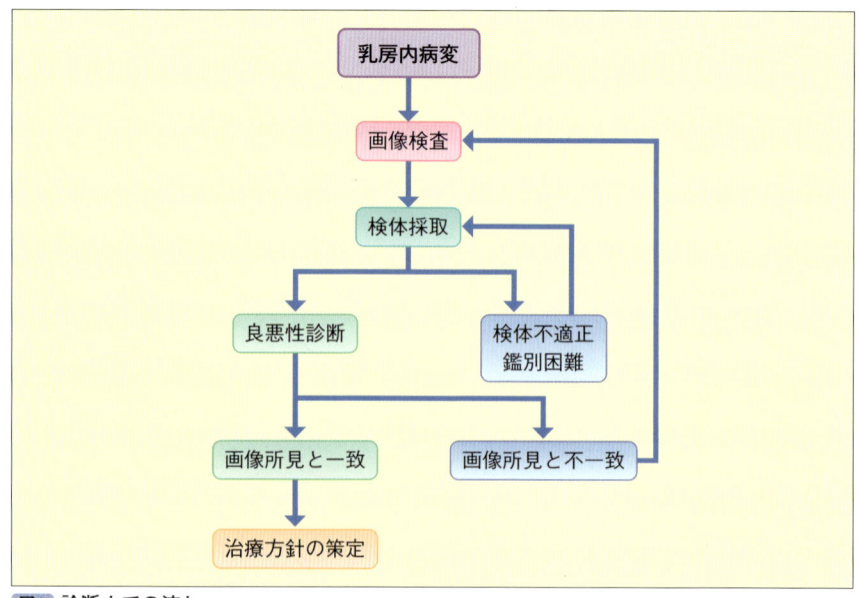

図1　診断までの流れ

乳腺病変の検体採取法

　診断のための検体採取法は穿刺吸引細胞診（fine needle aspiration cytology：FNAC），針生検，切開生検（摘出生検）に分けられる．

穿刺吸引細胞診

　FNACは特別な準備を必要とせずにベッドサイドで簡便に施行できることから，乳腺病変の良悪性診断のための検体採取法としてまず選択される場合が多い．21〜23Gの注射針に陰圧をかけるためのシリンジを装着し，針先をターゲットに挿入後，陰圧をかけて細胞を注射針の中に引き入れる．陰圧を解除したのち抜針し，吸引された内容物をプレパラートに吹き出して標本を作製する．従来は検者が左手で腫瘤を固定し，穿刺針を直結した吸引用ピストル 図2a を右手で把持して検体採取を行うことが多かったが，現在は超音波ガイドなどで針先を確認しながら穿刺することが多くなったため，針と吸引用シリンジを点滴用の延長チューブで接続し 図2b，針先位置の修正操作が容易となるよう右手で針の部分だけを把持して穿刺を行う．乳房の表層，皮膚直下にある病変に対しては後述する針生検での検体採取がかえって難しいことがある．それに対し，FNACではその制約がなく，検体採取に要する時間や処置後の出血など合併症の発生頻度に関しても有利な採取法であるが，使用する穿刺針が細い分だけ得られる情報量は当然少なくなる．乳頭異常分泌に対しては捺印細胞診が，Paget病を疑うような乳頭びらんに関しては擦過細胞診が行われ，またリンパ節転移の有無を診断するために腫脹したリンパ節に対してFNACを行うなど，乳房以外に存在する病変に対しての応用が可能である．

針生検

　針生検には，コア針生検（core needle biopsy：CNB）図3 と吸引式針生検（vacuum-assisted biopsy：VAB）があり，後者は使用する生検針によりマンモトーム®生検（Mammotome® biopsy：MMT）図4 とバコラ®生検（Vacora® biopsy）図5 に分けられる．針生検装置の針は内筒と外筒からなる．針先には溝

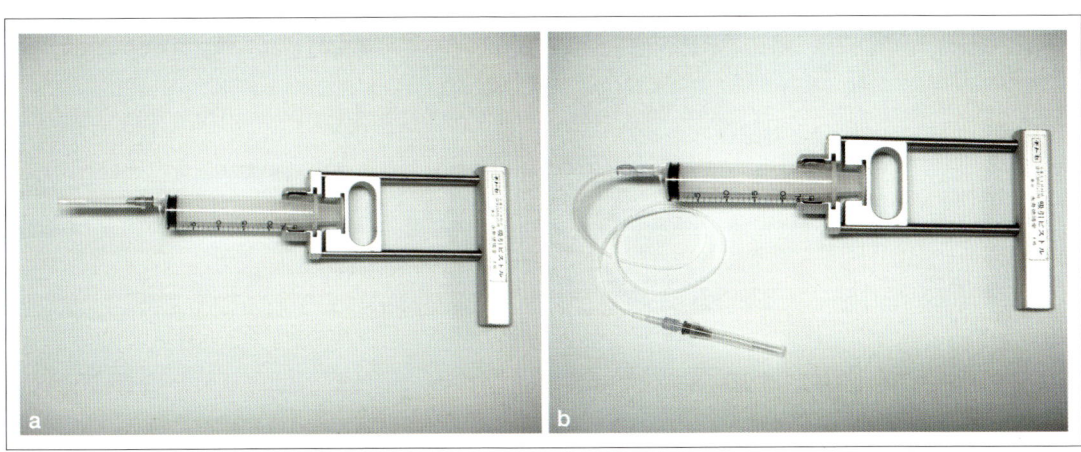

図2 穿刺細胞診用千葉大一外科式吸引ピストル（a）と延長チューブ間置例（b）

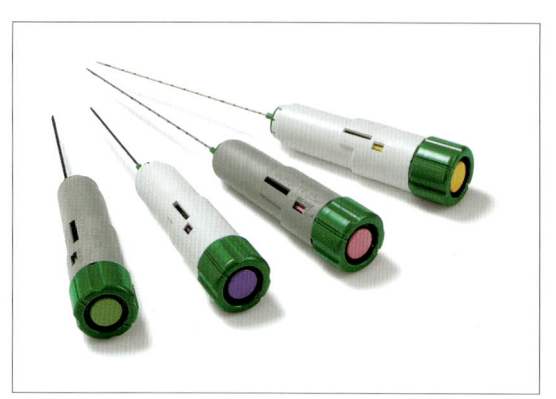

図3 コア針生検

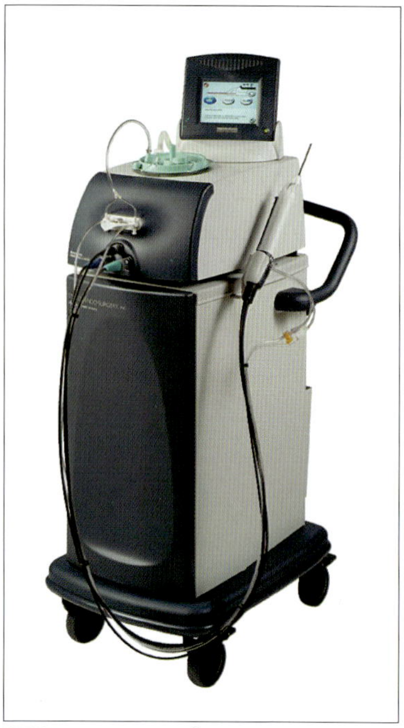

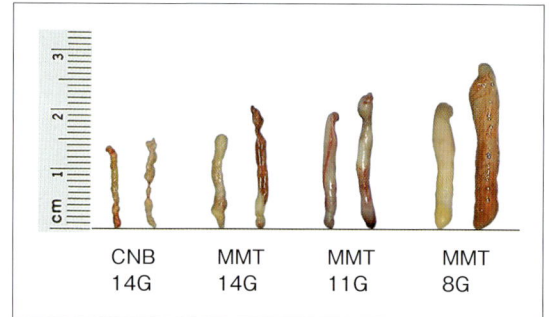

図4 マンモトーム®生検

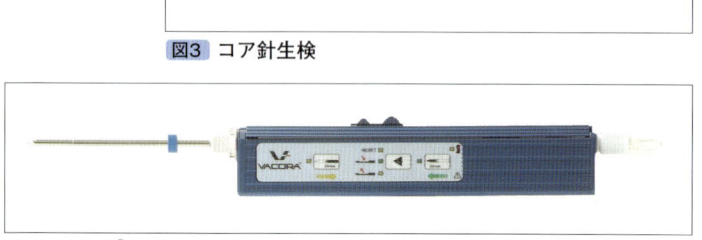

図5 バコラ®生検

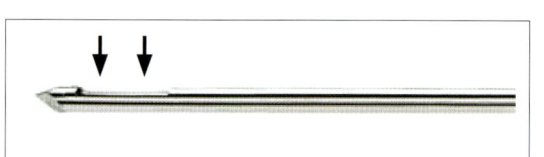

図6 生検針先端部の構造

図7 針の太さと検体採取量（画像ガイド下乳腺針生検研究会発表資料）

があって 図6 ，針の内部に入った組織を細長く切除して検体採取を行う．FNAC に比べ針の径は大きくなるので，穿刺部に局所麻酔を行ってから施行する必要があるが，針の太さに比例して採取量は多くなり，診断のための情報量が増す結果となる 図7 ．

■コア針生検

　スプリング式のものが多く，まず内筒が組織内を貫通するのに続いて外筒が飛び出して組織を内筒の溝に取り込む．シンプルな構造であるため，外来で手軽に施行可能である．

■マンモトーム®生検

　吸引装置によって組織を生検針内に引き込み，内筒がドリルのように回転して組織を切除する．切除された組織は吸引されて手元まで移動するので，針を抜き刺しすることなく，一度の穿刺で病変を連続的に採取することが可能である．微小石灰化を伴う乳管内病変のように，超音波検査では同定が難しくマンモグラフィにおい

て描出可能な場合には，マンモグラフィ撮影下に病変部位を同定するステレオ撮影装置に装着して検体採取することが可能である．装置が若干大掛かりでコストが高く，侵襲も大きいという欠点がある．

■ バコラ®生検

最近，CNBとMMTの中間的な位置付けとして登場し，選択肢が広がっている．組織採取ごとに抜き刺ししなければならないところはCNBと同様であるが，コードレスの吸引装置を内蔵したハンディタイプであるため，簡便に多くの組織がベッドサイドで採取可能である．

切開生検

FNACや針生検が普及したことにより，切開生検の必要性は以前より確実に低下した．切開生検はあくまでも最終手段であり，他の方法で診断ができない，あるいは画像診断と針生検の結果に乖離があって診断に疑問が残る時以外は極力避けるべきである．

細胞診と針生検の使い分け

近年，乳癌の臨床においては個別化治療の重要性が認識されている．エストロゲン受容体発現例では抗エストロゲン剤やアロマターゼ阻害剤などの内分泌療法が奏効し，HER2 (human epidermal growth factor receptor type 2) 蛋白過剰発現例に対しては分子標的薬が投与される．その他，異型度や増殖度，リンパ節転移，脈管浸潤といった要素をもとに抗癌剤などを含めた全身療法の必要性を議論することとなり，患者の治療方針の決定に重要な意義をもつようになった 表1 ．これらの情報は主に組織学的検索によってもたらされるもので，従来であればその多くが手術後の切除検体を用いて判定されていたが，術前治療などのオプションが入ってきたため，針生検で採取した組織検体を用いて判定する機会が増加している．特に術前化学療法を行う症例などに対しては，化学療法による癌細胞の消失や変性に備えて，あらかじめ針生検により組織診断を行っておく必要がある．

また非浸潤癌の場合はリンパ節に対する手術が不要であるなど手術術式が異なってくるため，その確認目的で針生検が用いられる場合もある．さらに最近では誤診を避けるために，当初から情報量の多い針生検を用いて診断を行う傾向がある．FNACが最も有用であるのは，濃縮嚢胞である可能性が高いものの充実性腫瘍との鑑別が難しい時，単純嚢胞の内容吸引，画像で粘液癌が疑われる時などであるが，充実性腫瘍であってもFNACで悪性と診断でき，かつ画像診断から推定され

表1 乳癌化学内分泌療法策定のために必要な情報

ホルモンレセプター発現	リンパ節転移
HER2 蛋白発現	脈管浸潤
異型度	腫瘍径
増殖度	遺伝子発現解析

(St. Gallen International Expert Consensus 2009 より抜粋)

る組織型が完全に一致する場合には，FNACを確定診断に用いても臨床的にまず問題はないと考えられる．しかしながら，硬癌や小葉癌など細胞成分が少ない組織型では偽陰性に，乳頭状病変や増殖の強い乳腺症型線維腺腫などでは偽陽性となる場合があるため，注意が必要である．

　乳腺病変の診断にあたっては，生体への侵襲性と得られる情報量を考慮して採取法を選択すべきであるが，その結果が臨床所見と少しでも矛盾があった場合には，躊躇せず再検査または採取量の多い検体採取法に移行すべきである．少なくとも1つの検体採取法に固執することなく，細胞診と針生検のそれぞれの特性を十分に理解したうえで，補完的に用いることが肝要である．

〔長嶋　健〕

細胞診と針生検

細胞診の有用性と問題点

　乳房内病変の術前の病理診断として細胞診と針生検が施行されることが多いが，昨今，細胞診を省略し，直ちに針生検を施行する医療機関が見受けられるようになってきた．理由としては，術前化学療法のためにホルモンレセプターやHER2（human epidermal growth factor receptor type 2）/neuの発現を治療前に評価する必要があること，検診の啓蒙活動によって微小病変や早期病変が発見されるようになってきたこと，さらには細胞診の適応になりにくい石灰化を伴う非触知病変が増加してきたことなどが挙げられる．しかし，われわれの行った全国16施設の調査では，確かに針生検施行症例数は年々増加傾向にあるものの，細胞診数の減少はみられず，針生検の一方的増加は一部の乳癌専門病院に限られている．したがって，乳腺病変の診断における細胞診の意義はあると考える．

　本項では，①細胞診が対象となる病変とは何か，②針生検を依頼すべき細胞像とは何か，の2点について概説する．

細胞診が対象となる病変とは

限局性腫瘤
　充実性病変と囊胞性病変の2つが挙げられる．
■ 充実性病変
　画像で充実性腫瘤が発見され，良性病変が疑われた際の病理診断には細胞診を有効活用することを推奨したい．臨床で最も高頻度に遭遇する良性病変は線維腺腫であり，通常，良悪性の鑑別は臨床および病理学的にも容易であるが，亜型の1つである乳腺症型では，しばしば上皮成分の著しい過形成性変化のため悪性〔非浸潤性乳管癌（ductal carcinoma in situ：DCIS）〕との鑑別が困難な症例が存在する．また，超音波で腫瘤が比較的境界明瞭で，悪性の指標とされる縦/横比が0.7以上あり，後方エコーの増強を示す症例では粘液腫状間質を有する線維腺腫，粘液癌を含む充実性増殖を伴う浸潤性乳管癌，および基質産生癌などの特殊型を鑑別に挙げる 図1 ．特に粘液癌が疑われる症例は，針生検では豊富な粘液成分に隠れて癌巣が的確に採取されないことがあり，細胞診による検索のほうが有用なことがある．なお，粘液腫状間質を有する線維腺腫と粘液癌の細胞診においては，前者ではGiemsa染色で粘液成分が間質性であることから著明なメタクロマジーを示す反面，後者ではないことを知っておく 図2 ．また，上皮増生が目立って悪性（DCIS）との鑑別が難しい症例でも，粘液成分が間質性であることや粘液様成分内に「多数の筋上皮細胞」がみられると乳腺症型線維腺腫の組織型推定は容易である．

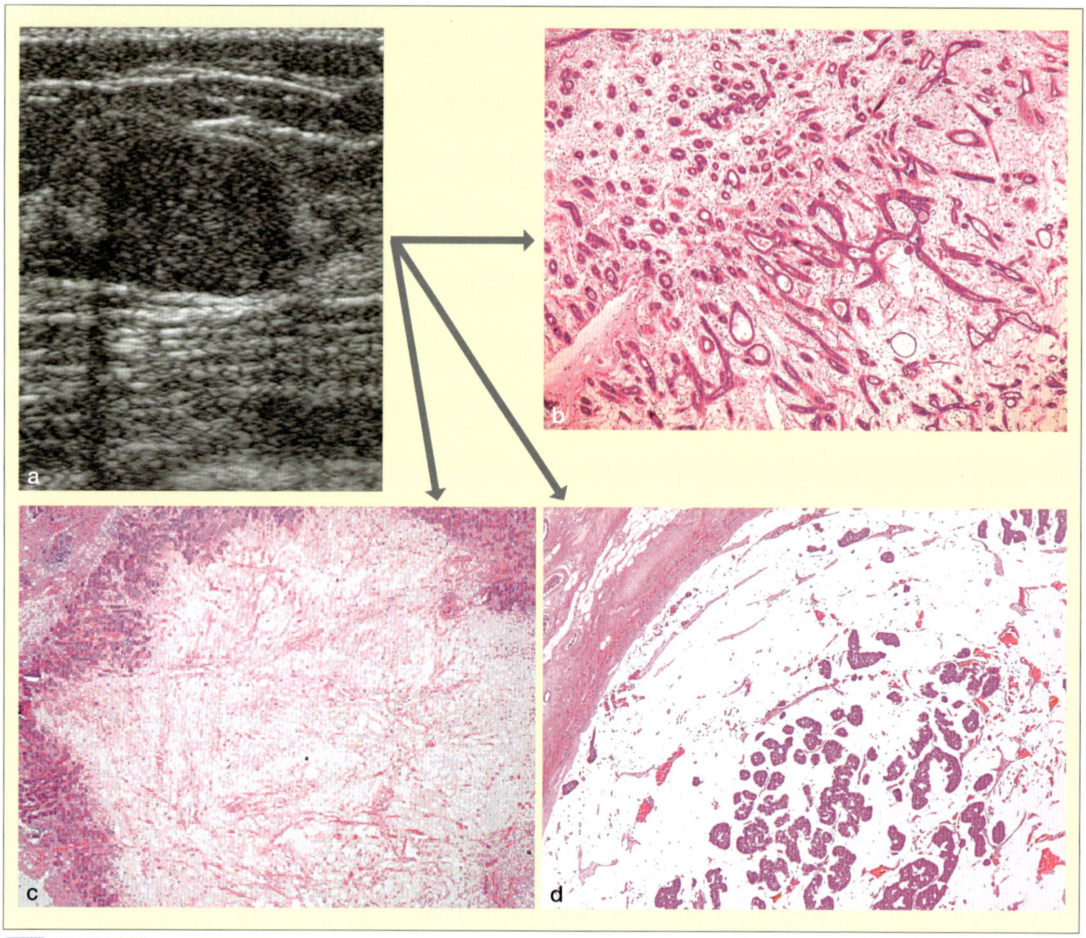

図1 限局性腫瘤
a：比較的境界明瞭の低エコー腫瘤，縦/横比大，後方エコー増強
b：粘液腫状線維腺腫　　c：中心無細胞癌/基質産生癌　　d：粘液癌

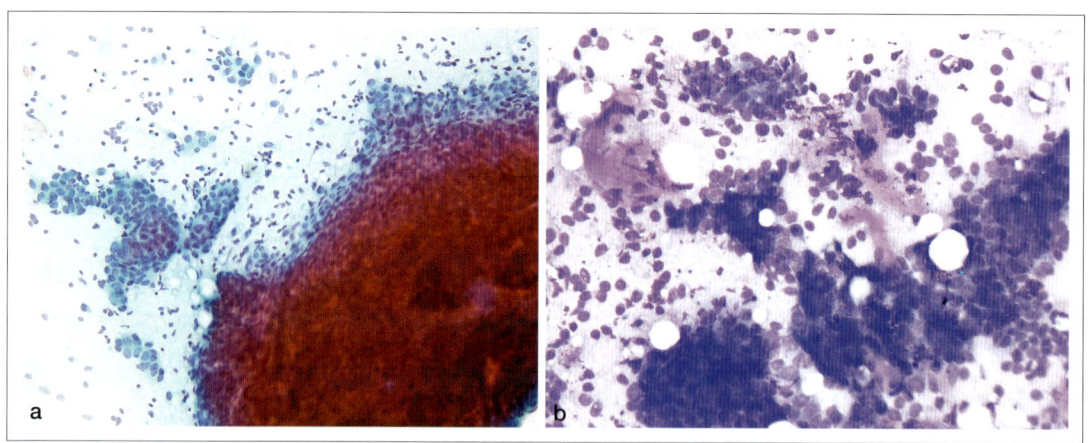

図2 悪性と紛らわしい腫瘤性病変の鑑別
a：Papanicolaou染色．重積性のある集塊に隣接してほつれた細胞が見える．核不整を示し，極性も乱れ，悪性も否定できない所見である．
b：上皮細胞集塊が背景の豊富な粘液状物質がGiemsa染色でメタクロマジーを示す副所見から間質性であることがわかり，粘液腫状線維腺腫（良性）の診断が容易となる．

このように，検診などで高頻度に遭遇する線維腺腫の病理診断には細胞診はきわめて有用であり，針生検を回避することによって患者の侵襲や負担を軽減できるという利点がある．

■ 囊胞性病変

囊胞性腫瘍では，囊胞内の貯留液が細胞診の対象となる．この液状検体には，囊胞壁から剝離した上皮集塊が採取されることが多いが，細胞には変性が加わっているため，良悪性の診断に困難を覚えることがある．なお，超音波で内腔面に乳頭状病変を含む隆起性の病変がみられた場合は液状検体を吸引後，さらに超音波ガイド下にてその病変から細胞を直接，穿刺吸引することによって，より正確な診断が得られる．

微小病変

近年，超音波診断装置の画質向上により，微小病変が発見される機会が多くなっている．小さな病変は，針生検では的確に検体が採取されないことがあり，細胞診がむしろ有用なことが多い．穿刺吸引は超音波ガイド下で行われるが，腫瘍内から確実に細胞が採取された場合は診断的中率が上昇してくる．DCISが疑われる症例の細胞診の感度は低いため，針生検あるいは切開生検に移行する必要がある．

乳頭分泌物

乳頭分泌物は乳頭部のスタンプ（タッチ）細胞診により細胞採取が可能で，侵襲を伴わないことから複数回の検体採取が可能である．ただし，分泌物自体は乳管内に留まっている細胞集塊のため，穿刺と比較して変性に陥っている検体が多く，診断にあたり注意が必要である．なお，分泌物でみつかる悪性病変のほとんどはDCISである．

センチネルリンパ節

摘出されたセンチネルリンパ節の割面を術中迅速で組織あるいは細胞診捺印標本によって診断する場合，特に細胞診では2mm間隔で割を入れることによってその両面を捺印できるため，より多くの面積を拾い，細胞診に供することができる．上皮性細胞集塊がみられる場合，転移の判定は容易であるが，微小転移の場合など細胞成分が少ない時は判定が困難となる場合がある．このような場合，Giemsa染色は転移巣を確認しやすく有用なことがある．

針生検を依頼すべき細胞像とは

細胞診のみでなく，速やかに針生検で確定診断をすべき症例には，①異型アポクリン化生がみられる病変，②上皮性粘液がみられる病変，③壊死がみられる病変，④乳頭状形態を示す病変，⑤葉状腫瘍が疑われる病変，⑥石灰化がみられる病変，および⑦臨床診断との整合性がない場合などがある 表1 ．以下にそれぞれの細胞所見とその限界について解説する．

表1 針生検を必要とする細胞像

1. 異型アポクリン化生がみられる病変
    乳管腺腫，アポクリン癌
2. 上皮性粘液がみられる病変
    粘液瘤様腫瘍，非浸潤性乳管癌，粘液癌
3. 壊死がみられる病変
    壊死を伴う良性病変，非浸潤性乳管癌，乳頭腺管癌
4. 乳頭状病変
    乳管内乳頭腫，乳頭部腺腫，乳腺症型線維腺腫，乳管過形成，非浸潤性乳管癌，乳頭腺管癌
5. 葉状腫瘍が疑われる病変
6. 石灰化病変
7. 臨床診断との整合性がない病変

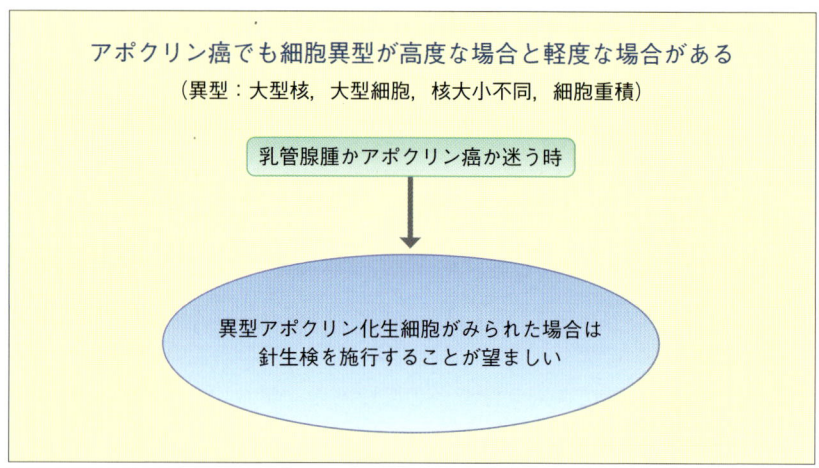

図3 異型アポクリン化生がみられる病変

異型アポクリン化生がみられる病変　図3

　良性では乳管腺腫，悪性ではアポクリン癌がある．乳管腺腫では乳腺症にみられるようなアポクリン化生細胞と比べて，高度な核異型，腫大した核小体を示す異型アポクリン化生細胞が認められることがある．大型細胞，大型核，核の大小不同，細胞重積を示す異型アポクリン化生細胞がみられた場合は，乳管腺腫を疑い，針生検を施行する．背景の多量の壊死物質の存在はアポクリン癌の可能性を示唆する．

上皮性粘液がみられる病変　図4

　上皮性粘液がみられる病変として，粘液瘤様腫瘍（mucocele-like tumor：MLT），DCIS，粘液癌が挙げられる．豊富な粘液内にいくつかの細胞集塊がみられると粘液癌の診断は容易であるが，粘液成分と異型のないシート状乳管上皮細胞が観察される場合や粘液成分のみが採取された場合はMLTやDCISとの鑑別が必要となってくる．なお，MLTの25～50%に異型乳管過形成（atypical ductal hyperplasia：ADH）以上の病変が併存することから，典型像を除いて針生検を施行することが

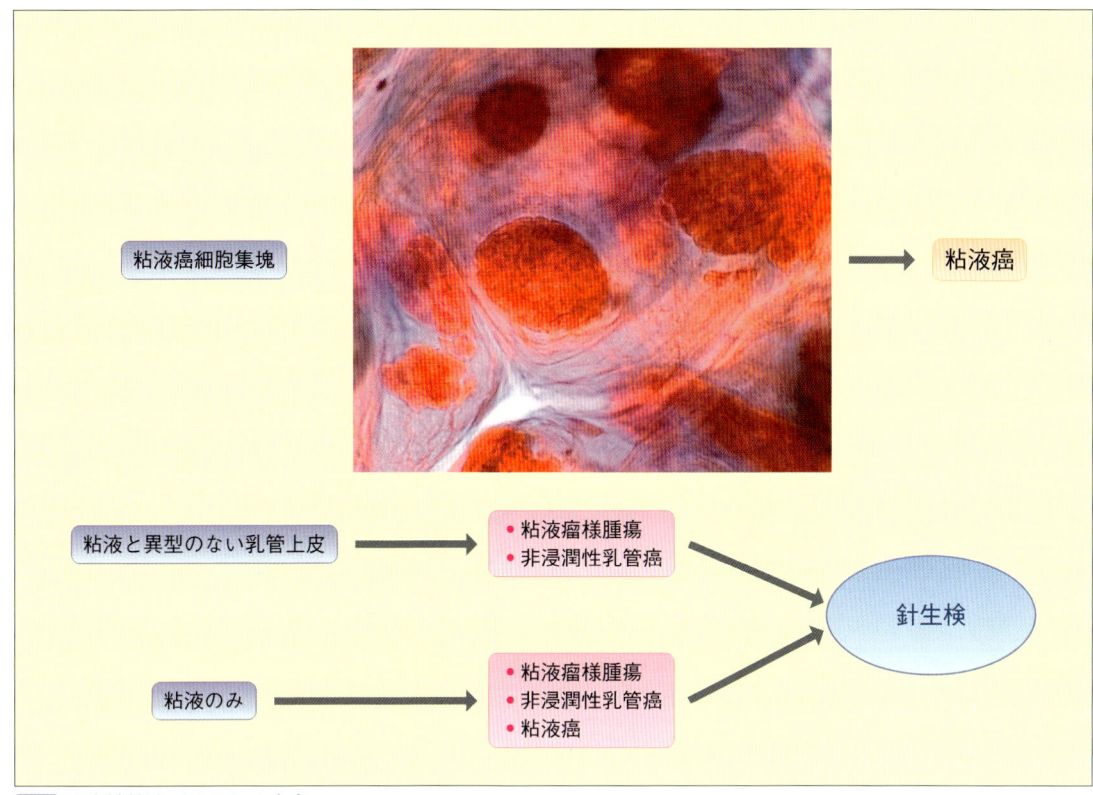

図4 上皮性粘液がみられる病変

肝要である．

壊死がみられる病変 図5

細胞診で，壊死物質の存在は面疱癌（DCIS や乳頭腺管癌の1亜型）を特徴付ける所見であるが，壊死のみに目を奪われると思わぬ誤判定を生むことがある．壊死を伴う良性病変の代表は乳管内乳頭腫で，まれにみられる梗塞壊死が面疱癌と見誤られるからである．なお，細胞異型が顕著の場合は面疱癌の診断は可能であるが，細胞異型が比較的軽度の場合は針生検で良性病変を否定しておく．

乳頭状病変

乳管内乳頭腫，乳頭部腺腫，乳腺症型線維腺腫，乳管過形成，DCIS，乳頭腺管癌などが鑑別対象病変となる．これらの良悪性病変の共通点として，上皮増生を伴う集塊（重積集塊あるいは篩状集塊の出現），間質結合織を有する乳頭状集塊，低乳頭状集塊がある 表2 ．上皮増生を伴う集塊のうち，重積集塊と篩状集塊では線維腺腫と乳頭腺管癌が鑑別に挙がる 図6 ．間質結合織を有する乳頭状集塊では乳管内乳頭腫，乳頭腺管癌の鑑別 図7 ，低乳頭状集塊では線維腺腫と DCIS を鑑別することになる 図8 ．

これら乳頭状病変で，集塊内での筋上皮細胞との二相性や間質所見（浮腫・粘液腫状），前述のメタクロマジーなどがみられたら，線維腺腫を推定組織型として挙げる．アポクリン化生変化や筋上皮細胞との二相性を保つ間質がみられる場合は，

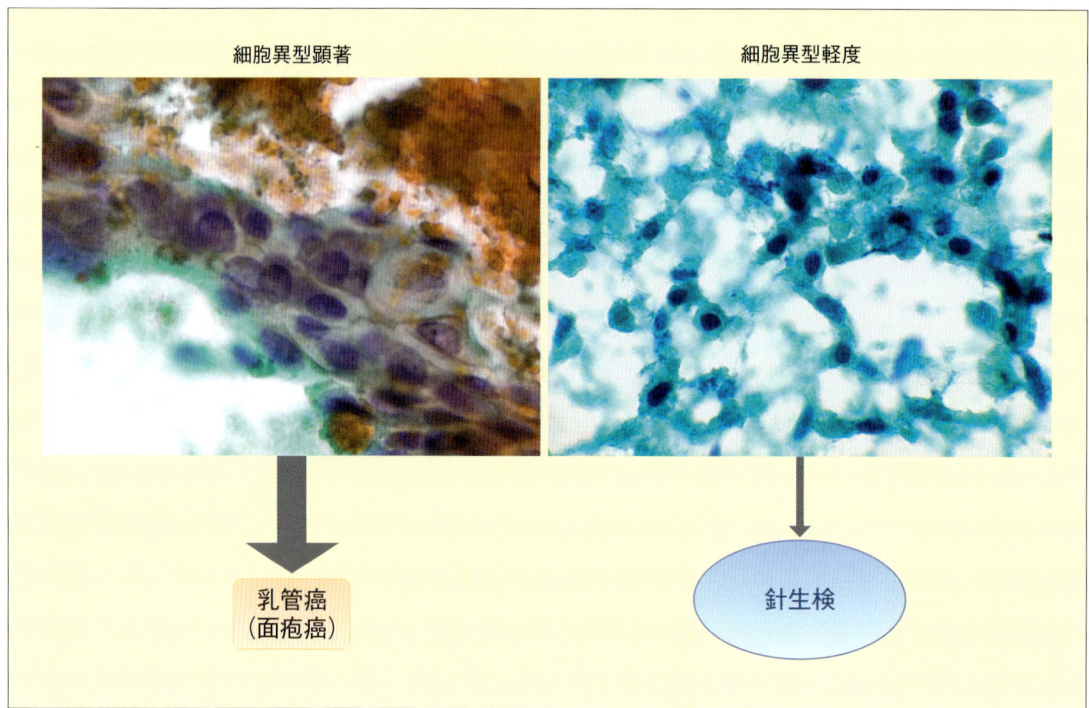

図5 壊死がみられる病変

表2 乳頭状病変の共通点
1. 上皮増生を伴う集塊
   （重積集塊あるいは篩状集塊の出現）
2. 間質結合織を有する乳頭状集塊
3. 低乳頭状集塊

乳管内乳頭腫を考える．一方，これらの明らかな良性所見を欠如する乳頭状病変には，迷わず針生検もしくは腫瘍摘出生検による確定診断を行う 図9 ．

葉状腫瘍が疑われる病変

　悪性葉状腫瘍は間質細胞の一方的な増殖など，上皮細胞とのバランス欠如，間質細胞の異型や核分裂像などによって診断される．まれではあるが増生傾向を示す上皮細胞に異型を伴うこともある．このような症例では細胞診のみで判定することなく，積極的に針生検を施行すべきである．
　良性葉状腫瘍と線維腺腫との鑑別は，細胞診ではほぼ不可能である．

石灰化病変

　画像で指摘された石灰化を指標として細胞検体が採取された場合，明らかな異型細胞が採取されれば癌の診断が細胞診でも可能ではあるが，腫瘤形成性病変でないことを考慮すると，針生検，特に吸引式針生検での追加診断が望まれる．

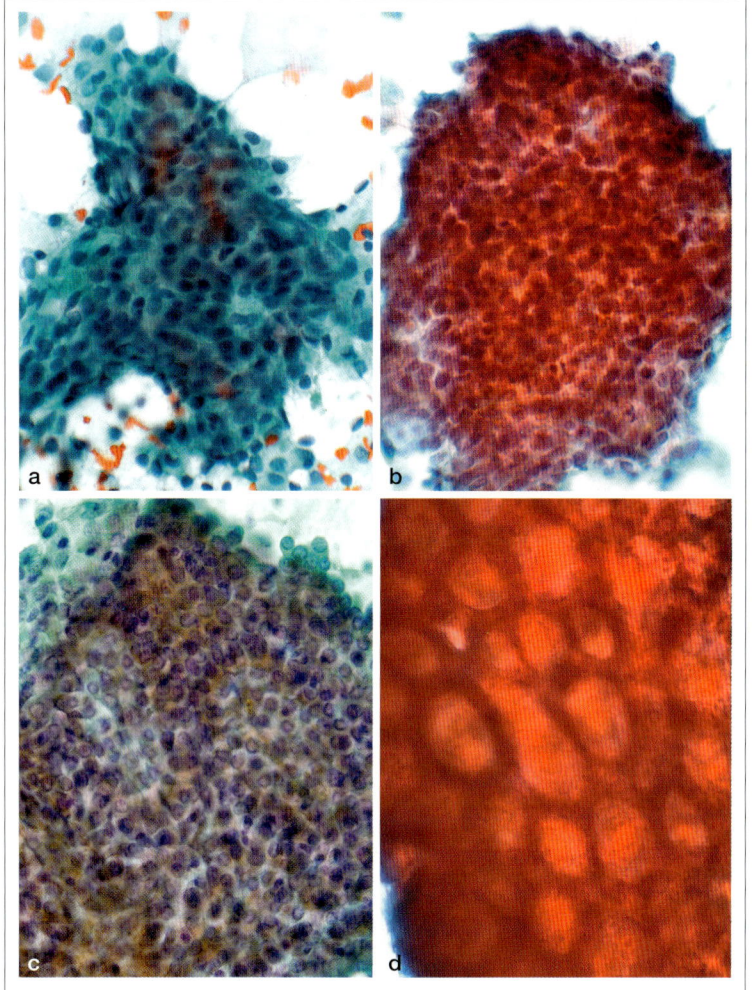

図6 上皮増生を伴う集塊
a：重積集塊（線維腺腫）　　b：重積集塊（乳頭腺管癌）
c：篩状集塊（線維腺腫）　　d：篩状集塊（乳頭腺管癌）

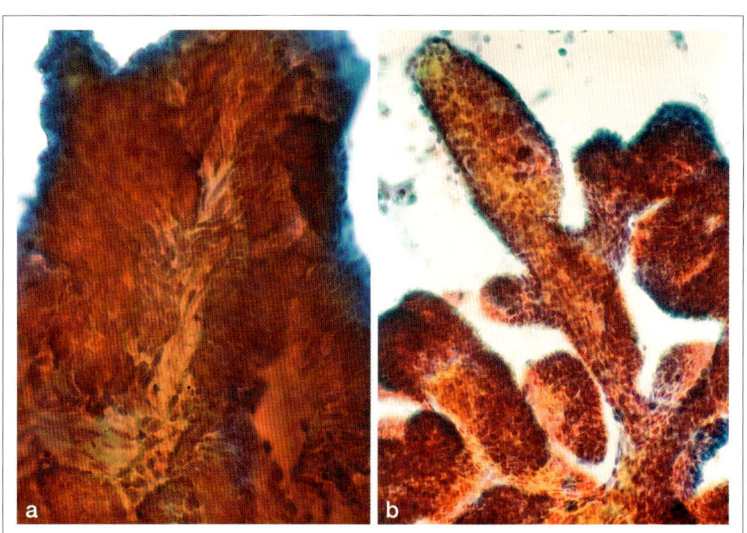

図7 間質結合織を有する乳頭状集塊
a：乳管内乳頭腫　　b：乳頭腺管癌

a
b

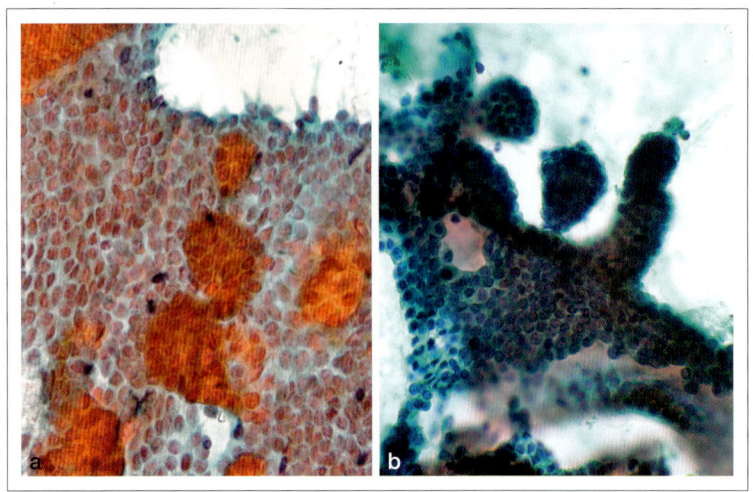

図8 低乳頭状集塊
a：線維腺腫　　b：DCIS

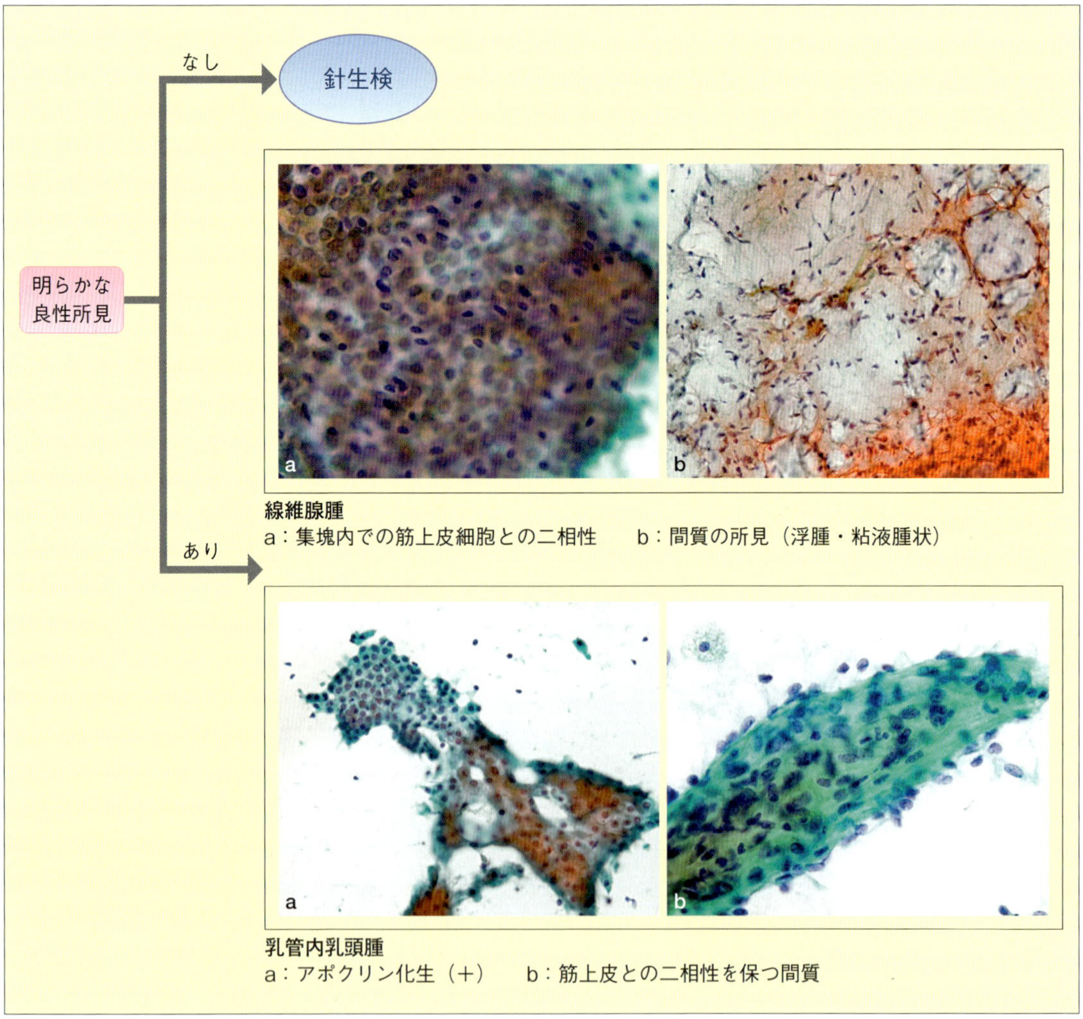

なし
針生検
明らかな
良性所見
あり
a
b
線維腺腫
a：集塊内での筋上皮細胞との二相性　　b：間質の所見（浮腫・粘液腫状）
a
b
乳管内乳頭腫
a：アポクリン化生（＋）　　b：筋上皮との二相性を保つ間質

図9 乳頭状病変の細胞学的鑑別

臨床診断との整合性がない病変

　臨床と病理側で推定組織型に整合性がない場合は迷わず針生検を行う．また臨床が悪性病変を疑っていたり，標本中に細胞があまり採取されていない症例も針生検を検討する必要がある．

おわりに

　今後，乳腺術前診断は針生検が主流を占めてくるが，微小病変や乳管内病変では細胞診はもとより針生検でも良悪性の鑑別が困難な症例が多い．臨床・病理間の十分な情報交換を図ることが望まれる．

（山口　倫，土屋眞一）

細胞診と針生検

針生検標本の病理診断

適切な乳癌診療を行うためには治療前の確実な組織診断が必要であり，世界的に侵襲の少ない非手術的な生検方法である針生検が行われるようになった．針生検の方法としてはコア針生検（core needle biopsy：CNB）と吸引式針生検（vacuum-assisted needle biopsy）があり，いずれも組織を確実に採取するために有用な方法である．一方，針生検標本は情報量が少ないことから手術標本と比べて病理診断が難しく，診断は慎重に行う必要がある．

本項では針生検標本の病理診断のポイントとコツについて解説する．

針生検の原理と種類

太い円筒状の針を挿入し，切り取ることによって組織を採取する方法をコア針生検，病変の組織を吸引によって溝の中に取り込んで，丸く切り取る方法を吸引式針生検といい，マンモトーム®生検（Mammotome® biopsy）とバコラ®生検（Vacora® biopsy）の2つの方法がある．

コア針生検では14～16G，吸引式針生検では8～11Gの太さの針が用いられている．一般に多くの組織を採取する場合には吸引式針生検が行われており，非浸潤癌を疑う場合など微小石灰化病変の診断に有用である．腫瘤性病変は超音波ガイド下に，微小石灰化病変はマンモグラフィ（ステレオ）ガイド下に針生検が行われている．

針生検では太さ約1～3mm，長さ約15～20mmの細長い標本が採取される 図1 ．

針生検の目的と意義

病変が間違いなく癌であることを手術前に確認することは，誤診による不必要な手術を行わないためにきわめて重要である．針生検で病変の組織を確実に採取できれば，組織診断はそれほど難しくない．採取した標本で組織型 図2a ，組織学的異型度（histological grade） 図2b ，浸潤の有無 図2c を判定することができ，

図1 針生検標本の超低倍像
コア針生検によって長さ20mm，太さ1mm程度の標本が採取されている．標本のほぼ全体を浸潤性乳管癌の浸潤巣が占めている．

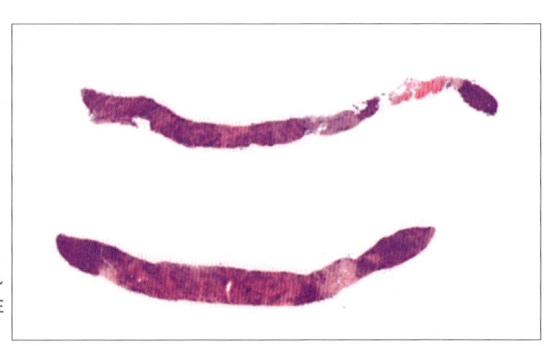

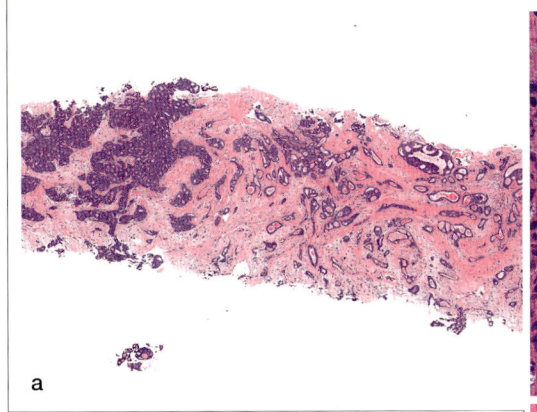

図2　針生検標本の顕微鏡像
a：針生検標本には腺管形成の明らかな癌の浸潤像が認められる．浸潤性乳管癌，乳頭腺管癌の特徴を有することが認識できる．
b：癌細胞が大小の胞巣を形成して増殖しており，しばしば核分裂像（⇨）が認められる．腺腔形成はなく，核異型も強く，組織学的異型度は Grade 3 と評価できる．
c：針生検標本の一部に異型乳管内増殖性病変が認められる．非浸潤性乳管癌の充実型の像を呈している．

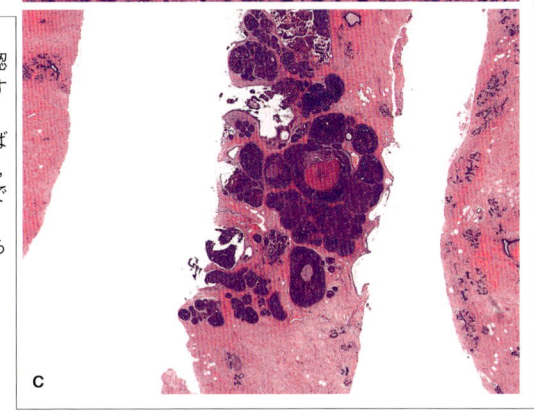

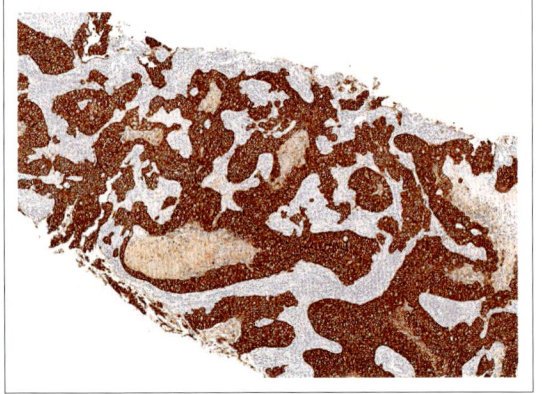

図3　針生検標本の HER2 免疫染色
癌細胞の膜が HER2 の抗体によって強く褐色に染色されている．免疫組織化学的に HER2 score 3＋と評価できる．

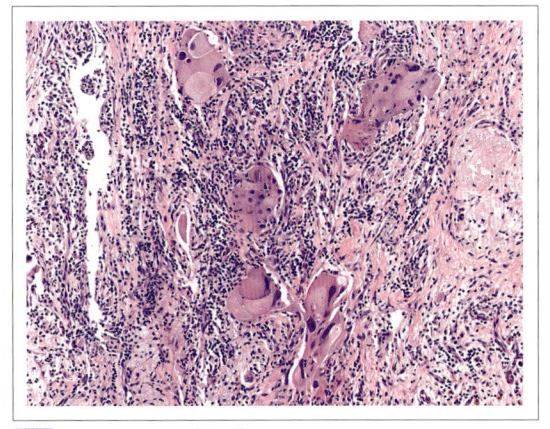

図4　術前療法中の癌組織
癌細胞の核が著しく濃縮しており，細胞質はエオジン好性を示している．周囲には高度の炎症細胞浸潤が認められる．Grade 2a 程度の変化がみられる．

治療方針の決定に有用な情報を得ることができる．
　術前療法での薬剤選択のためのホルモンレセプター（ER, PgR）および HER2 図3 の発現状況や細胞増殖能を示す Ki-67 の標識率の判定が可能であり，治療前に intrinsic subtype（本質的亜型）を決めることができる．また，術前療法の途中で組織を採取し，治療効果を判定することが可能であり 図4，治療の継続か中断かの判断に有用な情報を提供することができる．長期間にわたって経過観察している場合には，良性病変であることを組織学的に確認することによって経過

表1 細胞診および針生検の報告様式（日本乳癌学会）

1）判定区分	検体不適正
	検体適正
	正常あるいは良性
	鑑別困難
	悪性の疑い
	悪性
2）所見	（1）判定した根拠を具体的に記載する（検体不適正とした場合でもその根拠を明記すること）
	（2）乳癌取扱い規約組織分類に基づき可能な限り組織型診断を明記し，特に悪性の場合は非浸潤性，浸潤性の診断も行う

観察を終了することができる．

報告様式

日本乳癌学会の「細胞診および針生検の報告様式」 表1

　　判定区分と推定組織型を記載することになっている．判定区分は検体不適正（inadequate）と検体適正（adequate）に分けられている．検体不適正の場合には再生検もしくは外科生検を行い，最終判断を得ることになる．検体適正は正常あるいは良性（normal or benign），鑑別困難（indeterminate），悪性の疑い（suspicious for malignancy），悪性（malignant）に分類されている．

　　判定のパターン例は，①判定区分：検体適正，正常あるいは良性，推定組織型：線維腺腫，②判定区分：検体適正，悪性，推定組織型：浸潤性乳管癌，③判定区分：検体適正，鑑別困難，推定組織型：非浸潤性乳管癌もしくは乳管内乳頭腫，④判定区分：検体不適正，推定組織型：不明などであり，状況を明解に示すことができる．

直接記載法（埼玉県立がんセンター方式） 表2

　　標本内の病変について診断が可能な場合には，極力具体的な組織診断名を明記する．例えば，浸潤性乳管癌の場合には，invasive ductal carcinoma と記載する．癌（多くは非浸潤性乳管癌）を強く疑うが，量的もしくは質的に癌と断定するのには根拠が若干足りないと思われる場合には，noninvasive ductal carcinoma, suspected とする．明らかな異型乳管内増殖性病変が認められ，良性病変の可能性が高いが，完全には癌を否定できない場合には，atypical intraductal epithelium と記載し，再生検か慎重な経過観察の必要性を明記する．

　　まったく正常の乳腺組織が採取された場合には，normal breast tissue と診断し，「病変に針が当たっていない可能性がある」と付記する．標本の状態が非常に悪くて診断ができない場合には，inadequate specimen for diagnosis と記載する．

表2 直接記載法（埼玉県立がんセンター）

組織学的所見	診断名
明らかな浸潤癌を認める場合	invasive ductal（special）carcinoma
明らかな浸潤のない場合	noninvasive ductal carcinoma
乳管内癌と思われる少量の乳管内異型増殖性病変のある場合	noninvasive ductal carcinoma, suspected
乳管内癌を疑うが所見に乏しい乳管内異型増殖性病変のある場合	atypical intraductal epithelium
まったく正常な乳腺組織	normal breast tissue（コメント：針が当たっていない可能性がある）

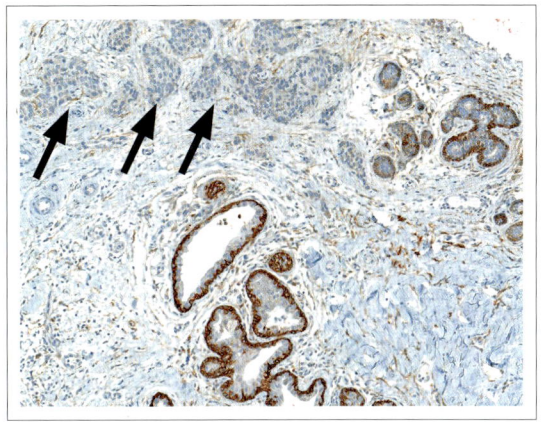

図5 針生検標本の CD10 免疫染色
正常の乳管には CD10 陽性を示す筋上皮細胞が認められる．癌細胞の微小浸潤巣（➡）には CD10 陽性を示す細胞はみられない．

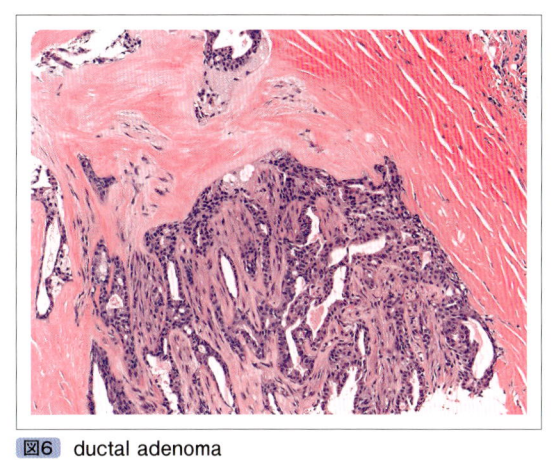

図6 ductal adenoma
腺上皮細胞が不整形を呈する腺管を形成しており，偽浸潤像を呈している．その周囲には膠原線維の増生がみられ，瘢痕化している．したがって ductal adenoma の像と思われる．

針生検の病理診断で留意すること

・最終診断になることを常に意識し，確実な診断を行うようにする．細胞診とは異なり，組織診は最終診断として評価されるので，誤診の責任は病理医側に求められることが多い．
・標本の質が悪い場合，病変の量が少ない場合には無理をしないことが重要であり，疑いがあることを suspected や atypical epithelium などのことばで表現する．
・乳管内乳頭腫と非浸潤性乳管癌との鑑別が難しい場合と，浸潤の有無の判断が難しい場合には，筋上皮細胞の有無を確かめるために SMA（smooth muscle actin），CD10 図5 ，p63 の免疫染色を行うことが有用である．乳管内乳頭腫では二相性が明らかなことが多い．
・ductal adenoma は誤診のリスクが最も高い病変として知られる．ductal adenoma 図6 の可能性がある場合には，carcinoma 様に見えても断定しないことが肝要である．
・免疫染色を駆使し，診断の助けとする．lymphoma が疑われる場合には

lymphomaのマーカー染色，単核細胞浸潤がびまん性にみられ，浸潤性小葉癌が疑われる場合にはcytokeratinの染色を行うとよい．
- 正常乳腺のみが採取されている時には特に注意し，針が病変に当たっていなかった可能性を記述する．針生検で得られる組織は病変の一部であり，不均一性（heterogeneity）がある場合には手術標本での結果と異なることがある．
- 針生検が非浸潤癌の診断であっても，手術標本で小さな浸潤巣がみつかることはしばしばある．
- 病変が少ない時には再検査を要求し，より多数の標本の採取を臨床医に依頼する．
- 臨床所見，細胞診の結果を重視し，特に細胞診の結果と乖離のある場合には再生検を考慮する．臨床医とのディスカッションが重要であり，患者にとって最適な診断と治療ができるように努力する．

（黒住昌史）

画像診断法

　乳腺疾患の画像診断法として重要かつ必要不可欠なものは，マンモグラフィ（MMG），超音波検査/エコー（US），MRI（magnetic resonance imaging）の3つである．これらを駆使して総合的な画像診断を行うことにより，病変のサイズや分布・広がりはもとより良悪性の質的診断も可能となり，術前および生検前に病理診断や病巣の進展範囲を予測することが可能となる．本項では基本的な知識とともに病理診断に役立つ乳腺画像診断のコツを述べる．

マンモグラフィ

　MMGは乳腺病変の診断のために最初に用いられる最も重要かつ基本的な画像診断法である．MMG検診は，乳癌死亡率を減少させるというエビデンスが確立された唯一の乳癌検診方法である．

　MMG所見は腫瘤と石灰化に大別される．腫瘤の辺縁・境界が明瞭であれば良性病変の可能性が高い 図1a が，頻度は低いものの粘液癌 図1b や髄様癌，充実腺管癌などの悪性病変の場合もあり注意を要する．腫瘤にスピキュラが伴っていれば腫瘍の周囲への浸潤所見と考え，硬癌 図2 や浸潤性小葉癌を疑う．しかし，スピキュラがみられても腫瘤がはっきりしない場合は放射状瘢痕（radial scar） 図3 の場合があり，注意深い読影が必要である．腫瘤の辺縁・境界が不明瞭や微細鋸歯状，不整な場合は悪性病変の可能性が高いが，一部の線維腺腫などは微細鋸歯状の辺縁を呈する．

　石灰化は明らかな良性石灰化と，良悪性の鑑別を要する石灰化に大別される．腫

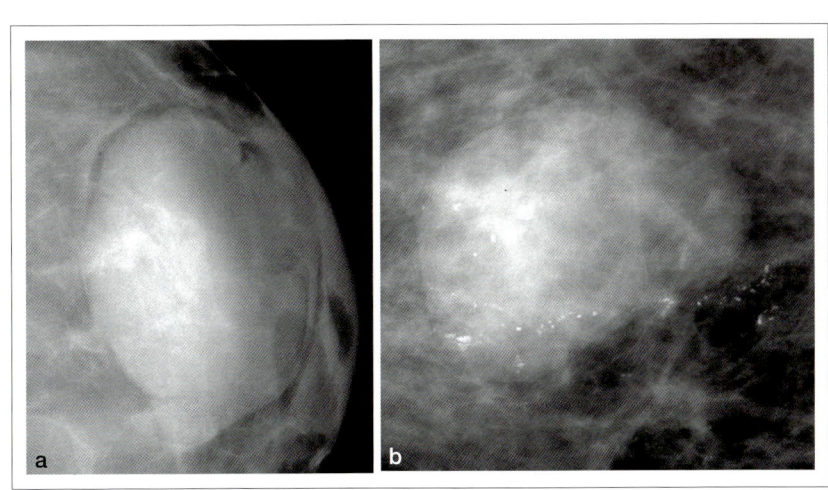

図1　MMG：境界明瞭な腫瘤
a：病理組織は線維腺腫
b：線状分布する多形性，線状石灰化が随伴している．病理組織は粘液癌

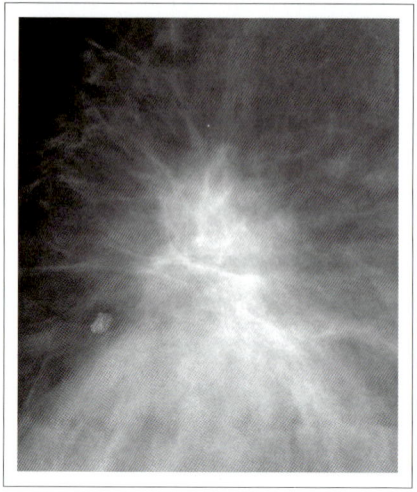

図2 MMG：スピキュラ腫瘤
腫瘤中心部に多形性の石灰化が集簇している．病理組織は硬癌

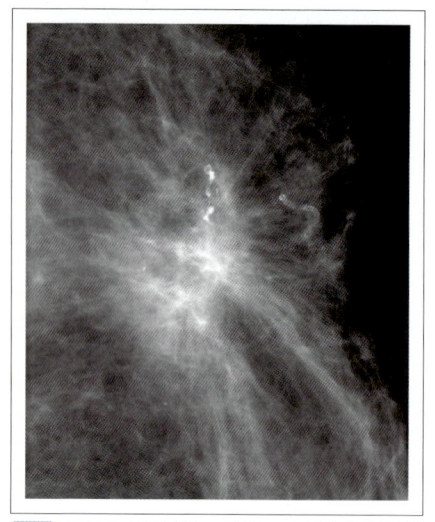

図3 MMG：スピキュラをもつが中心部に低濃度域がみられる腫瘤
腫瘤内部に異栄養性石灰化も随伴している．病理組織は放射状瘢痕

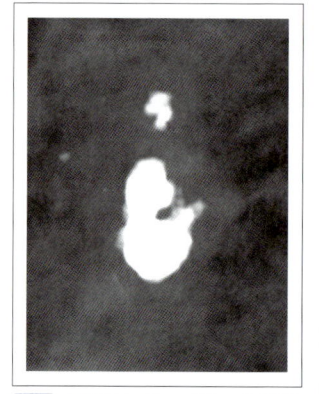

図4 MMG：ポップコーン状の粗大な石灰化
高濃度乳腺のため腫瘤辺縁は明瞭でない．線維腺腫に随伴する間質型石灰化の典型像である．

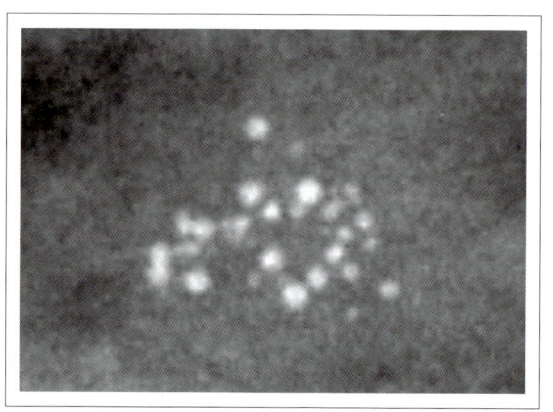

図5 MMG：微小円形石灰化
良性石灰化である．

瘤内にポップコーン状の粗大な石灰化がみられる場合は線維腺腫と診断される**図4**．良悪性の鑑別を要する石灰化は，その形態と分布により鑑別が可能である．形態は微小円形，淡く不明瞭，多形性，微細線状に分類する．微小円形**図5**は良性石灰化，微細線状**図6**は悪性石灰化を考える．多形性石灰化**図7**はおおむね悪性であるが時に良性であることもある．淡く不明瞭な石灰化**図8**は分泌型石灰化であり良悪性の鑑別が難しいが，その石灰化の分布を加味して診断精度を向上させる．分布はびまん性/領域性，集簇性，区域性/線状の3つに分ける．石灰化の分布が腺葉や乳管の走行に一致しているか否かが非常に重要である．基本的にびまん性/領域性分布を示す石灰化は良性であり，区域性/線状分布の石灰化は悪性と考える．集簇性石灰化は悪性の可能性があるが，その形態や密度などを考慮して診断する．

図6 MMG：微細線状/分枝状石灰化
悪性の壊死型石灰化である．

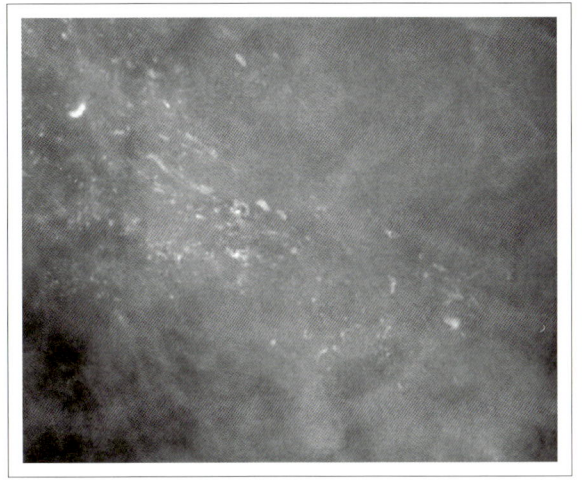

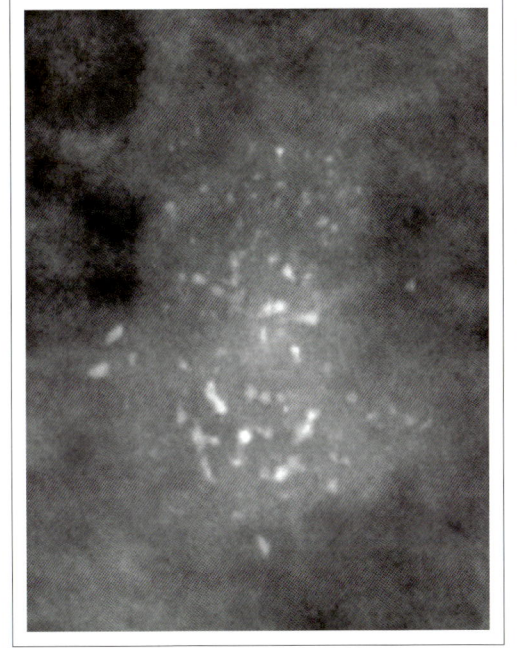

図7 MMG：多形性石灰化
悪性を疑う石灰化である．

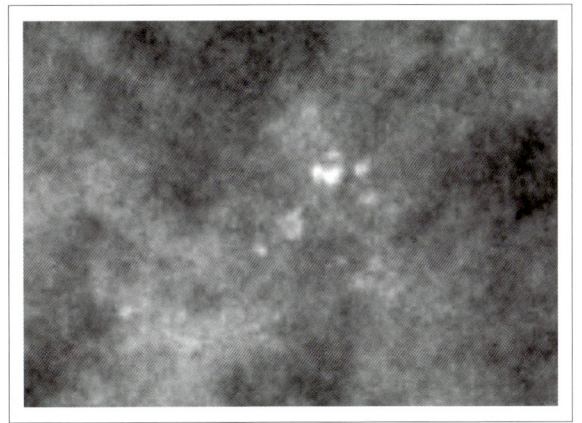

図8 MMG：淡く不明瞭な石灰化
分泌型石灰化で良悪性の判断が難しい．

　腫瘤と石灰化以外にMMGの重要な所見としてはFAD（focal asymmetric density；局所的非対称性陰影）**図9**や構築の乱れ**図10**がある．FADは明らかな腫瘤としての濃度や辺縁をもっていないが，病変が隠れていると考えられる陰影濃度の場合にはMMGに引き続きUSやMRIで精査すべき所見である．構築の乱れは乳腺の正常構築が乱れている場合で，比較的大きな病変のものが多いが，小葉癌や管状癌などが小さな構築の乱れでみつかることもある．

　MMGで発見・診断できる乳腺疾患も多いが，MMGの病変描出率は100％でない．いわゆる"dense breasts"と呼ばれる高濃度乳房（脂肪の混在がない均一な軟部組織濃度を呈する乳房）では触知される病変でさえ描出されないことがある．最近は，従来のスクリーン・フィルムMMGシステムから高濃度乳房の病変描出に優れているデジタルMMGシステムへの移行が進んでいるが，デジタルMMGでの解決すべき問題点も多い．

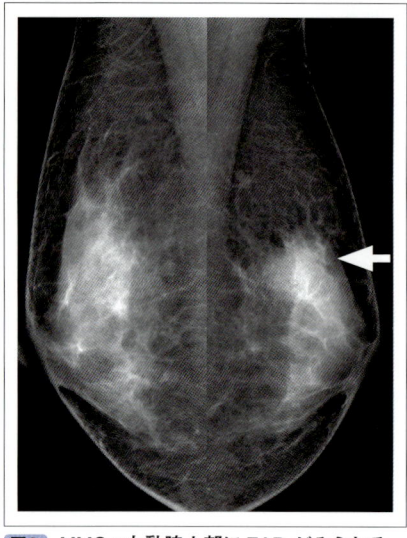

図9 MMG：左乳腺上部にFADがみられる
FAD（⇨）の内部濃度はやや高く，辺縁は不明瞭である．腫瘤と診断するには所見が弱い．病理組織は浸潤性乳管癌

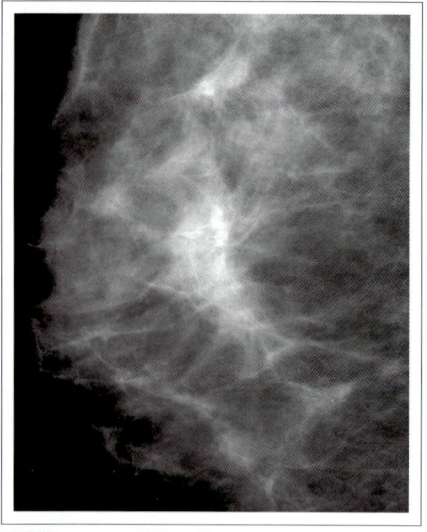

図10 MMG：構築の乱れ
ムカデ様のスピキュラがみられる．病理組織は浸潤性小葉癌

乳腺超音波検査／エコー

　USは，MMGと同様に乳腺病変の発見および診断のために用いられる重要かつ基本的な画像診断法である．USは，MMGや触診などで所見がみられた場合や有症状の患者に対して施行される．無症状の患者や乳癌検診方法として，MMGより先に施行されるものではなく，USの乳癌検診方法としての有用性は現在検討中である．USは簡便かつ安価で被曝もない優れた方法であるが，USを施行する検者の技量にその診断精度が大きく依存する．USはMMGで指摘された腫瘤が嚢胞性か充実性かを容易に識別可能で，腫瘤の内部性状の診断に優れている．USで単純嚢胞と診断されれば，それ以上の検査は不要である．さらにUSはMMGに比し，病変の大きさや分布・広がりの診断精度が高い．一方で石灰化病変の描出および診断において，USはMMGに到底及ばない．比較的若い患者の"dense breasts"内の腫瘤はMMGで描出されないことが多いが，USでは的確に描出することが可能である 図11．つまり，MMGは石灰化病変，USは腫瘤病変の描出に優れており，併用することで総合的な画像診断が可能となる．

　また，USは針生検時の画像誘導法として非常に優れている．乳腺疾患において悪性が疑われる場合は生検が必須であるが，近年では画像誘導下針生検が第1選択である．初回時のUSで指摘不能であった病変がMRIで指摘された場合，その場所を再検US（second look US）にて精査することにより，その病変が描出される場合も多い．その場合はUSガイド下針生検にて組織採取が可能となり，後述するMRIガイド下針生検は不要となる．

　近年のテクノロジーの進歩とともにUSも進化しており，病変の血流・新生血管を画像化するドップラーUSや病変の硬さを画像化するエラストグラフィUS 図12 が登場している．通常のUSに引き続いて速やかに施行できるこれらの

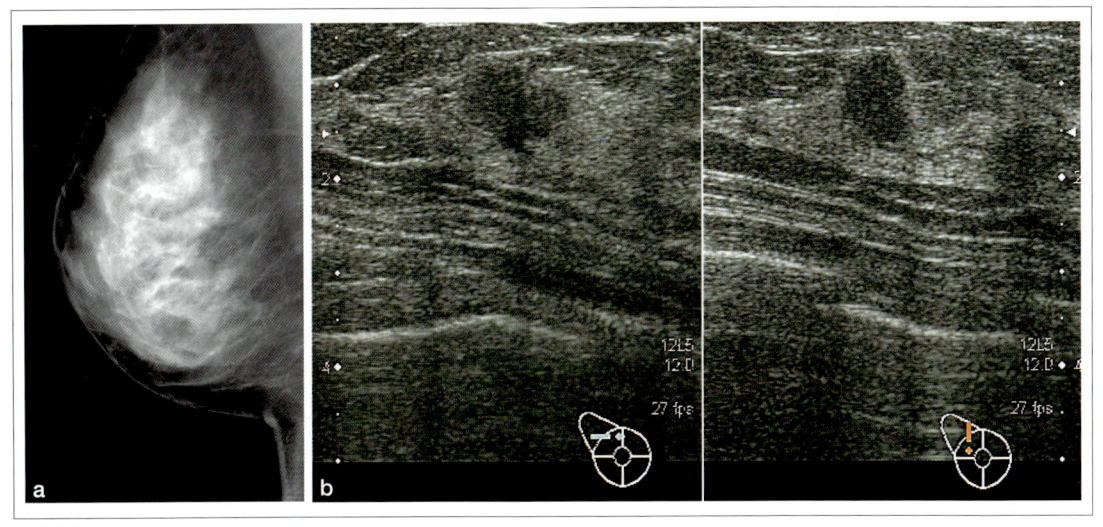

図11 乳腺 US
a:MMG は dense breasts であり,腫瘤を識別することは不可能である.
b:US では右乳腺外上部の 10mm 不整形腫瘤を明瞭に描出している.病理組織は浸潤性乳管癌

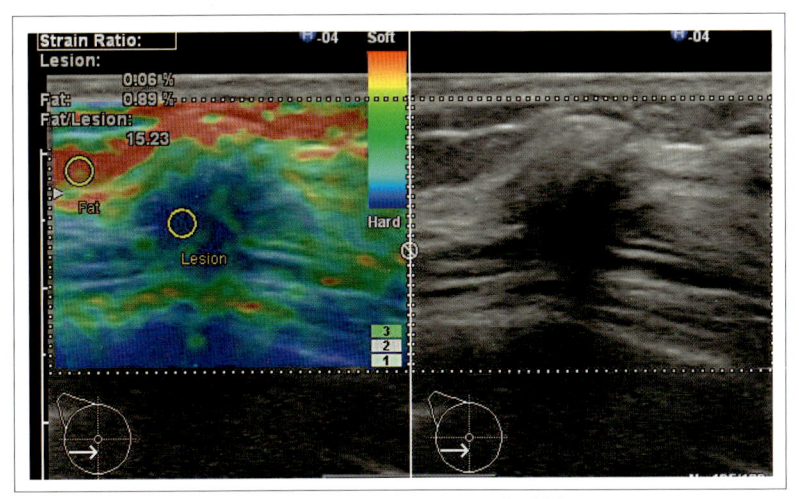

図12 エラストグラフィUS 像(左)と B モード US 像(右)
カラー画像の赤色が"柔らかい"組織で,青色が"硬い"組織を示している.病理組織は硬癌

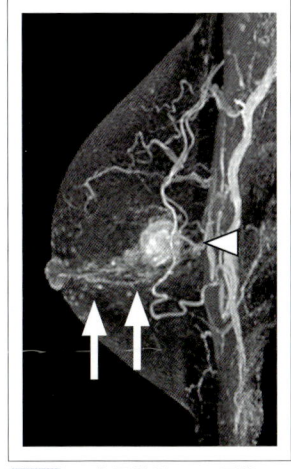

図13 3 次元乳腺 MRI 画像
MMG,US で術前診断できなかった乳頭下まで伸びる乳管内進展巣(非浸潤癌:⇨)が明瞭に描出されている.▷は浸潤癌(主腫瘤)

US 法は本来,形態学的な診断技術である US に機能情報を加味することが可能となり,US の診断精度向上に貢献できる.

乳腺 MRI

MRI は病変の 3 次元的な形態情報だけでなく,ダイナミック造影パターンにより新生血管の状態などの機能的情報も得ることができる,最も有用性の高い乳腺疾患の画像診断法といえる.MRI の感度は浸潤癌においては 100%に近いが,その特異度は中等度である.MRI をもってしても質的診断の向上は難しく,画像誘導

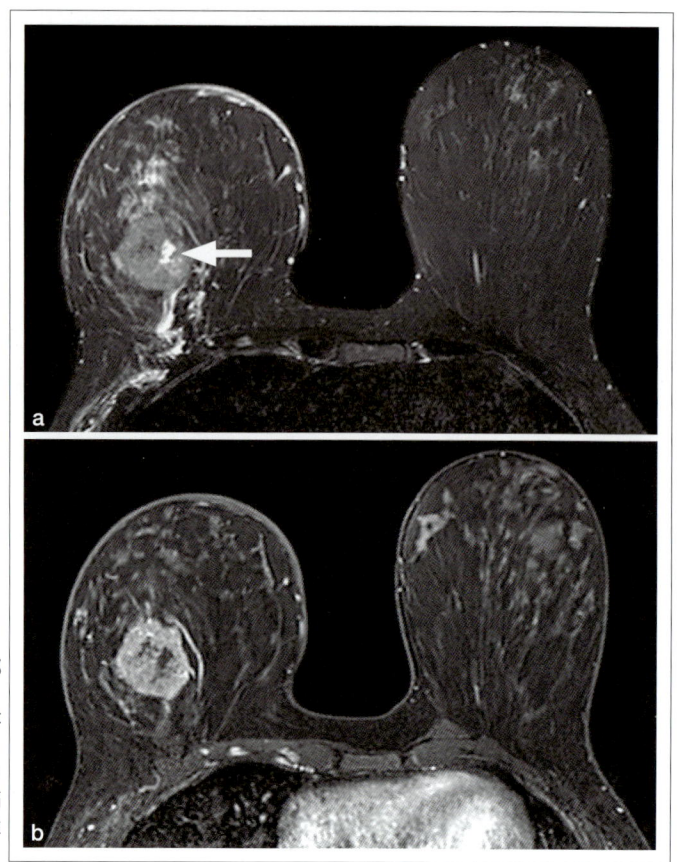

図14 T2 強調画像
a：T2 強調画像は腫瘤内の壊死部（⇨）を明瞭に描出している．腫瘤周囲の右乳房の浮腫の存在も描出されている．
b：壊死部は造影 MRI では造影されていないことがわかる．病理組織は high grade の浸潤性乳管癌

下針生検にとって代わることは不可能である．また，MRI は検査費用，予約，検査時間において簡便・安価とはいえず，手軽に使用できるものではない．

局所病期（広がり）診断 図13

乳房温存術が普及した今日，乳腺 MRI の最大の目的は乳房温存術前の局所病期（広がり）診断である．局所病期（広がり）診断精度を MRI，CT，MMG，US において検討した結果，MRI が最も優れていたが，一方で MRI は overdiagnosis の危険性が高いことも明らかになった．前述したように，乳癌に対する MRI 診断の特異度が中等度であるため偽陽性症例が問題となる．現実的な解決策としては，MRI のみで指摘された病変に対しては second look US を施行することである．日本人女性の乳房は比較的小さいので再検 US をすることにより，MRI で指摘された病変が描出されることも多い．しかし，MRI でのみ描出可能な病変も存在することは事実なので（特に非浸潤癌），本邦においても MRI ガイド下乳腺針生検が導入されるかもしれない．現時点では保険適用がなく，クリアーするべきハードルは高い．

T2 強調画像 図14

T2 強調画像は充実性腫瘤か囊胞性腫瘤かの鑑別に有用であるが，超音波検査と同等な情報しか得られないという誤った理解のため T2 強調画像を撮像しない施設

も多い．しかし，T2強調画像は粘液の有無，細胞密度，浮腫，軟骨基質や出血の有無を反映しているので，腫瘍の性状や病理組織を推定するうえで必要不可欠である．乳腺MRI検査においては，T2強調画像を撮像することを推奨する．

拡散強調画像

拡散強調画像は生体内の水分子の動き（拡散状況）を画像化するMRI検査法の1つで，細胞外の水分子の拡散の程度から細胞密度や構成組織を推定することを可能とする．見かけの拡散係数（apparent diffusion coefficient：ADC）を用いて拡散の程度を定量化もできる．造影剤を使用せず乳癌の描出が可能であり，その描出能背景や乳房濃度に影響を受けない．拡散強調画像は，b値の設定など撮像法が確立されておらず発展段階の乳腺MRIの撮像法であるが，非造影MRI検査のため乳癌検診への導入も可能と考えられる．しかし，良悪性の鑑別は不可能で質的診断はできないので，あくまでも乳腺MRIの補助的な画像である．

プロトンMR spectroscopy

造影剤を使用しないMRI検査法の1つであり，生体内のさまざまな分子に存在するプロトン原子の化学結合に由来する共鳴周波数の差を利用して生化学的な分析を行う．乳腺領域の場合はコリン代謝物を測定することにより乳癌の質的診断が可能となる．しかし，1cm以下の小病変や非浸潤癌についての質的診断は現段階では不可能である．

術前化学療法の効果判定

術前化学療法に対するMRIの診断能はおおむね良好である．また，化学療法前のMRI所見が術前化学療法の効果を予測することができることも報告され，その有用性が期待されている．

おわりに

乳腺画像診断法の進歩は著しく，各モダリティの役割や検査方法，診断基準なども改変されてきている．これらのモダリティを最大限に利用して最適な診断をするためには，常日頃から病理標本および病理診断と術前の画像診断の詳細な対比から学ぶ姿勢が不可欠である．つまり，画像診断医が病理医との十分な意思疎通・連携をとることが乳腺疾患の術前診断精度の質を維持することに繋がる．

（植松孝悦）

免疫組織診断とsubtype分類

乳癌領域においては，癌細胞の生物学的特徴によって投与薬剤を選択する個別化治療（tailor-made therapy）の時代を迎えている．現在，実地臨床で検索されている生物学的因子としてはホルモンレセプターとHER2（human growth factor receptor type 2）が挙げられるが，最近ではKi-67も注目されている．これらの因子の発現状況は主に免疫組織化学的（immunohistochemistry：IHC）方法とFISH（fluorescence in situ hybridization）法などのISH法で評価されている．一方，microarray法のクラスタリング解析によって確立されたintrinsic subtypeは乳癌患者の予後を推測するうえできわめて有用であるが，最近では簡便なIHC法によって評価される趨勢にある．本項では，乳癌の免疫組織診断とsubtype分類の実際とポイントについて解説する．

個別化治療と免疫組織診断

乳癌の薬物療法としては，化学療法，内分泌療法，HER2標的治療が行われている．内分泌療法では，抗エストロゲン剤，LH-RHアゴニスト剤，アロマターゼ阻害剤などが用いられ，HER2標的治療では，トラスツズマブ，ラパチニブなどのHER2標的治療薬が用いられている．

内分泌療法はER（estrogen receptor）とPgR（progesterone receptor），HER2標的治療はHER2の発現状況によって適応の有無が決定されている．

ホルモンレセプター検索の意義と実際

ERもしくはPgR陽性の患者のみが内分泌療法の対象になっているため，乳癌の内分泌療法の適応を決めるには，癌細胞におけるERとPgRの発現状況について検索する必要がある．検索方法にはEIA（enzyme immunoassay）法などの生化学的方法とIHC法とがあるが，現在はIHC法が主流になっている．ERとPgRは癌細胞の核に局在しており，IHC法では核が黒褐色に染色される 図1 ．適切に染色されているか否かを判断するためには，正常の乳腺上皮細胞が染色されている（positive inner-control）かを確認することが有用である．

cut-off値については，St. Gallenのコンセンサス会議（2009）やASCO/CAPガイドライン（2010）で1%としており，世界的な標準になりつつある．St. Gallenのコンセンサス会議では，50%以上を「高発現」とし，それ未満と区別している．日本乳癌学会の研究班は，陽性細胞の占有率のみによって分類するJ-scoreを推奨しているが，50%のcut-off値を考慮した修正J-scoreも提唱されている 表1 ．

世界的には陽性細胞の占有率と染色強度の両方を評価するAllred scoreが汎用

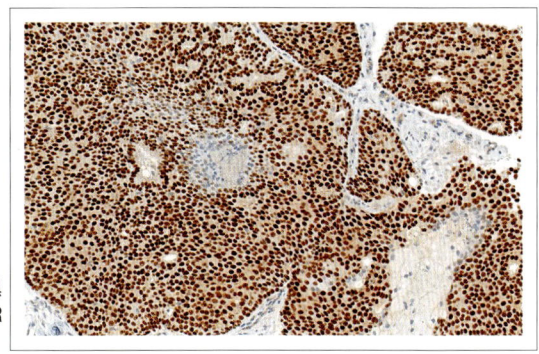

図1 ERの免疫染色
ほとんどすべての癌細胞の核が黒褐色に強く染色されており，ER陽性（Score 3b）と判定した．

表1 修正 J-score（埼玉県立がんセンター）

1. 判定スコア陽性細胞数	J-score 0	陰性
	1	陽性細胞占有率　1％未満
	2	陽性細胞占有率　1％以上　10％未満
	3a	陽性細胞占有率　10％以上　50％未満
	3b	陽性細胞占有率　50％以上
2. 判定区分	陰性	J-score 0, 1
	低レベル	J-score 2, 3a
	高レベル	J-score 3b

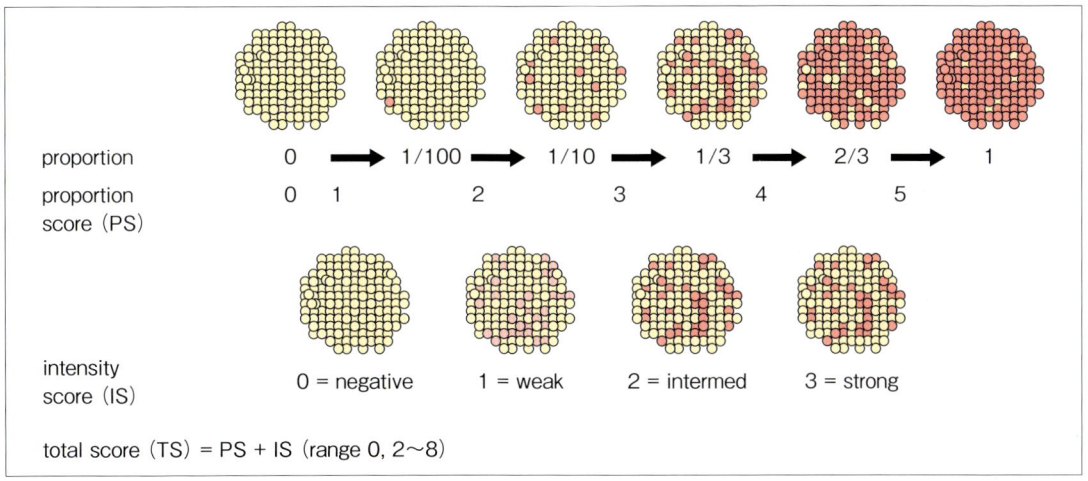

proportion　　0　→　1/100　→　1/10　→　1/3　→　2/3　→　1
proportion score (PS)　　0　1　2　3　4　5

intensity score (IS)　　0 = negative　　1 = weak　　2 = intermed　　3 = strong

total score (TS) = PS + IS (range 0, 2〜8)

図2 Allred score
染色された細胞の占有率で proportion score を評価し，染色強度によって intensity score を評価する．両 score 値を合計し，total score として score を判定する．

されている 図2．Allred score の高い乳癌ほど内分泌療法の奏効率が高いという報告がある．

当センターの ER 陽性の頻度は 74％，PgR は 69％である．

HER2 検索の意義と実際

　HER2 陽性の患者のみが HER2 標的治療の対象になるため，適応を決めるには，癌細胞における HER2 の蛋白と遺伝子の発現状況について検索する必要がある．HER2 蛋白の過剰発現は IHC 法，遺伝子増幅は FISH, SISH, CISH 法などによって検索されている．

　HER2 免疫染色は細胞膜の染色状況と強度によって評価される 表2 ．HER2 蛋白は癌細胞の細胞膜に局在しており，IHC 法では細胞膜が黒褐色に染色されてくる．癌細胞の細胞膜が全周性に強く染色される場合は，Score 3+ と判定され，HER2 標的治療の対象となる 図3 ．Score 2+ の場合には FISH 法や DISH (dual in situ hybridization) 法で HER2 遺伝子の増幅の有無を検索する．

　FISH 法での HER2 遺伝子の増幅の有無は HER2 遺伝子を示すオレンジ色の蛍光顆粒と対照になる CEP17 の緑色の蛍光顆粒の数の比で判定する 図4 ．FISH キットのプロトコルではシグナル比が 2.0 以上の場合を陽性と判定することになっている．2008 年の ASCO/CAP ガイドラインでは，IHC で癌細胞の 30% 以上が強く染色される場合に Score 3+ と判定し，FISH 法でシグナル比が 2.2 以上を陽性，1.8〜2.2 を equivocal と判定する．

　HER2 を銀粒子で黒い顆粒，対象の CEN17 を赤い色素顆粒として可視化できる DISH 法 図5 が開発され，光学顕微鏡下に HER2 遺伝子の増幅を検索することが

表2 HER2 の IHC score

判定スコア	陽性細胞の量と強度
Score 0	まったく染色されないか，10%未満の癌細胞が染色されている
1+	10%以上の癌細胞の膜が部分的に染色されている
2+	10%以上の癌細胞の膜が全周性に弱く染色されている
3+	30%以上の癌細胞の膜が全周的に強く染色されている（プロトコル　10%）

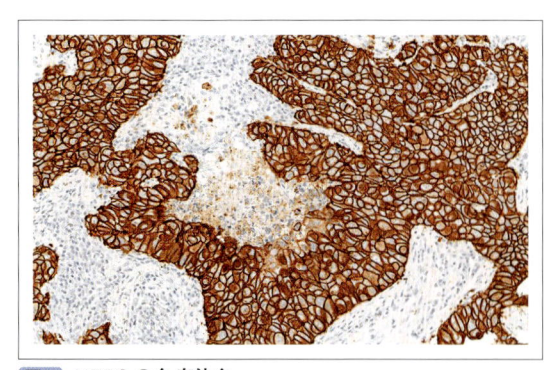

図3 HER2 の免疫染色
30%以上の癌細胞の細胞膜が全周性に強く染色されている．HER2 陽性 (Score 3+) と判定した．

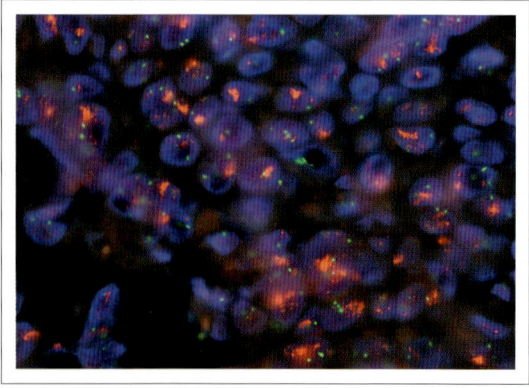

図4 HER2 の FISH 像
HER2 がオレンジ色，CEP17 が緑色の蛍光顆粒として認識される．HER2/CEP17 のシグナル比がキットのプロトコルでは 2.0 以上，ASCO/CAP ガイドラインでは 2.2 以上の場合を陽性と判定する．

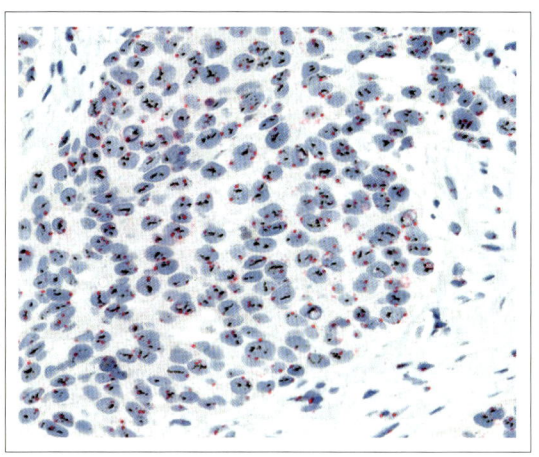

図5 HER2 の DISH 像
CEN17 が赤色の顆粒，HER2 遺伝子が黒色の顆粒として同定できる．CER2/CEN17 比が 2.0 以上もしくは 2.2 以上（ASCO/CAP）の場合を陽性と判定する．

表3 ホルモンレセプター陽性例における Ki-67 LI による分類

	relative for chemoendocrine	not useful for decision	relative for endocrine
ER & PgR	lower level		higher level
HG	Grade 3	Grade 2	Grade 1
nodes	4 ≦	1 to 3	0
PVI	extensive		no/a few
pT	> 5 cm	2.1〜5 cm	≦ 2 cm
Ki-67	≧ 30%	16〜30%	1〜15%

(St. Gallen consensus meeting, 2009)

できる．

　当センターの HER2 Score 3＋の頻度は 14％，Score 2＋は 18％であり，FISH 陽性の頻度は 46％である．

Ki-67 検索の意義と実際

　Ki-67 は細胞が分裂期（mid-G1, S, G2, M 期）に入っている時に発現する蛋白である．IHC 法で検索することができ，一般に labeling index（LI）で評価されている．Ki-67 LI は腫瘍の増殖能の指標として用いられている．

　ホルモンレセプター陽性乳癌の化学療法追加の適応を決める際に，癌細胞における Ki-67 の発現状況は有用な情報になるといわれている．Ki-67 陽性率の高いホルモンレセプター陽性の患者では，ホルモン療法に化学療法が追加される．Ki-67 LI については St. Gallen のコンセンサス会議では 1〜15％，16〜30％，30％以上の 3 段階の分類が提唱されている **表3**．

intrinsic subtype 分類

2000 年に cDNA microarray 法によるクラスタリング解析で導き出された遺伝子の発現パターンに基づく subtype 分類が提唱され，microarray でのクラスタリングパターンが，生物学的な性質に裏付けられる表現型に関連していることが示された．初期の subtype 分類は以下のとおりである．

① luminal A：ER もしくは PgR 陽性，HER2 陰性．
② luminal B：ER もしくは PgR 陽性，HER2 陽性．

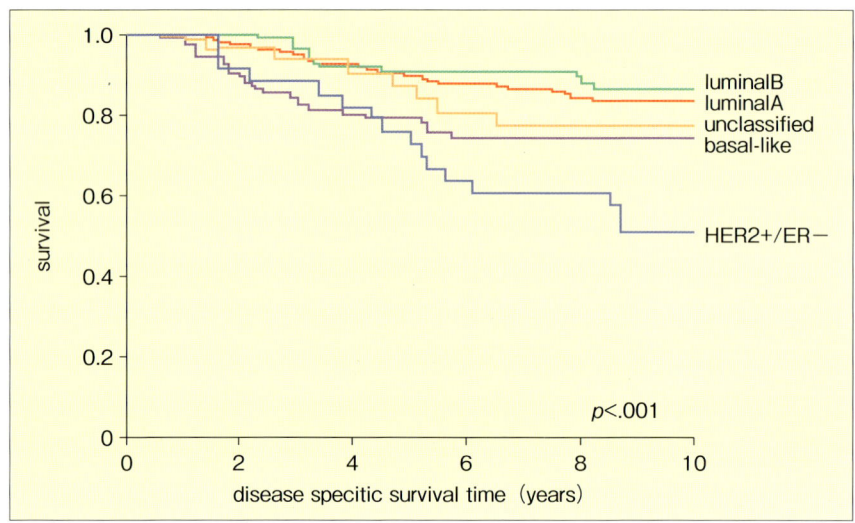

図6 免疫染色による subtype 分類と予後
luminal A, luminal B, basal-like, HER2＋/ER－の順に予後は良好である．
（Carey LA, Perou CM, et al. Race, breast cancer subtypes, and survival in the Carolina breast cancer study. JAMA. 2006；296：2492-502 より引用）

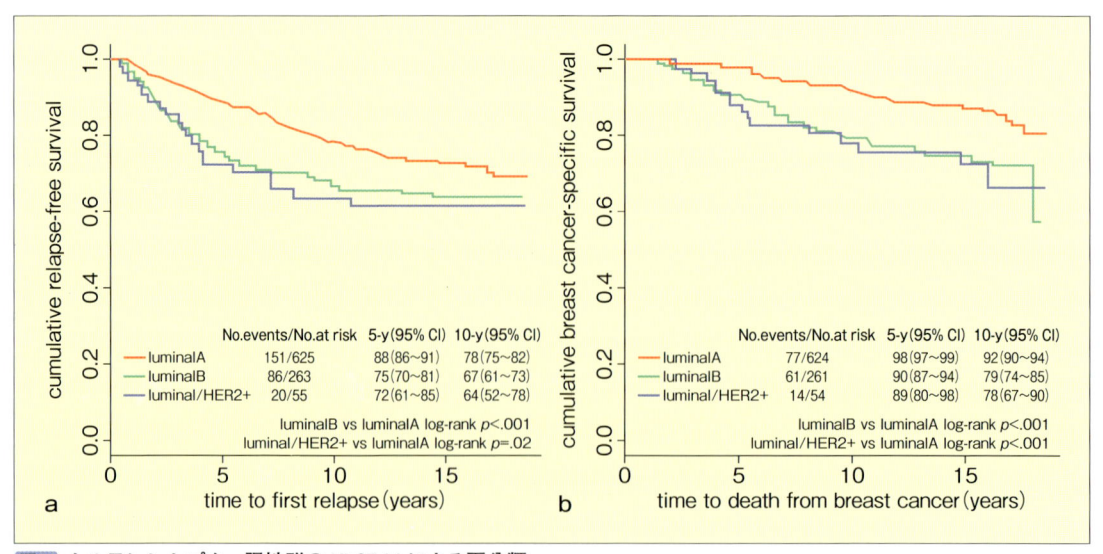

図7 ホルモンレセプター陽性群の Ki-67 LI による再分類
Ki-67 low である新 luminal A と比較して Ki-67 high である新 luminal B と luminal HER2 の予後が不良である．
（Cheang MC, et al. Ki67 index, HER2 status, and prognosis of patients with luminal B breast cancer. J Natl Cancer Inst. 2009；101：736-50 より引用）

③ basal-like：triple negative（ER陰性，PgR陰性，HER2陰性）cytokeratin 5/6もしくはEGFR陽性．
④ HER2：HER2のみ陽性．

　予後は，luminal Aは最も良好，luminal Bは中間的，basal-likeとHER2はきわめて不良とされている 図6 ．最近ではKi-67がsubtype分類に導入されており，Ki-67 LIが低い群をluminal A，高い群をluminal Bとする分類に修正されている 図7 ．

　一般臨床ではIHC法によるsubtype分類が行われている．IHCはmicroarray法と比較して，*in situ*の状況がわかり，簡便で廉価であるという利点がある．IHC法でのsubtypeの予後はおおむねmicroarray法によるsubtypeの予後と同様であり，有用な方法である．

（黒住昌史）

分子生物学的な予後予測

　2003年に完了したヒトゲノム計画（Human Genome Project）により，ヒトゲノムの32億に及ぶ全塩基配列が解読され，数万個のヒト遺伝子が同定された．この膨大なゲノム情報を解釈する技術として注目されているのがmicroarray技術である．microarrayを用いることで数万個のヒト遺伝子のなかから，例えば「ヒト乳癌の再発に最も関係する100個程度の遺伝子群」を同定することが可能になった．それらの遺伝子群を用いたより正確で再現性の高い予後予測法（multi-gene classifier）が開発され，その診断技術は年々進歩している．本項では乳癌の予後予測を目的とした既存のmulti-gene classifierを紹介する．

multi-gene classifierを用いた乳癌の予後予測法

　乳癌の臨床では術後療法決定の際に，癌を臨床病理学的因子とホルモンレセプター（ER, PgR），HER2発現によって分類し，再発リスク診断と化学療法薬剤の選択を行ってきた．しかし術後成績を向上させるには，より正確な予後予測法の開発が必要である．乳癌の再発には多数（数十個以上）の遺伝子群が関わっていることが予測されることからその遺伝子群を同定し，数学的手法を用いて癌をリスク別に2～3群に分けるmulti-gene classifierが開発され，すでに一部は臨床応用されている．

　このようなclassifierで「癌が再発する」と予測された患者群には，手術後に強い抗癌剤を投与し再発を抑える．一方，「再発しない」と予測された患者群は安全に抗癌剤を回避できる．したがって両群にメリットがあり，全体では手術後治療成績が上がると考えられている．これが現在提唱されている癌オーダーメイド治療の概要である．

MammaPrint®

　2002年，van't Veerらは黎明期のmicroarrayを使用した網羅的発現解析にて2万5,000種類の遺伝子を解析し，乳癌患者（55歳以下，リンパ節転移陰性，術後抗癌剤施行3例，術後ホルモン療法施行2例を含む）78人のうち，5年以内に遠隔再発した34人と5年以上再発をしていない44人の遺伝子発現を比較することにより再発に関係する70遺伝子を選択した．この70遺伝子の発現パターンにより患者を高リスク群と低リスク群に分け，再発予後を予測するのがMammaPrint®である 図1．その後，開発者らはリンパ節転移陽性例（144例）を含む295例（Stage I or II，53歳以下，術後抗癌剤施行110例，術後ホルモン療法施行40例を含む）で検証し，リンパ節転移陰性・陽性群ともにKaplan-Meier analysisにおける10年健存率で高リスク群と低リスク群間に有意な差があることを示した．し

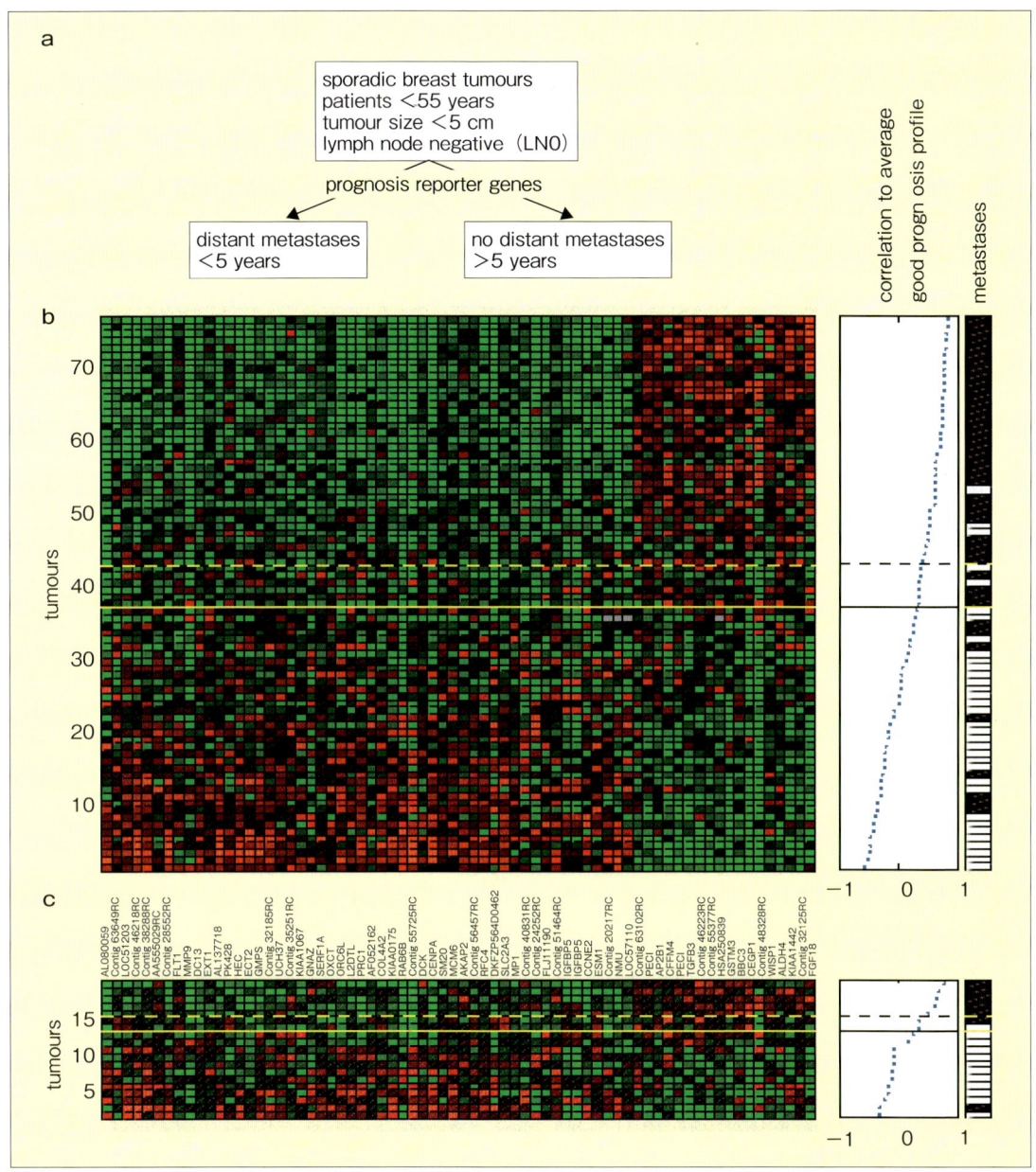

図1 MammaPrint®の70遺伝子の発現パターン（赤：高い，緑：低い）と遠隔再発の有無の関係
training set 78人（b），validation set 19人（c）のいずれの患者コホートにおいても高リスク群に再発が多く，低リスク群に再発が少ないことが示された．
(van't Veer LJ, Dai H, et al. Gene expression profiling predicts clinical outcome of breast cancer. Nature. 2002；31；415（6871）：530-6より引用)

かし，その後の検証ではKaplan-Meier analysisの健存率において有意差を認めないという報告もあり，評価は分かれている．2010年に日本人102例に適用した結果においてもKaplan-Meier analysisにおける10年健存率で有意差は認めなかった．

Oncotype DX®

2004年，Paikらはホルモンレセプター陽性，術後タモキシフェンのみで治療し

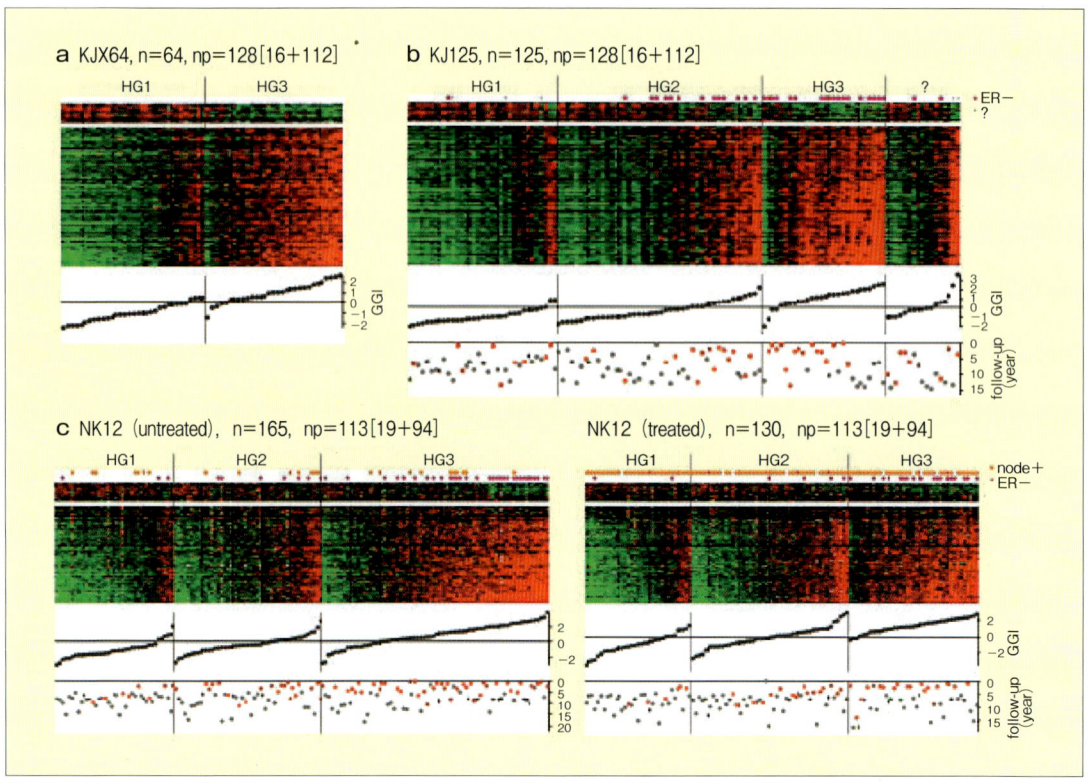

図2 GGIの97遺伝子の発現パターン（赤：高い，緑：低い）とGGI scoreおよびhistologic grade（HG）の関係
training set 64人（a），validation set 125人（b），NKI2，165＋130人（c）のいずれの患者コホートにおいても
GGI scoreとHGが関係することが示された．
(Sotiriou C, Wirapati P, et al. Gene expression profiling in breast cancer：understanding the molecular basis of histologic grade to improve prognosis. J Natl Cancer Inst. 2006；15；98（4）：262-72 より引用)

た447人の乳癌患者を対象に，過去の論文報告などから選択された250の候補遺伝子に対して定量的解析（RT-PCR）を行い，再発に関係する16遺伝子とリファレンス5遺伝子を選択した．それら計21遺伝子を用いた予後予測法がOncotype DX®である．他と異なり開発過程でmicroarrayを用いた数万の遺伝子を対象とした網羅的解析を施行せず，凍結検体でなくパラフィンブロックを使用し，癌を2群でなく3群（高・中・低リスク群）に分けるのが特徴である．668人の乳癌患者（ER陽性，リンパ節転移陰性，術後タモキシフェンのみで治療）にOncotype DX®を適用し検証したところ，Kaplan-Meier analysisの健存率において3群間に有意な差を認め（$p<0.001$），多変量解析ではOncotype DX®は独立した予後予測因子であることが示された．Toiらは日本人200人（リンパ節転移陰性）に適用し同様の結果を示した．しかし癌を3群に分けるため，中間リスク群に対する治療法がいまだに確立していないなどの問題点が指摘されている．

GGI（genomic grade index）

2006年，Sotiriouらは新式のmicroarray（Affymetrix U133A）を使用した網羅的発現解析にて3万種類以上の遺伝子を解析し，64人の乳癌患者（ER陽性，術後タモキシフェンのみで治療）のうち，Grade 1の33人とGrade 3の31人の遺伝子発現を比較することによりGradeに関係する97遺伝子を選択した．この97

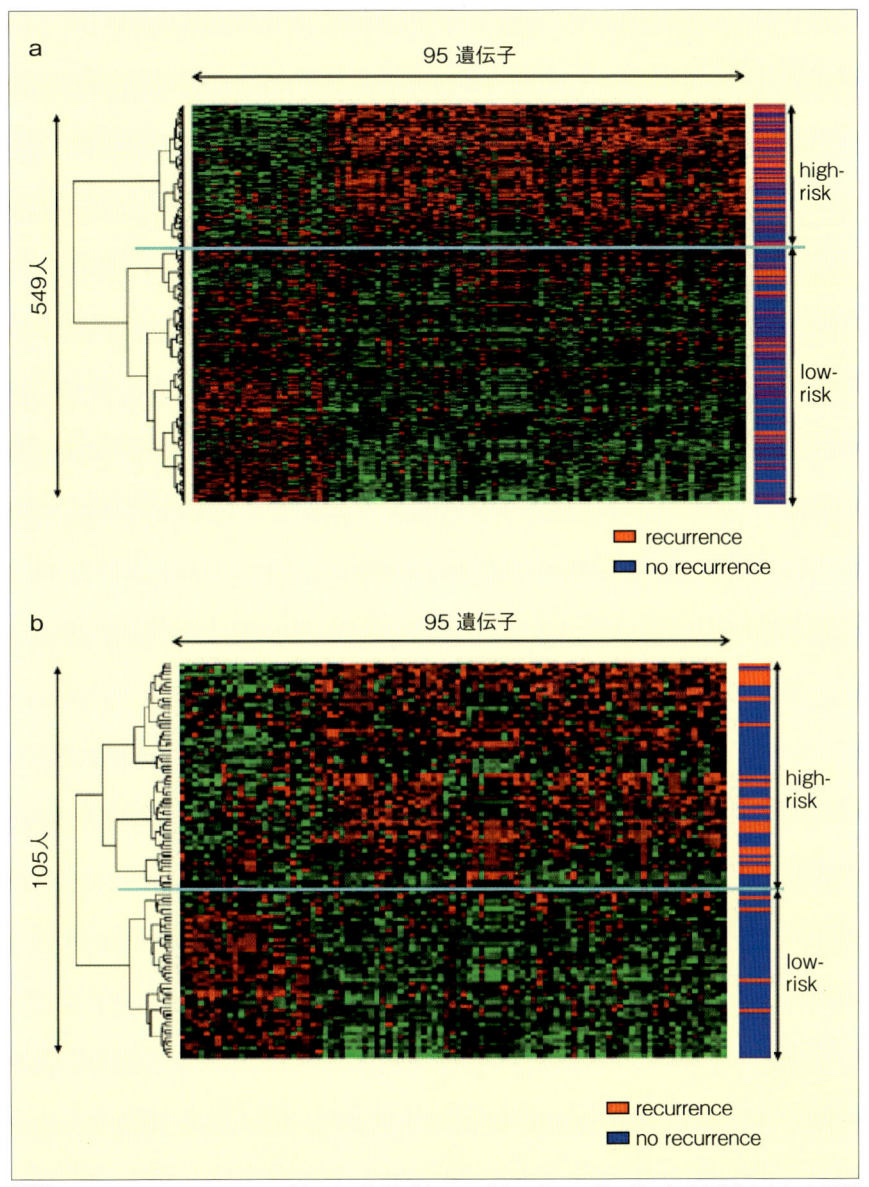

図3 95-gene classifier の 95 遺伝子の発現パターン（赤：高い，緑：低い）と再発の有無の関係 training set 549 人（a），validation set 105 人（b）のいずれの患者コホートにおいても高リスク群に再発が多く低リスク群に再発が少ないことが示された．
(Naoi Y, Kishi K, et al. Development of 95-gene classifier as a powerful predictor of recurrences in node-negative and ER-positive breast cancer patients. Breast Cancer Res Treat. 2011；128（3）：633-41 より引用)

遺伝子の発現パターンにより患者を high-GGI と low-GGI の 2 群に分け Grade を予測するのが GGI である **図2**．従来の病理学的な histological grade では Grade を 3 群に分けるため，中間の Grade 2（30～60％）の治療法に困ることがあるが，GGI は 2 群に分けることができる点が利点であるとした．また 572 人の乳癌患者（ER 陽性・陰性，リンパ節転移陽性・陰性，術後化学療法ホルモン療法施行例を含む）に GGI を適用し検証したところ，Kaplan-Meier analysis の健存率において 2 群間に有意な差を認め，GGI と予後が相関することが示された（$p < 0.001$）．筆者らは 105 人の日本人乳癌患者（ER 陽性，リンパ節転移陰性，術後ホルモン療法

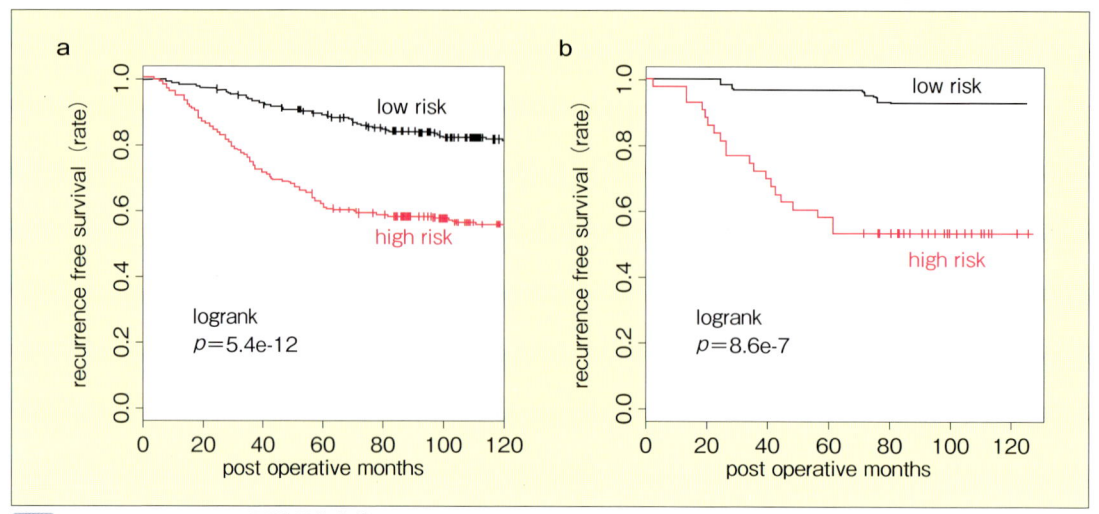

図4 95-gene classifier の再発予後曲線
training set 549人（a），validation set 105人（b）のいずれにおいても Kaplan-Meier analysis の10年健存率において高リスク群と低リスク群の間に強い有意差があることを示すことができた（a：$p = 5.4e\text{-}12$，b：$p = 8.6e\text{-}7$）．
(Naoi Y, Kishi K, et al. Development of 95-gene classifier as a powerful predictor of recurrences in node-negative and ER-positive breast cancer patients. Breast Cancer Res Treat. 2011；128（3）：633-41 より引用)

施行）にGGIを適用したところ，健存率において2群間に有意な差を認め，日本人においてもGGIと予後が相関することが示された（$p < 0.001$）．

95-gene classifier

筆者らはER陽性の乳癌患者を対象として，公開されているデータベースから，乳癌患者549人の臨床情報（ER陽性，リンパ節転移陰性，術後無治療もしくはタモキシフェンのみで治療）とその原発巣のmicroarrayによる網羅的遺伝子発現解析情報を抽出し，再発に関係する95遺伝子を選択し予後予測システム（95-gene classifier）を構築した．次にこのシステムを乳癌患者105例（ER陽性，リンパ節転移陰性，術後ホルモン療法のみを施行）に適用した結果，Kaplan-Meier analysisの10年健存率において高リスク群と低リスク群の間にGGIを上回る有意差があることを示すことができた（$p=8.6e\text{-}7$）　図3，4．本法では，低リスク群には58％の患者が振り分けられた．さらに多変量解析の結果，95-gene classifier は独立した予後予測因子であることを明らかとした　表1．また，Marcusらが公開しているデータベース（200例）に95-gene classifier を適用したところ，Kaplan-Meier analysisの10年健存率で高リスク群と低リスク群の間に有意差が認められた（$p=0.0015$）（低リスク群には57％の患者が振り分けられた）．このように95-gene classifier は再現性の高い予後予測法であると考えられる．

おわりに

multi-gene classifier を用いた乳癌の予後予測法は，すでにその一部が臨床応用されている．multi-gene classifier は，近年急速に進歩したゲノム研究の成果の1つであると思われる．ただし，現在入手できるmulti-gene classifier が決して

表1 再発予後予測に関する単変量多変量解析結果

	univariate				multivariate			
	hazard ratio	lower 95	upper 95	p	hazard ratio	lower 95	upper 95	p
menopausal status	1.79	0.80	4.04	0.159	1.32	0.55	3.15	0.535
tumor size	2.49	1.22	5.05	0.012	2.25	1.09	4.64	0.028
histological grade	2.71	1.08	6.84	0.035	1.24	0.40	3.82	0.705
PgR	0.51	0.20	1.30	0.158	0.56	0.20	1.55	0.265
HER2	2.84	1.21	6.65	0.016	2.21	0.88	5.52	0.091
Ki67	1.69	0.67	4.26	0.267	0.65	0.22	1.89	0.429
GGI	2.22	1.45	3.39	2.4E-04	1.08	0.63	1.86	0.780
95-gene classifier	9.23	3.15	27.07	5.1E-05	7.70	2.29	25.87	9.6E-04

hazard ratios based on postmenopausal versus premenopausal, large tumor size (> 2.0 cm) versus small tumor size, histological grade Ⅲ versus grade Ⅰ+Ⅱ, PR-positive versus PR-negative, HER2-positive versus HER2-negative, Ki67 positive versus Ki67 negative and high GGI versus low GGI.
ER：estrogen receptor, PgR：progesterone receptor, HER2：human epidermal growth factor receptor 2
多変量解析において 95-gene classifier は，GGI を含む他因子と比して最も重要かつ独立した予後予測因子であることが示された．
(Naoi Y, Kishi K, et al. Development of 95-gene classifier as a powerful predictor of recurrences in node-negative and ER-positive breast cancer patients. Breast Cancer Res Treat. 2011；128（3）：633-41 より引用)

high end というわけではなく，さらなる進化が必要であるのも事実である．いずれにしろ，分子診断法の発展が乳癌の個別化治療を実施するうえで不可欠であり，今後のさらなる発展が期待される．

（直居靖人，野口眞三郎）

薬物療法のガイドライン

ガイドラインの意義

ガイドラインはエビデンスに基づいて作成される．ガイドラインの目的は，より有効性の高い治療法，すなわち標準的な医療を簡便に提供し，施設間や医療者間の差をできるだけ少なくして，どこでも同様の治療が受けられるようにすることである．

ガイドラインの種類

臨床的に使いやすいものが NCCN（National Comprehensive Cancer Network）のガイドラインであろう．また，St. Gallen recommendation があり，これはガイドラインの位置付けとはなっていないものの，本邦ではよく使われてきた．さらに本邦でも乳癌関連のガイドラインが出版され，内容も充実してきている．

NCCN ガイドライン

NCCN は，米国の代表的な癌センターによって結成され，各癌腫においてガイドラインを策定している．診療のさまざまな場面に対応できるよう，診断から治療，再発，ケアに至るまで網羅されている．年に3回程度改訂され，乳癌関連の重要な論文が発行されたり，大きな国際学会において臨床を変えるようなデータが示されると，リアルタイムに更新される．高いエビデンスレベルのものではなくても臨床的に重要なものは数多く存在するので，専門家の意見を適宜取り入れながら，推奨とカテゴリー分類を行っている 表1 ．ディシジョンツリーで診療の流れに沿っているので，臨床的に使いやすい．NCCN のガイドラインは日本乳がん情報ネットワーク（Japan Comprehensive Cancer Network Breast：JCCNB）で邦訳され，ホームページ上で公開されている 図1, 2 ．

表1 NCCN エビデンスカテゴリーおよびコンセンサスカテゴリー

カテゴリー1	高レベルのエビデンス（ランダム化比較試験など）に基づく推奨で，NCCN 内のコンセンサスが統一されている
2A	やや低いレベルのエビデンスに基づく推奨で，NCCN 内のコンセンサスが統一されている
2B	やや低いレベルのエビデンスに基づく推奨で，NCCN 内のコンセンサスが統一されていない（ただし大きな意見の不一致はない）
3	いずれかのレベルのエビデンスに基づく推奨ではあるが，大きな意見の不一致を反映する

特に指定のない限り推奨事項はすべてカテゴリー2A である．

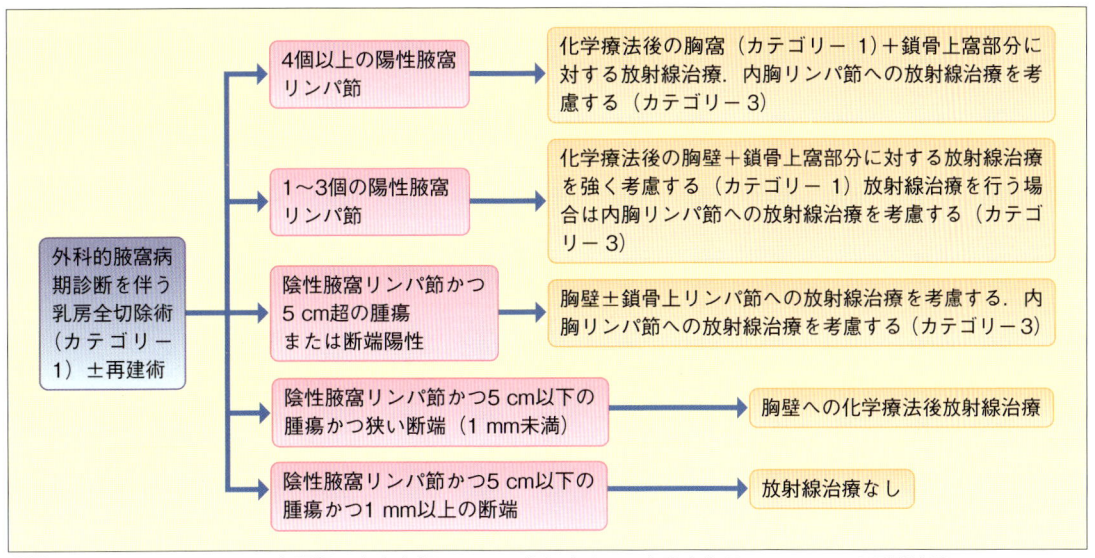

図1 NCCNガイドライン日本語版―臨床病期Ⅰ, ⅡA, もしくはⅡB疾患またはT3, N1, M0の局所療法

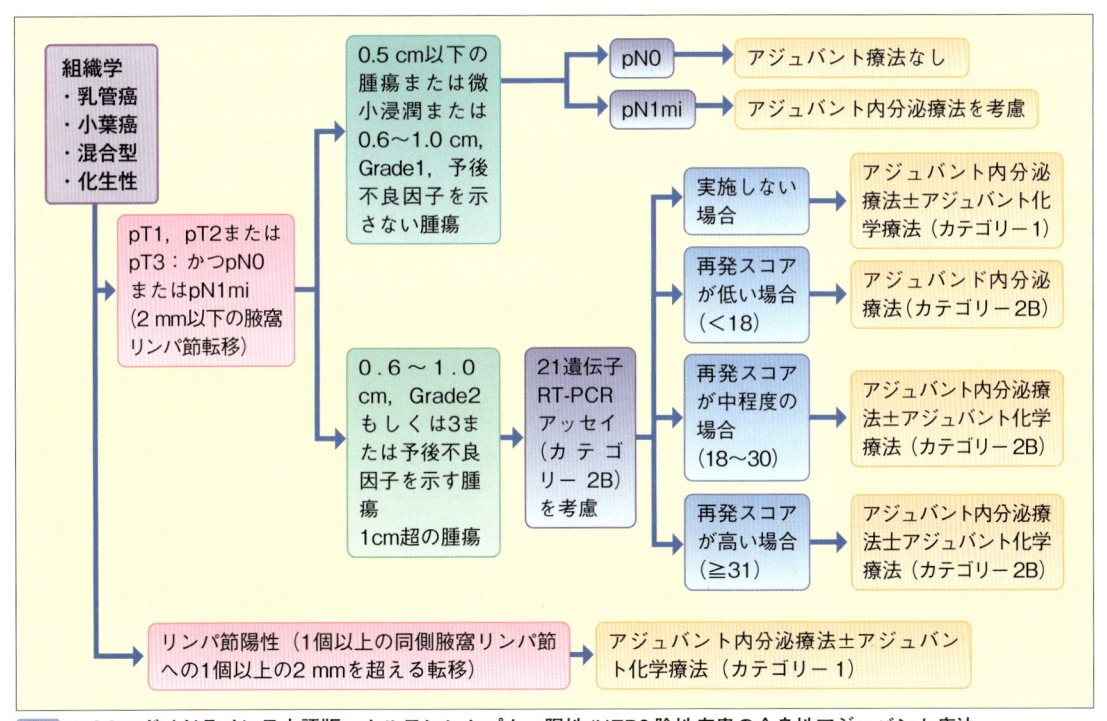

外科的腋窩病期診断を伴う乳房全切除術（カテゴリー1）±再建術

- 4個以上の陽性腋窩リンパ節 → 化学療法後の胸窩（カテゴリー1）＋鎖骨上窩部分に対する放射線治療．内胸リンパ節への放射線治療を考慮する（カテゴリー3）
- 1～3個の陽性腋窩リンパ節 → 化学療法後の胸壁＋鎖骨上窩部分に対する放射線治療を強く考慮する（カテゴリー1）放射線治療を行う場合は内胸リンパ節への放射線治療を考慮する（カテゴリー3）
- 陰性腋窩リンパ節かつ5cm超の腫瘍または断端陽性 → 胸壁±鎖骨上リンパ節への放射線治療を考慮する．内胸リンパ節への放射線治療を考慮する（カテゴリー3）
- 陰性腋窩リンパ節かつ5cm以下の腫瘍かつ狭い断端（1mm未満） → 胸壁への化学療法後放射線治療
- 陰性腋窩リンパ節かつ5cm以下の腫瘍かつ1mm以上の断端 → 放射線治療なし

図2 NCCNガイドライン日本語版―ホルモンレセプター陽性/HER2陰性疾患の全身性アジュバント療法

組織学
- 乳管癌
- 小葉癌
- 混合型
- 化生性

pT1, pT2またはpT3：かつpN0またはpN1mi（2mm以下の腋窩リンパ節転移）

- 0.5cm以下の腫瘍または微小浸潤または0.6～1.0cm, Grade1, 予後不良因子を示さない腫瘍
  - pN0 → アジュバント療法なし
  - pN1mi → アジュバント内分泌療法を考慮
- 0.6～1.0cm, Grade2もしくは3または予後不良因子を示す腫瘍 1cm超の腫瘍 → 21遺伝子RT-PCRアッセイ（カテゴリー2B）を考慮
  - 実施しない場合 → アジュバント内分泌療法±アジュバント化学療法（カテゴリー1）
  - 再発スコアが低い場合（＜18）→ アジュバント内分泌療法（カテゴリー2B）
  - 再発スコアが中程度の場合（18～30）→ アジュバント内分泌療法±アジュバント化学療法（カテゴリー2B）
  - 再発スコアが高い場合（≧31）→ アジュバント内分泌療法±アジュバント化学療法（カテゴリー2B）

リンパ節陽性（1個以上の同側腋窩リンパ節への1個以上の2mmを超える転移）→ アジュバント内分泌療法±アジュバント化学療法（カテゴリー1）

St. Gallen recommendation

　スイスのSt.Gallenにおいてカンファレンスが2年に1回開催され，乳癌術後補助療法に関するコンセンサスを得るための議論が行われる．世界中から推薦された専門家がパネリストとして参加し，複数のクリニカルクエスチョンに対して答えていく．

　ここでは最新のエビデンスを忠実に反映させるというよりは，専門家の意見を集

表2 治療の閾値

treatment modality	indication	comments
endocrine therapy	any ER staining[*1]	ER negative and PgR positive are probably artefactual [73]
anti-HER2 therapy	ASCO/CAP HER2 positive [> 30% intense and complete staining (IHC) or FISH > 2.2+][*1]	may use clinical trial definitions
chemotherapy		
in HER2-positive disease (with anti-HER2 therapy)	trial evidence for trastuzumab is limited to use with or following chemotherapy[*1]	combined endocrine therapy + anti-HER2 therapy without chemotherapy in strongly ER-positive, HER2-positive is logical but unproven
in triple-negative disease	most patients[*1,2]	no proven alternative ; most at elevated risk
in ER-positive, HER2-negative disease (with endocrive therapy)	variable according to risk[*1]	表3 参照

[*1] patients with tumours of < 1 cm in size without axillary nodal involvement and without other features indicating increased metastatic potential (e.g. vascular invasion) might not need adjuvant systemic therapy. If the tumour is, however, endocrine responsive, endocrine therapy should be considered.
[*2] medullary carcinoma, apocrine carcinoma, and adenoid cystic carcinoma do not require chemotherapy due to low risk despite being triple negative (provided that, as is usually the case, they have no axillary node involvement and no other signs of increased metastatic risk).
ER：estrogen receptor, PgR：progesterone receptor, ASCO：American Society of Clinical Oncology, CAP：College of American Pathologists, IHC：immunohistochemistry

めて治療の推奨を決めている．カンファレンスでたたき台をつくり，その後，非公開でパネリストの間でさまざまなやりとりがなされ，最終的に論文化される．治療の推奨度というものはなく，あくまで大よその指標をつくるに留まっている 表2, 3．しかしエビデンスのみならず生物学的な特性も加味して作成されるので，比較的理にかなった内容になっていると考えられる．治療の詳細までは踏み込んでいないが，治療の大まかな方向性を決めるにはよいものであろう．邦訳がホームページ上で公開されているので，参照してみるとよいだろう．

ASCO ガイドライン

　米国臨床腫瘍学会（American Society of Clinical Oncology）ホームページ上で過去のガイドラインが掲載され，内容も時々アップデートされる．しかし頻繁な更新ではないため，やや内容が古くなっていることもあり注意を要する．乳癌に深く関係するものとして2010年にはホルモンレセプターの免疫染色に関するガイドラインと，術後補助療法としての内分泌療法についてのアップデートが掲載された．

　免疫染色に関するガイドラインは，少なくとも臨床医が詳細に理解するものとしては今までなかったため，画期的である．病理に造詣の深い医師であれば，病理学的な問題点についても熟知しているであろうが，多くの臨床医はこういった問題の大きさを意外なまでに感じていなかったように思う．

表3 ER陽性，HER2陰性患者での化学・内分泌療法の選択

		relative indications for chemoendocrine therapy	factors not useful for decision	relative indications for endocrine therapy alone
clinicopathological features	ER and PgR	lower ER and PgR level		higher ER and PgR level
	histological grade	Grade 3	Grade 2	Grade 1
	proliferation	high[*1]	intermediate[*1]	low[*1]
	nodes	node positive (four or more involved nodes)	node positive (one to three involved nodes)	node negative
	PVI	presence of extensive PVI		absence of extensive PVI
	pT size	>5cm	2.1〜5cm	≤2cm
	patient preference	use all available treatments		avoid chemotherapy-related side-effects
multigene assays	Gene signature[*2]	high score	intermediate score	low score

[*1] most factors are continuous but a binary decision needs to be made at some level.
[*2] medullary carcinoma, apocrine carcinoma, and adenoid cystic carcinoma do not require chemotherapy due to low risk despite being triple negative (provided that, as is usually the case, they have no axillary node involvement and no other signs of increased metastatic risk).
ER：estrogen receptor, PgR：progesterone receptor

NCI PDQ® (Physician Data Query)

　米国国立がん研究所（National Cancer Institute）が提供している大規模癌情報ホームページであり，世界最大かつ最高度の癌専門情報データベースとなっている．専門家により毎月更新される最新癌情報を収録している．本邦では文部科学省からの委託により，先端医療振興財団がPDQ®日本語版を提供しており，非常に参考になる．さまざまな癌腫を網羅し，治療のみならずスクリーニングや予防，遺伝学情報，支持療法，緩和ケアについても広く記載されていて非常に充実している．さらに患者向けのサイトも充実しており，医療者のみならず非医療者にとっても参考になるものである．

本邦におけるガイドライン

　日本乳癌学会では，すべての乳癌患者が十分な診療を受けられるように，診療水準の維持・向上および地域・施設格差の解消，均てん化を図るための指針として，科学的根拠に基づく『乳癌診療ガイドライン』を出版している．そのうち『薬物療法』は2010年に第3版が出版され，全体アルゴリズムが作成されている 図3．また推奨Gradeの定義が変更され，Grade Cを2つに分け，C1を考慮してもよい，C2を基本的に推奨しないという意味付けとした 図4．変更になったものの1例を 図5 に示す．全体としてクリニカルクエスチョンの数は減ったが，内容としては増えており，非常に充実したものとなっている．章も再編され，初期治療（術前治療，術後治療），転移・再発乳癌の治療，特殊病態，効果予測因子，副作用対策となっており，実臨床の各場面に応じて調べられるようになっている．

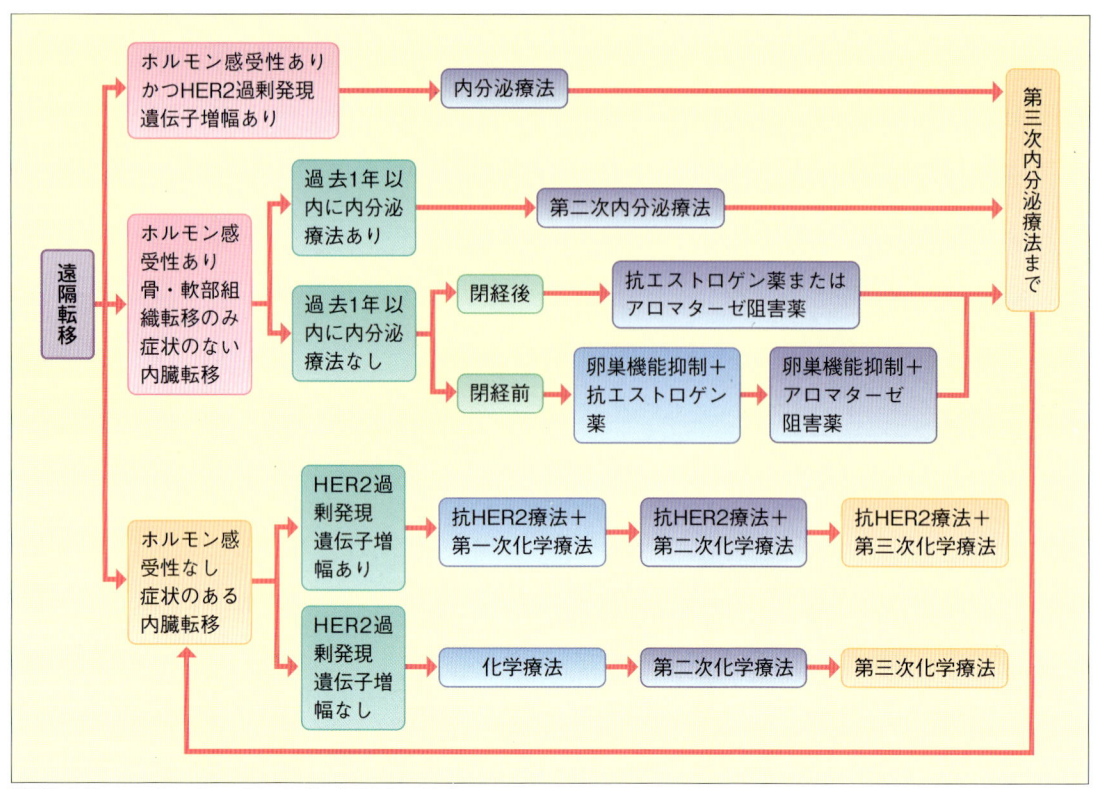

図3 全体アルゴリズムの例―転移・再発後の治療

遠隔転移の治療フロー：
- ホルモン感受性ありかつHER2過剰発現遺伝子増幅あり → 内分泌療法 → 第三次内分泌療法まで
- ホルモン感受性あり 骨・軟部組織転移のみ 症状のない内臓転移
  - 過去1年以内に内分泌療法あり → 第二次内分泌療法 → 第三次内分泌療法まで
  - 過去1年以内に内分泌療法なし
    - 閉経後 → 抗エストロゲン薬またはアロマターゼ阻害薬 → 第三次内分泌療法まで
    - 閉経前 → 卵巣機能抑制＋抗エストロゲン薬 → 卵巣機能抑制＋アロマターゼ阻害薬 → 第三次内分泌療法まで
- ホルモン感受性なし 症状のある内臓転移
  - HER2過剰発現遺伝子増幅あり → 抗HER2療法＋第一次化学療法 → 抗HER2療法＋第二次化学療法 → 抗HER2療法＋第三次化学療法
  - HER2過剰発現遺伝子増幅なし → 化学療法 → 第二次化学療法 → 第三次化学療法

	推奨 Grade　2007年版
A	十分なエビデンスがあり，推奨内容を日常臨床で積極的に実践するように推奨する
B	エビデンスがあり，推奨内容を日常臨床で実践するように推奨する
C	エビデンスは十分とはいえないので，日常臨床で実践する際は十分な注意を必要とする
D	患者に害悪，不利益が及ぶ可能性があるというエビデンスがあるので，日常臨床では実践しないよう推奨する

※特に C を C1，C2 に分けた

⬇

	推奨 Grade　2010年版
A	十分な科学的根拠があり，積極的に実践するように推奨する
B	科学的根拠があり，実践するように推奨する
C1	十分な科学的根拠はないが，細心の注意のもと行うことを考慮してもよい
C2	科学的根拠は十分とはいえず，実践することは基本的に勧められない
D	患者に不利益が及ぶ可能性があるという科学的根拠があるので，実践しないように推奨する

やってもよい

図4 乳癌診療ガイドライン―推奨 Grade 定義の変更

2007年版	3	閉経後ホルモン感受性原発性乳癌に対して術前ホルモン療法を行うことで，乳房温存率は向上するか．また術後ホルモン療法と比べて予後は同等か
	推奨Grade B	術前ホルモン療法により乳房温存率は向上する
	推奨Grade C	術前ホルモン療法は術後ホルモン療法に比べて予後が同等であるという根拠はない

↓

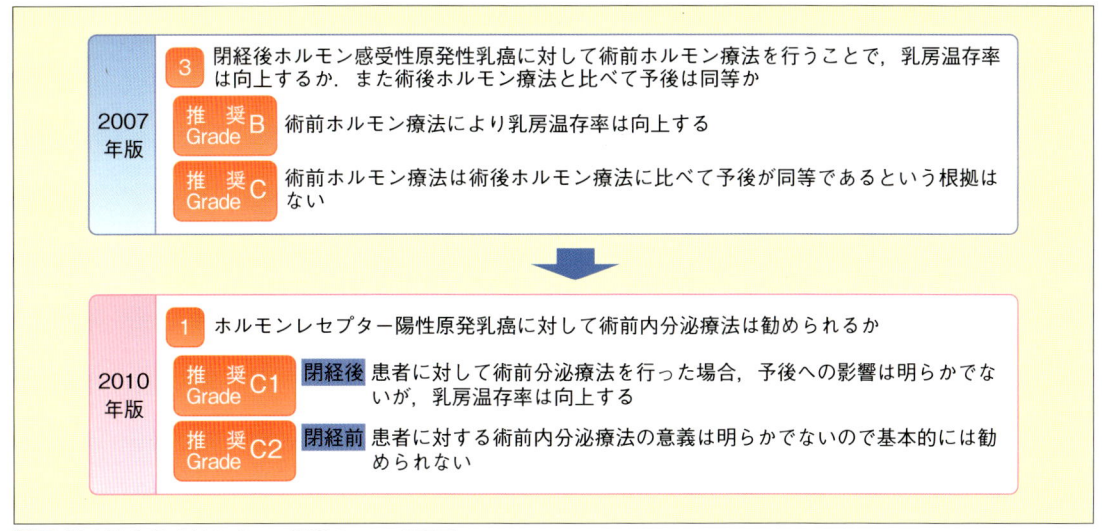

2010年版	1	ホルモンレセプター陽性原発乳癌に対して術前内分泌療法は勧められるか
	推奨Grade C1　閉経後	患者に対して術前分泌療法を行った場合，予後への影響は明らかでないが，乳房温存率は向上する
	推奨Grade C2　閉経前	患者に対する術前内分泌療法の意義は明らかでないので基本的には勧められない

図5 乳癌診療ガイドライン―推奨Gradeの変更

おわりに

　いくつかのガイドラインについて概説した．それぞれ一長一短があり，必要に応じて効果的に使い分けていけばよい．今後遺伝子診断がより重要視されていくことが予想されるが，現在のところ病理診断があらゆる治療の基盤となっている．臨床医は病理診断についてもよく学び，その意義と限界を考えつつ，ガイドラインをはじめとしたエビデンスを理解していくことが望ましい．

（矢形　寛）

乳癌の手術療法

乳房温存療法と予後

　乳房温存療法とは，乳房温存術に温存乳房に対する放射線治療を組み合わせて行う治療法のことをいう．

乳房温存術　図1

　乳房温存術には①乳房円状部分切除術（Bp），腫瘍の周囲に1～2cmのマージンを付けて切除する方法，②乳房扇状部分切除術（Bq），乳頭から離れるに従い切除幅を広げ，末梢の乳腺まで扇状に切除する方法，③腫瘍摘出術（Tm），マージンを付けずに腫瘍を摘出する方法があるが，通常，Bp，Bqが行われている．Tmは局所コントロールが不良のため，一般には推奨されない．

　腋窩リンパ節に対しては，センチネルリンパ節生検（sentinel lymph node biopsy：SLNB）または腋窩郭清を行う．

放射線治療

　温存乳房に対して通常50Gy（2Gyを25回）の放射線治療を行う．切除断端の状況に応じて，ブースト照射（腫瘍床に対する追加放射線治療）を行うこともある．

乳房温存療法の適応

　本邦の『乳房温存療法ガイドライン』によると，乳房温存療法の適応は，表1

Bp：乳房円状部分切除術　　　　　Bq：乳房扇状部分切除術

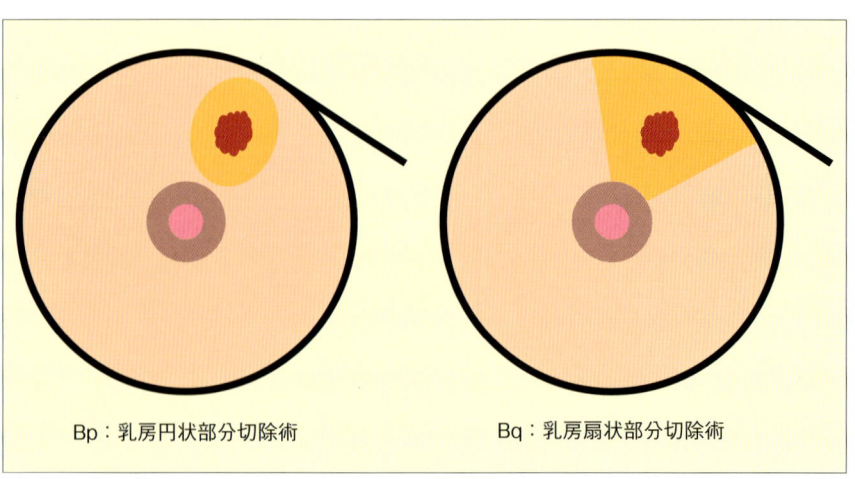

図1　乳房温存術

表1 乳房温存療法の適応

・腫瘍の大きさが3.0cm以下
・各種の画像診断で広範な乳管内進展を示す所見がない
・多発病巣がない
・放射線照射が可能なもの
・患者が乳房温存療法を希望する

表2 乳房切除術と乳房温存療法の無作為化比較試験の結果

試験(報告者)	試験期間	病期(腫瘍径)	観察期間(年)	治療法	患者数	局所再発率	無遠隔転移	生存率
Institut Gustave-Roussy, France (Arriagada R)	1972〜1979	I/II (≦2cm)	22	乳房切除術	91	—	65	50
				乳房温存療法	88	—	73	60
Milan, Italy (Veronesi U)	1973〜1980	I/II (≦2cm)	20	乳房切除術	349	2.3	—	58
				乳房温存療法	352	8.8	—	58
NSABP B-06, USA (Fisher B)	1976〜1984	I/II (≦4cm)	20	乳房切除術	589	—	49	47
				乳房温存療法	628	14.3	46	46
National Cancer Institute, USA (Jacobson JA)	1979〜1989	I/II (≦5cm)	10	乳房切除術	116	10	69	75
				乳房温存療法	121	5	72	77
EORTC, Europe (van Dongen JA)	1980〜1986	I/II (≦5cm)	13	乳房切除術	420	9.8	66	66
				乳房温存療法	448	12.2	60	65
DBCG, Denmark (Blichert-Toft M)	1983〜1989	I/II/IIIA (問わない)	19.6	乳房切除術	364	21	—	49.1
				乳房温存療法	367	13	—	53.7

(Benda RK, et al. Breast-conserving therapy (BCT) for early-stage breast cancer. J Surg Oncol. 2004;85(1):14-27より引用)

のようになっている.

　現在は腫瘍の大きさが3cmを超えるもの,また多発病巣であっても,腫瘍が完全に切除され良好な整容性が保たれれば乳房温存療法の適応となる.また,腫瘍が大きいため切除により整容性が保てない症例では術前治療(術前化学療法)を行い,腫瘍を縮小させてから乳房温存療法を行うこともある.

　乳房温存療法では,腫瘍の部分切除により病理学的に切除断端を陰性にできることを前提とする.切除断端が陽性の場合は追加切除により切除断端を陰性にするか,乳房切除術を行う.追加切除を行っても複数の切除断端が陽性の場合には乳房切除術が必要となる.病理学的に切除断端陽性部分の一部で広範な乳管内進展が存在しない場合には,腫瘍床にブースト照射を追加し,乳房を温存することも考慮できる.

浸潤性乳管癌の乳房温存療法

　海外の複数の無作為化比較試験により病期I,IIの乳癌では一次治療としての乳房切除術と乳房温存療法の成績は同等であることが証明されている 表2 .乳房温

表3 NSABPプロトコルによる乳房温存療法後の同側乳房内再発

因子		B-13		B-14		B-19	B-20	B-23	合計または平均
		無治療	MF	プラセボ	TAM				
患者数		119	116	534	530	389	1,027	1,084	3,799
観察期間中央値(年)		18.2	18.2	19.9	19.9	16.5	15.3	12.1	16.1
同側乳房内再発	No.	23	6	90	45	34	77	67	342
	%	19.3	5.2	16.9	8.5	8.7	7.5	6.2	9.0
累積同側乳房内再発率	3年	7.6	0.9	3.8	1.7	3.1	1.2	2.5	2.4
	5年	11.0	1.7	5.1	2.1	3.6	2.1	3.6	3.4
	10年	15.3	2.6	11.0	3.6	6.5	4.8	6.2	6.4
	12年	15.3	5.4	11.6	5.0	7.9	6.5	6.9	7.6

(Anderson SJ, et al. Prognosis after ipsilateral breast tumor recurrence and locoregional recurrences in patients treated by breast-conserving therapy in five National Surgical Adjuvant Breast and Bowel Project protocols of node-negative breast cancer. J Clin Oncol. 2009；27（15）：2466-73 より引用)

存療法が積極的に行われるようになり，問題になってきたのが同側乳房内再発（ipsilateral breast tumor recurrence：IBTR）である．IBTRの危険因子としては，若年者，切除断端陽性，広範な乳管内進展，多発癌，腫瘍径，核異型度などが報告されている．リンパ節転移陰性乳癌に対して乳房温存療法を行った5つのNSABP試験の結果では，観察期間中央値が16.1年でIBTRは9.0％に認められた 表3．また，累積IBTRは術後3年，5年，10年，12年の時点で2.4％，3.4％，6.4％，7.6％と増加し続け，術後長期にわたりIBTRの危険があることがわかる．化学療法や内分泌療法を施行することによりIBTRが減少することも示された．

SanghaniらはIBTRの危険因子として年齢，脈管侵襲，切除断端，異型度，腫瘍径，内分泌療法や化学療法の有無を用いてノモグラム（IBTR! Version2.0）を作成し，10年IBTR危険率3％未満（Group 1），3～5％（Group 2），5～10％（Group 3），10％以上（Group 4）の4群に分けて検証試験を行い，Group 1と2ではノモグラムが有用であることを報告している．

IBTRには遺残癌からの再発である真の再発（true recurrence：TR）と二次癌（new primary：NP）がある．両者を正確に分類することは難しいが，腫瘍の局在，原発巣の切除断端状況，組織型などの臨床的評価によりTRとNPを鑑別する試みがなされている 表4．臨床的評価による分類では，TRが約70％，NPが約30％であり，NPの予後がTRに比較して良好であることが示されている．HuangらはIBTR後の10年生存率がNP 77％，TR 46％，Komoikeらは5年生存率NP 94.7％，TR 71.0％，Nishimuraらは5年生存率NP 91％，TR 76％と報告している．一方，Viciniらは臨床的なIBTR分類よりも分子レベルでのIBTR分類のほうが有用であることを報告している．両者の相違は30％あり，分子レベルでのTRは核異型度が高く，早期にIBTRが発生し，予後も不良であることが示された．今後，分子レベルでのIBTR分類の研究が進めば，IBTR出現時により強力な全身治療を必要とする患者を選別できるようになる可能性がある．

IBTRの局所治療は一般的には乳房切除術を行うが，IBTRが小さい場合には再

表4 真の再発（TR）と二次癌（NP）

報告者 （発表年）	鑑別因子	再発 症例数	TR	NP	分類 不能	予後
Recht ら （1988）	局在	67	54 （81%）	12	1	—
Voogd ら （1999）	局在	266	216 （81%）	37	13	NP>TR
Smith ら （2000）	局在，組織型， DNA プロイディ	136	60 （44%）	70	6	NP>TR
Huang ら （2002）	局在，組織型	126	78 （62%）	48		NP>TR
Krauss ら （2004）	局在	79	59 （75%）	20		—
Komoike ら （2005）	局在，切除断端 状況，組織型	172	135 （78%）	26	11	NP>TR
Nishimura ら （2005）	切除断端状況， 組織型	83	42 （51%）	41		NP>TR
Abd-Alla ら （2006）	局在，組織型	29	21 （72%）	8		NP>TR
Horiguchi ら （2007）	局在，切除断端 状況，組織型	15	8 （53%）	7		NP>TR
Yoshida ら （2010）	局在，切除断端 状況，組織型	60	52 （87%）	8		NP>TR
合計		1,033	725 （70%）			

乳房温存術も考慮できる．Komoike らは 41 例の IBTR に対して 11 例に乳房切除，30 例に部分切除を行い，5 年生存率は乳房切除 90.9%，部分切除 90.0%であり，両者に差はなかった．対象となった IBTR はほとんどが 1cm 未満であったため，再乳房温存術が可能であったと思われる．IBTR であっても小さい腫瘍に対しては再乳房温存術が行えるが，局所コントロールが不能となった症例はその後の予後が不良であるため，再手術では完全切除に努めるべきである．

　近年，IBTR に対してセカンドセンチネルリンパ節生検（2nd SLNB）が試みられている．Intra らは乳房温存術を行い SLNB に転移がなく腋窩郭清を省略した患者で，その後 IBTR が出現した 79 人のうち臨床的に腋窩リンパ節転移が陰性と診断された 18 人に対して 2nd SLNB を行った．同定率は 100%で，2 例は 2nd SLNB 陽性のため腋窩郭清を行ったが，2nd SLNB 陰性の 16 例は腋窩郭清を省略し，12.7 か月（観察期間中央値）再発なく経過していることを報告している．Taback ら，Tasevski らも初回手術時に腋窩郭清を行った症例も含めて 2nd SLNB の検討を行い，リンパドレナージの範囲は広く，同側の腋窩リンパ節以外に内胸リンパ節，乳房内リンパ節，鎖骨上リンパ節，対側の腋窩リンパ節にセカンドセンチネルリンパ節（2nd SLN）が認められた．2nd SLNB の予後因子や治療としての意義はさらに検討する必要がある．

非浸潤性乳管癌の乳房温存術

　非浸潤性乳管癌（ductal carcinoma in situ：DCIS）は乳管内に留まる癌であり，癌巣をすべて切除すれば，ほぼ100％根治する．乳房切除を行えば癌巣を完全に切除できるので，最大の局所コントロールが得られることは確かである．DCISにおける乳房切除術と乳房温存療法の無作為化比較試験は現在まで行われていない．しかし，比較的限局したDCISに対しては一般的に乳房温存術が行われている．DCISに対する乳房温存療法後のIBTRはEORTC-10853試験では観察期間の中央値5.4年で照射なし20％，照射あり15％であり，NSABP B-17試験では観察期間の中央値7.5年で照射なし26％，照射あり11％であった．乳房温存術に放射線治療を追加することにより，約50％のIBTR抑制効果がある．また，IBTRの病理診断では，浸潤癌と非浸潤癌の割合は非浸潤癌がやや多いが，浸潤癌が45％を占めた 表5 ．SilversteinらはDCISに対する乳房温存術後のIBTRの危険因子について検討し，Van Nuys Prognostic Index（VNPI）をつくり，治療法決定の補助システムとして提唱している．低スコアでは局所切除のみ，中間スコアでは局所切除に放射線治療，高スコアでは乳房切除術を勧めている．

BRCA 1/2 遺伝子変異と乳房温存療法

　BRCA 1/2遺伝子変異をもつ女性の生涯乳癌発症率は90％近くに達するが，BRCA 1/2遺伝子変異のある乳癌患者に対する乳房温存療法後のIBTRが許容範囲かどうかは議論がある．Hafftyらは，乳房温存療法を受けたBRCA 1/2遺伝子変異をもつ女性（変異群）ともたない群（散発群）の同側および対側乳癌発生率を比較し，同側発生は変異群49％に対して散発群21％，対側発生は変異群42％に対して散発群9％であり，ともに変異群のほうが散発群より有意に高率であった．しかし，IBTRはBRCA 1/2遺伝子変異群で散発群より高率ではあるが，有意差はないとの報告も多くみられる 表6 ．PierceらはBRCA 1/2遺伝子変異群のIBTRは60％が原発巣と異なるquadrantに発生したのに対して，散発群では別のquadrantに発生したのは29％にすぎなかったと報告している．BRCA 1/2遺伝子変異群でIBTRが高率であるのは，同側に新たに原発性乳癌が発生することが一

表5 非浸潤性乳管癌に対する乳房温存術後の同側乳房内再発

	EORTC-10853		NSABP B-17	
	観察期間 5.4年		観察期間 7.5年	
	乳房温存術	乳房温存術＋放射線	乳房温存術	乳房温存術＋放射線
患者数	380	395	403	411
同側乳房内再発	76 (20%)	60 (15%)	104 (26%)	47 (11%)
非浸潤癌	39	37	51	30
浸潤癌	37	23	53	17

表6 BRCA 1/2 遺伝子変異の有無と同側乳房内再発

報告者（報告年）	研究期間	BRCA1/2 遺伝子変異キャリア	コントロール	観察期間（年）	同側乳房内再発 キャリア	同側乳房内再発 コントロール	p
Haffty ら（2002）	1975〜1998	22	105	13	49	21	0.007
Robson ら（2004）	1980〜1995	6	440	9.7	12	8	0.68
Seynaeve ら（2004）	1980〜1995 matched	26	174	6	21.8	12.1	0.05
Brekelmans ら（2007）	1980〜2004 matched	109 (76/33)	410	4.3	12/17	12	0.6
Pierce ら（2006）	1980〜1997 matched	170	469	8.3	12.5	8.6	0.55
Kirova ら（2010）	1981〜2000 matched	29	58	13.4	36	33	0.42

(Kirova YM, et al. Is the breast-conserving treatment with radiotherapy appropriate in BRCA 1/2 mutation carriers? Long-term results and review of the literature. Breast Cancer Res Treat. 2010；120（1）：119-26 より引用)

表7 術前化学療法後の乳房温存療法と予後

報告者	患者数	局所再発率（%）	観察期間中央値（月）	5年生存率（%）	10年生存率（%）
Mauri ら	3,946	13.1	76	—	—
NSABP B-18	751	13.8	192	80	69
NSABP B-27	2,344	9.3	102	82.3	74.4
Chen ら	340	8.5	60	89	—
Beriwal ら	153	5.23	55		
Peitinger ら	109	2.7	79.2	96	92
Triezzi et ら	88	7.9	63.1	—	—
Cebrecos ら	121	4.9	50.9	94.8	82.3

(Cebrecos I, Córdoba O, et al. Can we predict local recurrence in breast conserving surgery after neoadjuvant chemotherapy? Eur J Surg Oncol. 2010；36：528-34 より引用)

因として考えられる．

術前化学療法後の乳房温存術の成績

　腫瘍径以外は乳房温存療法の基準を満たしており，乳房温存療法を希望している浸潤性乳癌患者には，術前化学療法（neoadjuvant chemotherapy：NAC）を考慮する．NSABP B-18 試験ではNACにより乳房温存率が上昇することを示して

いる．腫瘍径が大きく乳房温存療法の適応からはずれる症例でも，NAC で良好な縮小効果が得られれば，乳房温存が可能となる．NAC 後の乳房温存療法の報告では，観察期間が 50～192 か月で局所再発は 2.7～13.8％であった 表7．一次治療としての乳房温存療法の IBTR の許容範囲が 1％未満と考えられているので，NAC 後の年率局所再発率は 0.41～1.5％であり，やや高率である．また，化学療法の効果はあっても，樹枝状・島状に癌が残る場合には，広がりの範囲はあまり縮小していないので乳房温存の適応とはなりにくい．NSABP B-18，B-27 や Peitinger ら，Cebrecos らは 10 年生存率の成績を示しているが，NAC 後の乳房温存療法に関する長期成績はまだ十分とはいえず，NAC 後の画像評価に基づいた慎重な適応決定と，十分なインフォームド・コンセントのもとに行う必要がある．

（堀口　淳）

乳癌の手術療法

乳房温存手術切除標本の断端判定

　乳房温存手術切除標本の断端状況は，術後の同側乳房内再発（ipsilateral breast tumor recurrence：IBTR）の重要な予測因子である．Stage Ⅰ・Ⅱの乳癌に対して温存手術および術後照射を行った869例についての多変量解析では，断端状況が局所再発に対する唯一の有意な予測因子であり，組織学的に切除断端陰性の場合の局所再発率は低く，断端陽性では術後照射を加えても局所再発リスクが高くなり，広範な乳管内進展がある症例でも断端陰性であれば局所再発リスクは増加しないといわれている．局所再発は生存率を低下させると報告されており，局所再発しない群に比べて局所再発した群の乳癌による死亡の相対危険度は3.6，全身転移の相対危険度は5.6であった．さらに局所コントロールのよい群では遠隔転移のピークが術後2年にあるのに対し，局所再発群では術後5～6年にあることから，局所再発が遠隔転移の直接の原因になる可能性も示唆されている．すなわち早期乳癌では局所コントロールがよいと生命予後もよいといえる．

　このため乳房温存手術の切除断端を評価することは非常に重要であるが，断端「陽性」「陰性」の定義や，断端検索の方法など，病理学的な断端評価の世界的な標準法はまだ確立されていないのが現状である．

切除断端の判定基準

　断端「陽性」「陰性」の基準は欧米でもさまざまで，慣習的に，癌巣が切除断端に露出しているものを陽性と定義するものや2mm以内，5mm以内とするものなどがある．判定基準検討のため，乳房温存手術症例を断端診断により癌巣露出，近接，陰性に分類し，それぞれの局所再発率を比較検討すると，切除断端に癌が露出している症例は補助療法の種類にかかわらず局所再発率が高い．切除断端に癌が近接しているが露出はしていない症例に関しては，陰性例よりも局所再発率が高いという報告や陰性例とあまり変わらないという報告もある．

切除断端の検索方法

手術中に凍結切片を用いて診断する方法

　肉眼的に断端陽性が疑われる症例に対してその部分の凍結切片を作製し，手術中に断端陽性を確認すればすぐに追加切除を行うことができ，改めて再手術をする必要がなくなるため有用な手法である．しかし凍結切片ではホルマリン固定切片よりも人工変性が目立ち，特に脂肪組織は凍結しにくいため，乳腺では人工変性が強い傾向にある．このため凍結切片では異型を伴う乳管過形成（ductal hyperplasia with aypia）と非浸潤性乳管癌（ductal carcinoma *in situ*：DCIS）の鑑別や，硬化性腺症（sclerosing adenosis）と硬癌（scirrhous carcinoma）の鑑別が難しい．肉眼的に断端陰性に見える症例においてランダムに凍結切片を作製する方法の感度は77％と低く，日常的な切除断端診断としての凍結切片作製は精度のよい方法とはいえない．6方向の断端から凍結切片用の検体を採取する方法が多く用いられるが，これによって検索される範囲は断端全体の10～15％にすぎない．大きな検体では検索はさらに不十分となりサンプリングエラーの危険が増し，小さな検体では永久標本用の検体を消失してしまう危険がある．また，6個の標本の作製・診断に要する時間は手術中としてはやや長すぎるうえに，対費用効果という点からも日常的な断端診断目的での凍結切片作製は勧められない．

手術中に捺印細胞診を用いて診断する方法

手術中に，切除検体の断端6方向（上下，内外，表深）の捺印細胞診を行い，細胞診標本内の癌の有無により判定する方法である．感度80～100％，特異度85～100％と精度も高く，断端すべてを評価できるうえに永久標本用の検体の喪失の恐れがないという利点があり，広く汎用されている．通常の永久標本による検索で断端陰性と判定された症例の局所再発率（14.6％）よりも，捺印細胞診で断端陰性と判定された症例の局所再発率（2.7％）のほうが低いという報告がある．しかし切除断端に癌が近接しているものの露出していない症例は，すべて陰性になってしまうという欠点がある．また，捺印細胞診で断端陰性と診断されても，永久標本で組織学的に断端陰性であることを保証するものではない．

永久標本を用いて切除断端に垂直な切片で診断する方法　図1

検体の表面を墨汁などで着色し，表面に垂直な割面をつくり検鏡する．これによって着色された切除断端から癌までの距離を組織学的に正確に測定することができる．欠点は着色された表面すべてを検索するためには無数の顕微鏡標本を作製しなければならないことである．例えば径2cmの球状検体の表面を組織学的にほぼくまなく検索する場合，$6\mu m$厚の切片を約3,000枚作製・検鏡しなければならず，とても現実的ではない．このため実際には代表的な割面のみの限られた範囲の検索となる．

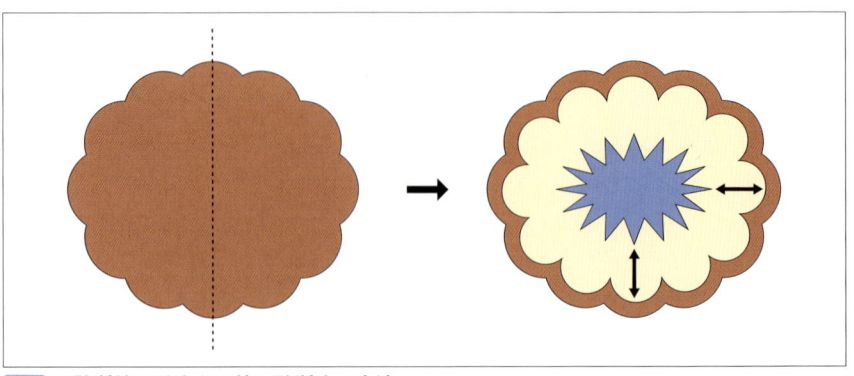

図1 切除断端に垂直な切片で診断する方法

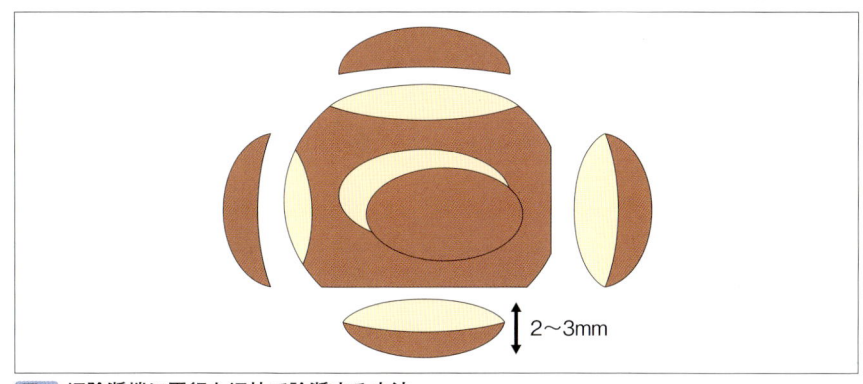

図2 切除断端に平行な切片で診断する方法

永久標本を用いて切除断端に平行な切片で診断する方法　図2

　果物の皮を剝くように，または表面を削ぎ落とすように割を入れ，表面に平行な標本を作製し，標本内に癌が存在すれば「陽性」，存在しなければ「陰性」と判定する．垂直に割を入れる方法に比べて，より少ない枚数の標本でより広い範囲を検索することが可能である．一方，どんなに薄くつくっても検鏡する面は切除断端から2〜3mm内側の部分となる点と，癌から切除断端までの正確な距離はわからないという欠点がある．

日本乳癌学会の診断方法および断端陽性の定義

　本邦では皮下から大胸筋膜面に至るまでショートケーキのように三角形に切除する症例が多いことから，日本乳癌学会はホルマリン固定後，乳頭と主腫瘤を結ぶ線に直角に約5mm間隔で全割する検索方法と，切除断端から5mm以内を断端陽性とする判定基準を勧めている．

標本のオリエンテーション

　適切な組織学的検索を行うには，1つの塊として採取した検体を，オリエンテーションがわかるように乳頭側断端など目印になる部位に糸を付けたり，インクで色分けしたりするとよい．乳房温存手術検体をインクで6方向に色分けし，断端陽性だった部分のみに範囲を限定して追加切除した181例と，断端陽性であれば全周追加切除した120例を比較した結果，オリエンテーションが明確であれば断端陽性だった部分のみに範囲を限定して追加切除しても，局所再発リスクは上がらないという報告がある．

切り出し方法

　末梢から乳頭に向かって乳管が走行していると考え，乳管を輪切りにするように，乳頭と主腫瘤を結ぶ線に直角に約5mm間隔で全割する．すべてを病理標本とすることが望ましい　図3．

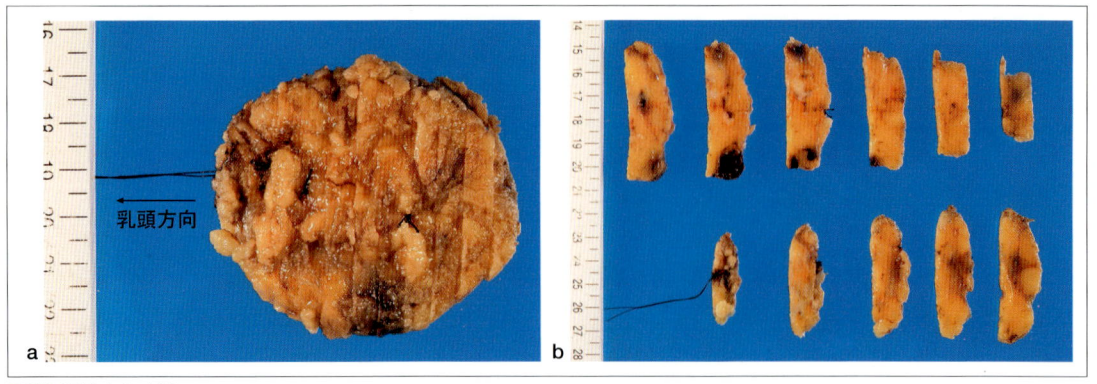

図3 切り出し方法
乳頭方向に糸を付けてある（a）．乳頭と主腫瘤とを結ぶ線に直角に，約5 mm間隔で全割する（b）．すべてを病理標本とすることが望ましい．

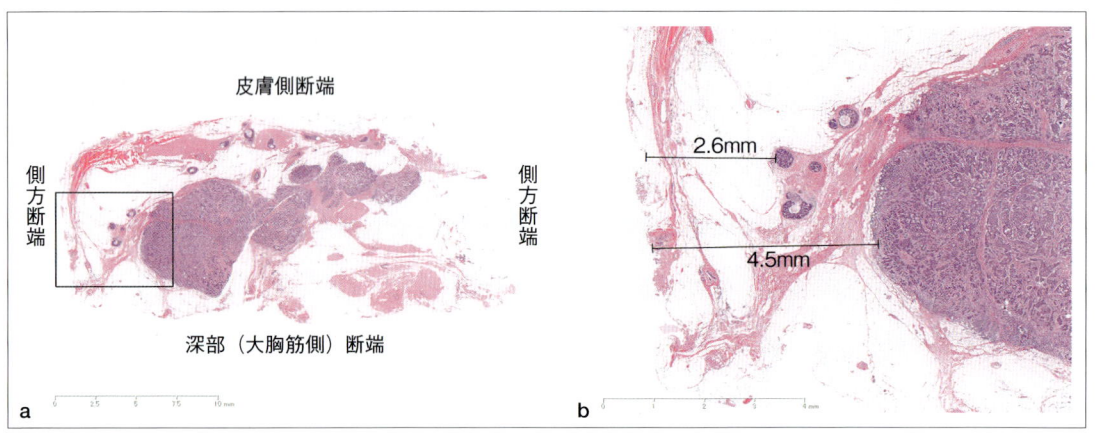

図4 主腫瘤部のセミマクロ像
a：側方断端は5 mm以内に癌が存在する場合を，深部断端および皮膚側断端は癌が露出している場合を断端陽性とする．
b：黒枠部分の拡大．側方断端陽性（乳管内成分2.6 mm，浸潤巣4.5 mm）と記載する．

切除断端の判定基準

■ 側方断端

標本の切除断端から5mm以内に癌が存在する場合を断端陽性とする．断端陽性であればそれが浸潤巣か乳管内成分かを記載し，顕微鏡下で測定した癌から断端までの距離を合わせて記載する **図4**．

■ 深部（大胸筋側）断端

大胸筋筋膜まで切除されている場合には，切除断端に浸潤巣が露出しているもののみを断端陽性とし，近接しているが露出していないものは陰性とする．

■ 皮膚側断端

切除断端に癌が露出している場合を断端陽性とし，近接例は陰性とするが，乳管内成分については真皮直下にまで及ぶ場合もあり，陰性と断定することは難しい．

■ 乳頭側断端

一般には乳頭側断端から5mm以内に癌が存在する場合を断端陽性とする．ただし，乳頭を越えて乳腺組織を切除した症例や乳腺全切除症例の場合には，皮膚側が

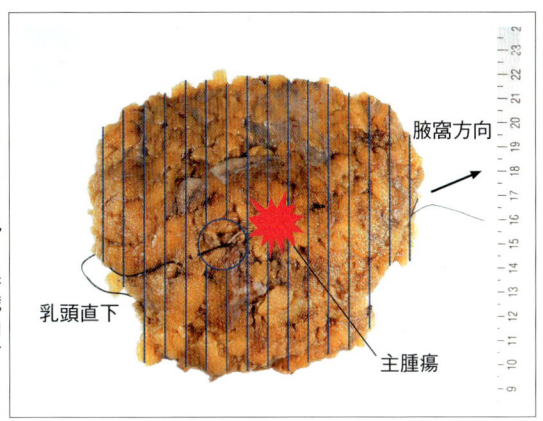

図5 乳腺全切除症例における乳頭側断端の標本
乳頭を越えて切除した症例や乳腺全切除症例では，乳頭直下の組織を断端に平行に削ぎ取り，標本内の癌の有無を記載する．乳頭直下および腋窩方向に糸を付け，オリエンテーションを明確にしている．

断端となるため，乳頭直下の組織を別に切除して評価することが必要である．乳頭直下の組織を断端に平行に（乳管の走行に対して垂直に）削ぎ取り，標本内の癌の有無を記載する 図5 ．

おわりに

　乳房温存手術における断端診断の方法はいまだ確立されておらず，施設ごとにさまざまな方法が慣習的に行われている状態である．それぞれの利点・欠点を理解し，後学のためにできるだけ多くの情報を記載することが重要と考える．
　本邦ではガイドラインに沿って5mm以下を断端陽性とする施設が多いが，この基準についてもさらなる検討が必要と思われる．

（大庭華子，武井寛幸，黒住昌史）

センチネルリンパ節生検

概念と手技

センチネルリンパ節生検（sentinel lymph node biopsy：SLNB）は，現在，臨床的リンパ節転移陰性乳癌に対する標準手技である．乳癌以外に皮膚悪性腫瘍（メラノーマなど），大腸癌，胃癌などで実施されており，2010年の時点で保険収載されているのは乳癌と皮膚悪性腫瘍のみである．

概念

センチネルリンパ節（SLN）とは，最初に腫瘍細胞が到達し，転移が形成されるリンパ節である．この考えに基づくと，SLNに転移がなければ，リンパ節郭清を省略することが可能となる．乳癌では1890年代より1世紀以上続いていた標準治療としての腋窩リンパ節郭清の歴史の転換点となる概念である．

解剖

乳癌の所属リンパ節は腋窩，鎖骨下または内胸（胸骨傍）リンパ節である．腋窩リンパ節は小胸筋の外縁および内縁で3領域に分割され，外側から内側に向かいレベルⅠ〜Ⅲに分類される 図1．レベルⅡには胸筋間リンパ節（Rotterリンパ節）が含まれ，レベルⅢには鎖骨下リンパ節が含まれる．

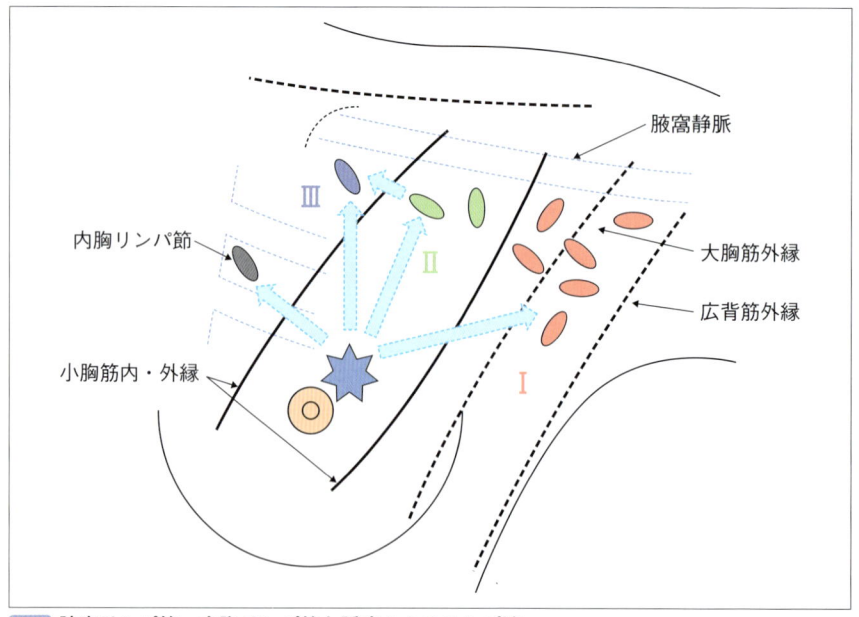

図1 腋窩リンパ節，内胸リンパ節と腫瘍からのリンパ流

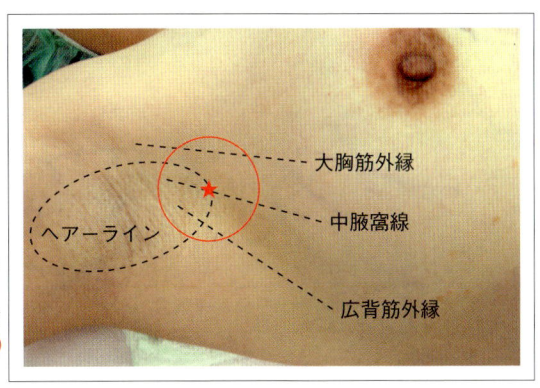

図2 センチネルリンパ節の体表からの存在部位
中腋窩線と腋窩ヘアーラインの交点（★）を中心とした直径5cm ○の内とされる.

　乳房からのリンパ流は，レベルⅠリンパ節へ向かう（その後レベルⅡからⅢリンパ節へ向かう）リンパ流，レベルⅢリンパ節へ向かうリンパ流（多くはRotterリンパ流を介すると考えられる），内胸リンパ節へ向かうリンパ流が存在する．このようなリンパ流のなかで，ほとんどの症例でSLNはレベルⅠの腋窩リンパ節に存在する．

　体表からのSLNの存在部位は中腋窩線と腋窩ヘアーラインの交点を中心とした直径5cmの円内とされる 図2 .

手技

　乳房にトレーサーを注射し，トレーサーがSLNに捕捉され，そのトレーサーを感知することでSLNの同定が可能となる．

トレーサー

　トレーサーには色素とラジオアイソトープが用いられる．それぞれの特徴を 表1 に示す．色素単独，ラジオアイソトープ単独，または両者の併用がある．

■色素法

　世界的にはisosulfan blue（リンファゾリン）またはsulfan blue（パテントブルーV）が用いられているが，本邦ではインジゴカルミン，インドシアニングリーンが保険承認されている．腋窩の皮膚切開を行い（ 図2 中腋窩線に沿って切開線をおく），青染されたリンパ管を同定し，そのリンパ管が流入する青染されたSLNを同定する 図3 ．インドシアニングリーンは蛍光を発するため，赤外線観察カメラを通してリンパ管を同定する．この場合，皮下のリンパ管は皮膚切開なしにこの赤外線観察カメラで同定可能であり，腋窩の皮膚切開線はそのリンパ管が腋窩に流入する部位におく．

　これら色素法は，後述するラジオアイソトープ法に比べ，やや習熟した手技が要求される．また，色素による有害事象としてアレルギー反応やショック症状が挙げられるが，その頻度は低い．

■ラジオアイソトープ法

　本邦では^{99m}Tc標識フチン酸または^{99m}Tc標識スズコロイドが承認されている．フチン酸は生体内でカルシウムイオンに反応して，コロイドを形成する．スズコロ

表1 色素法とラジオアイソトープ法の特徴

	色素法	ラジオアイソトープ法
トレーサー	インジゴカルミン インドシアニングリーン	^{99m}Tc 標識フチン酸 ^{99m}Tc 標識スズコロイド
同定方法	皮膚切開後直視下 （インジゴカルミン使用の場合） 皮膚切開前に赤外線観察カメラ （インドシアニングリーン使用の場合）	リンフォシンチグラフィ（術前） ガンマプローブ （術前および術中）
同定可能領域	腋窩領域のみ	腋窩以外の領域も可能 （リンフォシンチグラフィにて）
安全性	アレルギー反応，ショック症状 （頻度は低い）	放射線被曝 （ただし，被曝線量が低いため，患者・医療者 ともに安全性は問題ないとされる）

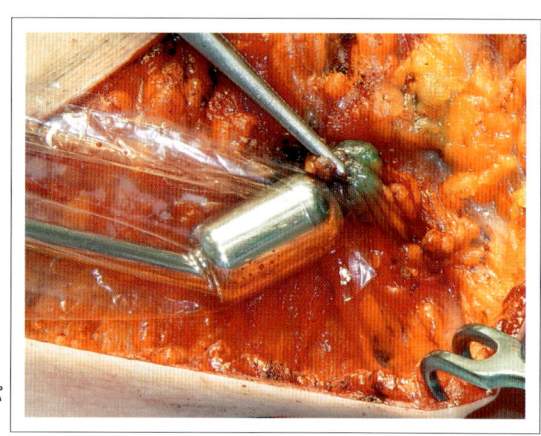

図3 青染されたセンチネルリンパ節とガンマプローブ

イドに比べフチン酸のほうがそのコロイド径が小さいため，リンパ管内に入りやすい．一方，スズコロイドはその径が大きいため，SLN に捕捉されている時間が長いという長所を有する．

　ラジオアイソトープ法では術前にリンフォシンチグラフィをとることにより，SLN の部位や個数をあらかじめ同定できる．特に内胸 SLN の同定はこの方法で可能となる．さらに，ガンマプローブで術直前に皮膚上から腋窩 SLN を同定でき，また，術中，皮膚切開後に脂肪組織内の SLN を同定できる．色素法に比べ余計な剥離操作を行うことなく，SLN を同定できる．

■ その他

　CT の水溶性造影剤（イオパミドール）を注入し，3D-CT リンフォグラフィにより，リンパ管および SLN を同定する方法や，超音波造影剤であるソナゾイド®を注入し，超音波ガイド下に SLN を同定する方法などがある．

注入部位

　腫瘍周囲，腫瘍直上皮下（皮内），乳輪下に大別される．腫瘍周囲は他の部位に比べリンパ管が多いとはいえず，SLN の同定率は高くない．しかし，解剖学的に

は腫瘍からのリンパ流を反映していると考えられる．腫瘍直上皮下（皮内）および乳輪下はリンパ管が豊富に存在し，SLN の同定率は高い．注入部位によって同定される SLN が異なる可能性があり，2 か所（腫瘍周囲と乳輪下など）の注入を推奨する考えもある．多くの施設では，SLN の同定率が高い乳輪下または腫瘍直上皮下（皮内）を選択していると思われる．

診断精度

　SLNB の診断精度は SLN の同定率と偽陰性率で判断される．診断精度の向上のためには，外科医，病理医，放射線科医，その他のコメディカルからなる洗練されたチームの存在が必要である．

　1990 年代に行われた SLNB の診断精度を検討する臨床試験では，SLNB に引き続き腋窩リンパ節郭清が行われ，同定率，偽陰性率が検討された．主たる研究結果のまとめを 表2 に示す．これらの研究結果から，SLN に転移がなければ，腋窩リンパ節郭清を省略する方法が妥当であると考えられた．

同定率

　2003 年までの臨床試験のメタアナリシスでは，SLN 同定率は 96％であり，当センターでは 99％以上を維持している．一般に，色素法に比べ，ラジオアイソトープ法および併用法の同定率が高いと考えられるが，習熟したチームであれば色素法でも問題はないと考えられる．また，同定率を低下させる患者側因子として，高年齢，肥満，切開生検の既往などが挙げられる．

偽陰性率

　SLN に転移がなく，非 SLN に転移が存在する割合が偽陰性率である．過去の臨床試験およびそのメタアナリシスによると，偽陰性率は 10％未満である．偽陰性率の低下と関連する因子は，経験患者数の増加，SLN 同定率の向上，摘出 SLN 個数の増加である．つまり，経験を積むことが重要であることを示している．

　一方，術中迅速病理診断で SLN 転移陰性なるも，永久標本で SLN 転移陽性となる場合を術中迅速病理診断偽陰性という．術後，多数切片で cytokeratin の免疫組織化学染色を行うとこの偽陰性率が高くなる．当センターでのこの偽陰性率は約 10％である．

表2　センチネルリンパ節生検の診断精度（1993～1999 年の研究結果）

	同定率		偽陰性率		正診率	
ラジオアイソトープ法	2,112/2,292	92％	54/779	7％	1,942/1,996	97％
色素法	714/886	81％	23/245	9％	691/717	96％
併用法	1,071/1,155	93％	21/417	5％	1,042/1,063	98％
総計	3,897/4,333	90％	98/1,441	7％	3,675/3,776	97％

（Cox CE. Lymphatic mapping in breast cancer：combination technique. Ann Surg Oncol. 2001；8：67-70 より引用）

腋窩リンパ節再発

　SLN転移陰性で腋窩リンパ節郭清が省略された後の腋窩リンパ節再発率は，SLNBの偽陰性率から予測される値より低く，われわれの経験も含め1％以下である．また，米国の大規模臨床試験の結果から，SLN転移陰性に基づく腋窩リンパ節郭清の省略は，腋窩リンパ節郭清と比較して予後に差がないことが証明された．
　腋窩リンパ節再発が少ない理由として，以下の可能性が考えられる．
　① 非SLNの転移巣は，術後の薬物治療によって消滅する．
　② 乳房温存術後の放射線治療の照射範囲に腋窩リンパ節領域が含まれるため，非SLNの転移巣が消滅する．

センチネルリンパ節転移陽性症例に対する治療法

　SLN転移陽性ならば腋窩リンパ節郭清が現時点では標準治療である．しかし，自験例の検討結果や最新の臨床試験の結果からSLN転移陽性であっても腋窩リンパ節郭清省略の可能性も示されている．その場合，腋窩リンパ節郭清の代わりに腋窩への放射線治療が有効である可能性があり，腋窩リンパ節郭清とのランダム化比較試験の結果が待たれる．また，SLN転移陽性症例における非SLN転移予測のノモグラムも開発されており，その数値を参考に腋窩リンパ節郭清の適応を決めることも可能である．

術前化学療法症例に対するセンチネルリンパ節生検

　術前化学療法を行った場合，SLNの同定率，偽陰性率ともに低下するという報告もあるが，メタアナリシスでは同定率はやや劣るものの，偽陰性率は8〜12％と満足できる結果であった．ただし，術前化学療法前に腋窩リンパ節転移陽性で，化学療法後にSLN転移陰性となった場合，腋窩リンパ節郭清の省略は慎重にすべきであると考えられる（予後についてのランダム化比較試験の結果がないため）．
　一方，術前化学療法前にSLNBを行うほうが診断精度が高く，また，術前化学療法の適応決定にもなり有用であるという考えもあるが，この場合，術前化学療法によってリンパ節転移陽性から陰性になる症例を選別できないという欠点もある．

まとめ

　SLNBには，色素法とラジオアイソトープ法があり，乳癌の所属リンパ節転移を最も正確に診断できる方法である．SLN転移陰性に基づく，腋窩リンパ節郭清の省略は，その後の腋窩リンパ節再発率が1％以下と低値であり，標準治療として位置付けられる．

（武井寛幸）

センチネルリンパ節生検

センチネルリンパ節の転移診断

　センチネルリンパ節生検（sentinel lymph node biopsy：SLNB）において最も重要なことは，転移の有無を正確に診断することである．転移の診断方法については統一されていないが，凍結標本の組織診断などの病理学的な方法が全世界的なスタンダードになっている．一方，分子生物学的な方法であるOSNA（one-step nucleic acid amplification）法やRT-PCR法も試みられているが通常，病理医が直接診断にあたることはない．

　本項では，乳癌におけるセンチネルリンパ節（SLN）の病理学的転移診断の実際とポイントについて解説する．

センチネルリンパ節の概要

　癌細胞がリンパ流に沿って最初に到達するリンパ節をSLNと呼んでいる．SLNに転移がない場合には，その他のリンパ節に転移のある率がきわめて低いためリンパ節郭清を省略することができる．

　SLNの数は必ずしも1個ではなく，2～3個認められることが多い．SLNのほとんどは腋窩リンパ節であるが，5％未満の症例では胸骨傍リンパ節のことがある．癌細胞がSLNを通り抜け，遠位のリンパ節に転移する跳躍転移もまれにある．

センチネルリンパ節生検の実際

　臨床的にリンパ節転移がないと思われるN0の症例が対象になる．SLNの同定には^{99m}Tc標識フチン酸などの放射性物質やインドシアニングリーン，インジゴカルミンなどの青色の色素が用いられている．同定方法には放射性物質と色素を併用するtwo mapping procedure法と色素のみを用いる色素単独法とがある．

　腫瘍の周辺に放射性物質と色素を注射したのちに検出器によってSLNの存在領域を絞り込み，直上の皮膚を切開して青く染まったリンパ節を摘出する．摘出されたSLNのすべてについて転移の有無を検索する．

乳癌の新しいリンパ節転移度の分類

　SLNを考慮した新しいリンパ節の転移度分類がAJCC/UICCから2005年に発表されている 表1 ．直径が0.2mm＜size≦2.0mmの転移を微小転移（micrometastasis） 図1 ，0.2mm以下の転移をITCs（isolated tumor cells） 図2 と定義している．ITCが200個以上ある場合はmicrometastasisと考える．

表1　AJCC/UICC の分類の概略

pN0	組織学的に 0.2mm より大きい転移を認めない
pN0（i −）	HE 染色および免疫染色（cytokeratin）で ITCs が陰性である
pN0（i ＋）	HE 染色および免疫染色で ITCs を認めるが，0.2mm より大きい ITCs 塊は認めない
pN0（mol −）	組織学的に転移を認めず，分子生物学的に ITCs は陰性である
pN0（mol ＋）	分子生物学的に ITCs は陽性である
pN1mi	0.2mm より大きいが，2.0mm 以下の micrometastasis を組織学的に認める

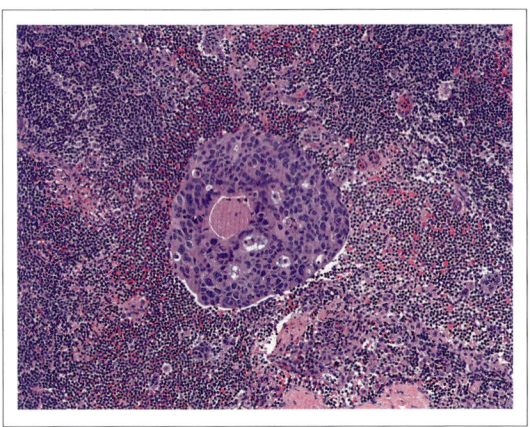

図1　センチネルリンパ節の HE 染色
SLN に大きさ 0.35mm の転移巣を認める．0.2mm 以上の大きさがあり，micrometastasis で転移陽性と判定した．

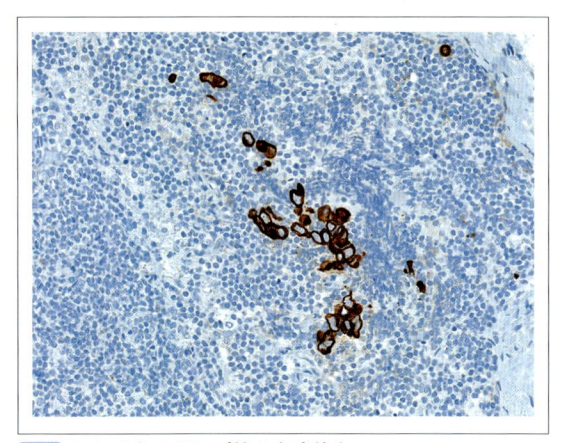

図2　センチネルリンパ節の免疫染色
SLN の中に 30 個前後の cytokeratin 陽性の細胞を認める．ITCs 陽性と判定した．

センチネルリンパ節の病理学的転移診断の実際とポイント

凍結標本を用いた術中迅速組織診

　術中迅速組織診断法を用いた SLNB の利点は，乳癌の根治手術と SLN の転移診断を一期的にできることであるが，永久標本と比べて凍結標本を用いた迅速診断は，標本の作製が難しいことと標本が見にくいという欠点がある．

　標本作製にあたっては，脂肪組織を可能な限り取り除き，数枚の切片を作製してリンパ節の割面全体が観察できるようにする．

捺印標本を用いた術中迅速細胞診

　術中迅速細胞診は摘出されたリンパ節に割を入れ，断面をスライドガラスに押し付けて細胞を採取し，顕微鏡で観察する方法である．捺印細胞診といわれており，確実に癌細胞が採取された場合には診断は容易である　図3　．しかし，捺印細胞診は転移巣の大きさの評価が難しいといわれている．

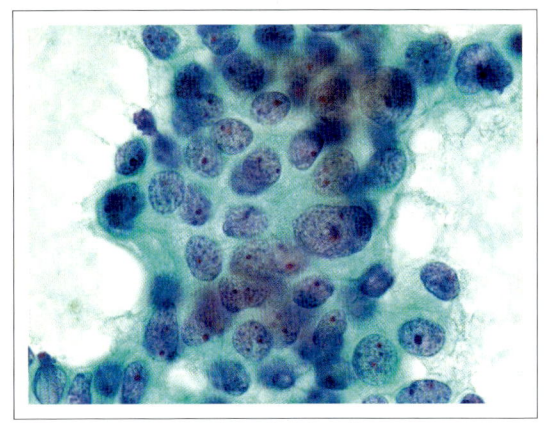

図3 センチネルリンパ節の捺印細胞像
SLN の中にシート状に配列する異型細胞塊を認める．リンパ節転移陽性と判定した．
（前橋赤十字病院：伊藤秀明先生提供）

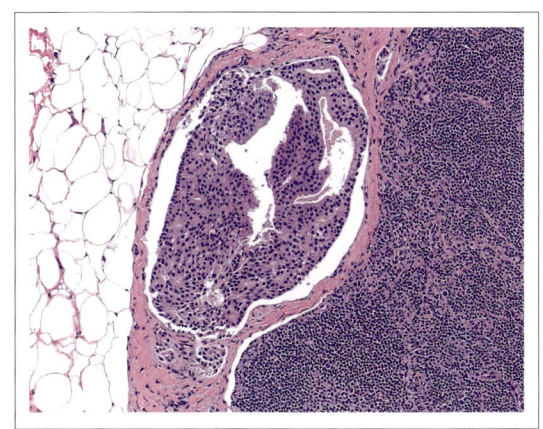

図4 センチネルリンパ節の HE 染色
SLN の被膜内リンパ管に癌の塞栓像を認める．ly での転移陽性と考える．

リンパ節の検索方法（埼玉県立がんセンター方式）

「リンパ節は縦軸に沿って割を入れ，厚さ1.5〜2.0mm 以下に切り出し，凍結切片を作製して術中診断を行う」という Philadelphia のコンセンサス会議（2001）の recommendation に従っている．

リンパ節の厚さが4mm 以下の場合には摘出後に2分割し，片方を凍結して迅速診断に使用し，残りの片方はホルマリン固定後に永久（パラフィン）標本にする．厚さが4mm 以上の場合には厚さが2mm 以下になるように薄く切り出し，2mm 以上の転移巣を見逃さないようにする．迅速診断用の標本は戻し標本としてホルマリン固定後に永久標本にする．

戻し標本と半割の永久標本について検索し，偽陰性症例をみつけだす．永久標本と戻し標本は pancytokeratin の抗体である AE1/AE3 か CAM5.2 の抗体を用いて免疫染色を行い，ITCs の有無を確かめる．

転移診断のコツとポイント

転移巣はリンパ節の被膜直下に存在することが多いので，被膜直下は特に注意深く観察する．また，リンパ節に流入するいくつかのリンパ管内に癌の塞栓がないかを観察する 図4 ．エオジン好性を示す組織球を癌細胞と見誤らないことが重要である．基本的には HE 染色で転移の有無を検索するが，転移が認められない場合には pancytokeratin の IHC を加える．

転移を micrometastasis とするか ITCs とするかは，転移巣の大きさと癌細胞数（cut-off：200個）で判断する 図5 ．転移巣の長さがすべての方向で0.2mm を超えない場合を ITCs とする．

HE 染色で0.19mm であったものが，IHC で0.21mm であった場合には pN1mi と判定する．HE 染色では1mm の転移巣が1個しかなかったが，IHC で1mm の転移巣が3個あった場合には，連続切片で孤立したものであると確認された場合

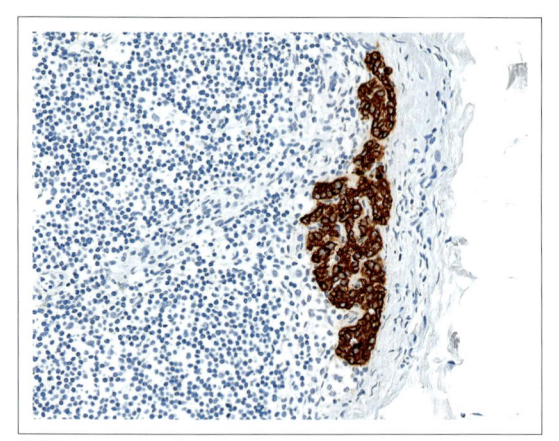

図5 センチネルリンパ節の免疫染色
SLN の中に 200 個以上の cytokeratin 陽性の細胞を認める．micrometastasis 陽性と判定した．

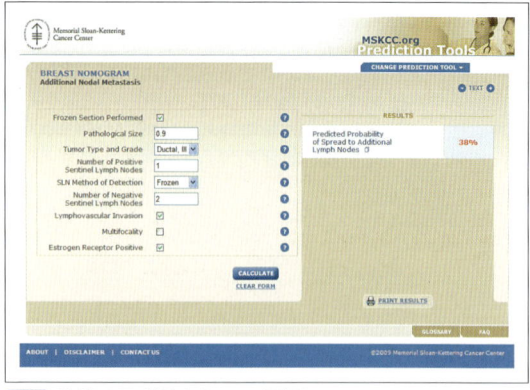

図6 乳癌ノモグラムの web 画面
Memorial Sloan-Kettering Cancer Center（www.mskcc.org/mskcc/html/44.cfm）が公開しているノモグラムでは，データを入力すると転移予測率が計算されてくる．

には pN1mi と判定する．HE 染色では 0.18mm の転移巣がみられ，IHC を行っていない場合には，IHC を行っていなくても pN0（i+）と記載する．

micrometastasis は1つもないが，IHC で4つのリンパ節に ITCs がみつかった場合には upstage する必要はなく，pN0（i+）と判定する．原発巣が invasive lobular carcinoma であり，ITCs の病巣がリンパ節内に diffuse に広がっている場合には，転移癌細胞数が 2.0mm 以上に相当する場合には pN1a と記載する．複数の転移巣のある場合は最大のものを計測する．

偽陰性の問題

偽陰性（false negative）には2つの様式がある．術中の迅速診断では転移陰性と判断したが，その後の永久標本での検索で転移がみつかった場合は，術中偽陰性（intra-operative false negative）と呼び，凍結標本および永久標本の両方とも転移陰性であったが，転移陽性のリンパ節が残っていたことが判明した場合は，真の偽陰性（true false negative）と呼んでいる．真の偽陰性は SLN の同定上の問題点であり，跳躍転移も含まれている．術中偽陰性の率は 10% 前後であり，その大半は micrometastasis と ITCs である．

術後の詳細な検索を行えば，macrometastasis での偽陰性のほとんどは拾い上げることができる．

乳癌ノモグラム

乳癌ノモグラム（breast cancer nomogram）が SLNB の分野で注目されており，Memorial Sloan-Kettering Cancer Center（MSKCC），Stanford University などのノモグラムは web で使用することができる **図6**．

SLNB の結果と臨床病理学的所見 **図7** を用いて，SLN への転移率と非 SLN（non-SLN）への転移率を予測することができる．SLN への転移率を予測するために使

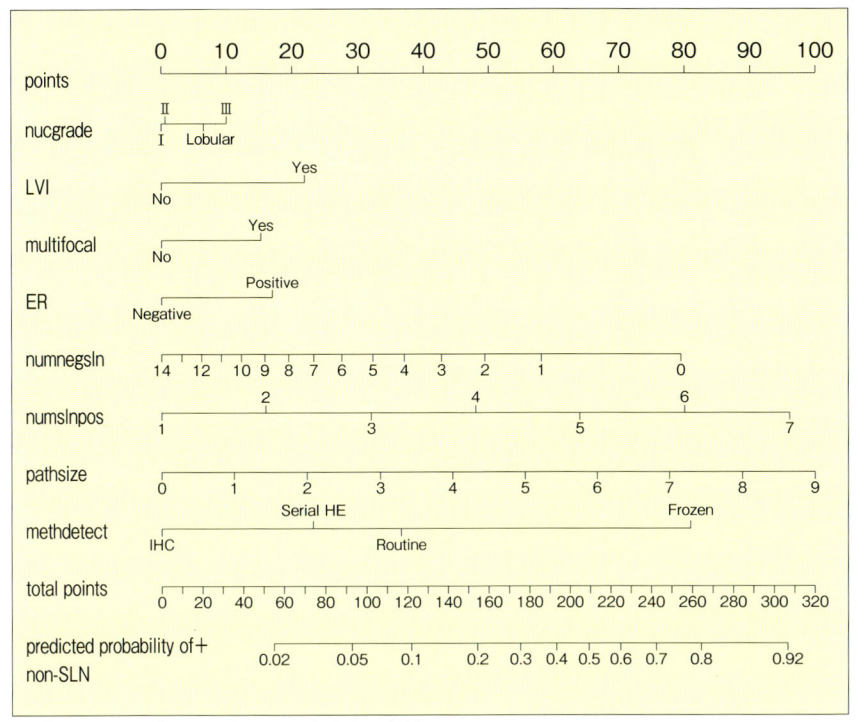

図7 乳癌ノモグラムで使用する臨床病理学的因子
Memorial Sloan-Kettering Cancer Center が公開しているノモグラムで使用されている因子とリスク割合を示している。
(Lambert LA, Ayers GD, et al. Validation of a breast cancer nomogram for predicting nonsentinel lymph node metastases after a positive sentinel node biopsy. Ann Surg Oncol. 2006;13:310-20 より引用)

用する因子には，年齢，病理学的腫瘍径，特殊型，内上腫瘍，リンパ管侵襲，多発性，組織型（乳管癌，小葉癌）と Grade，ER，PgR がある．非 SLN への転移率を予測するために使用する因子には，凍結標本診断施行の有無，病理学的腫瘍径，組織型（乳管癌，小葉癌）と Grade，転移陽性 SLN 数，発見方法（routine, serial HE, IHC），転移陰性 SLN 数，リンパ管侵襲の有無，多発性の有無，ER 状況がある．

　SLN のみ陽性の症例も 50～60％あるので，「術中診断陽性すなわち完全郭清」というのは，overtreatment であるという考え方が出ている．根治手術の時には SLNB と乳房の根治手術を行い，ノモグラムのデータを参考に腋窩郭清の適応を考えるという戦略が考えられている．

（黒住昌史）

術前療法の意義

薬物療法の意義と選択

　薬物療法の主目的は，無再発生存率（DFS：disease free survival），全生存率（OS：overall survival）の向上，全身病の制御にある．適応を考える際には，まず予後を予測して治療の必要性を考慮し，次に効果予測因子を分析して治療の有用性が低いと推定される治療法を適応外と判断する．

　腫瘍径(t)，リンパ節転移(n) は予後因子であり，治療効果予測因子とはみなされていない．ER（estrogen receptor），HER2（human epidermal growth factor receptor 2）は予後因子および治療効果予測因子として有用である．無治療での原発性乳癌の長期予後をみると，術後10年まではER過剰発現例の予後がER低・無発現の症例に比べて良好である．HER2陽性乳癌の再発は術後5年以内の早期が多く，緩徐な再発は比較的少ない．

　病理組織学的Gradeは独立した予後因子である．病理組織学的GradeおよびKi-67 labeling index（細胞増殖インデックス）は，細胞傷害性化学療法やホルモン療法への抵抗性との関連性が指摘されている．

　これらの予後因子，治療効果予測因子を組み合わせて，薬物療法の適応を考慮するが，化学療法のレジメン選択においては予測される再発リスクの程度，intrinsic subtype，増殖インデックス，忍容性，年齢などの諸要因を考慮する．intrinsic subtypeとは遺伝子発現解析に基づく分類法で，大きく分けて①Luminal A，②Luminal B，③Basal，④HER2，⑤Normalに分類される．

術前療法

術前化学療法

　初期の術前化学療法は，手術不能局所進行乳癌を対象に行われ，徐々に手術可能な乳癌でも行われるようになった．NSABP（National Surgical Adjuvant Breast and Bowel Project Protocols）B-18では手術可能乳癌1,523症例を対象に，当時の標準治療AC療法（ドキソルビシン，シクロホスファミド）を用いて，同一化学療法レジメンの術前と術後療法の比較が行われ，全生存率，無再発生存率ともに両群間に差はなく，術前化学療法群では，乳房温存率が向上することが報告された．また，術前化学療法によってpathological complete response（pCR）となった患者群では，non-pCR群より無再発生存率，全生存率が優れることも報告された．次いでNSABP B-27，EORTC（European Organization for Research and Treatment of Cancer Trial）10902試験など多くの術前化学療法に関する臨床試

表1 術前・術後化学療法を比較した主な臨床試験

臨床試験名	n	対象	使用薬剤	pCR率	乳房温存率	文献
NSABP B-18	1,523	T1-3	①術前AC ②術後AC	①13%	①67% ②60%	Fisher, JCO, 1998
NSABP B-27	2,411	T1-3, N0-1, M0	①術前AC ②術前AC→Doc ③術前AC 術後Doc	①③13% ②26%	①③43% ②40%	Mamounas, Oncology, 1997
EORTC 10902	698	T1c-4b, N0-1, M0	①術前FEC ②術後FEC	①4%	①35% ②22%	van de Hage, JCO, 2001

AC：ドキソルビシン＋シクロホスファミド，Doc：ドセタキセル，FEC：フルオロウラシル＋エピルビシン＋シクロホスファミド

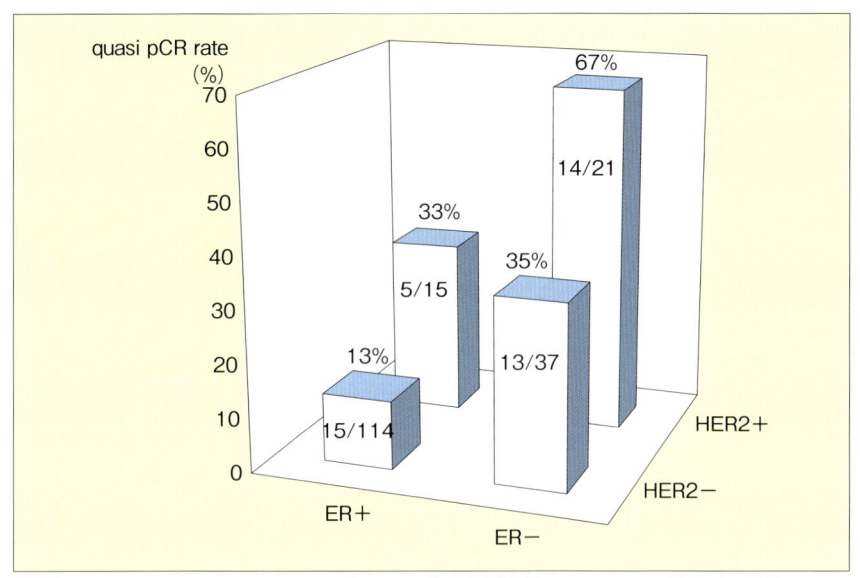

図1 アンスラサイクリン，タキサンを用いた術前化学療法のER/HER2発現別の効果
(Toi M, et al. Phase II study of preoperative sequential FEC and docetaxel predicts of pathological response and disease free survival. Breast Cancer Res Treat. 2008；110(3)：531-9 より引用)

験の成績が報告されているが，術前化学療法は術後の化学療法と比較して，全生存率，無再発生存率に差がない．乳房温存率が向上することは共通しており，術前化学療法で完全寛解となった患者群では良好な予後が期待できることも同様である **表1**．特にpCR+n0の予後は良好である．

次に，抗腫瘍効果の予知が検討され，アンスラサイクリン，タキサン逐次型治療法では先行レジメンに奏効が得られると次レジメンでも奏効率が高く，先行レジメンに非奏効の場合は次レジメンでも奏効率は低いことが明らかにされた．さらに，pCR率はER過剰発現/HER2陰性腫瘍では低く，ER低・無発現腫瘍またはHER2陰性腫瘍，組織Grade 3の腫瘍，Ki-67 indexの高い腫瘍では高いことなどが相次いで報告された **図1**．加えて，治療後の腫瘍細胞Ki-67 index，治療前後のKi-67/M30 indexの変化などgrowth kineticsの変動のレベルが予後と密接に関連することが見出された．M30はcytokeration（CK）18の分解産物を示し，癌細胞死の指標となる．apoptosisの後に切断されたCK18を見ており，細胞死を示すTUNEL（TdT-mediated dUTP-biotin nick-end labeling）との相関が報告

表2 術前内分泌療法が行われた主な臨床試験

臨床試験名	n	対象	使用薬剤	投与期間	奏効率	乳房温存率	文献
P024	337	閉経後HR陽性乳癌	①LET ②TAM	4か月	①55% ②36%	①45% ②35%	Eiermann, Annals of Oncology, 2001
IMPACT	330	2cm以上閉経後乳癌	①ANA ②TAM ③ANA+TAM	3か月	①37% ②36% ③39%	①45.7% ②31% ③24%	Smith, J Clin Oncol, 2005
PROACT	451	手術可能閉経後乳癌	①ANA ②TAM	3か月	①50% ②46.2%	①43% ②30.8%	Cataliotti, Cancer, 2006
Semiglazov	151	ER陽性 T1-4N0-2	①EXE ②TAM	3か月	①76% ②40%	①36.8% ②20%	Semiglazov, Proc Am Soc Clin Oncol, 2005

LET：レトロゾール，TAM：タモキシフェンクエン酸塩，ANA：アナストロゾール，EXE：エキセメスタン

されている．術後のフォロー，治療方針を考慮するうえで重要な意義を有する．

growth kineticsのモニタリングは薬物療法施行中も可能であり，腫瘍組織内の反応性を確認しながら治療法を個別に勘案することが現実的となっている．Ki-67 index，ER発現の変化に着目した治療法変更は合理的かもしれない．

術前内分泌療法

術前化学療法が，ダウンステージング，腫瘍の薬剤反応性のモニタリング，予後の予知などを目的にするのと同様に，術後長期にわたる内分泌療法の効果を術前療法で予測することも可能である．術前内分泌療法の臨床試験の多くは閉経後ホルモン受容体陽性乳癌を対象にしたものである 表2 ．アロマターゼ阻害剤の臨床的奏効率は4～7割程度でpCRはほとんど認められない．臨床的奏効は乳房温存率の向上につながるので，乳房温存がやや難しいと感じられ，かつ化学療法の適応が乏しいと推定される腫瘍の場合にはよい適応となる．また，術前ホルモン療法後の病理学的腫瘍径，リンパ節転移の有無，Ki-67 index，ERの発現状況を知ることで長期予後を予測できる可能性がある 表3 ．治療開始数週間後に腫瘍組織生検を行いKi-67 indexの変化などを確認することも臨床試験では行われる．

ホルモン療法の効果が不十分と考えられる場合，化学療法を追加すべきか，その場合には細胞傷害性化学療法かmetronomic typeか，今後の重要検討課題の1つである．

術前分子標的治療

HER2過剰発現乳癌患者において，化学療法にトラスツズマブを加えると予後の改善が得られることは大規模臨床試験において証明されている．トラスツズマブを含む術前治療も種々の臨床比較試験において検討されている 表4 ．トラスツズマブはHER2に対する遺伝子組換えヒト化モノクローナル抗体であり，細胞外領域のドメインに結合し，PI3K-Akt経路やRas-MAPK経路のシグナリングを阻害する．p95蛋白形成を阻害したり，HER2ダイマー形成を阻害して，HER2シグナリングを減少させる．また，癌細胞を溶解するNK（natural killer）細胞を活性化するADCC（antibody-dependent cellular cytotoxicity）を有する．さらに，HER2のエ

表3 PEPI score

a：PEPI score

病理学的診断，バイオマーカー		無病生存率		乳癌関連生存率	
		ハザード比	ポイント	ハザード比	ポイント
病理学的腫瘍径	T1/2	—	0	—	0
	T3/4	2.8	3	4.4	3
リンパ節転移	陰性	—	0	—	0
	陽性	3.2	3	3.9	3
Ki-67 labeling index	0〜2.7%	—	0	—	0
	>2.7〜7.3%	1.3	1	1.4	1
	>7.3〜19.7%	1.7	1	2.0	2
	>19.7〜53.1%	2.2	2	2.7	3
	>53.1%	2.9	3	3.8	3
ER発現（Allred score）	0〜2	2.8	3	7.0	3
	3〜8	—	0	—	0

b：PEPI score別の再発率

	Score	再発率[*]
Group 1	0	10%
Group 2	1〜3	23%
Group 3	4〜	48%

[*]P024における再発率（中間追跡期間62か月）

病理学的腫瘍径，リンパ節転移の有無，Ki-67 labeling index のパーセンテージ，ER発現状況（Allred score）の4項目についてそれぞれのポイントを合計し，Group1〜3に分類する．

(Ellis MJ, et al. Outcome prediction for estrogen receptor-positive breast cancer based on postneoadjuvant endocrine therapy tumor characteristics. J Natl Cancer Inst. 2008；100（19）：1380-8 より引用)

表4 術前トラスツズマブ治療が行われた主な臨床試験

臨床試験名	n	使用薬剤	pCR率	文献
MDACC	①19 ②45	①P+FEC ②P+FEC+H	①26.3% ②60%	Buzdar, CCR, 2007
NOAH	①113 ②115	①AT→T→CMF ②AT+H→T+H→CMF+H	①23% ②43%	Gianni, Lancet, 2010
GeparQuattro	456	①EC+H→T+H ②EC+H→TX+H ③EC+H→T+H→X+H	①32.9% ②31.3% ③34.6%	Untch, JCO, 2010

P：パクリタキセル，FEC：フルオロウラシル＋エピルビシン＋シクロホスファミド，H：トラスツズマブ，AT：アンスラサイクリン＋タキサン，T：ドセタキセル，CMF：シクロホスファミド＋メトトレキサート＋フルオロウラシル，EC：エピルビシン＋シクロホスファミド，TX：タキサン＋カペシタビン，X：カペシタビン

ンドサイトーシスを促し分解を促進するなど，トラスツズマブの作用機序は多彩である．タキサン，アンスラサイクリンとの併用療法においては5割を超えるpCR率が報告されている．最近報告されたNeoadjuvant Herceptin（NOAH）trialでは，HER2過剰発現乳癌においても，HER2陰性乳癌と同様に，pCR症例の予後が良好であることが示された．化学療法にトラスツズマブを併用した群のpCR率が43％で非併用群に比べて有意に高く，pCR率の増加はトラスツズマブ併用による予後の改善と密接に関連している可能性がある．他の試験でもトラスツズマブを化学療法に併用した場合，高いpCR率が報告されている．特にER陰性症例におけるpCR率が高い．最近，ラパチニブあるいはHER2重合阻害剤ペルツズマブとトラスツズマブを併用した術前臨床試験の成績が報告されたが，いずれの併用群でも抗HER2療法単独群を上回るpCR率が報告された．HER2過剰発現乳癌に対する抗HER2療法＋化学療法の臨床奏効率はきわめて高く，病理組織学的効果も非

常に高いレベルにある．特に ER 陰性乳癌では pCR が高率に認められている．腫瘍，リンパ節における病理組織学的効果を指標にしながら，新規治療法を導入し，効率的に予後の改善を図る試みが本格化しており，HER2 過剰発現乳癌に対する術前治療は新たな局面を迎えている．また，mTOR 阻害剤を内分泌療法薬と併用すると奏効率などが向上することが報告されており，血管新生阻害剤であるベバシズマブを術前化学療法と併用した場合に pCR 率が上昇する可能性など，術前分子標的治療の今後のさらなる発展が期待される．

術前療法効果の評価

　術前療法を行う際，治療開始前（ベースライン），治療中，治療後術前に治療効果の評価を行うのが一般的である．モダリティとしては視触診，マンモグラフィ，超音波検査，造影 MRI 検査などがあり，FDG-PET 検査における治療前後の SUVmax (standarized uptake value) の変化から治療効果の予測が可能であるとの報告もある．腫瘍の増大を疑う場合や，画像診断，組織生検の所見などから抗腫瘍効果が乏しい，あるいは腫瘍の phenotype（ER・HER2 発現などの表現型．実際には intrinsic subtype を指すことが多い）の変化を疑うような場合には，レジメン変更を積極的に考慮する．治療法変更の目安についてはさらに検討を行う必要がある．

術前療法のメリット，デメリット

　術後療法に比し，術前療法のもつメリットとしては以下のものが挙げられる．
① 腫瘍縮小効果により，切除範囲の縮小や乳房温存率の向上が期待できる．
② 使用薬物の感受性を判定できる．
③ 治療後 pCR＋n0 症例では予後を予知できる（術後療法では不可能である）．
④ 治療効果を観察できる．
⑤ 効果に応じて治療法を考慮することで，余分な治療の回避，毒性の回避が可能になる．
⑥ 治療効果に応じて術後の治療を考案できる．
　デメリットとしては，以下が挙げられる．
① 治療効果がない場合には局所治療の開始が遅れる可能性がある．
② 治療効果の評価のために検査回数が増える．

おわりに

　術前薬物療法の効用として治療効果の確認と過剰な治療の回避，治療効果に応じた治療計画が作成できる，などが挙げられる．治療前に予後・治療効果を予測，治療中には効果を的確に観察，治療後はその後の予後を治療効果に応じて予測，さらに治療方針を考案することが重要と考えられる．そのうえで，適切な治療の個別化を進めていくべきであると思われる．　　　　　（辻　和香子，山城大泰，戸井雅和）

術前療法

術前療法の組織学的効果判定

　手術前に抗癌剤投与などの非手術的治療を行うことを術前療法（neoadjuvant therapy）と呼ぶ．一般に乳癌の術前療法では複数の化学療法剤を組み合わせて投与する方法が行われているが，最近ではアロマターゼ阻害剤などのホルモン療法剤やトラスツズマブなどのHER2標的治療薬を用いる方法も考案されている．多くの臨床研究によって癌の浸潤巣が完全に消失した状態であるpCR（pathological complete response）群の予後がnon-pCR群よりも良好であることが明らかになり，組織学的な効果判定が重要視されるようになった．本項では乳癌の術前療法の組織学的効果判定の実際とポイントについて解説する．

pCRの定義と記載方法

　NSABP B-18の臨床試験でFisherらが提唱したpCRの定義が世界的な標準になっている．癌の浸潤巣が完全に消失した場合をpCRとし，癌の乳管内成分DCIS（ductal carcinoma in situ）の残存の有無については考慮しないが，DCISの有無を重視する場合には，pCR+DCISなどと記載する．浸潤巣が残存しているnon-pCRの状態をpINVと記載することもある．浸潤巣が消失してもリンパ節転移のある場合には予後不良であることが，NSABP B-27の臨床試験で明らかにされ，リンパ節転移が認められる場合には真のpCRとしないという考え方も出てきている．

　pCRとpINVで考えられる主なパターンは，① pCR（浸潤巣は完全に消失し，乳管内成分もない），② pCR+DCIS（浸潤巣は消失したが，乳管内成分が残っている），③ pCR+pN1a（浸潤巣は消失したが，1a程度のリンパ節転移がある），④ pINV（浸潤巣が残存している），である．

pCR未満の評価方法

日本乳癌学会の「乳癌の組織学的治療効果の判定基準」 表1

　浸潤巣のみを評価し，浸潤巣が消失した場合にはGrade 3（pCR）と判定する．また，癌細胞の障害の程度を大きく「軽度の変化」と「高度の変化」に分ける．癌細胞に，細胞の膨化，細胞質のエオジン好性化，多数の空胞形成，核の濃縮などの変化がみられる場合に「軽度の変化」とし 図1a，viabilityがあると考える．癌細胞に，pyknosisなどの核の強い変化 図1b，高度の壊死 図2a，高度の炎症細胞浸潤 図2b，強い線維化，膠原線維の破壊や断裂 図2c などの変化がみられる場合を「高度の変化」とし，viabilityがないと推測する．

表1 日本乳癌学会「組織学的治療効果の判定基準」

Grade 0	無効	癌細胞に治療による変化がほとんど認められない場合	
Grade 1	やや有効	1a	軽度の効果―面積に関係なく，癌細胞に軽度の変化が認められる場合．約1/3未満の癌細胞に高度の変化が認められる場合
		1b	中等度の効果―約1/3以上2/3未満の癌細胞に高度の変化が認められる場合
Grade 2	かなり有効	2a	高度の効果―約2/3以上の癌細胞に高度の変化が認められる場合．ただし，明らかな癌巣を認める
		2b	きわめて高度の効果―完全奏効（Grade 3）に非常に近い効果があるが，ごく少量の癌細胞が残存している
Grade 3	著効		すべての癌細胞が壊死に陥っているか，または，消失した場合．肉芽腫様組織あるいは線維化巣で置き換えられている場合．ただし，癌細胞が完全に消失した場合には，治療前に癌が存在していた病理学的な証拠があることが前提となる

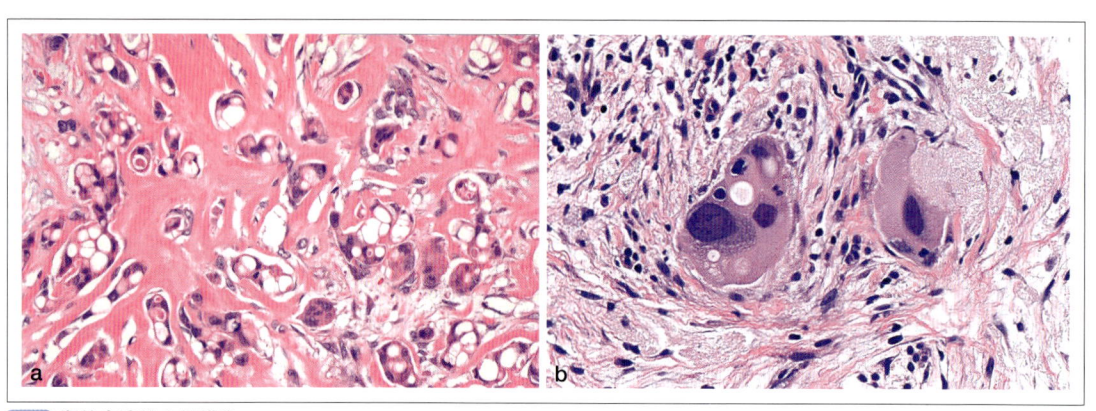

図1 術前療法後の組織像
a：癌細胞の細胞質には多数の空胞形成が認められる．細胞質はエオジン好性を示しており，やや濃縮した核がみられる．軽度の変化を示している．
b：癌胞巣の核が著しく濃縮しており，pyknosisの所見を呈している．細胞質はエオジン好性を示し，空胞形成が認められる．高度の変化を示している．

　癌細胞の変化と面積の程度に従って，Grade 0, 1a, 1b, 2a, 2b, 3の6段階で評価し，癌細胞にまったく変化がみられない場合にはGrade 0，軽度の変化がみられる場合には，面積に関係なくGrade 1aと評価する．癌細胞に高度の変化が認められる場合には，面積を1/3単位で区切り，「約1/3未満」はGrade 1a，「約1/3以上2/3未満」はGrade 1b，「約2/3以上」はGrade 2a 図3，2bと判定する．「Grade 3に非常に近い効果があるが，ごく少量の癌細胞が残存している」場合にはGrade 2b（near pCR）と判定する．

Miller and Payneの基準

　Grade 1は「個々の癌細胞にある程度の変化はあるが，全体の細胞数には変化はない」，Grade 2は「30%以下の減少」，Grade 3は「30〜90%の減少」，Grade 4は「90%を超える減少」，Grade 5は「腫瘍のあった部位にまったく浸潤癌を認めない」と定義されている．

　Aberdeen trialではGradeの順に予後が良好であることが明らかにされており，この基準は欧米ではよく使われている．

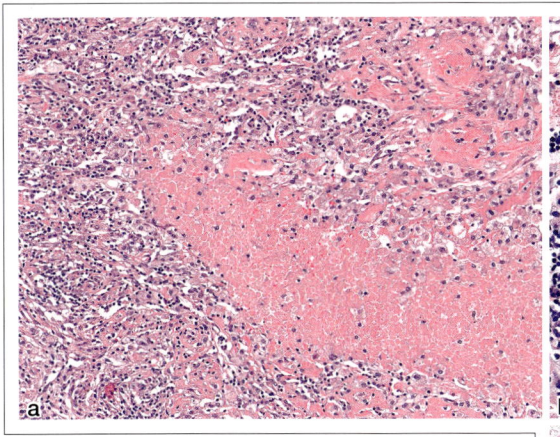

図2 浸潤巣消失部位の組織像
a：癌胞巣が消失した部分には，壊死組織と泡沫状の細胞質を有する無数の泡沫細胞の浸潤を認める．背景は炎症細胞浸潤と線維成分の増生からなる肉芽組織の像を呈している．
b：癌胞巣が消失した部分にはヘモジデリン物質を含む組織球と無数のリンパ球浸潤が認められる．
c：癌胞巣が消失した部分の膠原線維には断裂，変性像がみられ，密度も減少し，空隙形成が認められる．

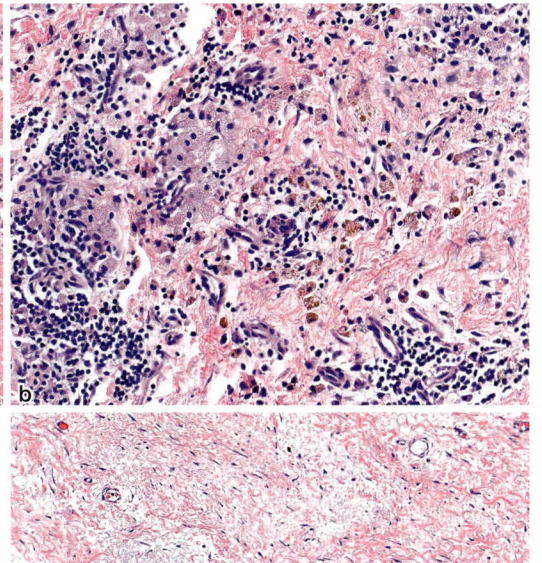

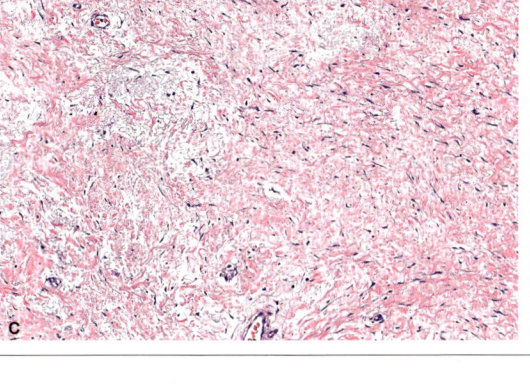

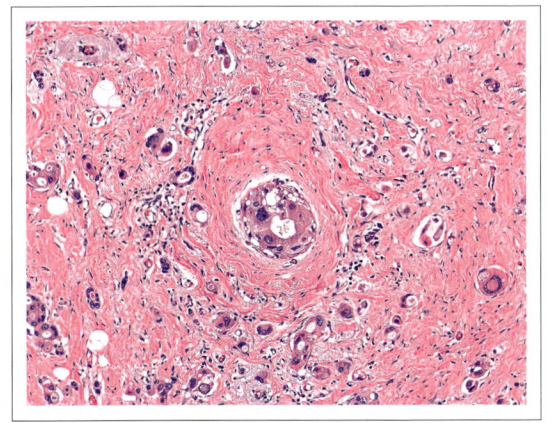

図3 術前療法後の組織像
高度の変性を示す癌細胞からなる小胞巣が散在性に認められる．Grade 2a程度の変化を示している．

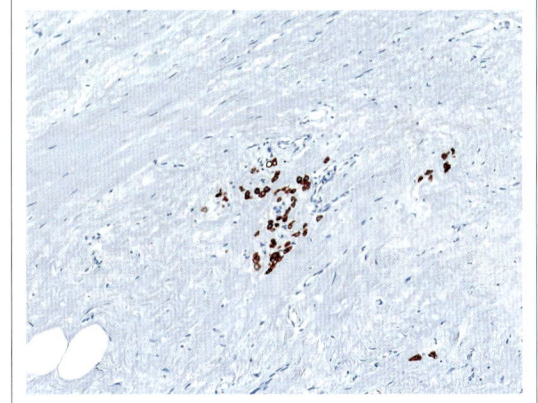

図4 術前療法後の免疫染色
散在性にpancytokeratin陽性の癌細胞が認められる．Grade 2a程度の変化を示している．

MD Anderson Cancer Centerでの新しい計算方式

　MD Anderson Cancer Centerではホームページで"Residual Cancer Burden Calculator"という評価プログラムを開設しており，どこからでもアクセスできる．原発巣（primary tumor bed）は①primary tumor bed areaの最大2方向の長さ，②overall cancer cellularity（as percentage of area），③percentage of cancer that is *in situ* diseaseの3つの因子について評価し，リンパ節は①リンパ

節転移の数，②微小転移の最大直径の2つの因子について評価する．これらの6つの値を入力すると residual cancer burden 値が自動的に計算され，residual cancer burden class（RCB Class 0〜Ⅲ）が評価される．

> ### 組織学的効果判定のポイントとコツ

　pCR か non-pCR かの判定結果は，術前療法の endpoint に関わるので確実に行う必要があり，針生検などで得られた治療前の組織と治療後の組織を比較して判定することが重要である．治療前にあった腫瘍の存在部位と大きさに関する臨床情報（マーキング）を参考にして切り出しを行う．cCR 症例については全割標本を作製することが望ましい．ごく少量の浸潤巣を見落とさないように注意する．浸潤巣が消失した部分には，腫瘍が存在したことを推測させる所見が認められる．傍証としては，炎症細胞浸潤，壊死，肉芽組織，膠原線維の断裂，変性の像，空隙形成などが挙げられるが，これらの所見を見落とさないことが重要である．invasive lobular carcinoma などで癌細胞と炎症細胞の鑑別が非常に難しい場合には，pancytokeratin（CAM5.2，AE1/AE3）の免疫染色は癌細胞の有無を判断するのに有用である 図4 ．

　Grade 1a〜2b の評価においては，画像診断法による臨床的効果の情報も参考にして判断する．浸潤巣の Grade 評価に DCIS の残存の有無，リンパ節転移の有無についても記述する．

> ### 効果判定の問題点と解決方法

　臨床的な効果判定と組織学的な効果判定の間に明らかに乖離のある場合には，臨床医と病理医とで詳細な検討を行い，乖離の原因を明らかにし，再判定を行う．

　癌細胞の広がりの範囲が治療前と変わらない場合でも，細胞密度が 2/3 以上減少していると思われる場合には，細胞密度の減少を考慮して Grade 2a と判定する．残存腫瘍にまったく変化のない部分が含まれている場合には，再増殖の可能性も考慮し，消失した部分が認められても Grade 0 の部分があることを記述する．癌が消失したための線維化や壊死なのかの判断が難しい場合には，針生検の標本に同様の変化がないかを確認し，治療前にも変化があった場合には治療による変化とはしない．結合性のない異型細胞が孤立的に数個のみ認められる場合には，癌細胞か histiocyte かの判別は困難であり，癌細胞であると断定できない時には pCR とする．残存する癌胞巣が浸潤巣なのか DCIS なのかの判断が難しい場合には，SMA，p63，CD10 などの筋上皮マーカーの免疫染色で既存の乳管の存在を確認する．

　臨床研究の進歩によって新たな評価方法が発表されてきた場合にも pCR の判定については確実に行い，新たな基準の変化に対応できるようにする．臨床研究の効果判定を行う場合には，公正を保つために複数の病理医によって中央判定を行うことが必要である．

（黒住昌史）

3章 乳腺疾患の概要と鑑別診断

invasive ductal carcinoma, NOS (not otherwise specified)

上皮性腫瘍——癌および境界病変
浸潤性乳管癌

疾患の概要

- 特殊型乳癌（小葉癌，管状癌，粘液癌，髄様癌など）とその混合型の定義を満たさない浸潤癌である．すなわち特殊型乳癌の組織像が腫瘍の50％未満の多彩な浸潤癌からなり，浸潤性乳癌の大半（60〜75％）を占める．
- 日本乳癌学会の『乳癌取扱い規約』では，特殊型を除いた浸潤性乳管癌は，乳頭腺管癌，充実腺管癌，硬癌に細分類される．
- 乳管癌と小葉癌の区別は発生部位の差を意味しないことに注意する．乳管癌も小葉癌と同じくTDLU（terminal duct lobular unit），すなわち小葉の上皮細胞に起源をもつ．

臨床所見

■初発症状
- 大きさは1cm未満から10cm以上まで幅がある．
- 触知できる腫瘤あるいはマンモグラフィ，超音波，MRIなどの画像異常として発見される．
- マンモグラフィによる乳癌検診の導入により，サイズの小さい浸潤癌や組織学的悪性度の低い浸潤癌が発見される頻度が増加している．

■画像所見
- マンモグラフィの腫瘤形態は棘状突起（スピキュラ）の目立つものから圧排性で結節状のものまで多彩．微小石灰化を伴うことも伴わないこともある．

病理所見

■HE像
- 腫瘍細胞は接着傾向をもち，多彩な上皮性構造（シート，胞巣，索，腺管）を形成する．これらの上皮性構造には筋上皮細胞，基底膜が欠如している 図1a, b．
- 腫瘍内部の正常乳腺組織は多くの場合，破壊され瘢痕組織に置換される 図1b．浸潤性乳管癌にメスを入れた時に硬いのは，癌組織自体というよりも組織破壊に伴う組織反応として形成された瘢痕組織のためである．しかし高分化な乳癌の場合には組織破壊傾向が弱く，正常組織が腫瘍の中心部に残存し得る 図2．破壊

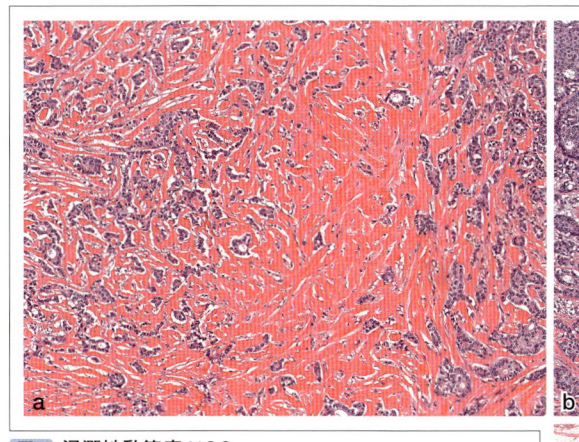

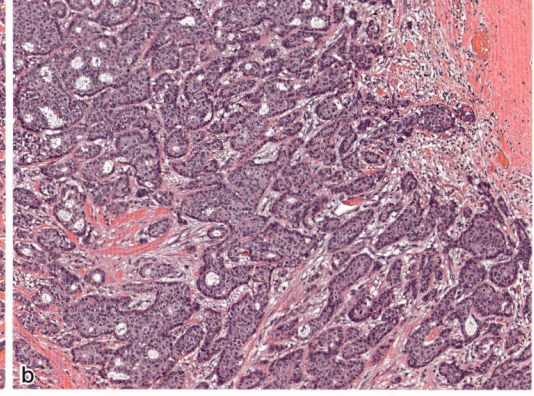

図1 浸潤性乳管癌 NOS
a：辺縁部．周囲に浸潤性に増殖している．
b：中心部．正常組織は破壊され瘢痕組織で置換されている．
c：ルーペ像．腫瘍の中心部は線維成分が多く，辺縁部は腫瘍細胞に富む．

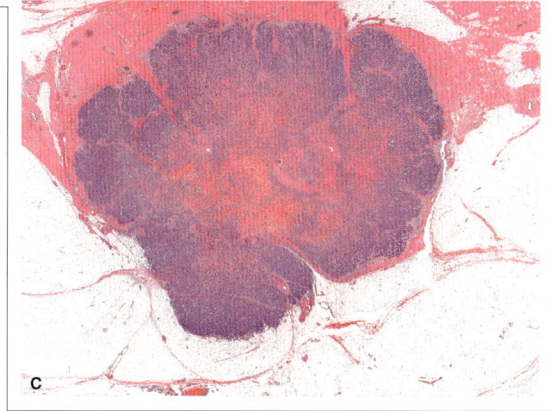

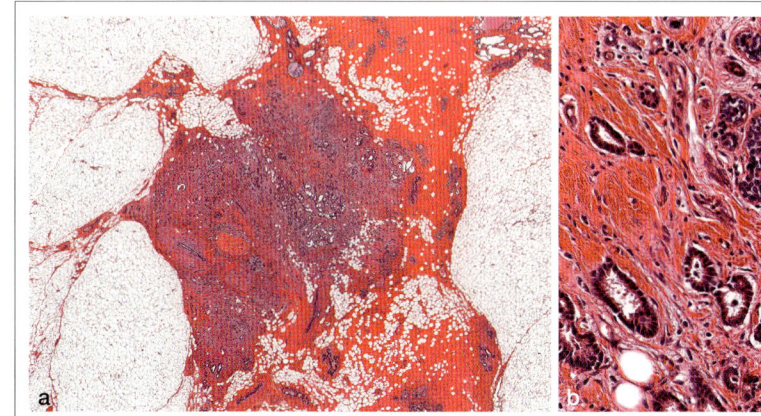

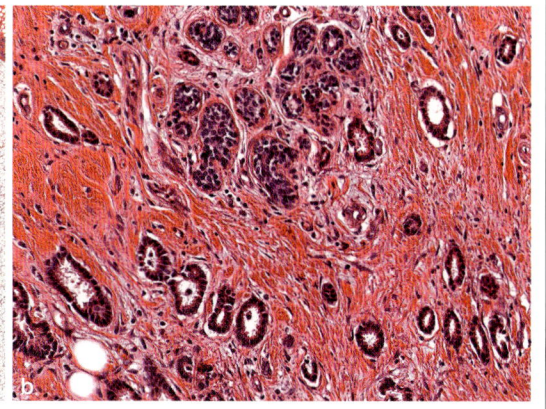

図2 Grade 1（高分化）の浸潤性乳管癌 NOS
a：ルーペ像．WHO 分類では管状癌混合型となる．
b：核は図中央上部の正常乳腺上皮の核と比較してほとんどサイズの増加がなく，規則正しい輪郭，均一なクロマチン，サイズのばらつきはほとんどない．核のスコアは1点である．

されずに残存した乳管や血管周囲に弾性線維増加（elastosis）が目立つ場合がある．
- 腫瘍の辺縁は浸潤性 図1c のことも圧排性のこともある．概して後者の悪性度は高い．腫瘍中心部が変性壊死に陥り一見，囊胞状になることがあるが，囊胞内癌とは区別すべきである．

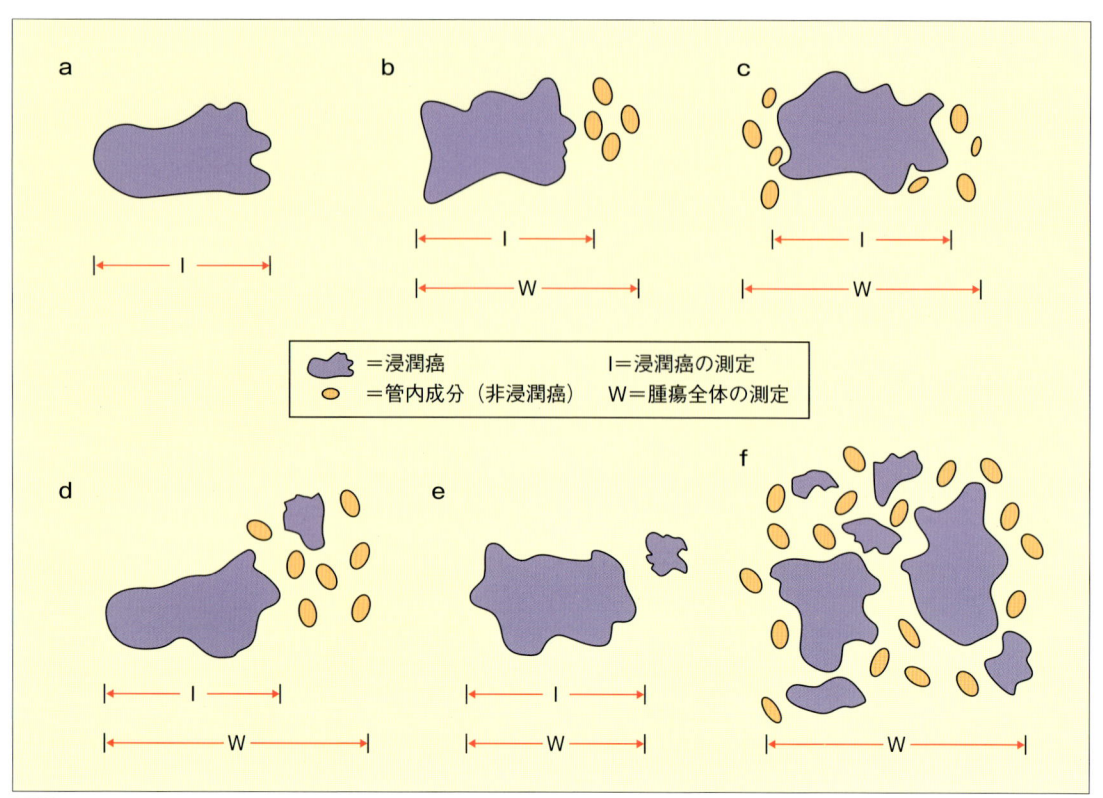

図3 浸潤径の測定法
eの場合，浸潤癌の衛星結節は測定に含めない．fの場合は浸潤している全体の推定を行う．
(NHS Breast Screening Programme. Pathology Reporting of Breast Disease. The Royal College of Pathologists Cancer Screening Programmes. NHSBSP Publication No.58. 2005. p.70. Fig.45 より引用)

- 浸潤性乳管癌の原発巣の8割程度には癌の管内成分を発見できる．管内成分はDCIS (ductal carcinoma *in situ*) のことが多いがDCISとLCIS (lobular carcinoma *in situ*) が共存することがある．まれにLCISのみがみられることがある．WHO分類では，浸潤癌の分類は管内成分にかかわらず浸潤成分に基づいて行われる．
- 1枚のスライドガラスに入るような病変は，顕微鏡下あるいは目盛り付きルーペで浸潤癌のサイズを測定することが最も正確な浸潤径の決定法である．1枚のスライドガラスに入りきらない場合は，肉眼観察時に結節のサイズを計測することが望ましい．管内成分が背景にみられる場合の浸潤径測定法を 図3 に示した．
- 浸潤性乳管癌の診断書作成において記載すべき情報は，浸潤径，組織型，脈管侵襲 図4 表1 ，断端の状態，悪性度（modified Broom-Richardson system）表2.3 ，TNM分類 表4 である．随伴する管内成分がDCISである場合，そのGrade，サイズ，Typeに関する情報も含めるべきである．

■免疫組織化学
- ER，PgR，HER2/neuの免疫染色は浸潤癌に対して実施する．およそ70〜80％の浸潤性乳管癌はER陽性である．15〜30％はHER2陽性（浸潤癌の30％以上に強く全周性に発現）である．
- E-cadherinは細胞膜に発現する．

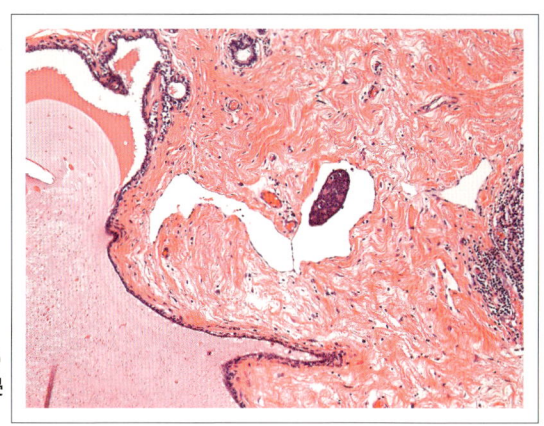

図4 浸潤性乳管癌 NOS (Grade 1) にみられた腫瘍のリンパ管侵襲

表1 脈管侵襲と組織収縮によるアーチファクト

脈管侵襲	組織収縮によるアーチファクト
内腔は内皮細胞で内張りされている	内腔に内皮細胞が認められない
腔の形と腫瘍塞栓の形が異なる	腔の形と腫瘍塞栓の形が同じである
周囲にいろいろな大きさの脈管腔が認められる	
腔内に赤血球,血栓が存在することがある	

表2 浸潤性乳管癌の組織学的悪性度（WHO, 2003）

特徴	point value		
	1	2	3
管腔形成	＞75%	10〜75%	＜10%
核異型	低	中	高
核分裂像*	0〜5	5〜10	＞10

3〜5 points：Grade 1, 6〜7 points：Grade 2, 8〜9 points：Grade 3
*顕微鏡の視野面積によって決まる（**表3** 参照）．

- Ki-67 モノクローナル抗体は細胞増殖能を決定し高リスク乳癌を同定するために有用である．高 Ki-67 index（＞25%）を示す乳癌は化学療法に高感受性であると報告されている．
- basal-like breast cancer は乳癌の遺伝子発現プロファイルの研究から得られた新しい概念である．組織学的悪性度が高く，圧排性の境界，リンパ球浸潤，中心部の壊死/無細胞領域，乏しい管内成分を示す．典型例は ER 陰性，PgR 陰性，HER2 陰性（triple negative），CK 5/6 陽性，EGFR 陽性である．

表3 顕微鏡視野径による核分裂像 cut-off 値

field diameter	mitotic frequency score			field diameter	mitotic frequency score			field diameter	mitotic frequency score		
mm	1	2	3	mm	1	2	3	mm	1	2	3
0.40	≦4	5〜9	≧10	0.50	≦7	8〜14	≧15	0.60	≦10	11〜20	≧21
0.41	≦4	5〜9	≧10	0.51	≦7	8〜14	≧15	0.61	≦10	11〜21	≧22
0.42	≦5	6〜10	≧11	0.52	≦7	8〜15	≧16	0.62	≦11	12〜22	≧23
0.43	≦5	6〜10	≧11	0.53	≦8	9〜16	≧17	0.63	≦11	12〜22	≧23
0.44	≦5	6〜11	≧12	0.54	≦8	9〜16	≧17	0.64	≦11	12〜23	≧24
0.45	≦5	6〜11	≧12	0.55	≦8	9〜17	≧18	0.65	≦12	13〜24	≧25
0.46	≦6	7〜12	≧13	0.56	≦8	9〜17	≧18	0.66	≦12	13〜24	≧25
0.47	≦6	7〜12	≧13	0.57	≦9	10〜18	≧19	0.67	≦12	13〜25	≧26
0.48	≦6	7〜13	≧14	0.58	≦9	10〜19	≧20	0.68	≦13	14〜26	≧27
0.49	≦6	7〜13	≧14	0.59	≦9	10〜19	≧20	0.69	≦13	14〜27	≧28

(NHS Breast Screening Programme. Pathology Reporting of Breast Disease. The Royal College of Pathologists Cancer Screening Programmes. NHSBSP Publication No.58. 2005. p.79 より引用)

表4 乳癌のT分類

TX	評価不可能	T2	2〜5cm
T0	腫瘍の証拠なし	T3	5cm〜
Tis	非浸潤癌	T4	胸壁/皮膚に直接浸潤
(DCIS)	非浸潤性乳管癌	T4a	胸壁浸潤
(LCIS)	非浸潤性小葉癌	T4b	皮膚の浮腫あるいは潰瘍、あるいは同側乳腺の衛星結節
(Paget)	腫瘍を伴わない Paget 病		
T1	tumor ≦2cm	T4c	T4a および T4b
T1mic	≦0.1cm	T4d	炎症性乳癌
T1a	0.1〜0.5cm		
T1b	0.5〜1cm		
T1c	1〜2cm		

鑑別診断

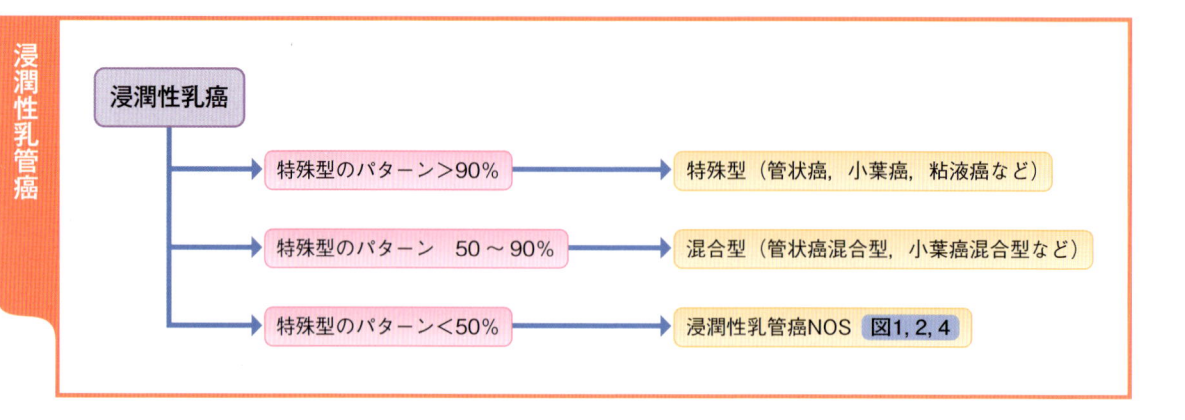

浸潤性乳管癌

浸潤性乳癌
- 特殊型のパターン >90% → 特殊型（管状癌, 小葉癌, 粘液癌など）
- 特殊型のパターン 50〜90% → 混合型（管状癌混合型, 小葉癌混合型など）
- 特殊型のパターン <50% → 浸潤性乳管癌NOS 図1, 2, 4

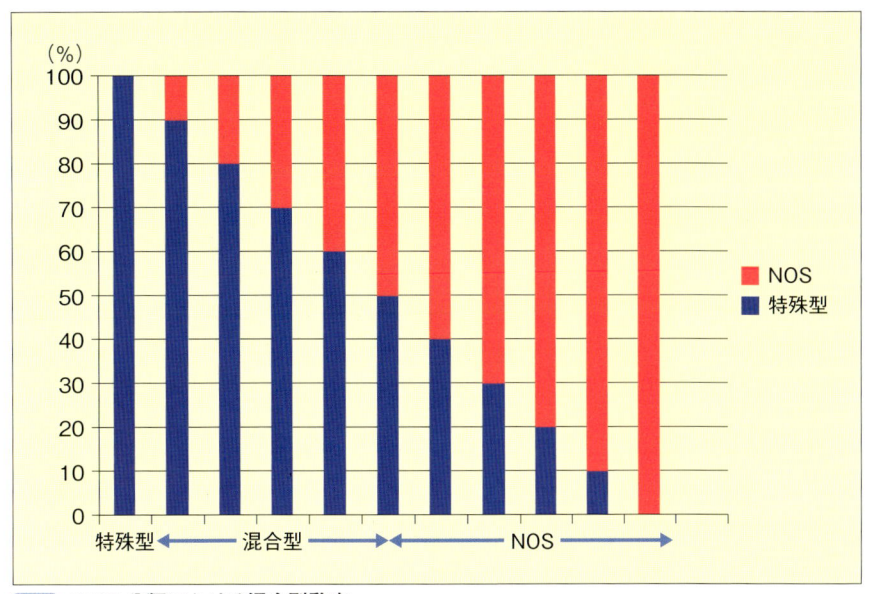

図5 WHO分類における混合型乳癌
WHO分類では特殊型の組織像が90％未満であっても50％以上であれば混合型に分類される．

■ 腫瘍の悪性度評価

組織学的悪性度の判定は管腔形成，核異型，核分裂像の3つのスコアの総和で3段階：Grade 1（高分化），Grade 2（中分化），Grade 3（低分化）に分けられる 表2, 3．

管腔形成の評価は，腫瘍の弱拡大観察で行う．極性をもった腫瘍の配列からなる管腔構造が，腫瘍全体の75％以上を占める場合にScore 1，10％未満の場合にScore 3，その中間をScore 2とする 表2．

核異型の評価は個人差が生じやすい．Score 1の核は正常乳腺上皮の核とほぼ同大，規則正しい輪郭，均一なクロマチン，サイズのばらつきはほとんどない 図2b．Score 1の乳癌はまれと考えてよい．Score 2の核とは正常より大きい水疱状の核で核小体が見え，サイズ・形のばらつきが中等度であるものをいう．Score 3の核は核小体が目立ち，サイズ・形のばらつきが著明な水疱状の核で，時に非常に大きく奇怪な形のものを伴う．

核分裂像は，高倍率10視野の合計をカウントする．顕微鏡により高倍率の視野サイズは異なるため，表3 を用いて標準化する必要がある．対物レンズあるいは接眼レンズを換えると視野径は変化するので，これらを換えた場合には，規準を変える必要がある．核分裂像のカウントは，組織を弱拡大で観察し，腫瘍内で最も核分裂の活発と考えられる領域（腫瘍辺縁であることが多い）を選ぶ．確実に分裂期にある細胞のみカウントし，単に濃染性の核やアポトーシスを示す核をカウントしないようにする．固定不良は核分裂像の過小評価の原因となる．すなわち最適な固定が不可欠である．

有症状乳癌の組織学的悪性度の比率は，Elstonらによる英国からの報告では，Grade 1：Grade 2：Grade 3 ＝ 2：3：5と約半数がGrade 3であった．

脈管侵襲は，局所再発および生存率に影響を与える独立した因子である．したが

って脈管侵襲の有無の記載は大切である 表1 ．疑いなしに脈管侵襲が存在する場合に「脈管侵襲あり」と記載し，それ以外は，「可能性あり」あるいは「なし」と記載する．

▶混合型乳癌（mixed tumor type）

浸潤性乳管癌 NOS と他の特殊型乳癌の鑑別は容易である．混合型乳癌との相違は，疾患の概要で記したように特殊型乳癌の占める割合である．もし特殊型の組織像が90％未満であっても50％以上を占める場合は，混合型に分類される 図5 ．例えば70％が管状癌で30％が非特殊型の場合は，管状癌混合型と分類される 図2 ．

（市原　周，森谷鈴子，菅間　博）

invasive lobular carcinoma

上皮性腫瘍—癌および境界病変
浸潤性小葉癌

疾患の概要

- 特殊型乳癌の一型である．小型均質な癌細胞が腺腔形成を伴わずに線状に並ぶか，孤立散在性に浸潤増殖を示す．
- 古典的なタイプのほかに，充実型，胞巣型，管状小葉型，多形型などの亜型が知られている．ほかに印環細胞型，組織球様細胞型などのまれなタイプも存在する．
- 腫瘍内に非浸潤性小葉癌（小葉内腫瘍）が随伴することがある．
- 腫瘍細胞はE-cadherin陰性となることが特徴の1つである．
- 多中心性発生や両側発生例が高率にみられる．ただし，それらの存在自体は予後に特別な影響を与えないと考えられている．
- 遠隔転移の頻度は浸潤性乳管癌と同程度であるが，軟髄膜，腹腔，消化管，女性生殖器への転移が多い．
- 晩期再発例がある．5年生存率は浸潤性乳管癌より若干良好であるが，10年生存率では差がないといわれている．
- 乳管癌が混在する症例がある．両成分の割合によって浸潤性小葉癌，混合型，浸潤性乳管癌（多くは硬癌）に分類される．

臨床所見

■頻度
- 乳癌全体の3〜5％程度を占め，粘液癌と並び特殊型のなかでも最も頻度が高い．最近，本組織型の頻度が増加傾向にあるとの報告もあるが，小葉癌の組織学的診断基準の差の可能性もある．

■既往歴
- 特異的なものはみられないが，ホルモン補充療法の関与を指摘する報告がある．

■好発年齢
- 浸潤性乳管癌に比して若干高齢者に発生しやすいといわれている．

■性
- 男性乳腺には小葉構造を認めないが，きわめてまれに男性発生例も報告されている．

■初発症状
- 腫瘤として発見される場合もあるが，画像発見例や腋窩リンパ節転移で初発する

症例もある．

■ 視触診所見

- 腫瘤として発見されることもあるが，境界不鮮明な硬結の場合や，臨床的に病変を同定できず偶発的に発見される例もある．

病理所見

■ HE像

- 腫瘍境界が不明瞭な，浸潤性の癌である．間質は豊富だが，反応性線維化などの間質反応は乏しい場合が多い 図1a．
- 最も定型的な「古典型（classical type）」では，癌細胞が一列などの細い索状胞巣を形成，あるいは孤立散在性に浸潤する 図1b．
- 萎縮状の乳管周囲を，線状配列を示す癌細胞が同心円状に取り囲むことがある〔標的状（targetoid pattern）または牛眼状（Bull's eye）〕 図1c．
- 癌巣内あるいは周囲に，小葉内腫瘍（非浸潤性小葉癌〜異型小葉過形成）を付随する例がある 図1d．
- 個々の細胞はクロマチンに乏しい繊細・淡明な核を有する．核異型は軽〜中等度である 図1e．
- 癌巣における細胞相互の接着は緩く，細胞質辺縁部と周囲間質との間のシルエットは直線状とはならない 図1f．
- 細胞質内に粘液を含むことがある（細胞質内小腺腔；intracytoplasmic lumina：ICL） 図1f．
- 充実型（髄様型；solid type）は間質が乏しくシート状に増生 図2a，胞巣型（alveolar type）は20個以上の癌細胞が球状胞巣を形成し増殖 図2b，管状小葉型（tubulolobular type）は古典型成分と微小腺管を形成する乳管癌成分が混在・増生する．癌胞巣の形態は異なるが，癌細胞個々の形態は古典型に類似している．
- 多形型（pleomorphic type）は高度の核異型を有する小葉癌で，しばしば細胞質が好酸性でアポクリン分化を示す．しかし，細胞相互の接着性は低く，古典型に類似している 図2c．
- リンパ節転移を認める場合，転移巣の癌細胞が大型となり組織球様を呈することがある．図2d．

診断のポイント
- 浸潤性増殖を主体とする腫瘍で，腫瘍境界が不明瞭である．
- 多中心性発生例，両側発生例もみられる．
- 定型例では，豊富な間質内に小型癌細胞が細い索状の構造をとり浸潤増殖する．
- 細胞相互の接着性が低く，E-cadherinは陰性である．
- 病巣内にしばしば小葉内腫瘍の併存を認める．
- 充実型，胞巣型，多形型などのバリエーションがある．

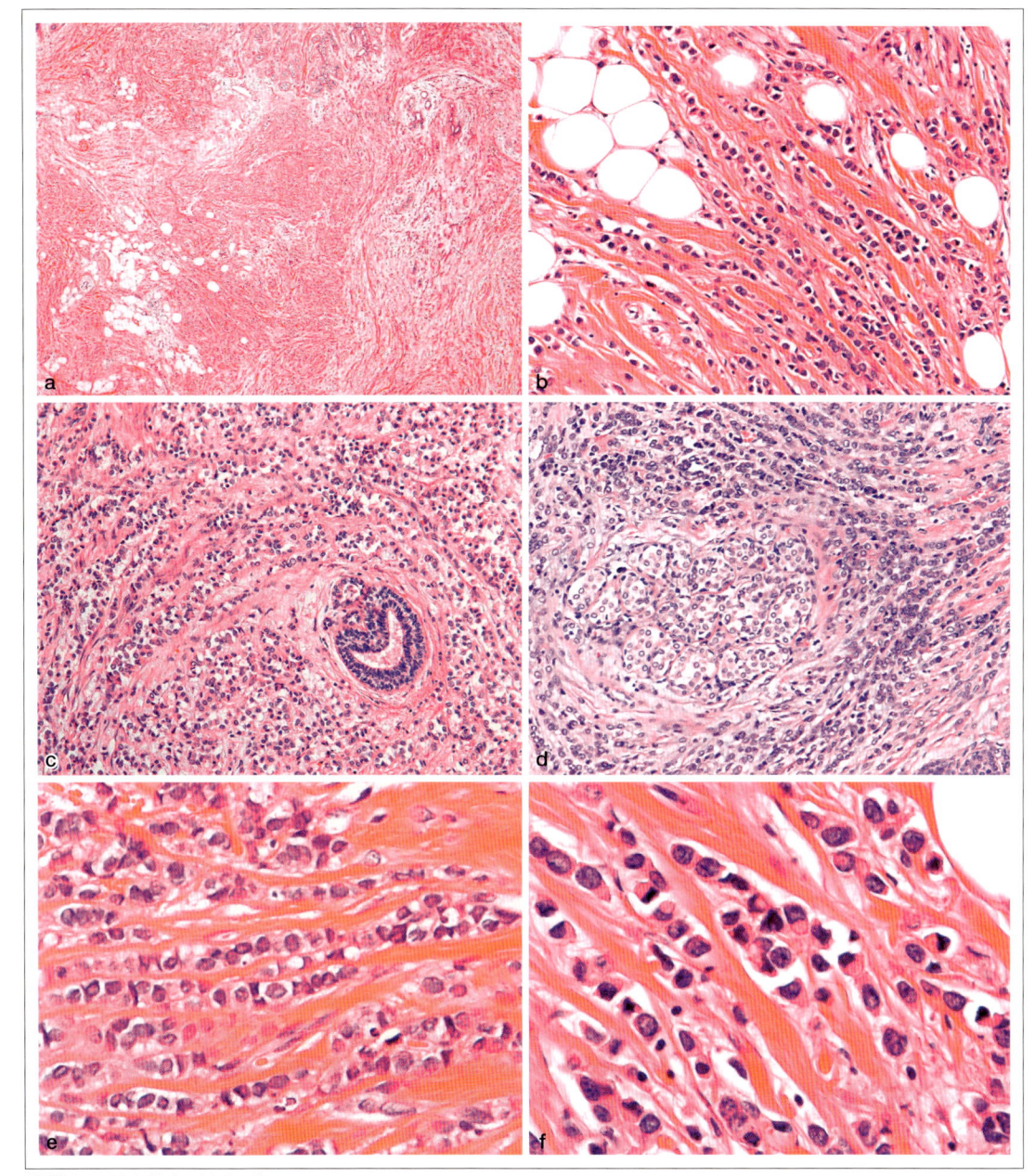

図1 浸潤性小葉癌（古典型）
a：腫瘍境界が不明瞭な浸潤癌で，豊富な線維性間質が介在する．
b：癌細胞が一列などの細い索状胞巣を形成して浸潤増殖している．
c：萎縮状の乳管周囲を，癌巣が同心円状に取り巻く．
d：浸潤巣内または周囲に小葉内腫瘍（非浸潤性小葉癌〜異型小葉過形成）を付随する例がある．
e：索状胞巣よりなる浸潤巣．癌細胞は小型・均質で，クロマチン増量は乏しい．
f：細胞相互の接着性が低下している．核はやや偏在しており，細胞質内に粘液が散在している．

■ 免疫組織化学

- 細胞質内小腺腔部分は，粘液染色が陽性像を示す．
- 浸潤性小葉癌は原則的にE-cadherin，p120カテニンが陰性である．
- 古典型では，ホルモンレセプター陽性，HER2陰性の例が多いが，例外もある．
- 癌細胞相互の接着性低下を証明するためには，cytokeratin 8などの染色が有効

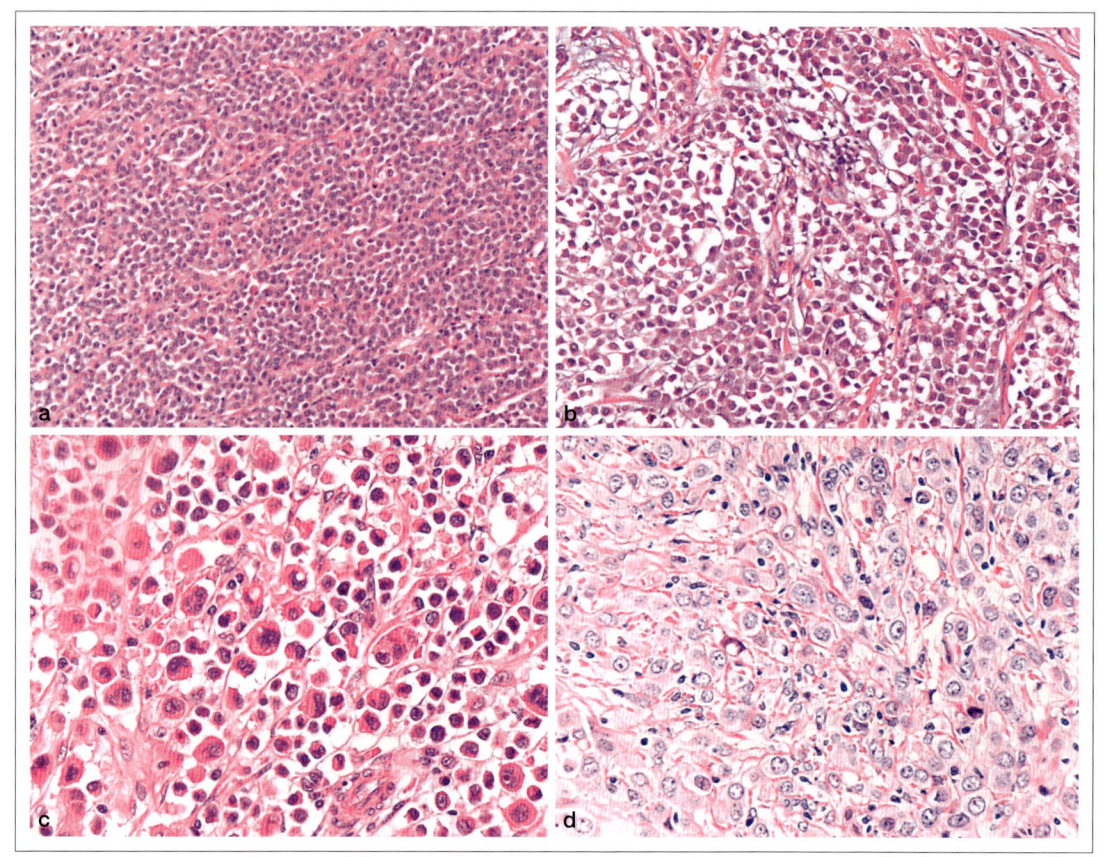

図2 浸潤性小葉癌（特殊亜型など）
a：充実型（髄様型）．癌細胞がシート状の大胞巣を形成し浸潤増生している．
b：胞巣型．癌細胞が球状胞巣を形成し浸潤増殖している．
c：多形型．高度の核異型を有し，しばしば細胞質が好酸性でアポクリン分化と考えられる．
d：リンパ節転移巣．転移癌はしばしば組織球様の形態をとる大型細胞よりなる．

である．

鑑別診断

▶浸潤性乳管癌，硬癌（invasive ductal carcinoma, scirrhous carcinoma）

　索状構造を示す浸潤癌巣は，結合性が良好な多列構造を示す．胞巣辺縁が，周囲間質に対して直線状となっている．また，癌細胞の核クロマチンが粗大顆粒状である．標的様配列や細胞質内小腺腔を認めることがあり，それらは鑑別点とはならない．乳管癌の多くはE-cadherin陽性であり，完全に陰性化している例はまれである　図3．

▶浸潤性乳管癌と浸潤性小葉癌の混合型　図4

　乳管癌と小葉癌の両成分が衝突していると思われる例と，暫時移行像を示す例とがあり，後者が真の混合型であると考えられる．WHO分類では小葉癌成分が50

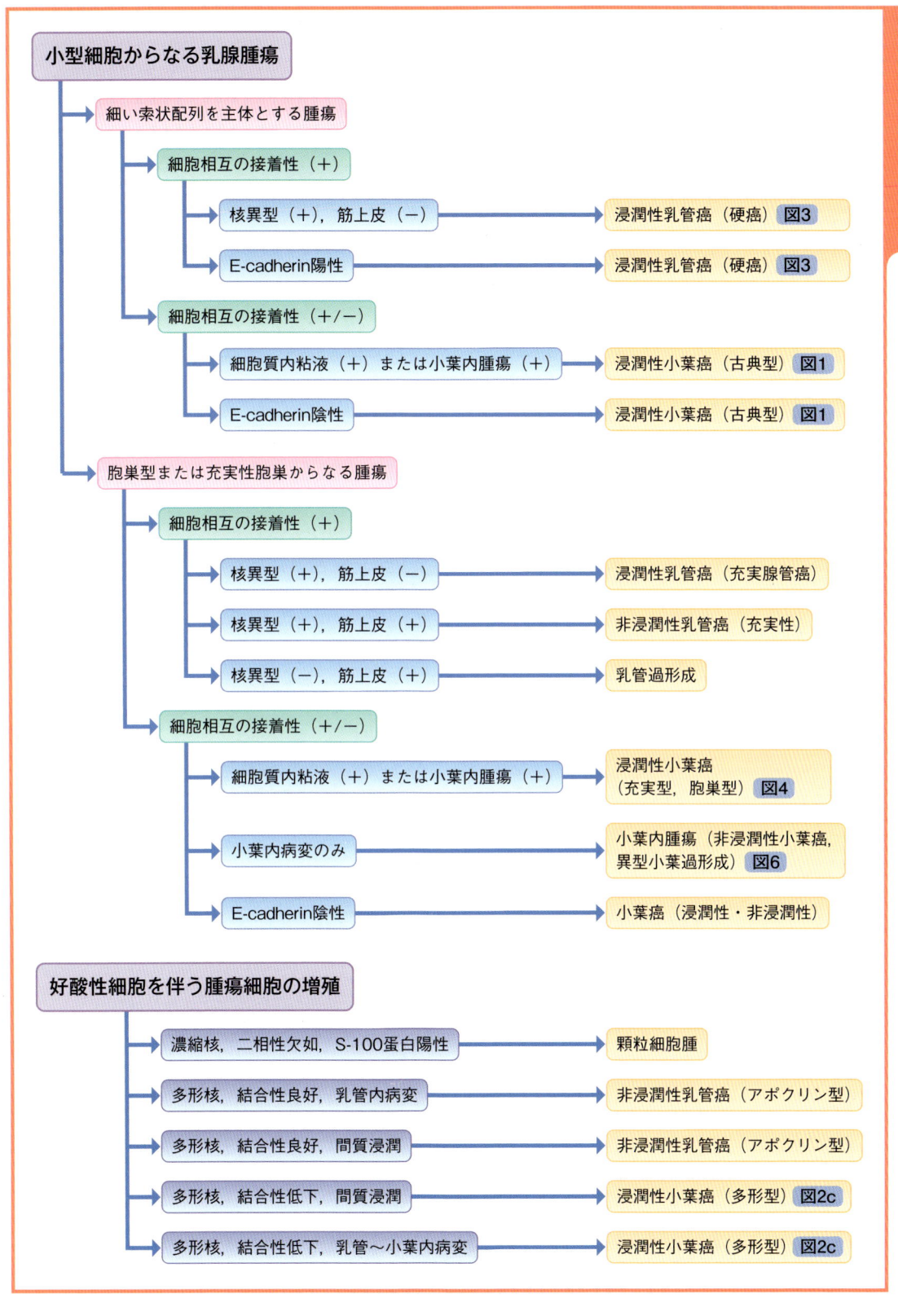

浸潤性小葉癌

- **小型細胞からなる乳腺腫瘍**
  - 細い索状配列を主体とする腫瘍
    - 細胞相互の接着性（＋）
      - 核異型（＋），筋上皮（－） → 浸潤性乳管癌（硬癌）図3
      - E-cadherin陽性 → 浸潤性乳管癌（硬癌）図3
    - 細胞相互の接着性（＋/－）
      - 細胞質内粘液（＋）または小葉内腫瘍（＋） → 浸潤性小葉癌（古典型）図1
      - E-cadherin陰性 → 浸潤性小葉癌（古典型）図1
  - 胞巣型または充実性胞巣からなる腫瘍
    - 細胞相互の接着性（＋）
      - 核異型（＋），筋上皮（－） → 浸潤性乳管癌（充実腺管癌）
      - 核異型（＋），筋上皮（＋） → 非浸潤性乳管癌（充実性）
      - 核異型（－），筋上皮（＋） → 乳管過形成
    - 細胞相互の接着性（＋/－）
      - 細胞質内粘液（＋）または小葉内腫瘍（＋） → 浸潤性小葉癌（充実型，胞巣型）図4
      - 小葉内病変のみ → 小葉内腫瘍（非浸潤性小葉癌，異型小葉過形成）図6
      - E-cadherin陰性 → 小葉癌（浸潤性・非浸潤性）

- **好酸性細胞を伴う腫瘍細胞の増殖**
  - 濃縮核，二相性欠如，S-100蛋白陽性 → 顆粒細胞腫
  - 多形核，結合性良好，乳管内病変 → 非浸潤性乳管癌（アポクリン型）
  - 多形核，結合性良好，間質浸潤 → 非浸潤性乳管癌（アポクリン型）
  - 多形核，結合性低下，間質浸潤 → 浸潤性小葉癌（多形型）図2c
  - 多形核，結合性低下，乳管～小葉内病変 → 浸潤性小葉癌（多形型）図2c

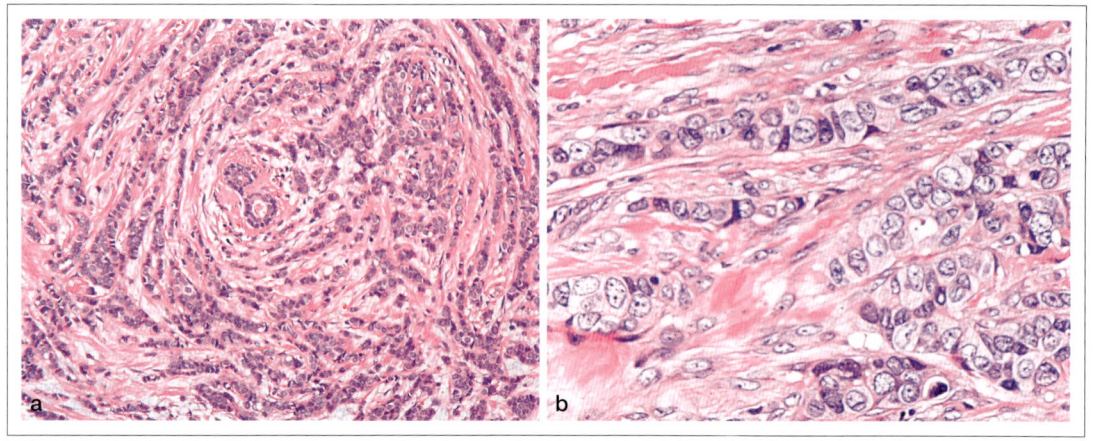

図3 浸潤性乳管癌（硬癌）
a：索状胞巣を主体とするタイプ．萎縮乳管周囲の標的様配列もみられる．
b：索状胞巣を構成する癌細胞相互の接着性は良好である．管腔構造の随伴が一部にみられる．また，索状胞巣の細胞質は，辺縁部が直線状をなしている．

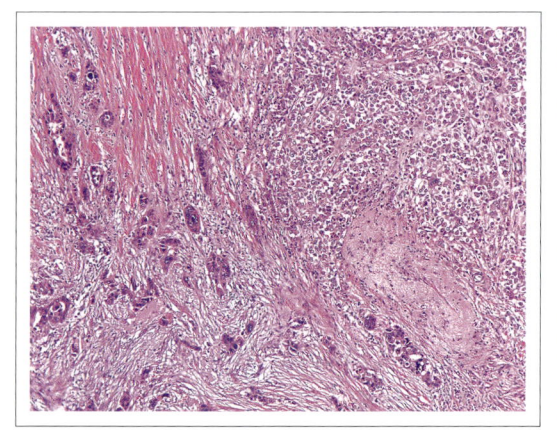

図4 浸潤性乳管癌と浸潤性小葉癌の混合型
時に両成分が衝突，あるいは混在移行する例がある．最終的な組織型の付け方は分類法によって異なっている．

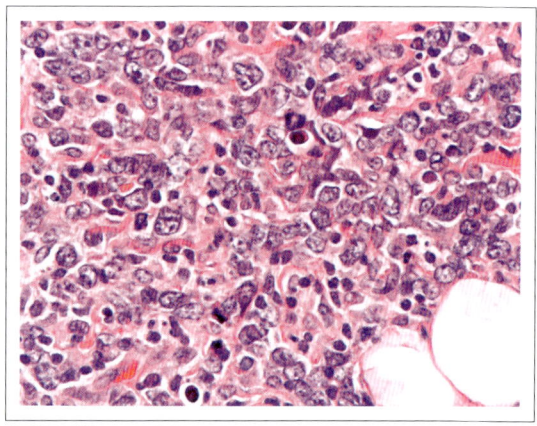

図5 悪性リンパ腫
核クロマチン増量と核型不整を伴う癌細胞が，びまん性に浸潤増殖している．

％超で浸潤性小葉癌に分類しているが，AFIP（米国陸軍病理研究所）では小葉癌の面積が10～90％の場合は混合型としている．『乳癌取扱い規約』では，一定量の乳管癌成分がみられれば浸潤性乳管癌に分類する傾向がある．

▶悪性リンパ腫（malignant lymphoma） 図5

　介在間質が少量で，腫瘍細胞が髄様に増殖する例では，充実型の小葉癌と鑑別を要す．鑑別が難しい場合には，免疫組織染色（上皮マーカーとリンパ球マーカーの染め分けによる鑑別）が有用である．また細胞質内粘液の証明，非浸潤癌巣の存在も小葉癌を支持する所見である．

▶小葉内腫瘍（intralobular tumor） 図6

　非浸潤性小葉癌と，胞巣型浸潤性小葉癌が鑑別対象となり得る．浸潤性増殖の証明は必ずしも容易ではないが，非浸潤巣であれば辺縁に筋上皮が散在している場合があり，免疫組織マーカーを用いて検証することも可能である．

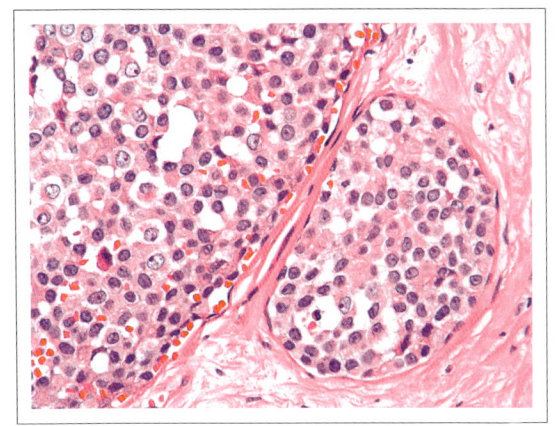

図6 小葉内腫瘍
非浸潤性の病変である．増殖細胞が乳管～小葉（腺房）内のみを進展していることを確認する．

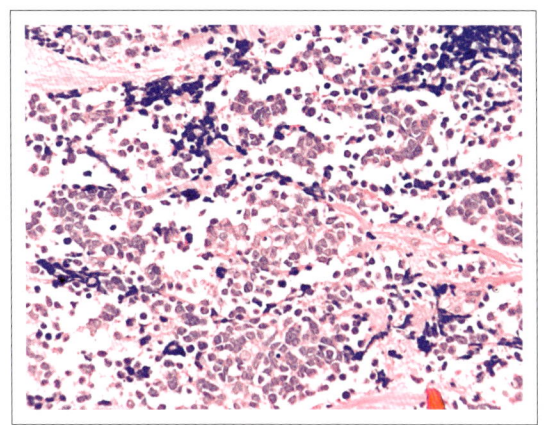

図7 小細胞癌
乳腺原発の小細胞癌（高悪性度神経内分泌癌）はまれである．核の特徴から組織型を推定する．

▶小細胞癌（small cell carcinoma） 図7

高悪性度の神経内分泌癌は，形態的に肺小細胞癌と相同のものである．癌細胞は裸核状で，クロマチンは著しく増量し，顆粒状を呈しており，小葉癌の淡いクロマチンとは異なる．

▶リンパ節転移巣と sinus histiocytosis

リンパ節転移巣の癌細胞が大型で，組織球との鑑別を要することがある．同じリンパ節内に存在する明らかな組織球との細胞形態を比較することに加えて，免疫組織染色（上皮マーカーと組織球マーカーの染め分け）の併用が有効である．

（森谷卓也）

tubular carcinoma
上皮性腫瘍―癌および境界病変
管状癌

疾患の概要

- 大小不同のない細胞が1層に配列して明瞭な管腔構造を形成する，低異型度の浸潤癌である．
- 非常に予後のよい特殊型で，なかでも純粋型管状癌は著しい長期予後を示す．
- 純粋型管状癌の頻度は浸潤性乳癌の2％と報告されている．
- 発生母地として乳管内増殖性病変（low grade DCIS, lobular neoplasia, flat epithelial atypia），columnar cell lesion が考えられている．
- 通常の乳管癌と比べて，高齢者に発生し，腫瘍径も小さく（T1 がほとんどを占める），リンパ節転移の頻度も低い．
- 他の浸潤性乳管癌と比べて遺伝子異常の頻度は低い．

臨床所見

■好発年齢
- 通常の乳管癌と比べて高齢者に発生する（23～79歳，平均年齢45歳）．

■性
- 男性例はきわめてまれである．

■初発症状
- 特徴的な症状はない．乳頭とは離れた末梢乳腺に腫瘤を触知する．
- 75％は外上部においてみつかる．

■視触診所見
- マンモグラフィでは radial scar と区別がつきづらい small satellite area として認識される．

■予後および経過
- 非常に予後のよい浸潤癌の組織亜型であり，腫瘍径，組織型（純粋型か混合型か），治療法が予後に影響を与える．
- 10mm 以下のものはリンパ節転移をきたさない．
- 完全切除であれば，乳房切除あるいは乳房温存術後の再発率，リンパ節転移の頻度はきわめて低い．
- 不完全切除の場合，50％の頻度で局所再発する．

病理所見

■ 肉眼像
- 管状癌の腫瘍径は 0.2〜1.0cm で、ほとんどは 1cm より小さい．
- 肉眼像には、① pure type；放射状の突起と elastosis による中心部の黄色の斑点からなる 図1 、② sclerosing type；境界が不明瞭な一様な形態を示す、の 2 つの亜型がある．

■ 組織像
- 肉眼像を反映して、腫瘍は不整な辺縁を有し、放射状に存在する．時に周囲脂肪織へ浸潤する 図2 ．
- 腫瘍組織内には、不規則な弾性線維の増生 図3 、アルシアンブルー陽性の基質の沈着 図4 を 70％の症例で認める．
- 最も特徴的な所見は、1 層の腫瘍細胞の明瞭な管腔形成である．管腔のほとんど

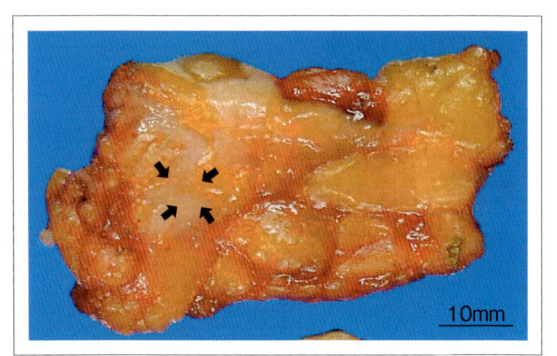

図1　固定前肉眼像
周囲にひきつれて陥凹する、1cm 大の黄色斑点を伴う充実性で弾性硬の腫瘤を認める（➡）．

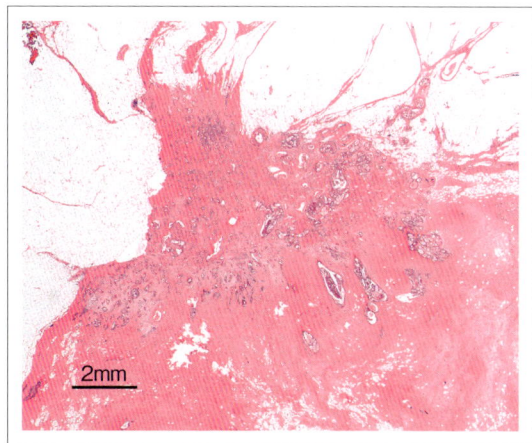

図2　HE 染色ルーペ像
腫瘍辺縁部は不整となり、腫瘍細胞は周囲脂肪織に浸潤性増殖を示す．

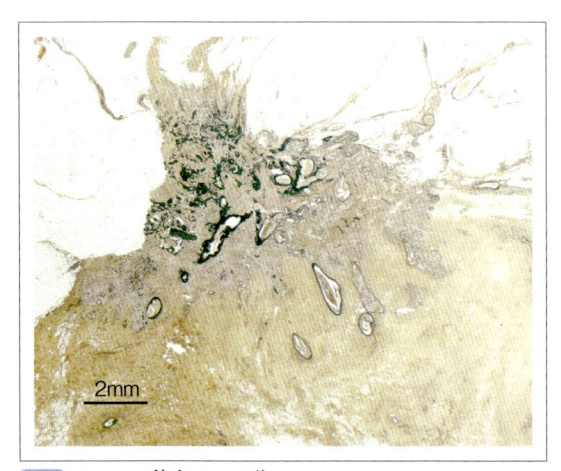

図3　elastica 染色ルーペ像
腫瘍組織内には弾性線維の増生を認める．

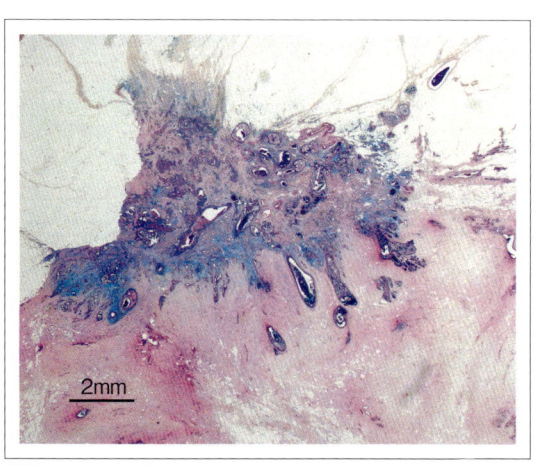

図4　AB-PAS 染色ルーペ像
アルシアンブルー陽性の粘液を間質に認める．

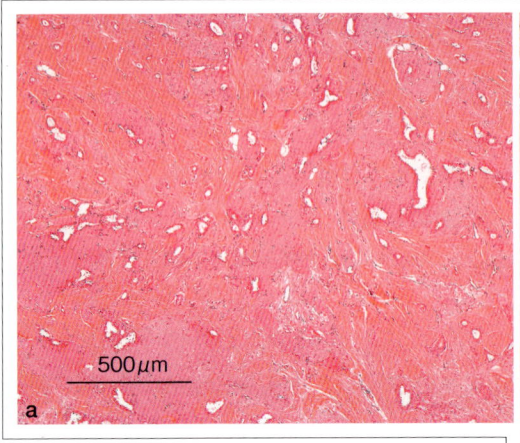

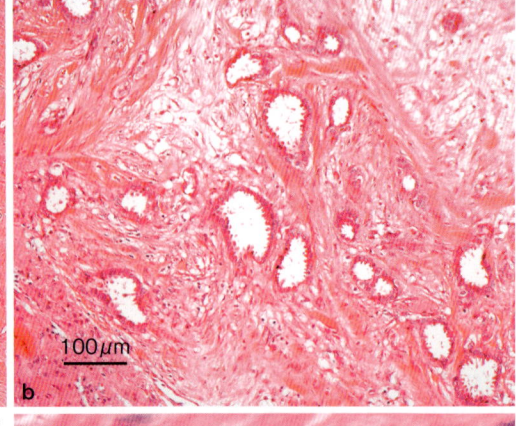

図5 HE染色

a：弱拡大．卵円形から円形，一部では角張った1層の腺管を形成する腫瘍組織であり，周囲は硬化性硝子化間質の増生をみる．また弾性線維の増生を認める．

b：中拡大．腫瘍の間質は硬化性硝子化間質あるいは細胞成分に富んだ間質からなる．apical snoutsを示す腺管が目立つ症例も存在する．

c：弱拡大．腫瘍細胞は立方状から円柱状の形態を示し，円形から類円形核を有する．核小体および核分裂像は目立たない．筋上皮細胞を伴う二相性はなく，腺管周囲の基底膜構造はない．核は腺管の基底部に単層に配列し，重層化は認めない．apical snouts（管腔内腔への分泌像）を認める．

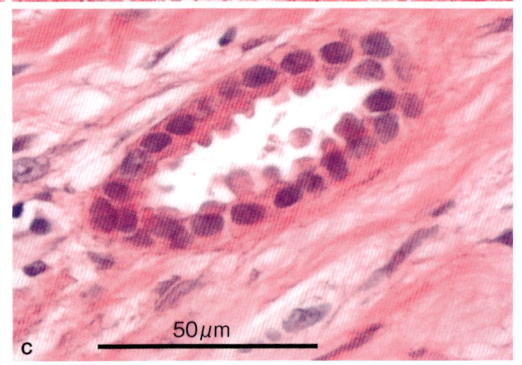

は卵円形から円形であり，角張ったものも混在する 図5a．
- 間質は細胞成分に富む線維形成間質や硬化性硝子化間質からなる 図5a, b．
- 腫瘍細胞は小型であり，核の多形性はなく，核分裂像もほとんど認めない 図5c．
- 管状構造が腫瘍のほとんどを占めていても，核の重積性や著しい核の多形性を認める場合には，純粋型管状癌とすべきではない．
- 腺管内腔への分泌像であるapical snoutsは約1/3の症例で認められるが，管状癌に特異的な所見ではない 図5b, c．
- 管状構造の辺縁には筋上皮細胞は存在せず，浸潤癌とみなされる 図5c．
- 半数の症例の非浸潤部および浸潤部に石灰沈着が認められる．
- 非浸潤性乳管癌はほとんどの症例で認められ，通常はcribriformあるいはmicropapillary形態をとるlow grade typeのものからなる．時にlobular type

---

診断のポイント

・腫瘍組織全体の90％以上に，腫瘍細胞が1層の管状構造を形成する場合には管状癌を考える．管状構造には基底膜は存在しない．

・診断に迷う時は，筋上皮細胞の有無，基底膜様物質を免疫組織化学的に確認する．

・腫瘍径が10mm以上の場合は，他の成分の混在がないかを十分に注意し，管状癌という特殊型の診断を行う．

・混合型管状癌という診断名を使用するという考え方がある．純粋型管状癌のみが，臨床的にきわめて予後がよいため，管状癌という診断名を使用する．

のものが認められる．

- 管状癌の診断に際しての"腫瘍組織に占める管状構造の割合"についての見解はさまざまである．以前のWHO分類や多数の論文では，腫瘍組織がすべて（100％）管状構造で形成されるとしているが，実際にはそのような症例はきわめて少なく，非現実的な診断基準であるとの意見がある．実際には管状構造がさまざまな割合で認められるものも管状癌として，論文発表されている．最適な診断基準として90％以上が管状構造により占められるものとするのが妥当であろう．

■ 免疫組織化学
- ほとんどの症例がER，PgR陽性であり，Ki-67による増殖能は低い．HER2およびEGFRは陰性である．

鑑別診断

非腫瘍性病変と腫瘍性病変が挙げられる．

▶非腫瘍性病変

3つの良性病変（radial scar，sclerosing adenosis，microglandular adenosis）が鑑別診断として挙げられるが，いずれも筋上皮細胞の有無および基底膜物質の有無を確認することで鑑別が可能である．

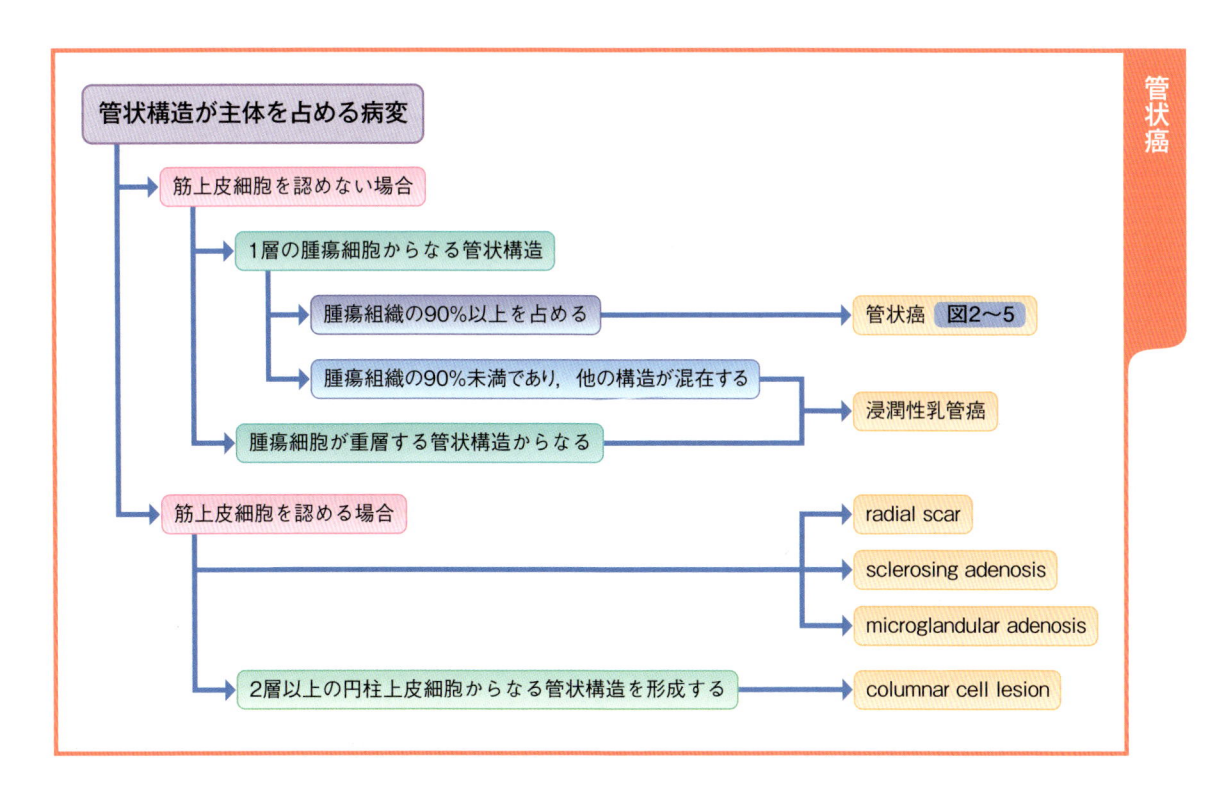

管状構造が主体を占める病変
- 筋上皮細胞を認めない場合
  - 1層の腫瘍細胞からなる管状構造
    - 腫瘍組織の90％以上を占める → 管状癌　図2〜5
    - 腫瘍組織の90％未満であり，他の構造が混在する → 浸潤性乳管癌
  - 腫瘍細胞が重層する管状構造からなる
- 筋上皮細胞を認める場合
  - → radial scar
  - → sclerosing adenosis
  - → microglandular adenosis
  - 2層以上の円柱上皮細胞からなる管状構造を形成する → columnar cell lesion

▶腫瘍性病変

■columnar cell lesion

近年注目されている病変であり，2層以上の円柱上皮細胞からなる管状構造から形成される．columnar cell hyperplasia, columnar cell change が含まれ，細胞異型と構造異型の程度を付記する．flat epithelial atypia として命名されている乳管内増殖性病変や flat type あるいは clinging type の非浸潤性乳管癌が含まれる．

これらの病変は管状癌のみならず，非浸潤性小葉癌の近傍に認められることが多いことから，管状癌の前癌性病変として位置付けられる．通常の浸潤性乳管癌とは発生過程が異なることが推測されている．

■高分化な浸潤性乳管癌

管状構造が主体の浸潤癌を認めた場合には，必ず高分化な浸潤性乳管癌を鑑別に挙げる必要がある．管状構造を構成する細胞が1層ではなく，重層化している場合は管状癌は除外すべきである．浸潤性乳管癌では核の大小不同，核分裂像がみられ，管状癌とは異なる．混合型管状癌の診断名は使用すべきではない．過去の論文には75％以上の1層の管状構造が存在する場合に他の成分を併記して，混合型管状癌としているものがある．しかしながら，純型管状癌（1層の細胞から構成される管状構造が90％以上を占める）の予後がきわめて良好なことからも，これのみを管状癌として扱うべきである．混合型の管状癌は高分化な浸潤性乳管癌とすべきである．

（藤井誠志，長谷部孝裕）

medullary carcinoma

上皮性腫瘍—癌および境界病変
髄様癌

疾患の概要

- 1949年，MooreとFooteにより初めて報告された組織型である．MooreとFooteは低分化で幼若な癌細胞が髄様に増殖し，癌巣周囲に高度のリンパ球浸潤を伴うことが特徴で，巨大であるにもかかわらず圧排性増殖を示し，リンパ節転移が少なく予後が良好であると述べている．
- 『乳癌取扱い規約』では，浸潤癌の特殊型に分類され，以下のように定義されている．低分化な癌細胞よりなる髄様に増殖する癌で，癌細胞は極性をもたず，大型で細胞質が明るく，核も大型類円形で空胞状を示し，明瞭な核小体をもつ．間質に著明なリンパ球浸潤を伴うことが多い．
- 2003年WHO分類には，5項目からなる髄様癌の診断基準が提示されており，その基準をすべて満たすものを髄様癌と呼んでいる．
- 癌細胞は高異型度で，腺腔形成・乳頭状構造などの特殊な構築がみられず，組織学的には高い悪性度を考えるが，臨床的には非常に予後良好である．浸潤性乳管癌（充実腺管癌）と区別して髄様癌を組織型診断する意義は，この点にある．組織型は特殊型に厳しい立場で診断することが一般的であるが，髄様癌は組織型そのものが予後因子であるため，よりいっそうその立場を意識して診断すべきである．
- 筆者は，特徴的な組織構築と細胞所見の両方がみられる症例のみを髄様癌とし，それ以外は浸潤性乳管癌（充実腺管癌）と診断している．後述の非定型髄様癌という名称は，日常診断では用いていない．
- 2008年の全国乳がん患者登録における髄様癌の頻度は，登録症例2万2,512例のうち91例（0.4%）である．当病院における頻度は，2006～2008年に手術が施行された原発性乳癌3,072例中1例の0.03%で，頻度の差は，診断基準の差に起因すると思われる．

臨床所見

■ 好発年齢
- 2003年WHO分類には，発症時の平均年齢は45～52歳と記載されている．浸潤性乳管癌よりやや若いとの報告もある．

■ 初発症状，視触診所見
- 充実性腫瘤を示す浸潤性乳管癌と同様である．

■ 予後
- 浸潤性乳管癌に比較してリンパ節転移率が低く，予後良好である．

病理所見

■ HE像　図1, 2
- 分葉状あるいは円形～楕円形で限局型の充実性腫瘍を呈する．周囲との境界は比較的明瞭で，圧排性増殖を示す．
- 癌巣の大部分は浸潤巣で，乳管内成分ははっきりしないことが多い．浸潤巣は大小不同の不規則で丸みを帯びた形状を示し，そのなかで特徴的な癌細胞がシート状に増生している．腺腔形成，乳頭状構造，索状構造はみられない．浸潤巣内の壊死組織（中心壊死）の頻度も低い．
- 癌巣間の狭い間質にはリンパ球，形質細胞を主体とした炎症細胞浸潤がみられることが多い．癌巣と間質との境界は比較的明瞭である．好酸性で明るく見える癌巣と好塩基性で暗く見える間質が複雑に入り組んで認められる．この組織所見は脳回状構造と呼ばれている．
- 癌細胞は大型で低分化である．広く明るい細胞質と大型で核小体が目立つ空胞状の核を有する．核の形状は円形～楕円形で張りがあり，核分裂像が多数認められる．癌細胞同士の境界が不明瞭であることも特徴の1つである．
- 2003年WHO分類には，上記の組織所見が髄様癌の診断基準 表1 として提示

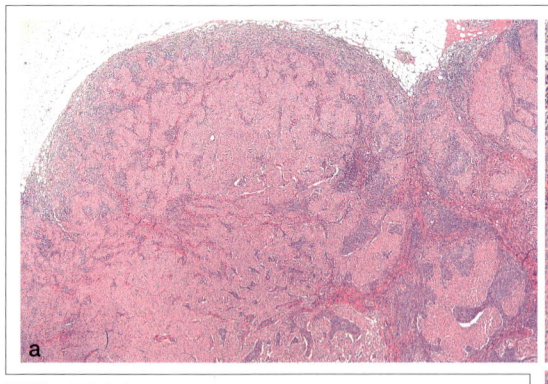

図1　髄様癌①
a：弱拡大．分葉状の充実性腫瘍である．周囲脂肪組織との境界は比較的明瞭で，圧排性に増殖している．好酸性に見える癌巣と炎症細胞浸潤により好塩基性に見える間質が，複雑に入り組んだ脳回状構造が認められる．
b：中拡大．検索された範囲の癌巣はすべて浸潤巣で，乳管内成分ははっきりしない．浸潤巣は大小不同の不規則で丸みを帯びた形状を示し，周囲にリンパ球，形質細胞を主体とした炎症細胞浸潤を伴っている．
c：強拡大．癌細胞はシート状に増殖しており，細胞境界はやや不明瞭である．腺腔形成，乳頭状構造，索状構造はみられない．癌細胞は大型で，広く明るい細胞質と大きく張りのある核を有している．核は円形～楕円形で，空胞状であり，1個の大きな核小体が目立つ．核分裂像が多数認められる．髄様癌の典型像である．

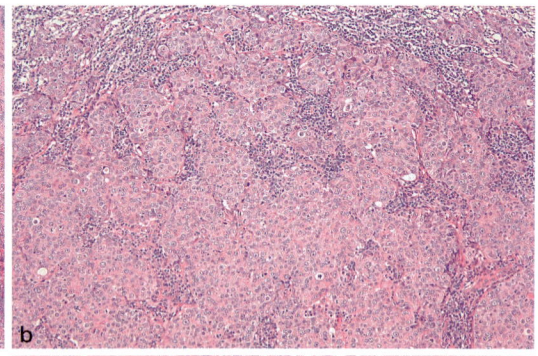

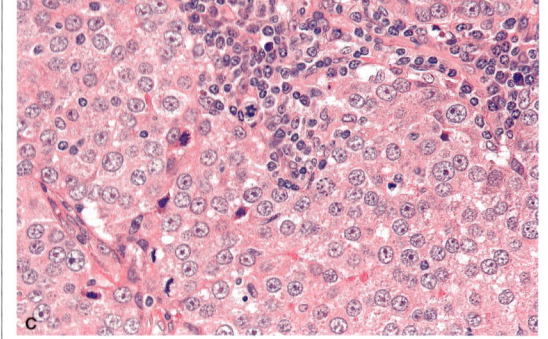

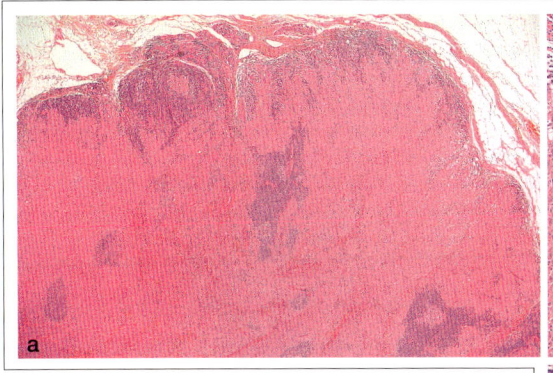

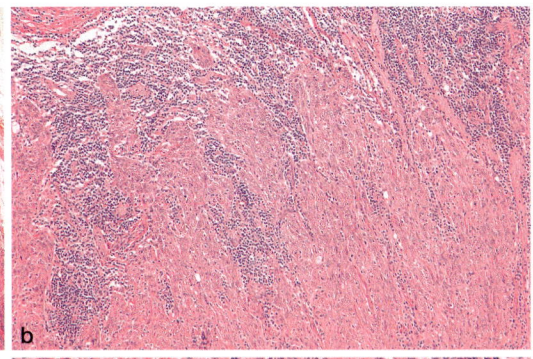

図2　髄様癌②

a：弱拡大．分葉状の充実性腫瘍である．周囲組織との境界は比較的明瞭で，圧排性に増殖している．好酸性に見える癌巣と炎症細胞浸潤により好塩基性に見える間質が，複雑に入り組んで認められる．

b：中拡大．検索された範囲の癌巣はすべて浸潤巣で，乳管内成分ははっきりしない．浸潤巣は大小不同で不規則で，周囲にリンパ球を主体とした炎症細胞浸潤を伴っている．

c：強拡大．癌細胞はシート状に増殖し，場所によっては流れるような並びが認められる．腺腔形成，乳頭状構造，索状構造はみられない．癌細胞同士の境界は不明瞭である．癌細胞は大型で，好酸性の細胞質と大きな核を有している．核は空胞状で，1個の大きな核小体が目立つが，形状が楕円形～紡錘形である．本症例は，核の形状と並びが典型的でないが，その他の所見から髄様癌と診断された．

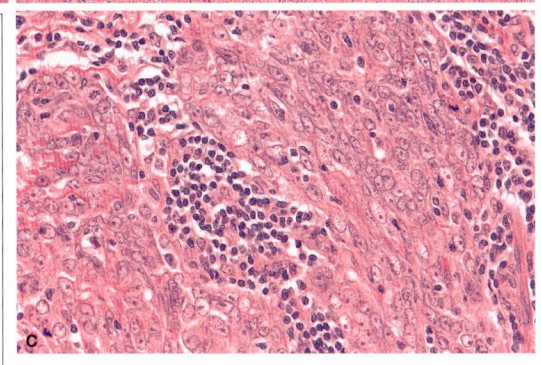

表1　髄様癌の診断基準（2003年 WHO分類）

1. 合胞体様構造（syncytial architecture；癌細胞が4～5層以上の厚みをもつシート状に増生し，その間に少量の粗な結合織がみられる構造）が腫瘍の75%以上を占める
2. 腺腔形成はみられない
3. リンパ球，形質細胞を主体としたびまん性の炎症細胞浸潤が目立つ
4. 癌細胞は通常円形で，豊富な細胞質と空胞状の核を有する．核内には1個あるいは数個の核小体がみられる．核異型度は中等度～高度で，核分裂像が多い
5. 周囲組織との境界が比較的明瞭で，圧排性である

診断のポイント

・大型で低分化な癌細胞が，細胞境界の不明瞭なシート状の浸潤巣を形成し，圧排性に発育する浸潤癌である．

・高異型度で予後不良と推測される組織像であるが，予後良好である．

・組織学的異型度が高く予後不良の浸潤性乳管癌と区別するために，診断基準を厳格に守ることが必要である．

されており，その基準のすべてを満たすものが髄様癌であると記載されている．また，基準1を満たし，基準2～5のなかの2～3項目を満たす癌を，非定型髄様癌（atypical medullary carcinoma）としている．しかし，髄様癌が予後良好であるという特徴を保つためには診断基準を厳格に守ることが必要で，非定型髄様癌より髄様癌類似の浸潤性乳管癌（infiltrating ductal carcinoma with medullary feature）ということばを用いるほうがよいと付記されている．

- 髄様癌の組織学的所見は，鼻腔，胃などに発生するlymphoepithelial carcimomaと類似している．lymphoepithelial carcinomaの核内には通常Epstein-Barr virus（EBV）が検出されるが，髄様癌のEBV陽性率はごく低率である．

■ **免疫組織化学**

- ホルモンレセプター陰性例が多い．
- HRE2については，陰性例が多いという報告と陽性例が多いという報告の両方がある．この相違は，髄様癌の定義が異なり，対象としている症例の性格が異なることに起因すると思われる．

鑑別診断

細胞異型が高度であるため，癌の診断は容易であるが，前述のごとく，浸潤性乳管癌の一型である充実腺管癌との鑑別が難しい．特に，異型の強い癌細胞からなり，リンパ球浸潤を伴うような充実腺管癌 図3, 4 との鑑別が問題となる．

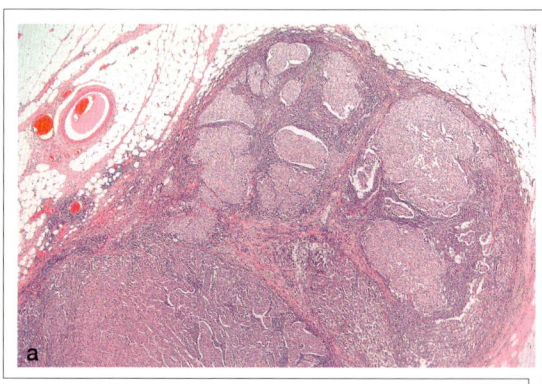

図3 充実腺管癌①
a：弱拡大．分葉状の充実性腫瘤である．周囲脂肪組織との境界は比較的明瞭で，圧排性に増殖している．好酸性に見える癌巣と炎症細胞浸潤により好塩基性に見える間質が，複雑に入り組んで認められる．
b：中拡大．浸潤巣は大型で，周囲にリンパ球，形質細胞を主体とした炎症細胞浸潤を伴っている．
c：強拡大．癌細胞は充実性に増殖しており，腺腔形成，乳頭状構造，索状構造はみられない．しかし，癌細胞同士の境界は明瞭である．癌細胞は広く好酸性の細胞質を有するが，核異型は中等度である．核は小～中型で，張りがやや乏しく，くびれのあるものもみられる．核分裂像は少数確認された．本症例は，細胞所見が髄様癌と異なる．組織型は充実腺管癌である．

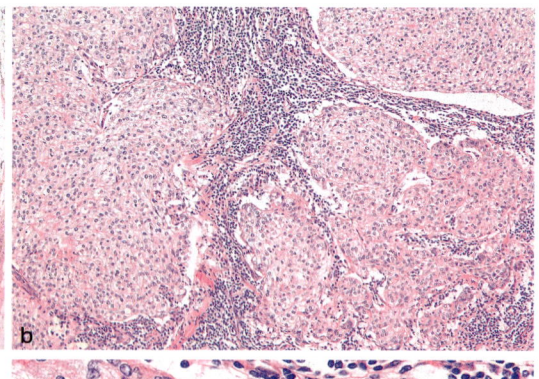

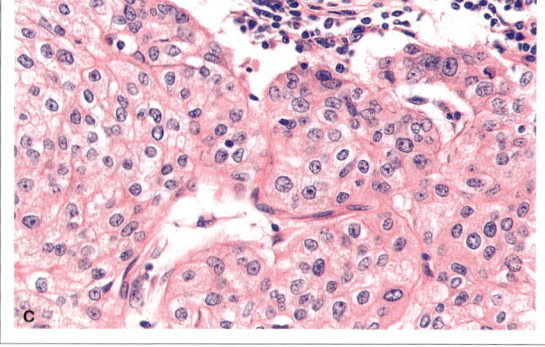

```
圧排性増殖を示す浸潤癌
 ├→ 特徴的な細胞像と組織構築を呈する ────────────→ 髄様癌 図1, 2
 └→ 特徴的な細胞像,組織構築いずれか少なくとも一方を完全には呈さない → 充実腺管癌 図3, 4
```

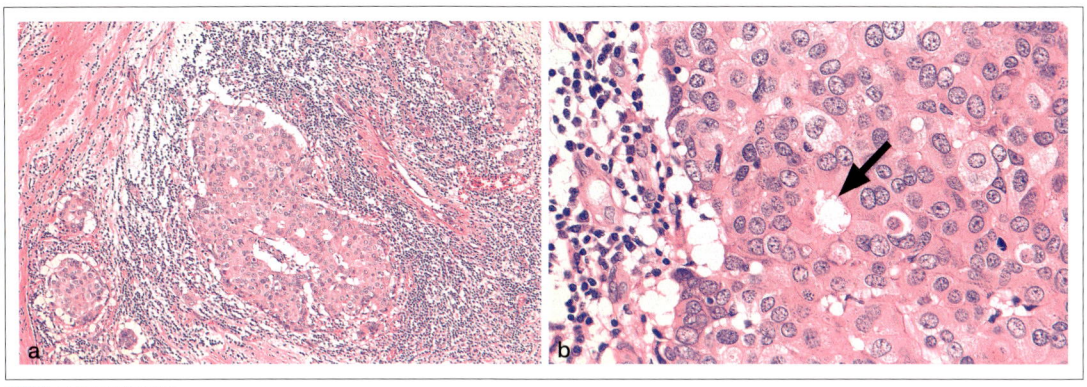

図4　充実腺管癌②
a：中拡大．大小不同で丸みを帯びた浸潤巣周囲に，リンパ球を主体とした炎症細胞浸潤が認められる．
b：強拡大．癌細胞の多くは充実性に増生しているが，ところどころに腺腔形成（➡）が認められる．腺腔内に癌細胞の分泌縁がみられる．癌細胞は好酸性の比較的広い細胞質を有する．核は円形〜楕円形で張りがあるが，大きさ，異型ともに，中等度である．核分裂像は少数確認された．本症例は，腺腔形成性と細胞所見が髄様癌と異なる．組織型は充実腺管癌である．

（堀井理絵，秋山　太）

mucinous carcinoma

上皮性腫瘍―癌および境界病変
粘液癌

疾患の概要

- 細胞外への粘液産生を特徴とし，腫瘍の大部分が粘液状の癌巣で占められているものをいう．浸潤性乳管癌の一部が粘液産生を示すものは，この型に入れない．
- 粘液癌は純型と通常型浸潤性乳管癌あるいは特殊型と混在する混合型がある．さらに純型を粘液と癌巣の割合で，粘液の割合が多いものを Type A（hypocellular variant），逆に粘液の割合が少なく癌巣の割合が多いものを Type B（hypercellular variant）とする．
- 純型の粘液癌の予後は良好で10年生存率は90%を超えるが，さらに癌巣の割合が低いものほど，高いものに比較してさらに予後がよい．
- 混合型の粘液癌の予後は混在する通常型浸潤性乳管癌あるいは特殊型に規定される．
- リンパ節転移率は通常型浸潤性乳管癌に比較して，明らかに低率である．また，純型は混合型に比較して低率である．
- 純型の粘液癌はほとんどの症例がER陽性であるが，HER2の過剰発現は少数である．
- 純型のType Bではしばしば，免疫組織化学におけるシナプトフィジン，クロモグラニンAが陽性を呈し，内分泌細胞への分化を示す．

臨床所見

■頻度
- 本邦の報告では全乳癌の 2.5～3.6% である．

■好発年齢
- 通常型浸潤性乳管癌よりやや高齢に発症する．

■初発症状
- 多くは乳房腫瘤で発見され，乳頭異常分泌を初発症状とすることはまれである．

■視触診所見
- 通常の乳癌より弾力性があるが，これは粘液量とそこに浮遊する癌細胞量の割合に依存し，癌細胞量が増すほど弾力性は乏しくなる．

■画像所見
- 超音波検査では腫瘍は楕円形，分葉状で，境界は明瞭なことが多いが粗ぞうであることもある．内部エコーは等～高エコー，時に低エコーである．後方エコーは

増強する.
- MRI 検査では粘液を反映し T2 強調像で高信号を呈する．ガドリニウム（Gd）造影後 T1 強調像では造影剤がゆっくりと粘液に拡散する状況を反映し，時間とともにゆっくりと染まっていく漸増型の造影パターンをとる.

病理所見

■ 肉眼像
- 境界明瞭な腫瘍のことが多く，定型例では内部がゼラチン状である．
- 粘液量が少ない症例では線維腺腫や充実腺管癌に類似する．

■ HE 像
- 癌細胞外への粘液産生により，癌細胞が粘液湖に浮遊する．浸潤性乳管癌などの他の組織型が混在する場合もある．腫瘍の構成が前者のみからなるものを粘液癌，純型，後者の他の組織型が混在するものを粘液癌，混合型と呼ぶ．
- 純型，混合型ともに主腫瘍の周囲に乳管内癌成分がみられる．つまり，乳管内癌成分自体は純型，混合型を区別する規定因子とはならない．
- まれに，純型あるいは混合型にリンパ節転移率が高い浸潤性微小乳頭癌様の構造が混在することがある．
- 純型のうち，粘液と癌巣の割合で，粘液の割合が多いものを Type A（hypocellular variant）図1，粘液の割合が少なく癌巣の割合が多いものを Type B（hypercellular variant）図2 とする．
- 粘液に浮遊する癌巣の形態はさまざまである．Type A に相当する粘液癌では管状，索状，篩状，乳頭状，小集塊状の癌巣がみられる．腫瘍細胞は異型が弱く，やや変性したものが目立つ 図1b．
- Type B に相当する粘液癌では充実状，篩状の癌巣形成を示すことが多く，癌巣内に血管がみられる．時に，血管周囲に粘液が存在することもある．腫瘍細胞は細胞質が好酸性で，核偏在性，細胞質内に粘液を有することもある 図2b．
- 上記の所見に通常型浸潤性乳管癌あるいは特殊型が混在する粘液癌を粘液癌，混合型と呼称する 図3．
- 浸潤性乳管癌の一部が粘液産生を示すものは，この型に入れずに，粘液産生を伴う浸潤性乳管癌などと診断する 図4．
- 非浸潤性乳管癌で粘液産生を伴うもののなかに神経内分泌マーカーが陽性になる癌があり，endocrine DCIS と称する．神経内分泌マーカーとしてクロモグラニン A，シナプトフィジンを用いる．CD56 も陽性となるが乳管内乳頭腫でも陽性となるので注意が必要である．

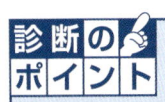

> **診断のポイント**
> ・粘液に癌巣が浮遊する癌で，診断は比較的容易である．ただし，わずかに粘液を産生する浸潤癌はこの型に入れない．

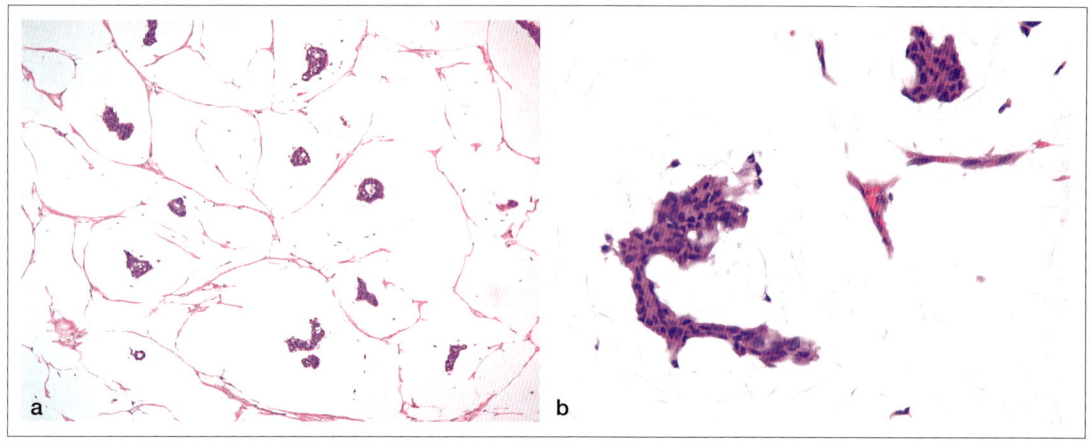

図1 粘液癌，純型（Type A）
a：中拡大．多量の粘液に十数個の小癌巣が浮遊している．
b：強拡大．小癌巣および赤血球を入れた毛細血管が剥き出しで粘液に浮遊する．小集塊状の癌巣の癌細胞は軽度異型を呈し，変性傾向がみられる．

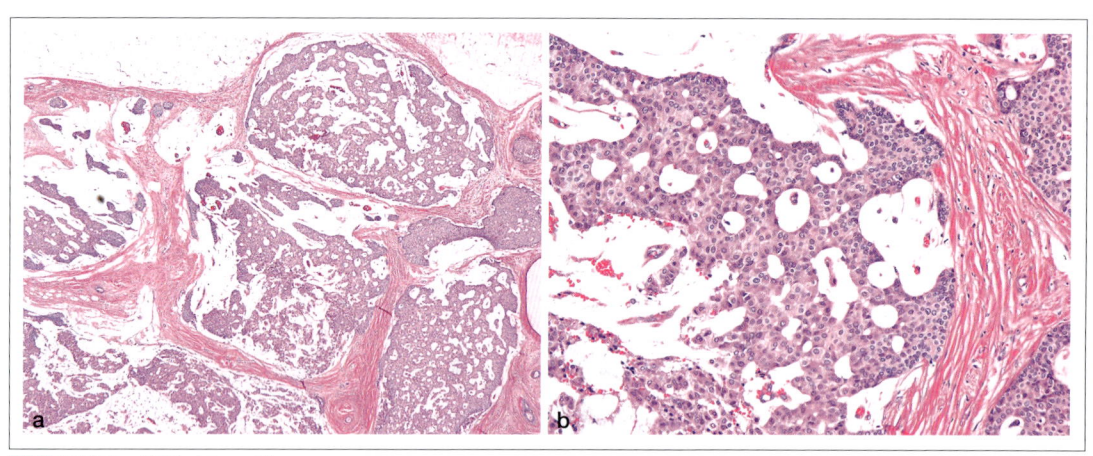

図2 粘液癌，純型（Type B）
a：弱拡大．粘液に癌巣が浮遊する．粘液の割合が少なく癌巣の割合が多い．
b：強拡大．粘液内に充実状，篩状の癌巣が浮遊し，癌細胞の細胞質は好酸性で，小血管の増生が目立つ．一部，粘液が小血管を取り巻く．

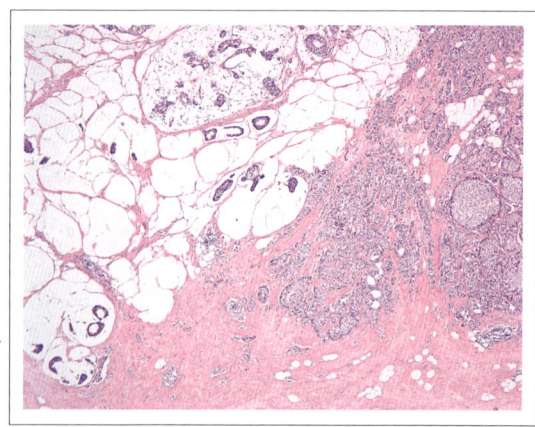

図3 粘液癌，混合型
中拡大．左側に粘液に癌巣が散見される粘液癌成分があり，右側には通常型浸潤性乳管癌（硬癌あるいは充実腺管癌）成分がある．

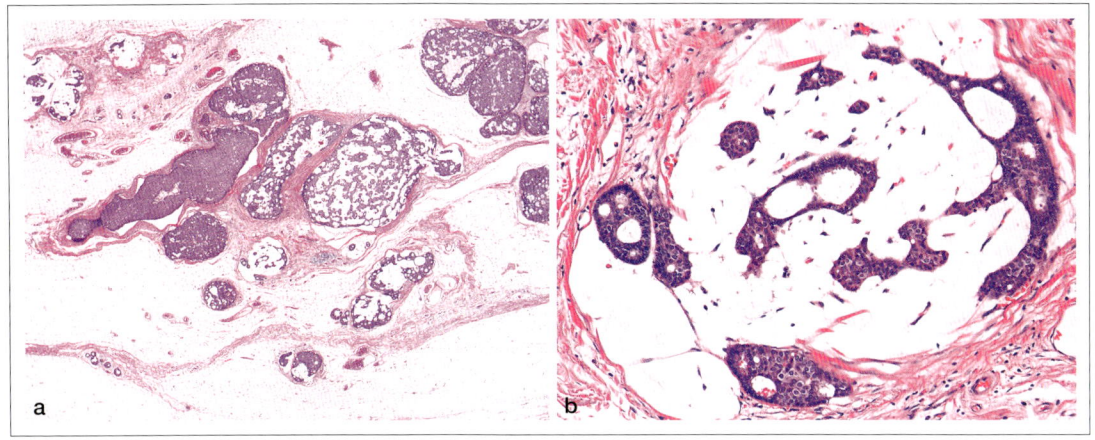

図4 粘液産生を伴う浸潤性乳管癌（乳頭腺管癌）
a：弱拡大．多くが非浸潤性乳管癌で，粘液の産生を伴う．
b：強拡大．わずかに間質に浸潤する粘液に小集塊状の癌巣が認められる．

■ 細胞診像

- 背景には粘液が多量にみられ，これらは赤紫色，橙黄色などに染色される．均一な染色性は示さず，年輪状にみられることが多い．
- 純型の Type A では小型の異型細胞集塊がまりも状を形成し，豊富な粘液に包まれ，繭玉状となる．複数個の集塊がみられた場合は frog's egg-like appearance と称される．
- Type B では採取される癌細胞量は多く，背景には濃厚な粘液と薄い粘液が混在し，また，裸血管を有することもある．粘液の存在に着目しないと充実腺管癌と見誤ることもある．
- 混合型の場合は，混在した浸潤性乳管癌部分が採取されれば，その浸潤性乳管癌様の所見，粘液癌部分が採取されれば，粘液癌，純型の所見が観察される．

■ 免疫組織化学

- 純型の多くの例では ER 陽性，HER2 陰性を示す．
- 混合型の約 30％で HER2 が陽性を示すと報告されている．
- 純型の Type B では，神経内分泌マーカー（クロモグラニン A，シナプトフィジン）が陽性を示し，内分泌分化を示す例が多い．

鑑別診断

▶粘液瘤様腫瘍／病変
（mucocele-like tumor：MLT／mucocele-like lesion：MLL） **図5**

MLT は 1986 年に Rosen により粘液が貯留した囊胞状の拡張乳管の集簇とこれの破綻により粘液物質が間質に露出した病変として報告された．以後，悪性例もみつかった．MLT，MLT with atypia，MLT with DCIS の 3 型に亜分類される．穿刺吸引細胞診で，粘液癌と MLT の鑑別は容易ではないが，MLT では出現する

粘液癌

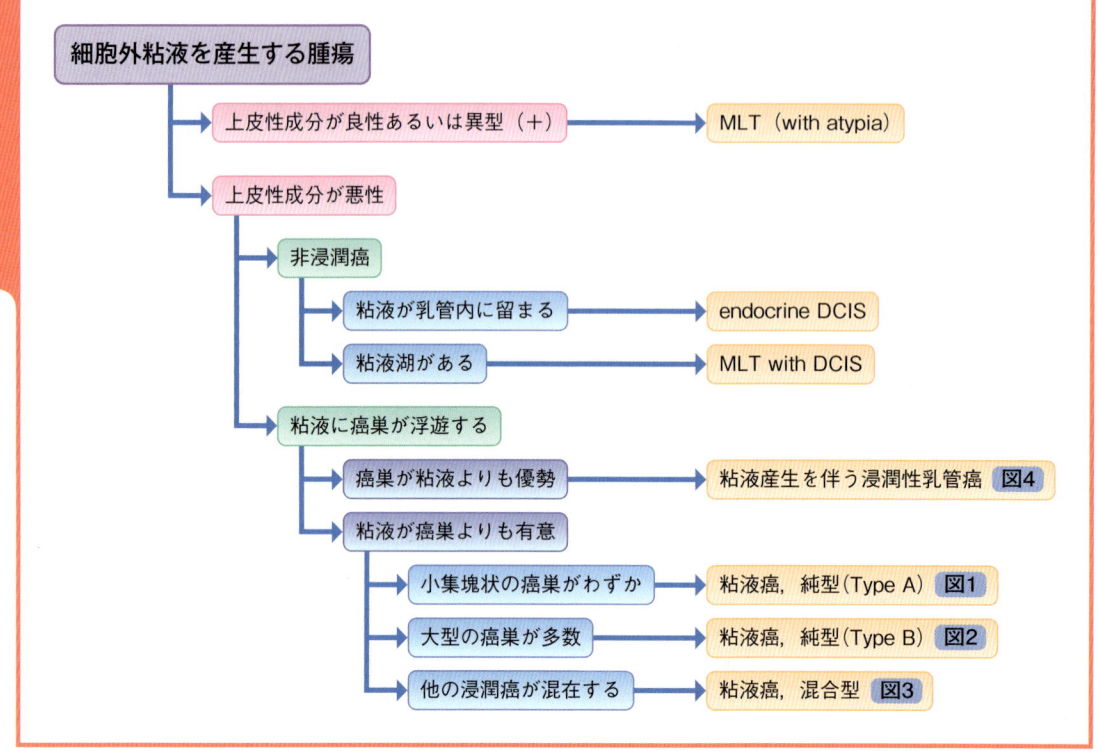

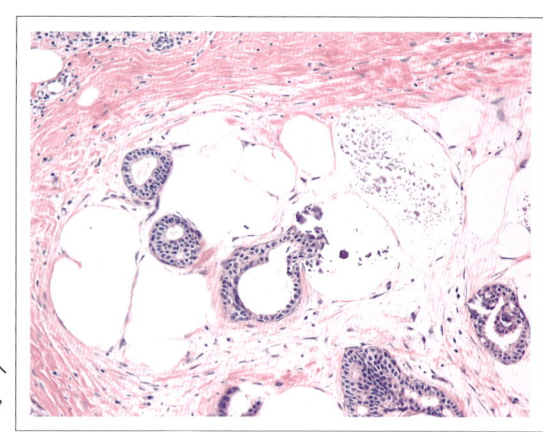

```
細胞外粘液を産生する腫瘍
├─ 上皮性成分が良性あるいは異型（＋） ──→ MLT（with atypia）
└─ 上皮性成分が悪性
   ├─ 非浸潤癌
   │   ├─ 粘液が乳管内に留まる ──→ endocrine DCIS
   │   └─ 粘液湖がある ──→ MLT with DCIS
   └─ 粘液に癌巣が浮遊する
       ├─ 癌巣が粘液よりも優勢 ──→ 粘液産生を伴う浸潤性乳管癌　図4
       └─ 粘液が癌巣よりも有意
           ├─ 小集塊状の癌巣がわずか ──→ 粘液癌，純型（Type A）図1
           ├─ 大型の癌巣が多数 ──→ 粘液癌，純型（Type B）図2
           └─ 他の浸潤癌が混在する ──→ 粘液癌，混合型　図3
```

図5　異型を伴う粘液瘤様腫瘍
HE染色，強拡大．粘液の間質への露出，粘液内の多数の石灰化，異型を伴う乳管過形成を認める．

細胞集塊はきわめて少なく，粘液の性状も希薄である．

▶粘液腫状線維腺腫（myxomatous fibroadenoma）

　粘液癌との鑑別を要する良性病変である．超音波像，MRI像は粘液癌に酷似する．穿刺吸引細胞診では上皮集塊に構造異型をしばしばみるが，粘液癌との鑑別は背景の裸核細胞，紡錘型細胞を含む粘液腫状の間質集塊を確認することである．Giemsa染色で間質が異染性を示す副所見を確認することが有用であるとする報告もある．

（前田一郎）

neuroendocrine carcinoma
上皮性腫瘍―癌および境界病変
神経内分泌癌

疾患の概要

- 消化管や肺の神経内分泌腫瘍と類似の形態を示し，神経内分泌マーカーが50%を超える腫瘍細胞に発現する原発性乳癌「WHOの乳腺腫瘍分類」（2003年）と定義されている 表1．
- 乳腺の神経内分泌癌は，solid neuroendocrine carcinoma，small cell carcinoma（小細胞癌），large cell neuroendocrine carcinoma（大細胞神経内分泌癌）に亜分類されている．さらに，mucinous neuroendocrine carcinoma（粘液性神経内分泌癌）も一亜型とする考え方がある．
- 多くの solid neuroendocrine carcinoma と粘液性神経内分泌癌は高分化型神経内分泌癌に相当し，小細胞癌および大細胞神経内分泌癌は低分化型神経内分泌癌に相当する．
- 『乳癌取扱い規約』では，浸潤癌の特殊型のその他の項に，カルチノイドが記載されている．
- ERおよびPgRは，大部分の症例において陽性である．
- HER2遺伝子増幅/蛋白過剰発現を示す症例はまれである．
- 神経内分泌形質の証明には，クロモグラニンA，シナプトフィジンに対する抗体を用いた免疫組織化学的方法が推奨される．
- 予後因子として，所属リンパ節転移，組織学的 Grade，核 Grade が重要である．
- 乳腺の神経内分泌癌は，1977年に Cubilla と Woodruff により "carcinoid tumor" として初めて報告された．
- 発生学的には，正常の乳腺組織に神経内分泌細胞がほとんどみられないことから，癌の異分化（divergent differentiation）という考え方が一般的である．
- 神経内分泌型の非浸潤性乳管癌（NE-DCIS）は，乳腺神経内分泌癌の pre-invasive counterpart/precursor lesion として位置付けられる．

臨床所見

■頻度
- 邦人では全浸潤性乳癌の5.3%である．

■既往歴
- 両側発生例（異時性および同時性）が時にみられる．
- 他臓器原発の神経内分泌腫瘍の既往がある場合，転移の可能性も考慮する．
- 長期の血性乳頭分泌症状は，特徴的な臨床像の1つである．

表1 乳腺神経内分泌癌の臨床・病理学的特徴

定義		消化管や肺の神経内分泌腫瘍と類似の形態を示し，神経内分泌マーカーが50%を超える腫瘍細胞に発現する乳癌
推奨される神経内分泌マーカー		クロモグラニンA，シナプトフィジン
補助的な神経内分泌マーカー		クロモグラニンB, CD56, neuron specific enolase (NSE) など
臨床所見	頻度	5%
	平均年齢	55歳
	初発症状	無痛性腫瘤，血性乳頭分泌
	腫瘍径の平均	1.9cm
	予後	比較的良好
	化学療法の効果	軽度
画像所見	マンモグラフィ	腫瘤，局所的非対称性陰影
	超音波	境界の比較的明瞭な腫瘤，乳管拡張像
	カラードプラ	hypervascular
	MRI	限局性腫瘤，乳管拡張と区域性のenhancement
肉眼的所見	手術標本における割面像	灰白色調〜赤褐色調を呈する分葉状の充実性腫瘍
		赤褐色調小円形病巣の散見（乳管内出血像）
組織学的所見	組織構築	癌細胞の充実性増殖／類器官構造
		発達した血管網ないし線維血管性間質
	癌細胞　　細胞質	細顆粒状，しばしば好酸性，豊富
	核	円形〜類円形，クロマチンパターンは細顆粒状
		異型性は軽度〜中等度，核小体（＋／−）
	組織学的Grade	Grade 2
	リンパ管侵襲	少ない
	炎症反応（小円形細胞浸潤）	乏しい
	凝固壊死	少ない
	石灰化	少ない
細胞学的所見（穿刺吸引細胞診）	背景	clear，時に粘液性
	細胞採取量	豊富
	出現パターン	充実性で結合性の緩い癌細胞集団，癌細胞の孤立散在像
		血管性／線維血管性間質片
	癌細胞	多角形〜紡錘形，時に細胞内粘液
		細胞質の細顆粒状所見（Giemsa/Diff-Quick染色でより明瞭）
		形質細胞様形態（低いN/C比，偏在性の円形核）
免疫組織化学的所見	エストロゲンレセプター	＋
	プロゲステロンレセプター	＋
	アンドロゲンレセプター	半数未満の症例で＋
	ソマトスタチンレセプター	＋
	HER2	−
	HER1（EGFR）	−
	高分子keratin（5/6, 14など）	−
	cytokeratin 7	＋
	cytokeratin 20	−
	細胞接着分子（E-cadherinなど）	＋
	甲状腺転写因子（TTF-1）	一部の症例で＋
電子顕微鏡所見	神経分泌顆粒	dense core granules
		presynaptic clear vesicles
分子生物学的所見	分子サブタイプ	luminal A
	遺伝子発現プロファイル	connective tissue/extracellular matrixに関連する遺伝子がdownregulationされている（通常型浸潤性乳管癌との比較）

■ 好発年齢
- 本邦では，60歳代に最も多く（25％），30歳代（20％），50歳代（19％），40歳代（17％）と続く．
- 平均年齢は55歳と対象群（51.5歳）よりやや高いが，有意な差はない．

■ 性
- 大部分は女性であるが，男性にもみられる．なお，乳癌における神経内分泌分化は，女性よりも男性により多くみられる．

■ 初発症状
- 無痛性の腫瘤として発見されることが最も多く（44％），血性乳頭分泌がこれに次ぐ（27％）．
- 検診発見例（15％）では，腫瘤（超音波，マンモグラフィ）や局所的非対称性陰影（マンモグラフィ）として検出されることが多い．
- 異所性ホルモン（ACTH，PTH，カルシトニン，アドレナリン）の産生により症状を呈する症候性腫瘍が，ごく少数報告されている．

■ 視触診所見
- 弾性硬の腫瘤をしばしば触知する．発生部位は，外上領域に最も多い．
- 血性乳頭分泌症状を呈する症例では，明瞭な腫瘤を触知しないことが多い．

■ 画像所見
- マンモグラフィや超音波において，境界の明瞭な充実性腫瘤として描出されるが 図1a ，境界の不明瞭な不整形腫瘤のこともある．
- 管内病変を主体とするものでは，超音波やMRIにおいて，乳管の拡張像を特徴とする．
- カラードプラ（超音波）において，病変は豊富な血流を示す 図1b ．

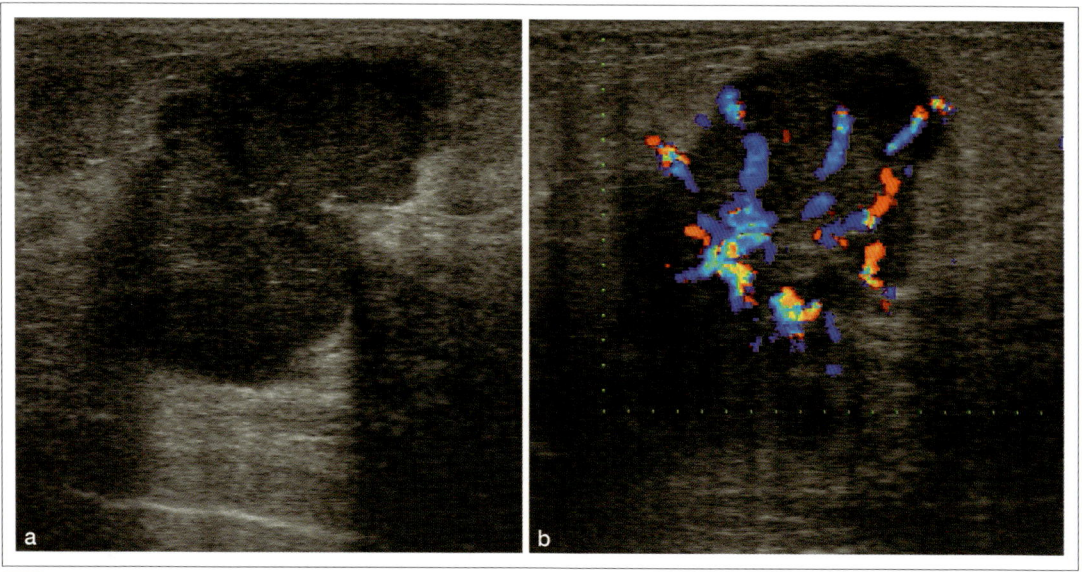

図1 神経内分泌癌（小細胞癌）の超音波画像
a：境界の明瞭な分葉状腫瘤で，内部は低エコーを示し不均一である．後方エコーは著明に増強している．
b：カラードプラにて，腫瘤内に著明な血流を認める．

■ 予後
- 良好なものが多いが，一部の症例は侵攻性の臨床経過を示す．この場合，遠隔転移は肝臓，骨に多く，死因は肝不全が多い．

病理所見

■ 肉眼像
- 境界明瞭な分葉状の充実性腫瘍を形成することが多い 図2．しばしば出血を伴い，赤褐色調として割面に反映される．また，粘液の産生を伴う症例では，半透明で光沢のある割面像を呈する．
- 管内成分を主体とする症例では，赤褐色調の小円形病巣（血性内容を有する拡張乳管）が広範囲にみられる．

■ HE像
- 癌細胞は，充実性の増殖パターンを主体とし 図3a, 4a, 5, 6a，柵状配列を胞巣辺縁で呈することや 図3b，ロゼット様構造を示すこともある 図3c．よく発達した血管性/線維血管性間質がしばしばみられる 図3a, 4a, 6a．厚い線維性間質を伴って，癌胞巣が硬性浸潤をきたすこともある．
- solid neuroendocrine carcinoma 図3 は，乳腺神経内分泌癌の大きな割合を占める．癌細胞は，多角形〜時々紡錘形を呈する．細胞質は豊かで，細顆粒状を示し，神経内分泌顆粒の存在が示唆される．核は細顆粒状のクロマチンを有し 図3d，核小体は通常目立たない．核異型は軽度〜中等度で，核分裂指数は低いことが多い．粘液の産生が時々みられる．随伴する管内病変は，一般に浸潤巣と類似の病理像を示し，時々広範な進展をきたす．凝固壊死を伴うことは少なく，リンパ球などの炎症性細胞浸潤は目立たない．なお，本組織亜型を，solid cohesive type と alveolar type に分ける考え方もある．
- 小細胞癌は，まれな組織亜型であり，時々侵攻性の臨床経過をたどる．肺における小細胞癌と類似の形態像を示し，癌細胞は小型でN/C比が高く，細胞境界は

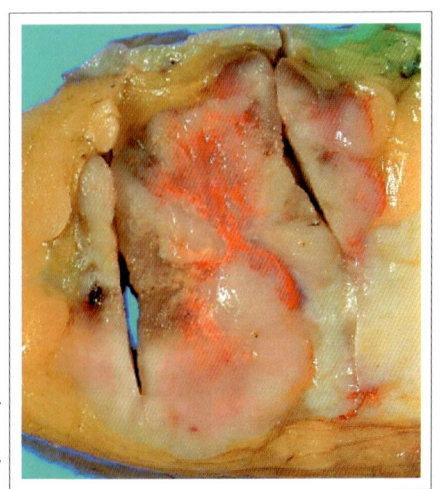

図2 神経内分泌癌（小細胞癌）の肉眼像（手術標本）
分葉状の充実性腫瘍を形成し，割面は灰白色調を呈する．部分的に出血や壊死がみられる．

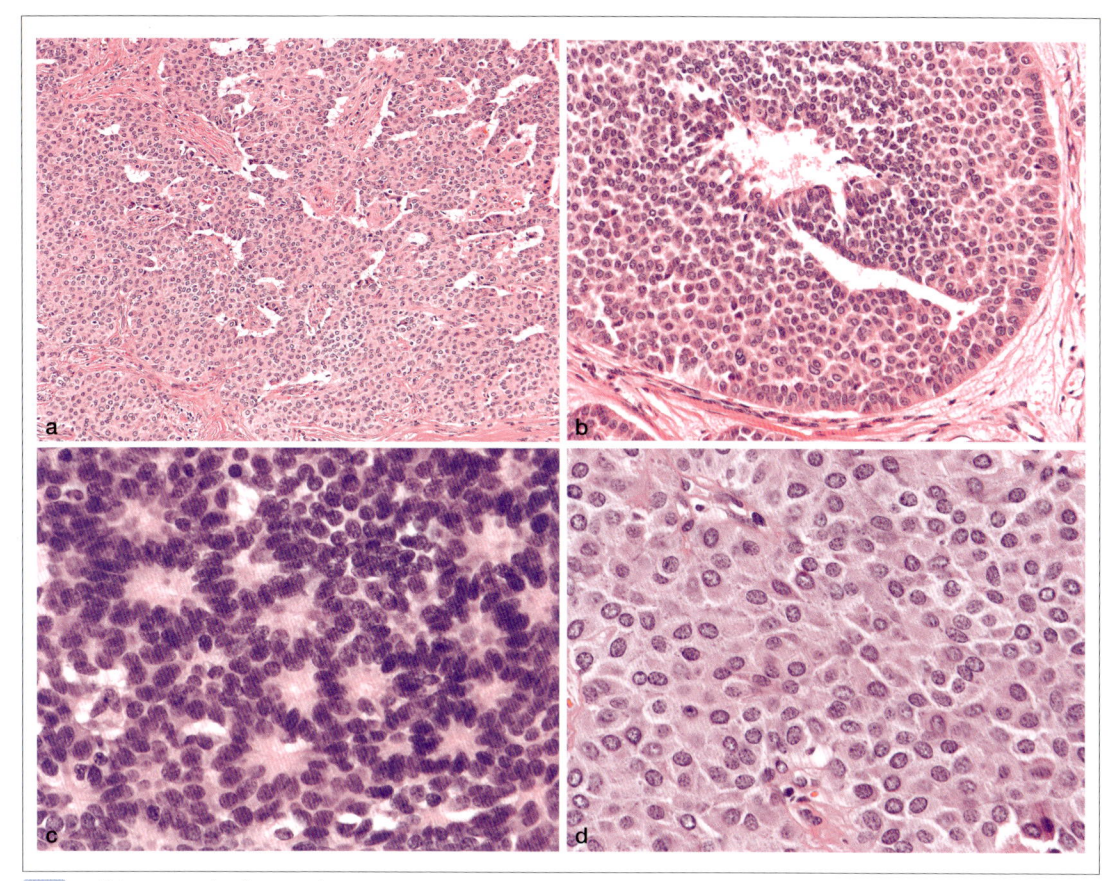

図3 solid neuroendocrine carcinoma
a：癌細胞が充実性の胞巣形成を示しながら増殖・浸潤し，発達した線維血管性間質を伴う．
b：腫瘍胞巣辺縁において，癌細胞は柵状配列を示す．
c：癌細胞がロゼット様構造を呈する．
d：癌細胞は，細顆粒状，好酸性を呈する豊かな胞体と，細顆粒状のクロマチンパターンを示す類円形の核を有する．

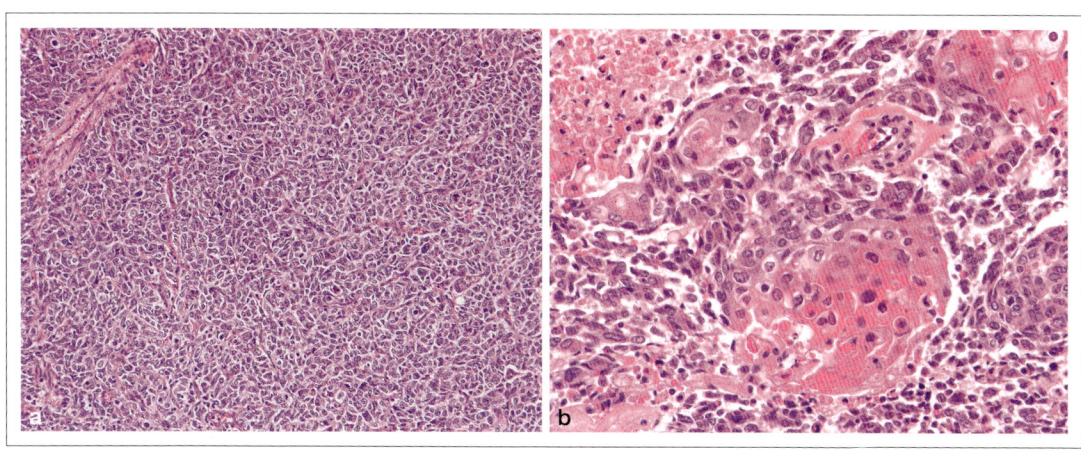

図4 小細胞癌
a：小型の癌細胞が，豊富な血管性間質を伴いながら密に増殖している．
b：扁平上皮への分化を認める．また，凝固壊死所見が一部にみられる（左上部）．

不明瞭である 図4a．核は細顆粒状のクロマチンを有し，核小体は目立たない．核の相互圧排像が著明で，核分裂像を散見する．管内成分をしばしば伴い，浸潤部と同様の癌細胞から構成される．部分的に通常型乳管癌の成分や，扁平上皮への分化を伴うことがある．凝固壊死所見が時々みられる 図4b．また，脈管侵襲像をしばしば伴う．

- 大細胞神経内分泌癌は，肺における counterpart と類似の組織像を示し，癌細胞は大型で，中等量から豊かな細胞質を有する．核は小胞状ないし細顆粒状のクロマチンパターンを示し，明瞭な核小体がみられる．核分裂像が目立つ（強拡大10視野で18～65個）図5．凝固壊死巣がしばしば認められる．

- Capella らのいう Type B（hypercellular variant）の粘液癌は，比較的少量の粘液のなかに充実性の癌胞巣が浮遊する像を特徴とする 図6a．癌細胞は細顆粒状の胞体を有し 図6b，神経内分泌への分化をしばしば示す．神経内分泌分化がびまん性にみられる場合，粘液性神経内分泌癌とする考え方がある．近年では，神経内分泌癌と粘液癌（特に Type B）の分子生物学的な類似性も示されている．

- 神経内分泌癌の一部，特に高異型度群において，どの亜型にも分類し難い症例が

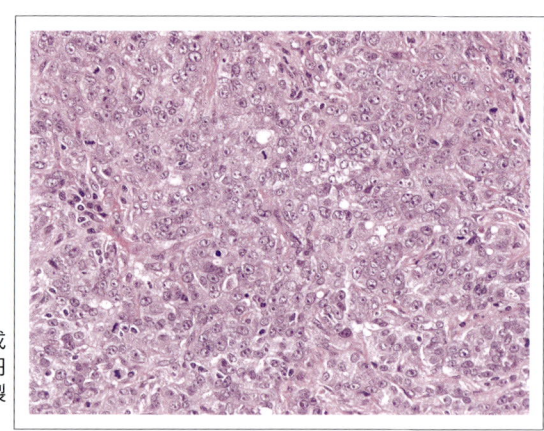

図5 大細胞神経内分泌癌
大型の癌細胞が充実性胞巣を形成しながら増殖している．核は類円形で明瞭な核小体を有し，核分裂像が目立つ．

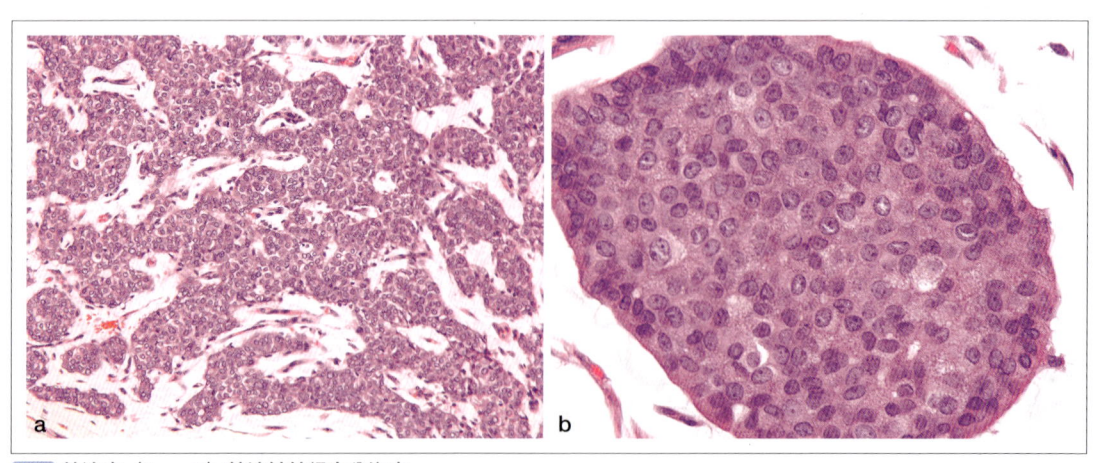

図6 粘液癌（Type B）/粘液性神経内分泌癌
a：粘液のなかに，充実性増殖を示す大型の癌胞巣が浮遊している．毛細血管の増生がみられる．
b：癌細胞は多角形を示し，細顆粒状の胞体を有する．核は類円形で，小型の核小体がみられる．

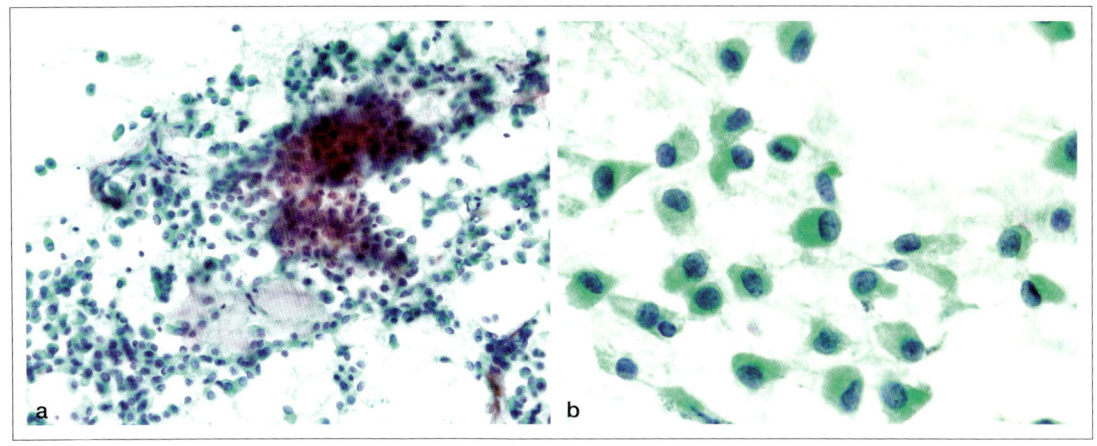

図7 solid neuroendocrine carcinoma
a：癌細胞は結合性の緩い充実性集団〜孤立散在性の出現パターンを示す．背景には少量の粘液がみられる．また，一部に毛細血管を認める（左上方）．
b：癌細胞は多角形，類円形ないし短紡錘形を示し，細顆粒状の豊かな胞体と，細顆粒状のクロマチンパターンを示す偏在性の核を有する．

存在する．他臓器（特に非内分泌臓器）に適用可能な，より実用性の高い亜分類の確立が待たれる．

■ 細胞診像

- 穿刺吸引細胞診では，背景は clear なことが多く，時に粘液性 図7a ，まれに壊死性である．
- 癌細胞は豊富に採取され，結合性の緩い充実性集塊〜孤立散在性の出現パターンを示す（loss of cell cohesion）．
- 血管性ないし線維血管性間質が時々みられる．
- 癌細胞の特徴は，各亜型の組織学的所見を反映する．solid neuroendocrine carcinoma では，豊富な胞体と偏在性の核を有する癌細胞が孤立散在性に出現する像（plasmacytoid appearance）を特徴とする 図7b ．
- 細胞質の独特な細顆粒状所見は，Giemsa 染色や Diff-Quick 染色においてより明瞭にみられる．
- 乳頭分泌を示す症例の分泌物細胞診では，一般に強い血性背景のなかに変性した癌細胞が少数みられる．ただし，癌が乳頭近傍まで管内進展を示す場合は，癌細胞が豊富に採取され，多少の変性を伴うも特徴的な細胞所見が観察される．

診断のポイント
- 癌細胞が充実性に増殖し，時に胞巣辺縁で柵状配列を示す．
- 発達した血管性/線維血管性間質を伴う．
- 癌細胞は多角形〜紡錘形であり，胞体は細顆粒状でしばしば好酸性を示す．核は類円形で，細顆粒状のクロマチンを有する．多くは低 Grade に相当する（71％）．
- 細胞外粘液ないし細胞内粘液を時々伴う．
- 本腫瘍の確定診断には，神経内分泌形質の証明が必須であり，特異性の高い抗体（クロモグラニン A，シナプトフィジン）を用いた免疫組織化学的方法がゴールドスタンダードである．

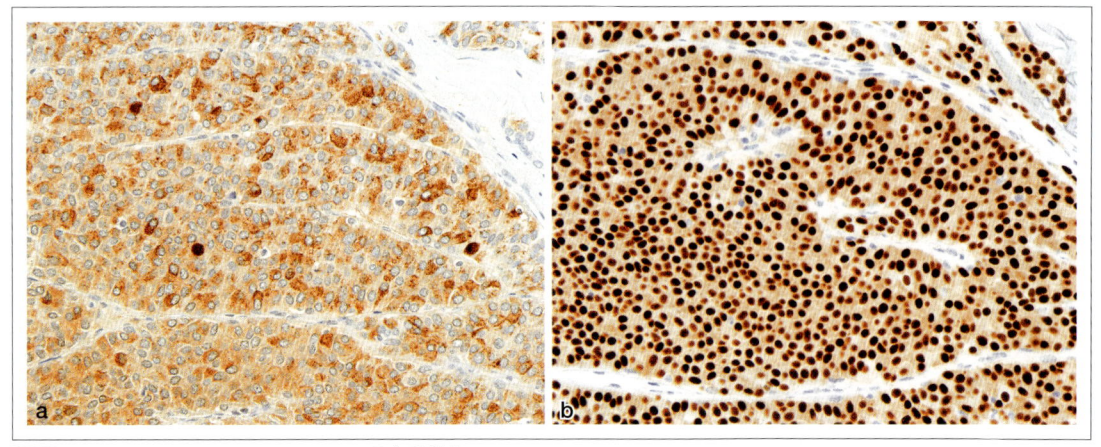

図8 solid neuroendocrine carcinoma の免疫染色
a：クロモグラニン A　　b：プロゲステロンレセプター

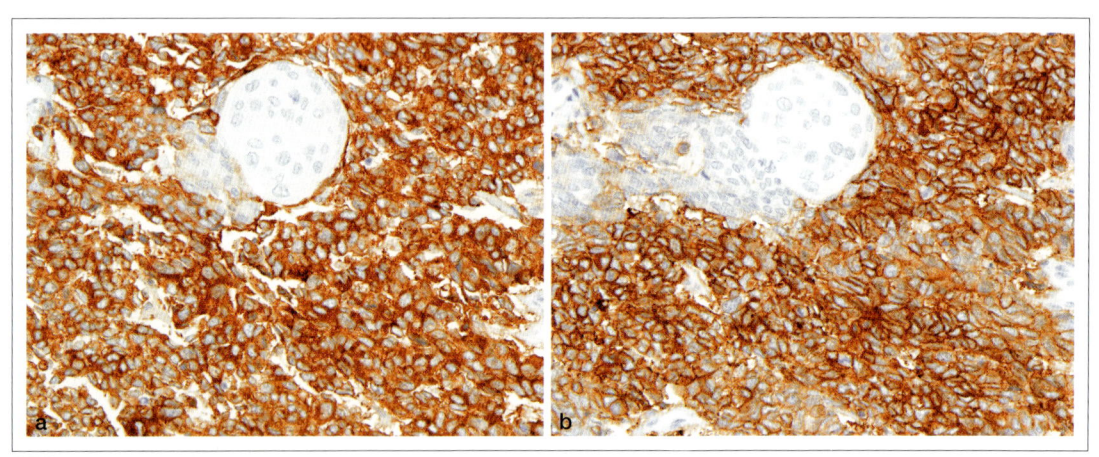

図9 小細胞癌の免疫染色
a：シナプトフィジン　　b：CD56（NCAM）
癌細胞にびまん性の陽性所見を示すが，扁平上皮への分化を示す部分は陰性である．

■ 免疫組織化学

- 神経内分泌形質の検出における最も特異性の高いマーカーは，クロモグラニンA 図8a とシナプトフィジン 図9a である．補助的なマーカーとして，クロモグラニン B，CD56（NCAM）図9b ，neuron specific enolase（NSE）などが挙げられる．
- ER，PgR は大部分の症例が陽性であり，しばしば強陽性を示す 図8b ．
- HER2 遺伝子増幅/蛋白過剰発現を示す症例や，triple negative（ER 陰性，PgR 陰性，HER2 陰性）を示す症例はまれである．
- アンドロゲンレセプター（AR）が半数以下の症例で陽性である．
- ソマトスタチンレセプター（SSTRs）は，多くの症例が陽性を示す（ただし，非神経内分泌癌でも陽性像を呈しうる）．
- 通常型の乳癌と同様，cytokeratin 7 が陽性，cytokeratin 20 が陰性を示す．
- 高分子 keratin は，大部分の症例が陰性である．
- 細胞接着分子（E-cadherin，β-カテニン，p120 カテニン）は，ほとんどの症例

が陽性である．
- 小細胞癌では，thyroid transcription factor-1（TTF-1）が20％の症例において陽性を示す．

■ 電子顕微鏡像
- 細胞質内に，dense core granules（クロモグラニンA・B）やpresynaptic clear vesicles（シナプトフィジン）がみられる．

鑑別診断

▶転移性の神経内分泌腫瘍

まれではあるが，他臓器原発の神経内分泌腫瘍（肺の小細胞癌や消化管のカルチノイド腫瘍）が乳腺に転移をきたすことがある．原発と転移の鑑別において，臨床的には既往歴や画像所見が重要となる．組織学的には，浸潤巣と類似の癌細胞からなる管内成分の存在は，乳腺原発であることを支持する所見である．免疫組織化学的には，ER，PgR，mammaglobin，GCDFP-15の陽性像は，乳腺原発を支持する所見となりうる 図8b ．さらに，乳腺原発では一般にcytokeratin 7が陽性，cytokeratin 20が陰性であるのに対し，例えば肺の小細胞癌では両染色とも陰性である．

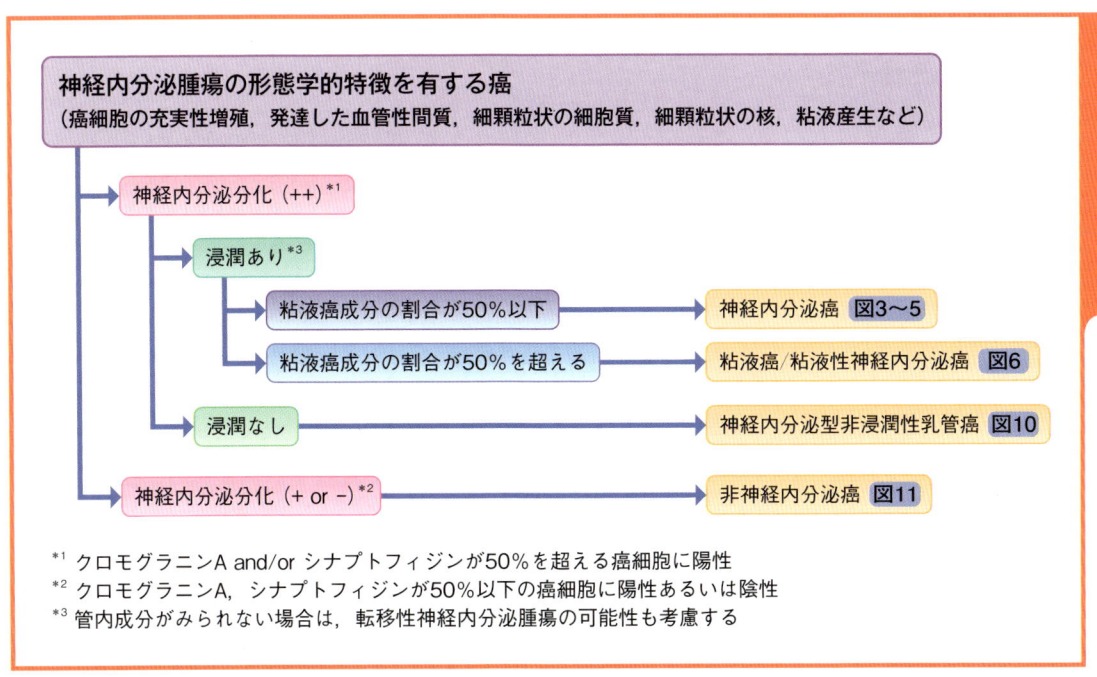

▶神経内分泌型の非浸潤性乳管癌（neuroendocrine ductal carcinoma in situ：NE-DCIS） 図10

管内成分のみからなる神経内分泌癌は，NE-DCISと診断される．浸潤性の神経

神経内分泌腫瘍の形態学的特徴を有する癌
（癌細胞の充実性増殖，発達した血管性間質，細顆粒状の細胞質，細顆粒状の核，粘液産生など）

- 神経内分泌分化（++）[*1]
  - 浸潤あり[*3]
    - 粘液癌成分の割合が50％以下 → 神経内分泌癌 図3〜5
    - 粘液癌成分の割合が50％を超える → 粘液癌/粘液性神経内分泌癌 図6
  - 浸潤なし → 神経内分泌型非浸潤性乳管癌 図10
- 神経内分泌分化（+ or −）[*2] → 非神経内分泌癌 図11

[*1] クロモグラニンA and/or シナプトフィジンが50％を超える癌細胞に陽性
[*2] クロモグラニンA，シナプトフィジンが50％以下の癌細胞に陽性あるいは陰性
[*3] 管内成分がみられない場合は，転移性神経内分泌腫瘍の可能性も考慮する

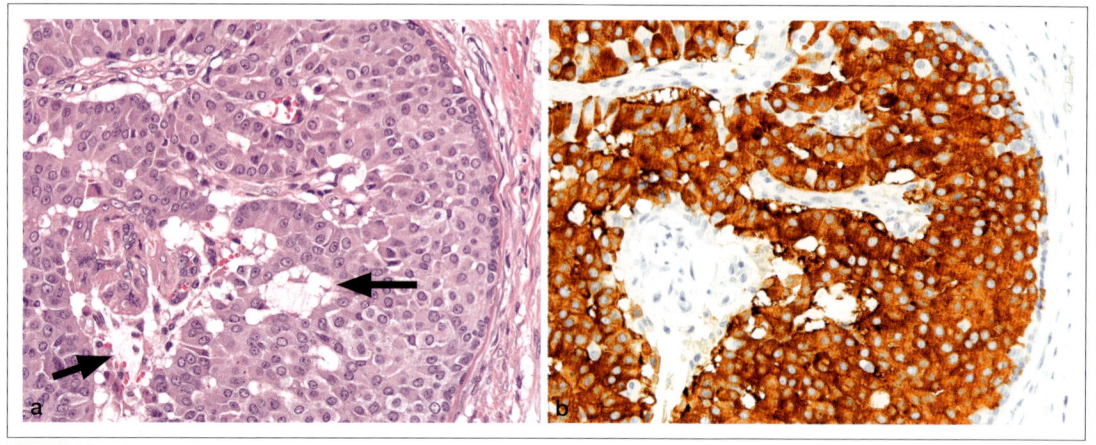

図10 神経内分泌型の非浸潤性乳管癌（NE-DCIS）
a：細顆粒状，好酸性の豊かな胞体を有する癌細胞が管内を充実性に増殖し，発達した血管網を伴う．一部に，細胞外粘液の産生がみられる（➡）．
b：シナプトフィジンの免疫染色において，癌細胞はびまん性に陽性所見を示す（血管網の部分は陰性）．

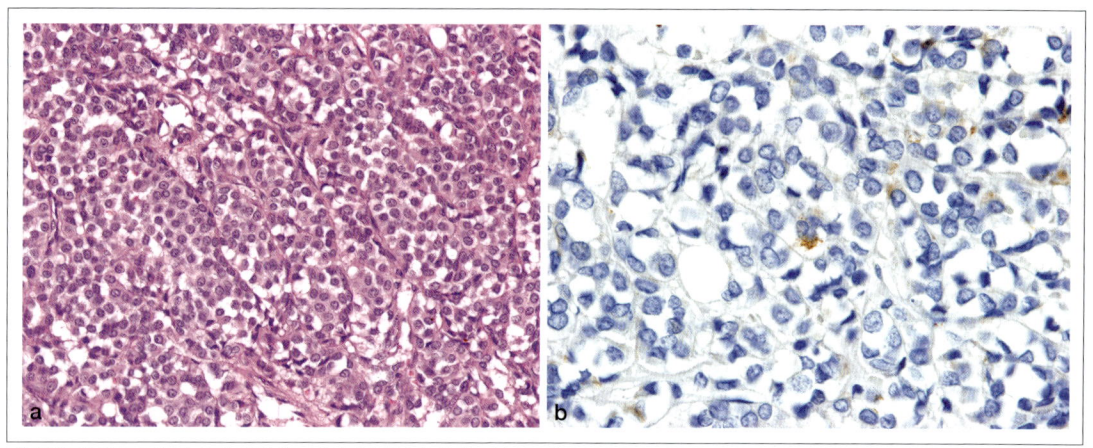

図11 神経内分泌分化を部分的に伴う浸潤性小葉癌（充実型）
a：小型の円形核を有する均一な癌細胞が，毛細血管網を伴いながら充実性に増殖する．癌細胞の胞体は淡好酸性で，軽度に細顆粒状を示す．
b：クロモグラニンAの免疫染色において，一部の癌細胞に陽性所見がみられる．

内分泌癌（低異型度群）と類似の形態像を示すが，毛細血管の腎糸球体様構造（glomeruloid arrangement）が独特な所見である．一方で，乳管内乳頭腫や乳管過形成と形態学的なオーバーラップを示す．すなわち，NE-DCIS は神経内分泌癌における pre-invasive counterpart/precursor lesion としての意義を有するとともに，過小診断されやすい乳癌という側面をもつ．

▶部分的に神経内分泌分化（focal neuroendocrine differentiation）を伴う乳癌

腫瘍細胞の一部に神経内分泌分化がみられることは，通常型の乳癌においてまれではなく（10～18％），小葉癌や髄様癌などの特殊型で観察されることもある**図11**．他臓器（前立腺など）と異なり，臨床・病理学的な意義は乏しい．乳腺神経内分泌癌の診断には，特異性の高い神経内分泌マーカーが50％を超える癌細胞に発現することが必須である．

▶充実腺管癌（solid-tubular carcinoma）

　充実腺管癌（通常型浸潤性乳管癌の一亜型）は，癌細胞が充実性に増殖し，圧排性に発育・浸潤する像を特徴とする．充実腺管癌では，一般に核異型性が高度で，核分裂像が目立つ．神経内分泌癌は，充実腺管癌に類似の増殖・浸潤パターンを示すが，核異型が比較的軽度で，核分裂像は目立たないことが多い．さらに，細顆粒状でしばしば好酸性を呈する豊かな細胞質が独特である．また，発達した血管性間質，癌細胞の柵状配列，ロゼット様構造などの特徴的な組織構築にも注目する．

〔川崎朋範，加藤良平〕

invasive micropapillary carcinoma

上皮性腫瘍―癌および境界病変
浸潤性微小乳頭癌

疾患の概要

- 微小乳頭状，あるいは微小乳頭管状構造を示す癌細胞の集塊よりなる浸潤癌である．しばしば脈管侵襲を伴う．
- 1993年にSiriaunkgulとTavassoliが提唱した新しい組織型である．SiriaunkgulとTavassoliは特徴的な組織像で，脈管侵襲が高頻度にみられること，卵巣などの漿液性腺癌からの転移巣と鑑別が必要なこと，通常型乳癌との混合型がみられること，転移巣でも特徴的な組織像が保たれていることなどを報告した．
- 浸潤性微小乳頭癌は，『乳癌取扱い規約』には2008年発行の第16版に初めて掲載され，浸潤癌の特殊型に分類されている．
- 2008年の全国乳がん患者登録における浸潤性微小乳頭癌の頻度は，登録症例2万2,512例のうち118例（0.5%）である．当院における頻度は，2006〜2008年に手術が施行された原発性乳癌3,072例中46例の1.5%である．頻度の相違は，この新しい組織型が十分認知されていないこと，他の組織型と併存することが多く純型が少ないことなどに起因すると思われる．
- 2003年WHO分類によると，純型の浸潤性微小乳頭癌はまれで，浸潤性微小乳頭癌成分が面積的に優位な癌と一部でもみられる癌の浸潤癌全体に対する割合は，それぞれ2%以下と3〜6%である．

臨床所見

■好発年齢
- 浸潤性乳管癌と同様で，特徴はない．

■初発症状
- 触知腫瘤として発見され，マンモグラフィや超音波検査では不整形の充実性腫瘤として描出されることが多い．腫瘤内に石灰化を伴うこともある．

■予後
- 浸潤性微小乳頭癌は，浸潤性乳管癌と比較して，リンパ管侵襲陽性率やリンパ節転移率が高く，予後不良である．予後不良の原因はリンパ節転移によるもので，病期を揃えると浸潤性乳管癌と同様との報告もある．

病理所見

■ HE像

- 浸潤性乳管癌や粘液癌との混合型が多いので，癌全体の割面像はさまざまである．浸潤性微小乳頭癌成分に限ると，境界微細分葉状の限局型充実性腫瘤像を呈することが多い．
- 組織学的には，微小乳頭状構造を示す浸潤巣が間質に認められ，癌巣と間質との間に裂隙がみられるのが特徴である．微小乳頭状とは，癌細胞の分泌縁が外側に向かう乳頭状構造を呈するが，中心部に血管茎がみられない組織構築である 図1～3．
- 癌巣と間質との間の裂隙は無構造で，介在物質もみられないことから，切除後に生じたアーチファクトといわれている．このため，針生検標本や凍結標本では切除標本に比較して裂隙が生じにくく 図4，浸潤性微小乳頭癌の組織型診断が難しいので注意を要する．
- 微小乳頭状の癌巣内に腺腔形成がみられ，その腺腔内に分泌物や石灰化がみられることがある 図3．
- 井手らは，浸潤性微小乳頭癌の癌巣をその大きさと形状から3種類に分類し報告している．癌巣が小さく，癌細胞のほとんどが外側に分泌縁を有し，腺腔形成のみられない花弁型 図1，癌巣が大きく，最外層の癌細胞のみが分泌縁を有し，中心部では充実性に増生する充実型 図2，癌細胞の分泌縁が最外層では外側に最内層では内側に向いているため，中心部に腺腔がみられる腺腔形成型

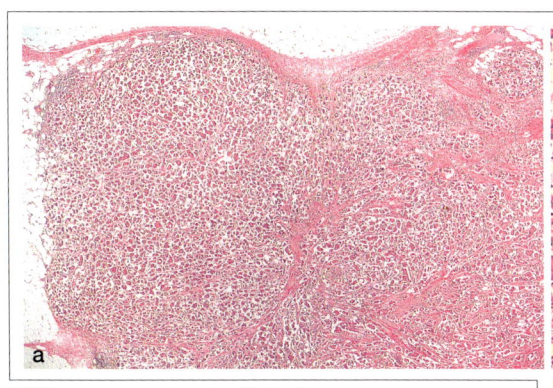

図1 浸潤性微小乳頭癌（花弁型）
a：弱拡大．浸潤性微小乳頭癌成分が癌巣の大部分を占める浸潤癌である．境界明瞭から微細分葉状の限局型充実性腫瘤像を呈している．
b：中拡大．微小乳頭状構造を呈する浸潤巣が間質に認められ，癌巣と間質との間に裂隙がみられる．癌巣が間質に囲まれた空間に浮遊しているようなイメージである．
c：強拡大．癌巣を構成する細胞数は10個程度で，癌細胞のほとんどが外側に分泌縁を有している．中心部に血管茎はみられない．

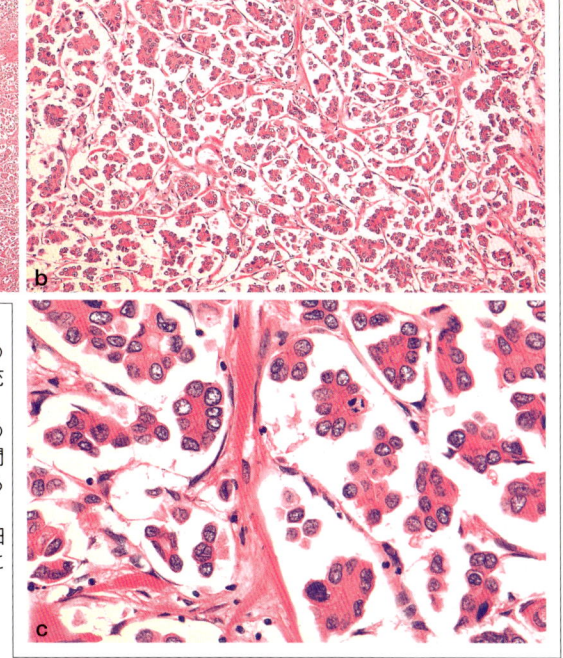

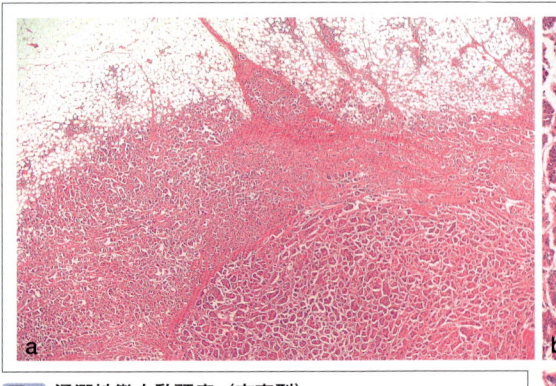

図2 浸潤性微小乳頭癌（充実型）
a：弱拡大．浸潤性微小乳頭癌成分が癌巣の大部分を占める浸潤癌である．境界微細分葉状の限局型充実性腫瘤像を呈している．皮下脂肪織内に癌細胞と炎症細胞が浸潤している．
b：中拡大．微小乳頭状構造を呈する浸潤巣が間質に認められ，癌巣と間質との間に裂隙がみられる．癌巣が間質に囲まれた空間に浮遊しているようなイメージである．
c：強拡大．癌巣が大きく，癌細胞が最外層では外側に分泌縁を有し，中心部では充実性に増生している．血管茎はみられない．

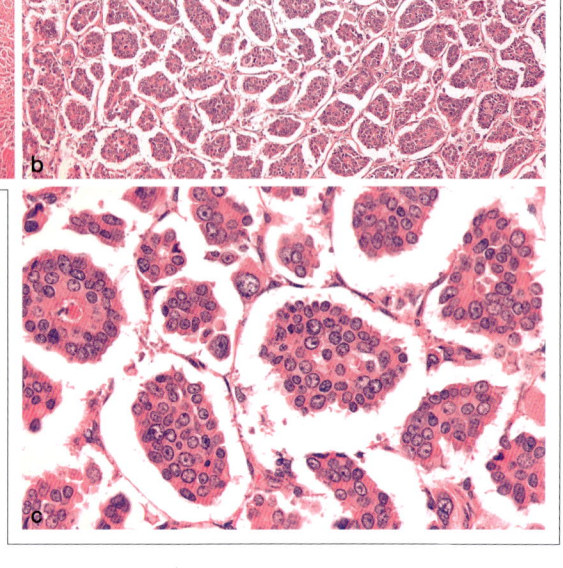

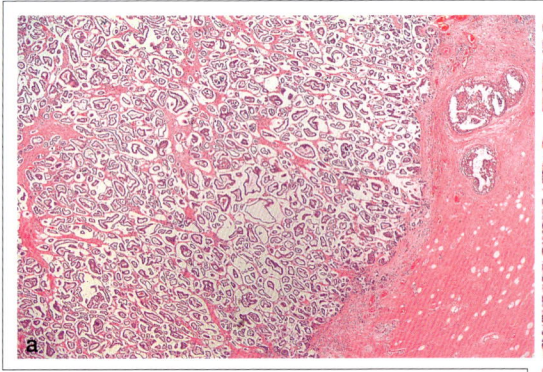

図3 浸潤性微小乳頭癌（腺腔形成型）
a：弱拡大．浸潤性微小乳頭癌成分が癌巣の大部分を占める浸潤癌である．境界比較的明瞭な限局型充実性腫瘤像を呈している．右端に乳管内癌巣が認められる．
b：中拡大．微小乳頭状構造を呈する浸潤巣が間質に認められ，癌巣と間質との間に裂隙がみられる．癌巣が間質に囲まれた空間に浮遊しているようなイメージである．
c：強拡大．癌細胞の分泌縁が最外層では外側に最内層では内側に向いているため，癌巣中心部に腺腔がみられる．腺腔内には分泌型石灰化が認められる．

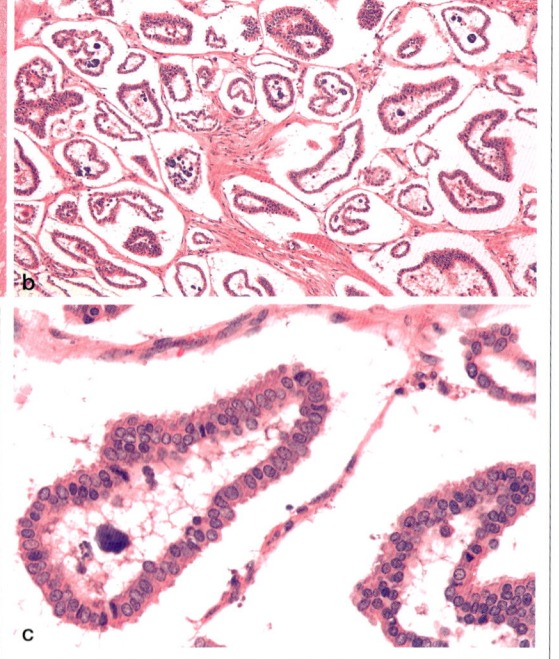

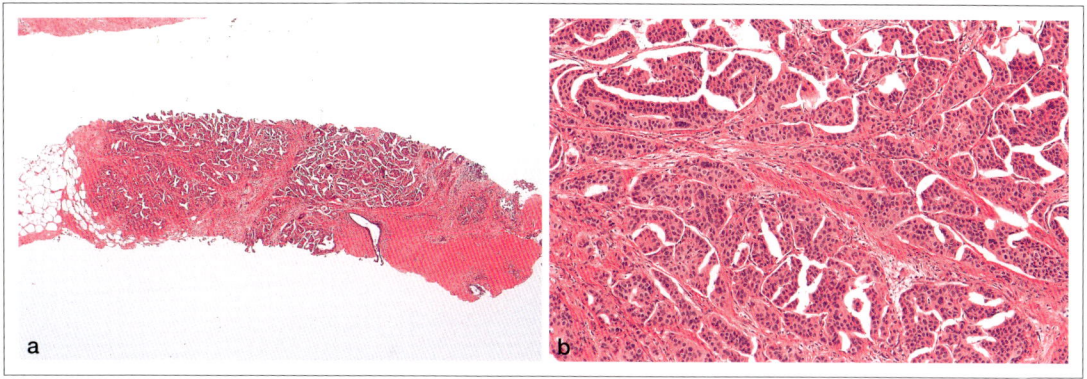

図4 浸潤性微小乳頭癌の針生検標本
a：弱拡大．標本中央部に浸潤性微小乳頭癌の組織像を呈する浸潤巣が認められる．癌巣は比較的大きい．
b：中拡大．癌巣はすべて血管茎を含まない乳頭状で，浸潤性微小乳頭癌の組織像を示す．しかし，中央部では，癌巣と間質との間の裂隙が狭くなっており，浸潤性微小乳頭癌の組織像であることがややわかりづらい．

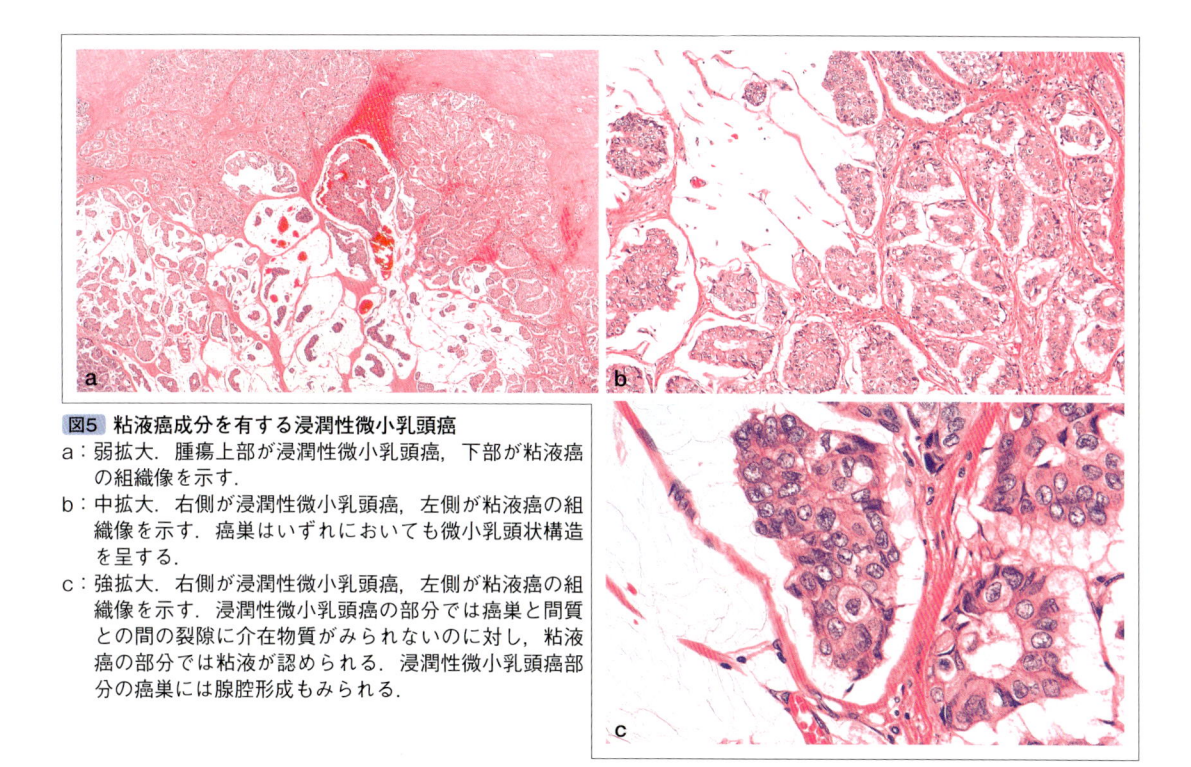

図5 粘液癌成分を有する浸潤性微小乳頭癌
a：弱拡大．腫瘍上部が浸潤性微小乳頭癌，下部が粘液癌の組織像を示す．
b：中拡大．右側が浸潤性微小乳頭癌，左側が粘液癌の組織像を示す．癌巣はいずれにおいても微小乳頭状構造を呈する．
c：強拡大．右側が浸潤性微小乳頭癌，左側が粘液癌の組織像を示す．浸潤性微小乳頭癌の部分では癌巣と間質との間の裂隙に介在物質がみられないのに対し，粘液癌の部分では粘液が認められる．浸潤性微小乳頭癌部分の癌巣には腺腔形成もみられる．

図3 である．

- 浸潤性微小乳頭癌のほとんどが浸潤性乳管癌（乳頭腺管癌，充実腺管癌，硬癌），粘液癌などの他の組織像を呈する浸潤巣をさまざまな割合で併存している 図5．『乳癌取扱い規約』には，浸潤性乳管癌の一部のみに特殊な組織形態がみられる場合には，浸潤性乳管癌として分類し，その旨を付記すると記載されている．しかし，井手らは，浸潤性微小乳頭癌成分を含む浸潤癌は，その割合が少量であっても，リンパ管侵襲陽性率やリンパ節転移率が有意に高いと報告している．したがって，浸潤癌の病理診断の際には，浸潤性微小乳頭癌成分の存在を見落とさな

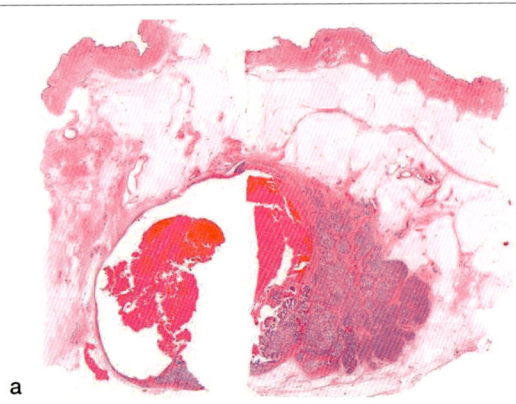

図6 囊胞内癌成分を有する浸潤性微小乳頭癌
a：ルーペ像．腫瘍左側に囊胞内癌成分，右側に浸潤巣がみられる．
b：弱拡大．左側が囊胞内癌成分，右側が浸潤性微小乳頭癌の組織像を呈する浸潤巣である．
c：中拡大．左側が囊胞内癌成分で，囊胞壁を裏打ちする癌細胞が認められる．右側は浸潤巣で，花弁型の浸潤性微小乳頭癌の組織像を呈している．

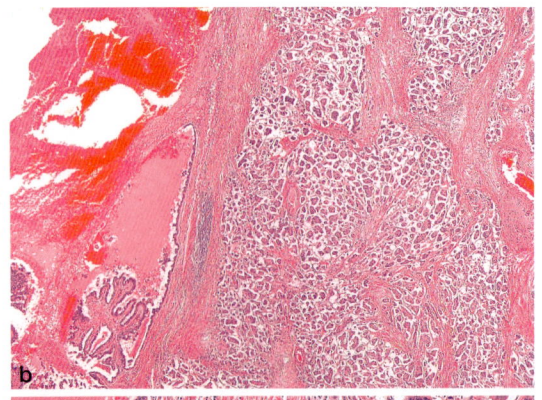

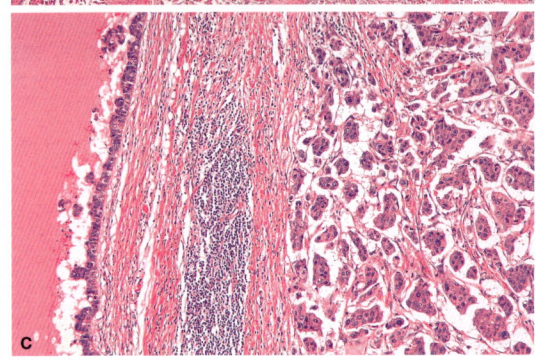

　　いことも重要である．
- 乳管内成分が囊胞状に拡張した囊胞内癌成分を有することもある 図6．
- リンパ管侵襲やリンパ節転移巣の癌巣も，しばしば，微小乳頭状構造を呈する．

■ 免疫組織化学
- 癌細胞の分泌縁が外側に向いている所見は，HE染色により認識可能であるが，診断に迷う場合は，EMA染色やMUC1染色が有用である．EMA染色・MUC1染色では，癌巣辺縁の分泌縁に沿った線状の陽性所見が認められる．

診断のポイント
- 微小乳頭状構造を呈する浸潤巣が間質に認められ，癌巣と間質との間に裂隙がみられるのが特徴である．裂隙は無構造で，介在物質もみられない．
- 浸潤性微小乳頭癌成分を含む浸潤癌は，その割合が少量であっても，リンパ管侵襲陽性率やリンパ節転移率が高いので，浸潤性微小乳頭癌成分の存在を見落とさないことが重要である．
- 針生検標本や凍結標本では切除標本に比較して裂隙が生じにくいので，注意深く観察する必要がある．

鑑別診断

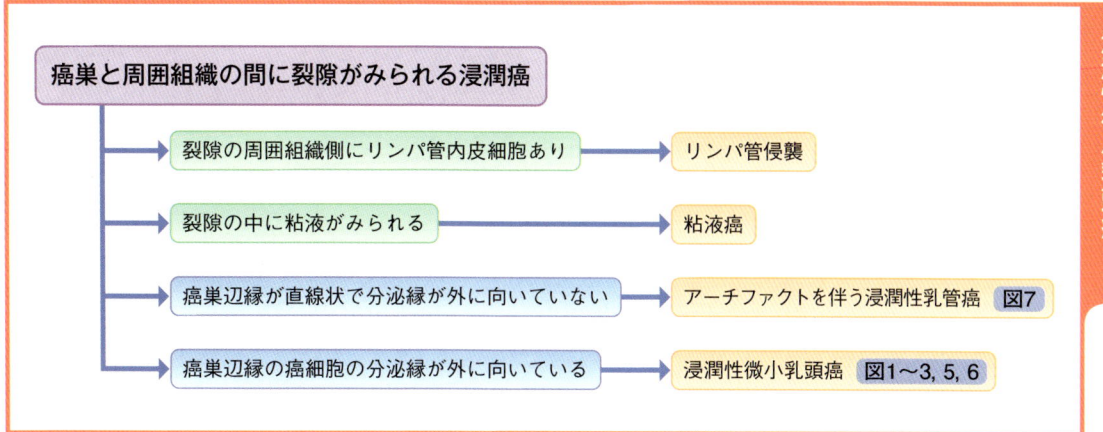

```
癌巣と周囲組織の間に裂隙がみられる浸潤癌
├─ 裂隙の周囲組織側にリンパ管内皮細胞あり      → リンパ管侵襲
├─ 裂隙の中に粘液がみられる                    → 粘液癌
├─ 癌巣辺縁が直線状で分泌縁が外に向いていない  → アーチファクトを伴う浸潤性乳管癌　図7
└─ 癌巣辺縁の癌細胞の分泌縁が外に向いている    → 浸潤性微小乳頭癌　図1〜3, 5, 6
```

▶リンパ管侵襲（lymphatic invasion）

　癌のリンパ管侵襲では癌細胞がリンパ管内に浮遊し，しばしば乳頭状構造を呈するので，浸潤性微小乳頭癌の浸潤部分と組織像が類似している．両者の鑑別点はリンパ管の内皮細胞の有無である．リンパ管内皮細胞に陽性所見を呈するD2-40染色が鑑別に有用なこともある．

▶粘液癌（mucinous carcinoma）

　癌巣が微小乳頭状構造を呈する粘液癌との鑑別点は，癌巣と間質の間の介在物質である．粘液癌では癌巣と間質の間に粘液がみられるが，浸潤性微小乳頭癌では介在物質がみられない．

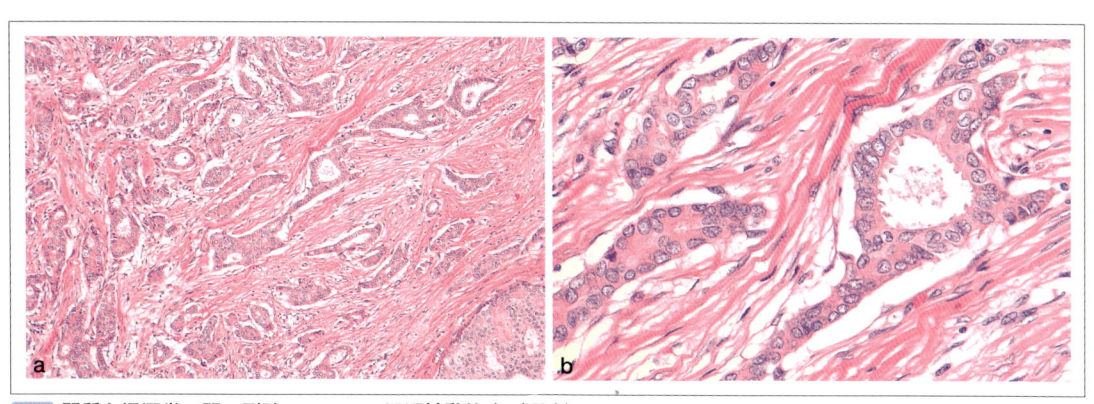

図7 間質と浸潤巣の間に裂隙のみられる浸潤性乳管癌（硬癌）
a：中拡大．比較的細い浸潤巣がみられ，その周囲の間質に線維組織が増生している．癌巣と間質の間には裂隙が認められる．右下は乳管内癌巣である．
b：強拡大．癌巣と間質の間に裂隙がみられるが，癌細胞の分泌縁は外に向いておらず，癌巣辺縁は直線状である．癌巣と間質が接して，裂隙がみられない部分もある．癌細胞の核の多くは癌巣辺縁に沿って並んでいる．腺腔を形成している部分では，内側に分泌縁が認められる．

▶アーチファクトを伴う浸潤性乳管癌　図7

　浸潤癌巣と間質との間にアーチファクトで裂隙が生じた場合は，癌巣が乳頭状構造を示さないことが浸潤性微小乳頭癌との鑑別点である．乳頭状構造では癌細胞の分泌縁が外に向いているので，癌巣辺縁が細胞ごとに外に凸の波打つ曲線状になる．分泌縁が外に向いていない場合の癌巣辺縁は直線状である．

▶卵巣などの漿液性腺癌からの転移巣

　SiriaunkgulとTavassoliは浸潤性微小乳頭癌と卵巣などの漿液性腺癌からの転移巣との鑑別が必要な場合があると報告している．転移乳癌には乳管内癌巣がみられないので，乳管内癌巣が確認できれば，原発性乳癌である．

〈堀井理絵，秋山　太〉

apocrine carcinoma

上皮性腫瘍─癌および境界病変
アポクリン癌

疾患の概要

- アポクリン汗腺細胞に類似した細胞から構成される乳癌のまれな特殊型である．
- 『乳癌取扱い規約』の"アポクリン癌"は浸潤癌を指す．アポクリン化生を示す非浸潤癌は非浸潤癌のアポクリン亜型となり，"アポクリン癌"の項目には含めない．
- ER 陰性，PgR 陰性，AR（アンドロゲンレセプター）陽性である．
- 診断基準の曖昧さが，頻度，臨床像に混乱をきたす原因となっている．HE 染色で，典型的なアポクリン像が大部分を占める場合にアポクリン癌として分類する．

臨床所見

■頻度
- 診断を HE 上典型的アポクリン像を示すものに限った場合，現在，本邦では 1% 程度と推察される．

■既往歴
- アポクリン癌の既往歴として特異的なものはない．異型アポクリン化生性病変が癌の危険因子であるか否かについても一定のコンセンサスはない．

■好発年齢
- 本邦では，閉経後に多いとする報告が多い．

■性
- AR 陽性率が高いが，男女間の頻度の違いはない．

■画像所見，視触診所見
- 臨床所見は通常型癌と同じである．

■予後
- 通常型癌と同じ，良好，不良，種々の報告がある．

病理所見

■HE 像
- アポクリン汗腺細胞に類似した細胞像，すなわち，ふっくらとした豊かな顆粒状

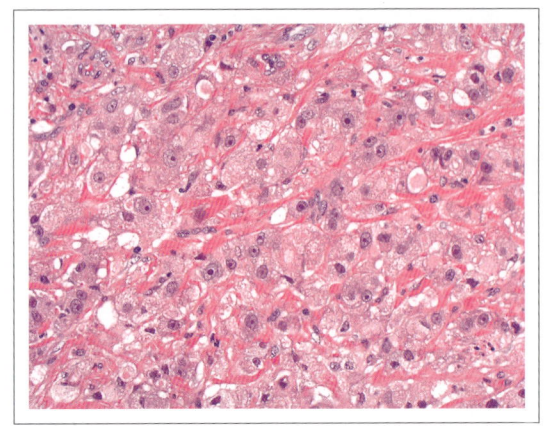

図1 アポクリン癌
豊かな顆粒状〜泡沫状の好酸性胞体と核小体が特徴的

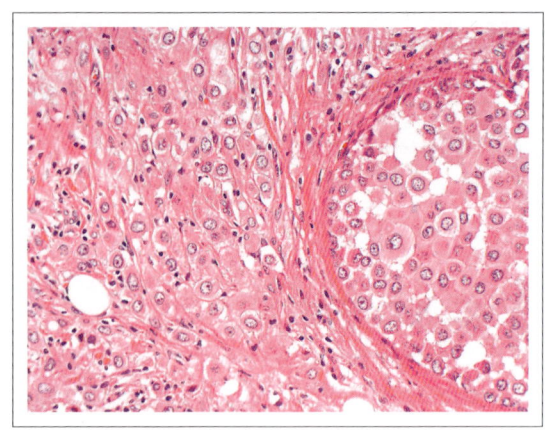

図2 小葉癌類組織球/多形型

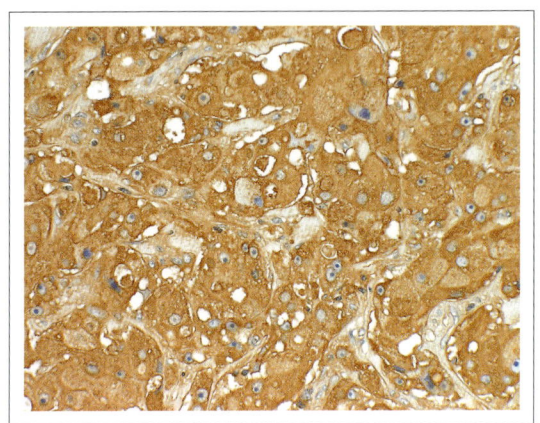

図3 GCDFP-15 陽性像
図1 と同一症例

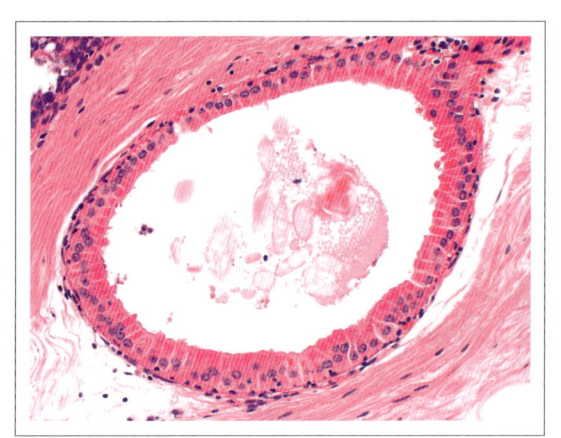

図4 アポクリン嚢胞
好酸性のアポクリン顆粒が明瞭

の好酸性の胞体と，際立った核小体を特徴とするが，時として胞体は泡沫状あるいは空胞状となる 図1．胞体にアポクリン顆粒が明瞭なことがある．
- 構造的には，通常型癌に相応するあらゆる構造をとり得る．小葉癌様の構造を呈するものは小葉癌類組織球/多形型（invasive lobular carcinoma, histiocytoid/pleomorphic type）に分類される 図2．
- 乳癌においては，部分的アポクリン像，あるいはアポクリン様の所見がしばしば観察されるため，診断基準が厳格でないと頻度が大幅に高くなる．このため，アポクリン典型像が大部分（WHO 分類では 90％以上）を示す場合にアポクリン癌と診断する．あくまでも HE 像が診断の基本であるが，免疫組織化学所見は参考となり得る．

■ 免疫組織化学
- 通常，ER，PgR とも陰性である．一方，AR，ER-β（第2の ER）は陽性であることが多い．
- アポクリンマーカーとしては GCDFP-15 が広く用いられているが 図3，GCDFP-15 陽性はアポクリン癌の必要条件でも十分条件でもないため参考程度に留め，診断はあくまでも HE 像によるべきである．

- bcl-2 は陰性である．

鑑別診断

良性，境界病変，悪性の鑑別

アポクリン化生像を示す乳腺病変には，単層のアポクリン嚢胞 図4 から浸潤癌まで一連のスペクトラムがある．乳腺の上皮増殖性病変においては，部分的アポクリン化生像は，基本的には良性の指標である．一般的にアポクリン化生における核異型度は通常の上皮と比較すると目立つので，悪性と overdiagnosis しないことが重要である．

悪性の指標としては，核異型（通常のアポクリン化生細胞の3倍以上の大きさ，核縁不整，クロマチン粗，複数の核小体など），面疱状壊死像が挙げられる．いずれも揃った場合の悪性の診断は容易である．核異型がなければ良性である．

良性とアポクリン性非浸潤癌との間には，異型アポクリン化生性病変，あるいは境界病変の存在が想定され，核異型に病変の大きさを加味した診断基準が提唱されているがコンセンサスには至っていない．良性増殖性病変のアポクリン化生に，時として異型が目立つことがあるので注意を要する．

現実的には，針生検で見出されたアポクリン化生性病変に悪性の指標となる上記所見が部分的に認められた場合には，腫瘤摘出などにより全体像を見極める必要がある．腫瘤摘出によってもなお良悪の鑑別困難な場合，十分なマージンがあればフォローなど，保存的に対処する．

▶アポクリン過形成（apocrine hyperplasia）

乳頭状〜架橋〜アーチ状等の構造を示しても，核異型が目立たなければ良性である 図5 ．

診断のポイント

- 大部分がアポクリン汗腺類似細胞から構成される癌．豊かな好酸性の胞体と明瞭な核小体が特徴である．アポクリン癌の診断は HE 上，典型例に限るべきである．
- ER，PgR とも通常は陰性である．
- 異型アポクリン化生性病変あるいは境界病変の診断基準について一定のコンセンサスはない．針生検で認められるアポクリン化生上皮に核異型がみられた場合には慎重に対処する．
- ductal adenoma，sclerosing adenosis など，良性病変中のアポクリン化生成分に，時として異型が目立つことを知っておく．
- 針生検による誤診を避けるには，腫瘤摘出による全体像の見極めなど，十分な注意が必要である．

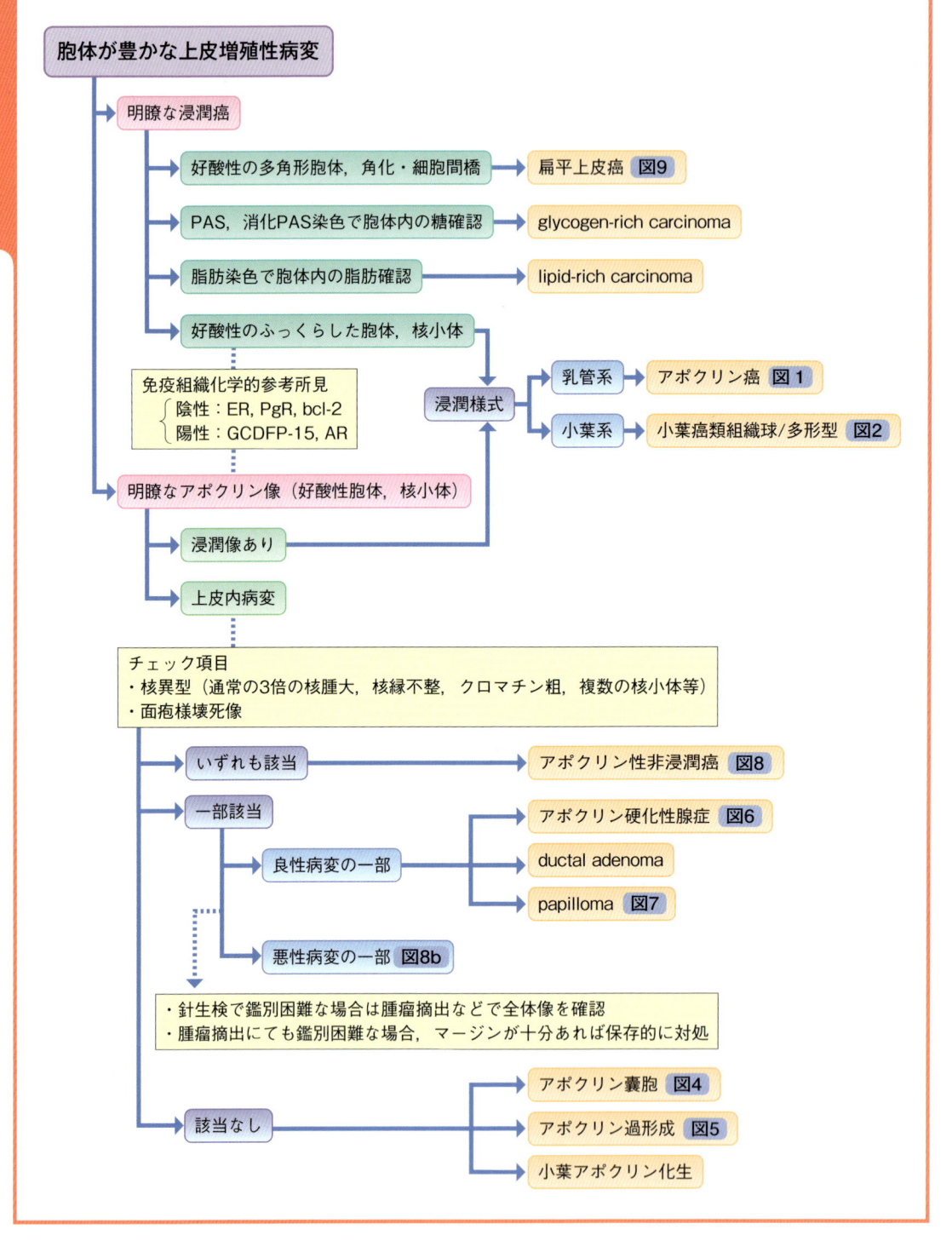

アポクリン癌

胞体が豊かな上皮増殖性病変

- **明瞭な浸潤癌**
  - 好酸性の多角形胞体，角化・細胞間橋 → 扁平上皮癌 図9
  - PAS，消化PAS染色で胞体内の糖確認 → glycogen-rich carcinoma
  - 脂肪染色で胞体内の脂肪確認 → lipid-rich carcinoma
  - 好酸性のふっくらした胞体，核小体 → 浸潤様式
    - 乳管系 → アポクリン癌 図1
    - 小葉系 → 小葉癌類組織球/多形型 図2

  免疫組織化学的参考所見
  - 陰性：ER, PgR, bcl-2
  - 陽性：GCDFP-15, AR

- **明瞭なアポクリン像（好酸性胞体，核小体）**
  - 浸潤像あり
  - 上皮内病変

チェック項目
- 核異型（通常の3倍の核腫大，核縁不整，クロマチン粗，複数の核小体等）
- 面疱様壊死像

  - いずれも該当 → アポクリン性非浸潤癌 図8
  - 一部該当
    - 良性病変の一部
      - アポクリン硬化性腺症 図6
      - ductal adenoma
      - papilloma 図7
    - 悪性病変の一部 図8b

  ・針生検で鑑別困難な場合は腫瘤摘出などで全体像を確認
  ・腫瘤摘出にても鑑別困難な場合，マージンが十分あれば保存的に対処

  - 該当なし
    - アポクリン嚢胞 図4
    - アポクリン過形成 図5
    - 小葉アポクリン化生

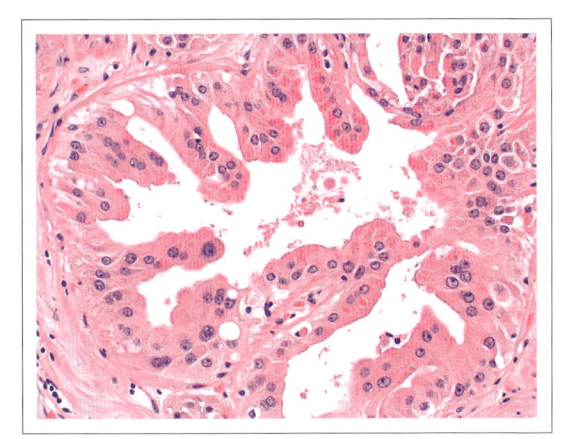

図5 アポクリン過形成
構造は複雑化しているが核異型は目立たない.

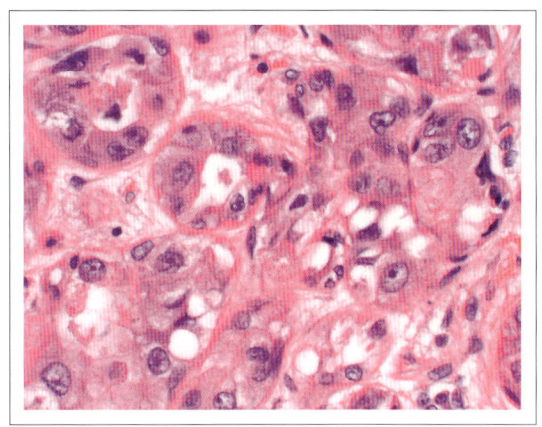

図6 アポクリン硬化性腺症
核異型を認める. 筋上皮細胞が確認できる.

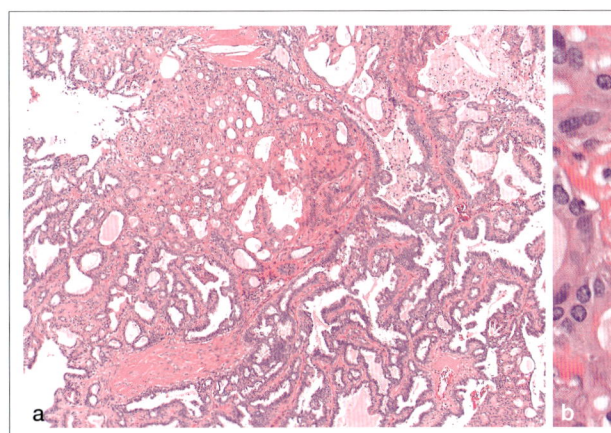

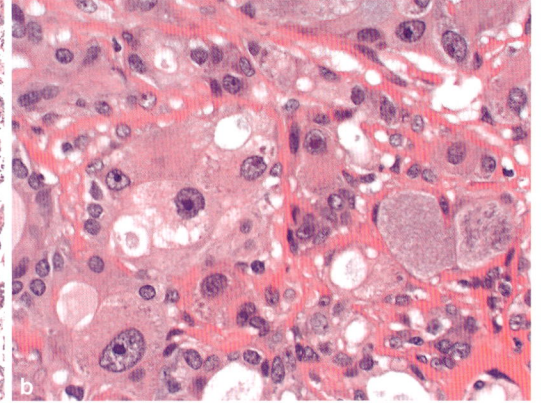

図7 アポクリン化生を示す papilloma
papilloma 中の弱拡大（a）と強拡大（b）

▶アポクリン硬化性腺症（sclerosing adenosis with apocrine metaplasia）

時として核異型がみられ, 悪性と overdiagnosis されることがあるので注意を要する. 筋上皮の存在を確認する 図6 .

▶良性増殖性病変中のアポクリン化生像

ductal adenoma あるいは papilloma など, 良性増殖性病変中のアポクリン化生上皮に時として異型が目立つことがある 図7 . そのことを知っておくことにより overdiagnosis は避けられる. 全体像の把握が重要となる.

▶アポクリン性非浸潤癌 図8

針生検などで見出される部分像だけでは悪性と判定しにくい場合もあるので, 全体像の把握に努める.

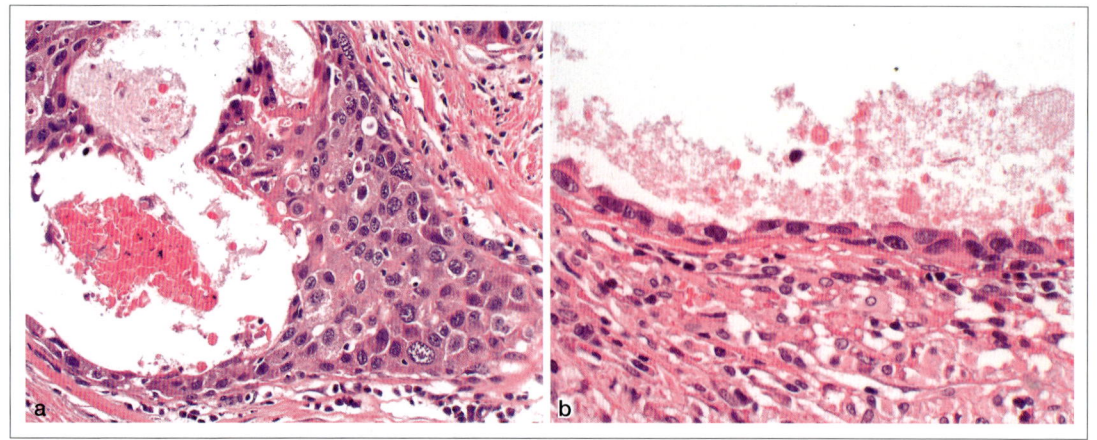

図8 アポクリン性非浸潤癌
a：高度な核異型，腺腔内壊死像も認められる．
b：核縁不整，クロマチン増加などの核異型はあるもののこの像で悪性の判定はできない．同一腺管内には，より高度な異型を示す細胞が認められた．

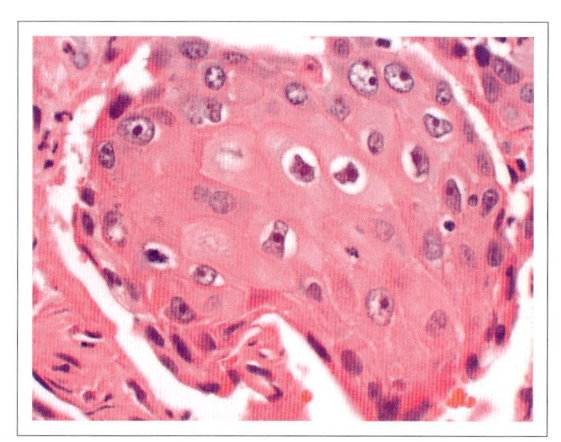

図9 扁平上皮癌
多角形の胞体と細胞間橋がみられる．

他の特殊型癌との鑑別

▶扁平上皮癌（squamous cell carcinoma）　図9

　豊かな好酸性胞体を有する点で鑑別が必要だが，扁平上皮癌の胞体はふっくら感に欠け多角形であることが多い．角化・細胞間橋が確認できれば鑑別は容易である．

▶その他

　lipid-rich carcinoma および glycogen-rich carcinoma は各々，その胞体内物質を特殊染色で確認することにより鑑別可能である．WHO分類のoncocytic carcinomaについては種々の点で検討が十分なされているとは言い難い．

（本間尚子）

metaplastic carcinoma
上皮性腫瘍─癌および境界病変
化生癌

疾患の概要

- 通常の乳癌にみられる腺癌成分に加えて重層扁平上皮などの非腺癌成分，あるいは紡錘細胞，骨，軟骨などの間葉系組織への分化を示す腫瘍成分が混合するまれな乳癌である 表1 ．
- 化生癌の多くは ER, PgR, HER2 陰性（triple negative）で basal cell phenotype を示す．すなわち CK5/6, CK14, CK34βE-12 などの高分子量 keratin を発現する．およそ 70〜80％の化生癌は EGFR 過剰発現を示し，EGFR の遺伝子増幅が約 1/3 の例で認められる．また，種々の筋上皮マーカー（CD10, p63, a-SMA, S-100 蛋白）の発現がみられる．
- matrix-producing carcinoma は WHO 分類では化生癌の一種として扱われている．化生癌には，このほか spindle cell carcinoma, sarcomatoid carcinoma, low-grade fibromatosis-like carcinoma, carcinosarcoma, carcinoma with pseudosarcomatous stroma など多数の同義語がある．これは化生癌が単一の腫瘍ではなく組織像，悪性度に幅のある heterogeneous な腫瘍群であることを反映している．WHO 分類では，純粋に上皮性成分のみからなるものと，間葉系成分を含むものに 2 大別している．
- 化生癌の確定診断には十分な標本採取と免疫染色（特に筋上皮マーカーと基底細胞型 cytokeratin）が必要である．一見，肉腫に見える乳腺腫瘍において腺癌成分が欠如している場合，安易に原発性肉腫と診断せず，化生癌を除外する必要がある．

表1 化生癌の WHO 分類（2003 年，第 3 版）

純上皮性（pure epithelial）
扁平上皮癌（squamous） ・大細胞角化型（large cell keratinizing） ・紡錘細胞型（spindle cell） ・棘融解型（acantholytic）
紡錘細胞分化を伴う腺癌（adenocarinoma with spindle cell differentiation）
腺扁平上皮癌（粘表皮癌を含む）（adenosquamous, including mucoepidermoid）
上皮間葉混合性（mixed epithelial and mesenchymal）
軟骨化生を伴う癌〔carcinoma with chondroid metaplasia（同義語；matrix producing carcinoma）〕
骨化生を伴う癌（carcinoma with osseous metaplasia）
癌肉腫（carcinosarcoma）

臨床所見

■ 頻度
- 化生癌は乳癌の1%以下とまれである.

■ 初発症状
- 通常の浸潤性乳管癌と比較してサイズは大きく（1.2〜10cm, 平均3.9cm）, しばしば短期間に急速に増大する. 腫瘍の境界は比較的明瞭なことが多い. 扁平上皮癌への分化を示す領域では, しばしば嚢胞がみられる.

■ 画像所見
- マンモグラフィではしばしば境界明瞭な腫瘤影を形成し, 微小石灰化は通常認めない. ただし骨化生部分がX線写真で不定形〜粗大な石灰化として認められる場合がある.

■ 予後
- 予後に最も影響する因子は通常乳癌と同様, 腫瘍のTNM分類である.
- 扁平上皮癌のなかでは棘融解型の予後が不良である.

病理所見

- 扁平上皮分化を示す化生癌の割面は真珠色の硬い光沢があり, 嚢胞を伴うことが多い. 皮膚に進展している場合, 皮膚由来の扁平上皮癌との区別が難しくなる.
- 扁平上皮癌の分化度は症例ごとに幅がある. 嚢胞変性を示すことがあり, 一見, 類表皮嚢胞に似た構造がしばしばみられる. 紡錘細胞化生は扁平上皮癌によく合併し, 類表皮嚢胞様構造を構成する扁平上皮と紡錘細胞の間に移行がみられる. 腫瘍の大部分が紡錘細胞への分化を示す場合には紡錘細胞癌と呼ばれる 図1 . 棘融解型の扁平上皮癌では粘液様物質の貯留により一見, 血管腔に似た裂隙が腫瘍間に形成され, 血管肉腫と誤診されやすい 図2 . 扁平上皮癌に比べ頻度は低いが腺癌に紡錘細胞化生がみられることがある 図3 .
- 低悪性度腺扁平上皮癌は比較的予後のよい特殊な化生癌亜型である 図4 . syringomatous squamous tumor, infiltrating syringomatous adenoma と呼ばれる腫瘍を含む. 他の化生癌と異なりサイズは平均2〜2.8cmと小さい. 組織学的に小型腺管構造, 上皮の索状から充実性増殖, 間質紡錘細胞の反応性増殖からなる. 予後良好で切除後に局所再発することはあるが, リンパ節転移はまれである. 低悪性度腺扁平上皮癌は de novo の発生のほかに既存の良性硬化性病変（放射状瘢痕や硬化性乳頭腫）を背景に発生することがある.
- 上皮間葉混合性の化生癌のうち頻度が最も高いのは軟骨/骨化生を示す化生癌である 図5, 6 . これらの軟骨や骨は良性のこともあれば軟骨肉腫や骨肉腫類似の悪性の形質を示すこともある. 軟骨成分は上皮マーカー（CK AE1/AE3など）と間葉系マーカー（S-100蛋白など）がともに陽性となる. 転移巣は上皮要素のみのことも, 上皮と間葉の両要素を示すこともある.

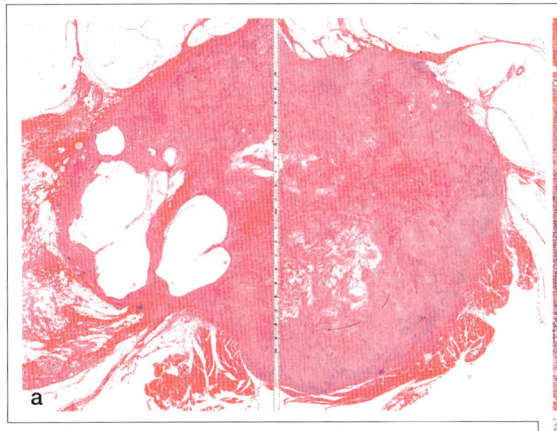

図1 紡錘細胞癌
a：ルーペ像で腫瘍の一部に囊胞がみられる．囊胞は異型の軽い扁平上皮に覆われる．腫瘍は3cmを超える大きさで大胸筋に浸潤している．
b：背景にみられる微小乳頭型の非浸潤性乳管癌は乳腺原発の化生癌を示唆する．
c：紡錘形細胞はkeratin(CK7)免疫染色陽性である．

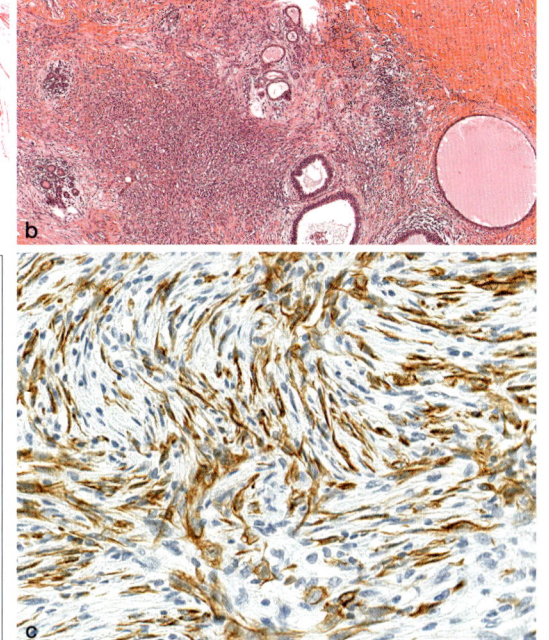

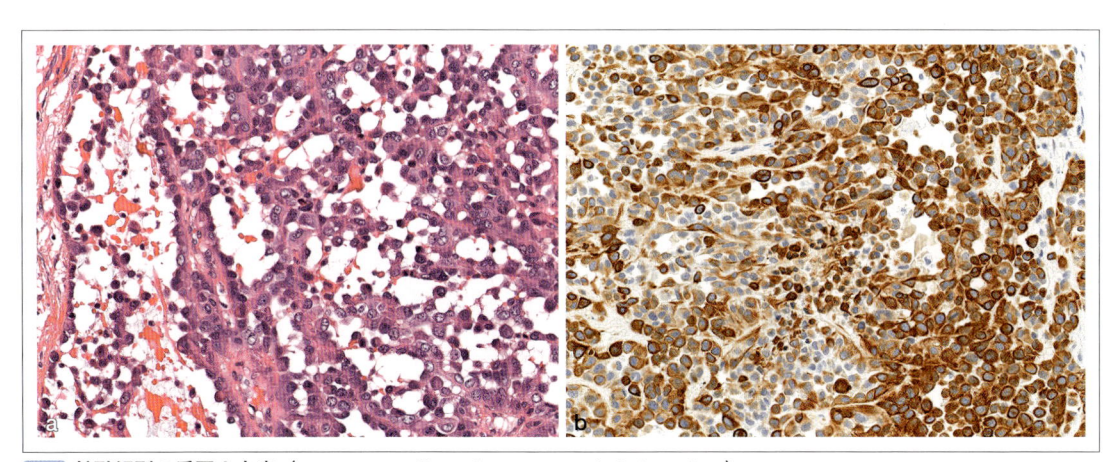

図2 棘融解型の扁平上皮癌（squamous cell carcinoma, acantholytic variant）
一見，血管肉腫に似た像を呈する(a)が，CD31やCD34などの内皮細胞マーカー陰性，CK AE1/AE3，CK34βE-12などの各種keratin陽性である(b)．

- 癌肉腫は癌腫成分と真の肉腫成分の混合からなる悪性腫瘍であり，免疫染色でも電子顕微鏡的にも肉腫成分に上皮の特徴は認められない．

化生癌 | 143

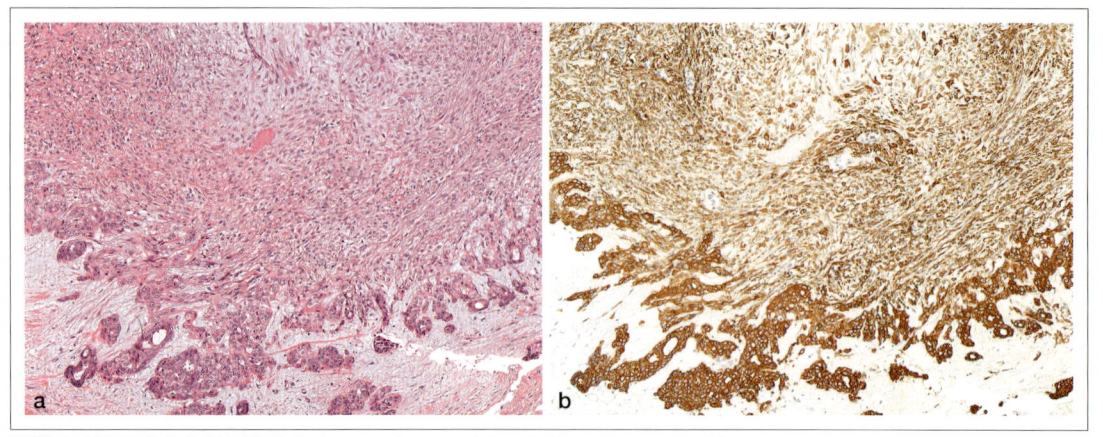

図3 紡錘細胞化生を伴う腺癌（adenocarcinoma with spindle cell metaplasia）
a：HE 染色　　b：CK AE1/AE3 免疫染色

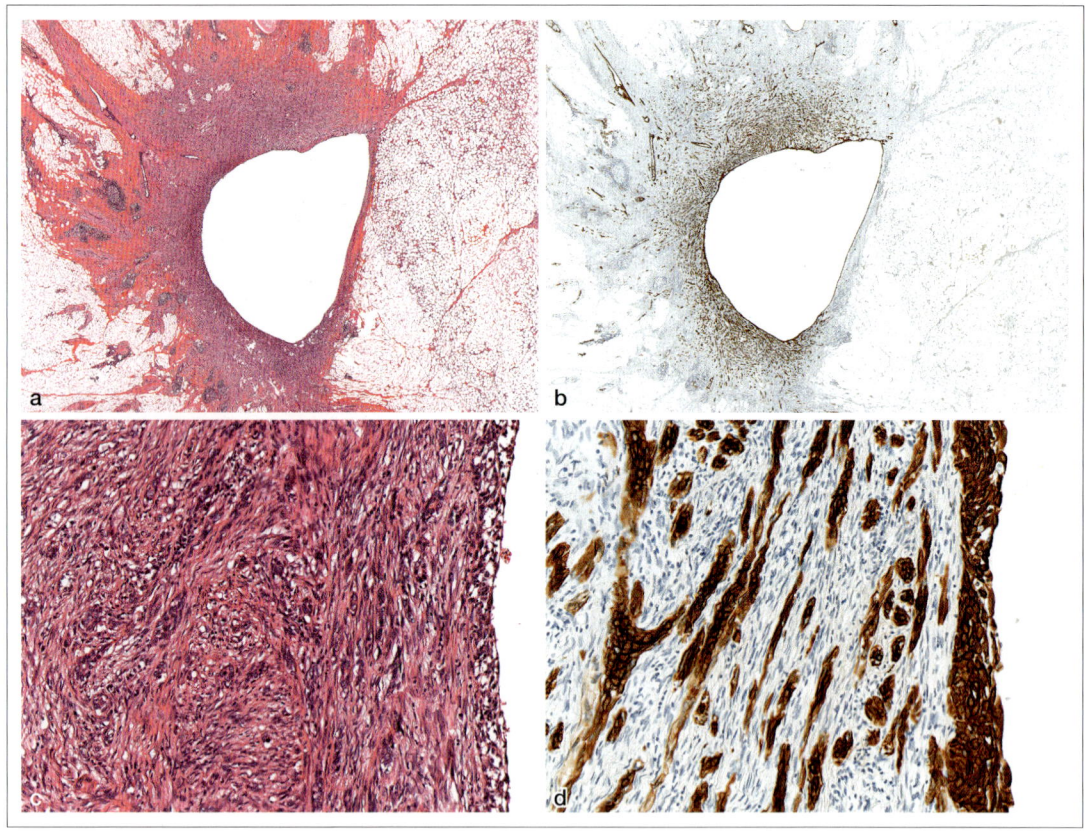

図4 病変中心部に囊胞状構造を有する低悪性度腺扁平上皮癌
中心部に異型の乏しい扁平上皮で裏打ちされた囊胞状構造があり，そこから周囲に放射状に腺管と索状構造が増殖している．　　a, c：HE 染色　　b, d：keratin 免疫染色

鑑別診断

▶紡錘細胞病変（spindle cell lesion）

紡錘細胞の増生を示す乳腺病変は多数ある．乳腺で紡錘細胞病変に遭遇したら，

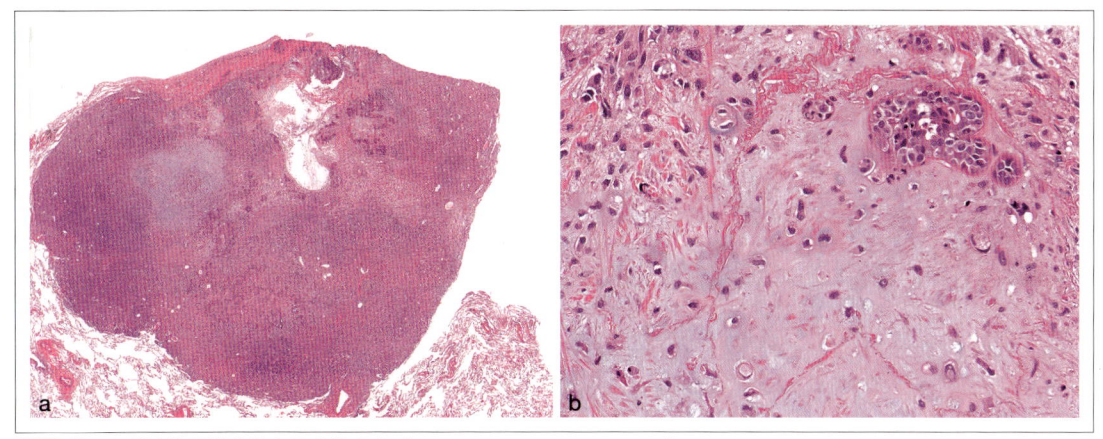

図5 著明な粘液軟骨様分化を示す化生癌（matrix-producing carcinoma）
a：低倍率で境界明瞭な腫瘤がみられる．　b：粘液軟骨様基質のなかに腫瘍細胞が散在している．

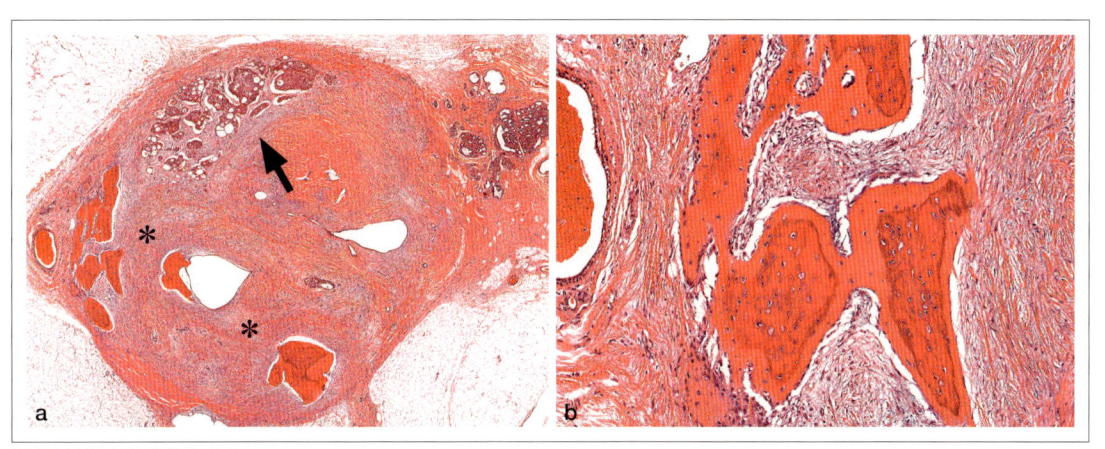

図6 骨化生を伴う化生癌
a：上部に通常の腺癌成分（➡），左側と下部に骨化生（＊）がみられる．
b：骨化生領域の周囲には反応性の間質細胞の増生がみられる．

表2 紡錘細胞癌と線維腫症

紡錘細胞癌	線維腫症
・紡錘細胞は高度に多型的な肉腫様のものから線維芽細胞に似た線維腫症様化生癌まで異型に幅がある	・臨床的・画像的に癌と間違えやすい
・腫瘍の一部に上皮成分（浸潤または非浸潤）が存在することがある	・長く流れるような束状で異型の乏しい紡錘細胞
・時に軟骨・骨などの異種性要素が存在し得る	・周囲組織へ浸潤性に増殖し小葉・乳管を取り巻く
・keratin 免疫染色パネルが有用	・組織学的には瘢痕，線維腫症様化生癌と区別が難しい
	・β-catenin が核に発現
	・再発防止には広範局所切除が必要

（Stuart JS, Laura CC. Biopsy Interpretation of the Breast. Philadelphia：Lippincott Williams & Wilkins, a Wolters Kluwer business：2009. p.325-43 より引用）

　まず紡錘細胞癌と葉状腫瘍における間質の過剰増殖の可能性を除外することが重要である　**表2, 3**．また，異種性要素が優位の場合でも，真の肉腫（原発および転移性）との鑑別が必要である．上皮要素あるいは非浸潤成分を発見するために十分な

化生癌

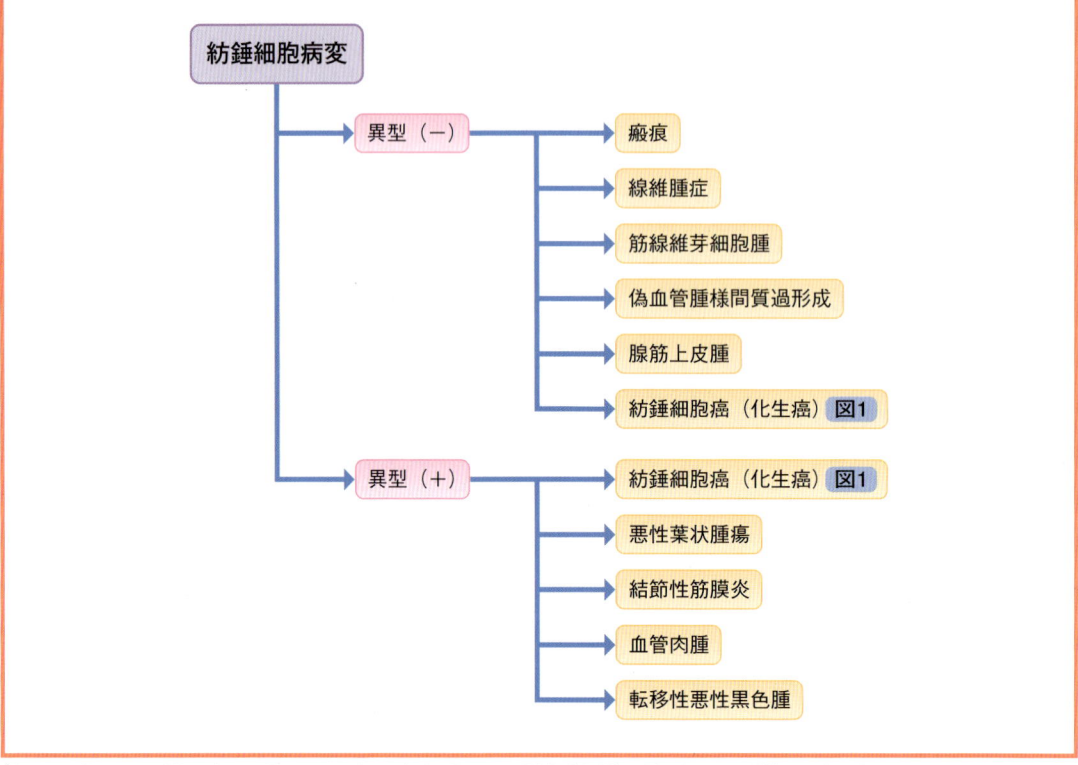

```
紡錘細胞病変
├─ 異型（−）
│   ├─ 瘢痕
│   ├─ 線維腫症
│   ├─ 筋線維芽細胞腫
│   ├─ 偽血管腫様間質過形成
│   ├─ 腺筋上皮腫
│   └─ 紡錘細胞癌（化生癌）図1
└─ 異型（+）
    ├─ 紡錘細胞癌（化生癌）図1
    ├─ 悪性葉状腫瘍
    ├─ 結節性筋膜炎
    ├─ 血管肉腫
    └─ 転移性悪性黒色腫
```

(Stuart JS, Laura CC. Biopsy Interpretation of the Breast. Philadelphia：Lippincott Williams & Wilkins, a Wolters Kluwer business；2009. p.325-43 より引用)

表3 乳腺の紡錘細胞病変の免疫組織学的プロファイル

	α-SMA	カルポニン	S100	CK903	CAM5.2	ER	デスミン	CD34	HMB45	p63/CD10
筋上皮腫	+	+	+	++	+/−	−	−	−	−	+
紡錘細胞癌	−	−	−	++	+	+/−	−	−	−	−/+
平滑筋腫	+	+/−	−	−	+/−	+/−	+	−	−	−
筋線維芽腫	+	+/−	+/−	−	−	−	−	+	−	−
悪性黒色腫	−	−	+	−	−	−	−	−	+	−

(Tavassoli FA. Pathology of the Breast. 2nd ed. Stamford, CT：Appleton & Lange/McGraw Hill；1999. p.763-91 より引用)

標本採取が望ましい．間葉系要素が優位で真の肉腫が鑑別診断に上がる場合でも，非浸潤癌成分の存在は化生癌を示唆する 図1 ．

▶血管肉腫（angiosarcoma）

棘融解型の扁平上皮癌 図2 は血管肉腫との鑑別を要する．前者はCK AE1/AE3，CK34βE-12，p63陽性，CD34，CD31，factor Ⅷ陰性である．

筋上皮癌と紡錘細胞化生を示す扁平上皮癌の鑑別は難しい．免疫組織学的特徴も前者がびまん性にS-100蛋白陽性であることを除けば似ている．病変の一部に筋上皮増生を示す腺管がみられれば，筋上皮癌の可能性を考慮すべきである．

貴重な症例を提供して頂きました協立総合病院外科 加藤芳司先生，名古屋市立大学大学院医学研究科 佐藤慎哉先生，および貴重なコメントを頂きました名古屋医療センター病理診断科 森谷鈴子先生に心より深謝致します． 　　　　　　　　　　　　　　　　　（市原 周，谷田部 恭，菅間 博）

secretory carcinoma

上皮性腫瘍—癌および境界病変
分泌癌

疾患の概要

- 『乳癌取扱い規約』では浸潤癌特殊型に分類される癌で，全乳癌の 0.15％と非常にまれである．
- 小児に発生する特徴的な組織像を示す癌として，若年性癌（juvenile carcinoma）の名称で報告された．
- 腺管や小型囊胞内に分泌物の貯留がある．
- ホルモンレセプターと HER2 が陰性の，いわゆる triple negative 乳癌のことが多い．
- 正常乳腺に発現し，授乳期乳腺で過剰発現，乳癌では減弱する STAT5a（乳腺増殖因子）が，本乳癌では過剰発現していると報告されている．

臨床所見

■既往歴
- ホルモン異常の報告はない．
- 若年性乳頭腫症（juvenile papillomatosis）合併の報告がある．
- 男性の女性化乳房に発生した例がある．

■好発年齢
- 小児の乳癌では最も多い．
- 若年者が多いが，30％は 30 歳を超える．

■性
- 女性がほとんどである．

■局在
- 小児や男性では乳頭直下が多い．

■初発症状
- 無痛性腫瘤が多いが，乳頭直下の病変では乳頭異常分泌のこともある．

■視触診所見
- 無痛性で可動性のある境界明瞭な腫瘤．

■予後
- 通常の浸潤性乳管癌に比べるとよい．

病理所見

■ HE像
- 境界は比較的明瞭である．
- 微小嚢胞（microcystic structure）成分 図1，充実性成分 図2，腺管状成分 図3 が混在する．
- 嚢胞内と腺管内に，淡いピンクに染まる分泌物を入れる 図1, 3．分泌物はPASおよびアルシアンブルー染色で陽性である 図4．
- 細胞質は好酸性あるいは泡沫状で，細胞質内に微小空胞を伴う 図5．
- 核異型は軽度で，壊死はまれである．

■ 細胞診像
- 腫瘍細胞は，核異型が比較的乏しく，細胞質は淡い．嚢胞や分泌物が確認されることもある 図6．

■ 免疫組織化学
- 免疫染色では，腫瘍細胞はα-ラクトアルブミン，S-100蛋白 図7，EMA（epithelial membrane antigen），E-cadherin 陽性，GCDFP-15 図8 陰性である．CEA（carcinoembryonic antigen）は，polyclonal抗体では陽性であるが，monoclonal抗体では陰性である．
- ホルモンレセプターとHER2は陰性のことが多い．

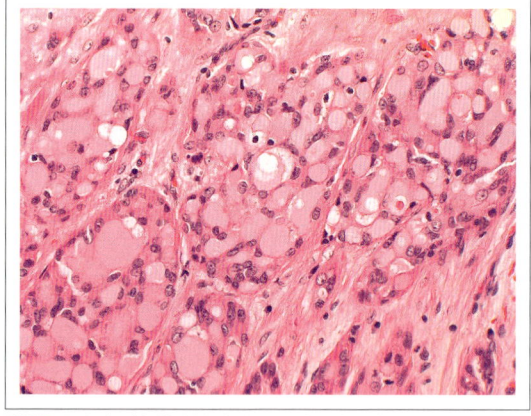

図1 分泌癌（細胞質内空胞が目立つ部分）
分泌物を入れた細胞質内空胞（intracytoplasmic lumina）が多数みられる．細胞質内空胞は融合し微小嚢胞を形成している．一見，印環細胞様である．

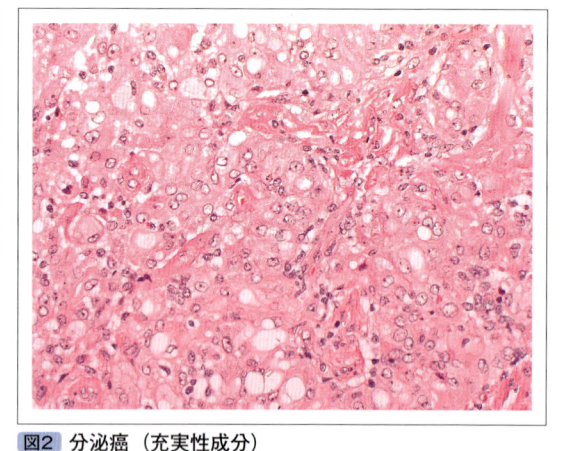

図2 分泌癌（充実性成分）
充実性胞巣を形成する細胞には，細胞質内空胞がみられる．（相良病院：大井恭代先生提供）

診断のポイント
- 女児の乳房腫瘍では鑑別に挙げる．
- 組織学的には，嚢胞内や腺管内にPAS染色陽性の分泌物を入れ，腫瘍細胞の細胞質に微小空胞がある．
- 免疫染色では，α-ラクトアルブミンとS-100蛋白陽性，GCDFP-15陰性である．
- triple negative乳癌のことが多い．

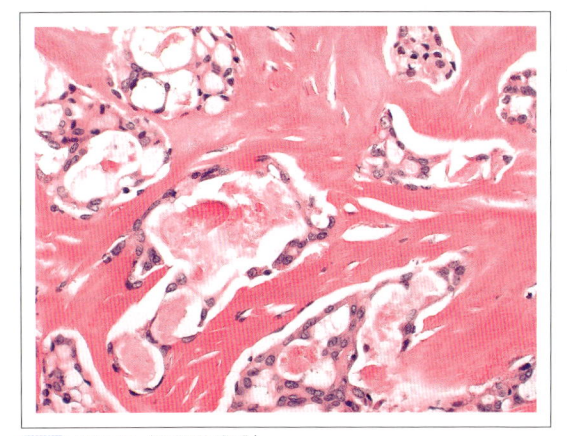

図3 分泌癌（腺管状成分）
線維成分を伴い腺管がみられる．1層の腺上皮からなる腺管が，線維性間質を伴って増生している．腺管内には分泌物を入れる．

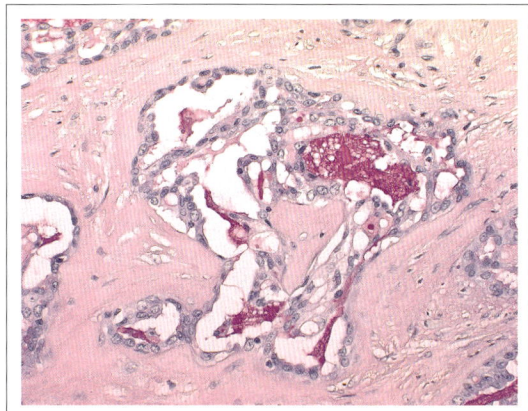

図4 分泌癌（PAS染色）
嚢胞内にPAS陽性分泌物が貯留している．

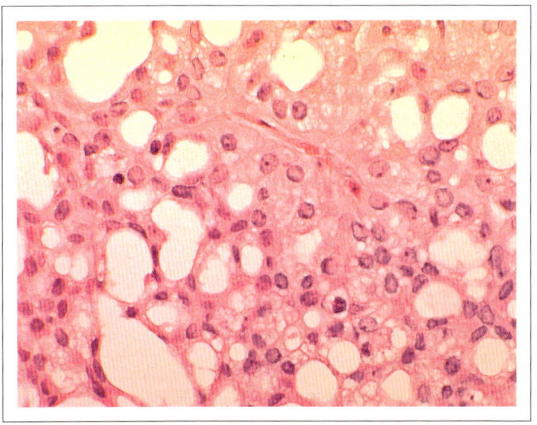

図5 分泌癌（腫瘍拡大像）
細胞質は泡沫状で，細胞質内空胞と微小嚢胞が多数みられる．
（相良病院：大井恭代先生提供）

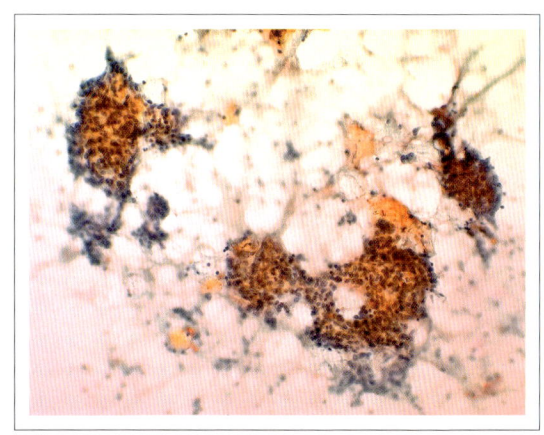

図6 分泌癌（腫瘍捺印細胞像）
腫瘍細胞は核異型に乏しく，細胞質は淡明で，嚢胞が確認される．

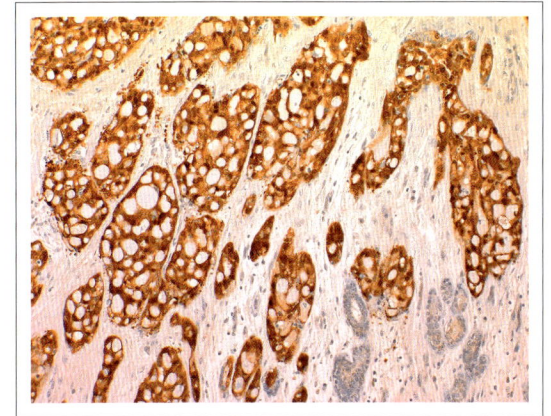

図7 分泌癌（S-100蛋白免疫染色）
腫瘍細胞はS-100蛋白強陽性である．

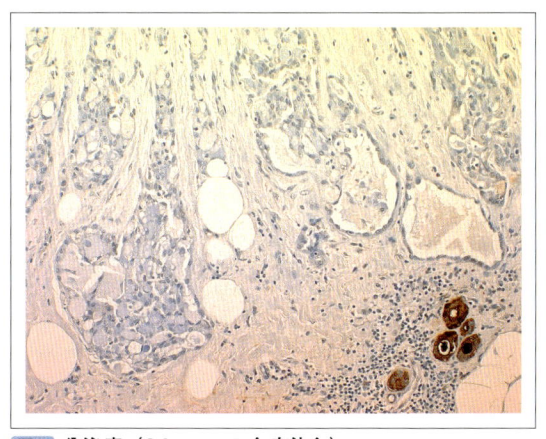

図8 分泌癌（GCDFP-15免疫染色）
腫瘍細胞はGCDFP-15陰性である．図右下に，非腫瘍乳管の陽性像が確認される．

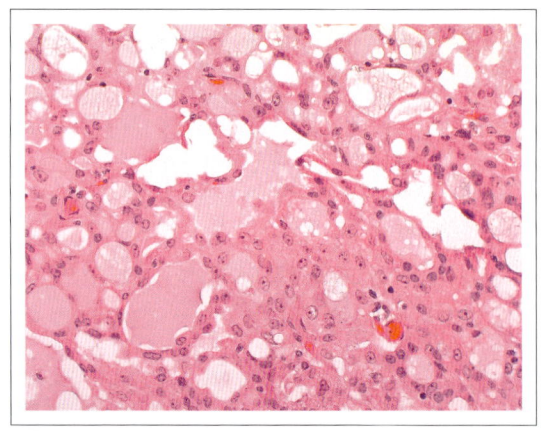

図9 分泌癌（アポクリン化生を示す成分）
上皮がアポクリン分化を示すこともある．核小体が目立ち細胞質は好酸性である．apical snouts がみられる．
（相良病院：大井恭代先生提供）

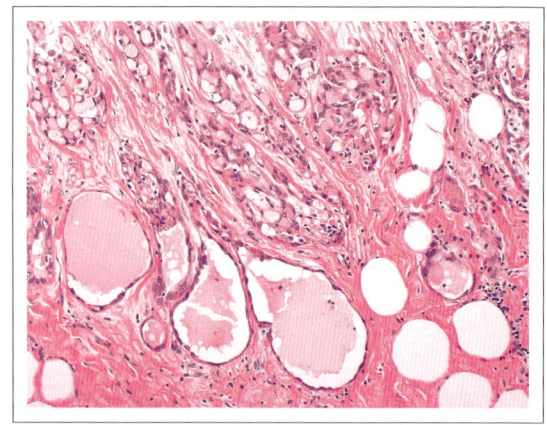

図10 分泌癌（拡張した微小嚢胞）
微小嚢胞が拡張している．一見，cystic hypersecretory carcinoma 図13 に似ている．

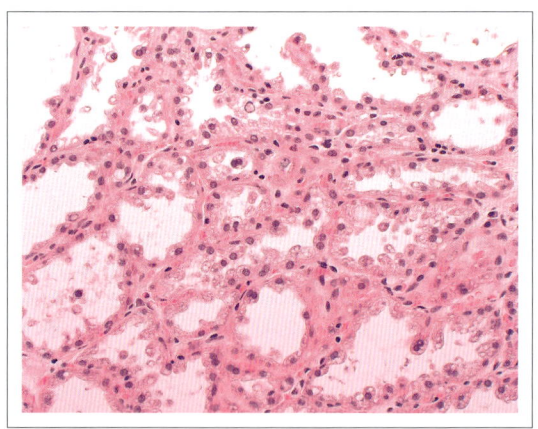

図11 授乳期乳腺
泡沫状細胞質をもつ細胞からなる小葉が増生し，盛んな分泌像がみられる．

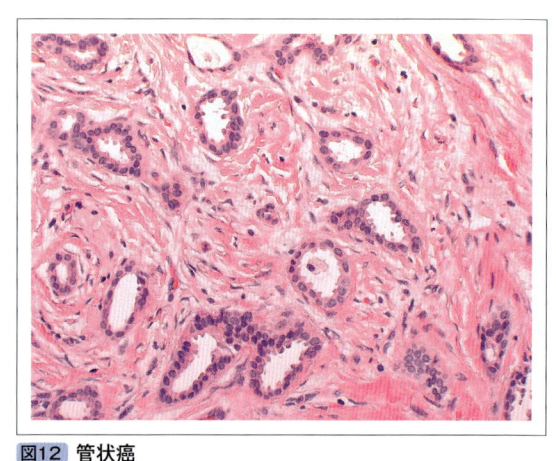

図12 管状癌
管腔は円形か類円形で，腺管の一部が角張っている．腺管腔への分泌像（apical snouts）がみられるが，分泌物の貯留はない．

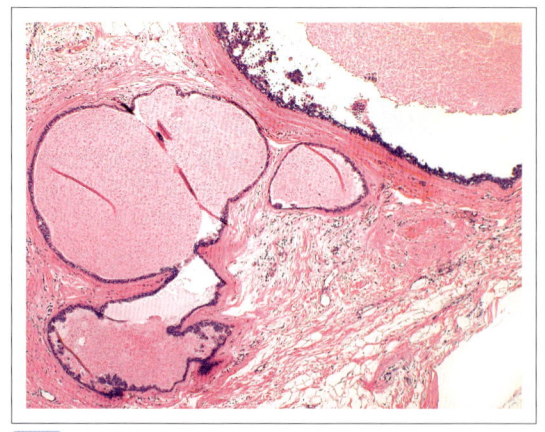

図13 cystic hypersecretory carcinoma
異型上皮からなる拡張した乳管がみられ，内部に分泌物を入れる．乳管内成分主体の癌である．
（名古屋医療センター：市原　周先生提供）

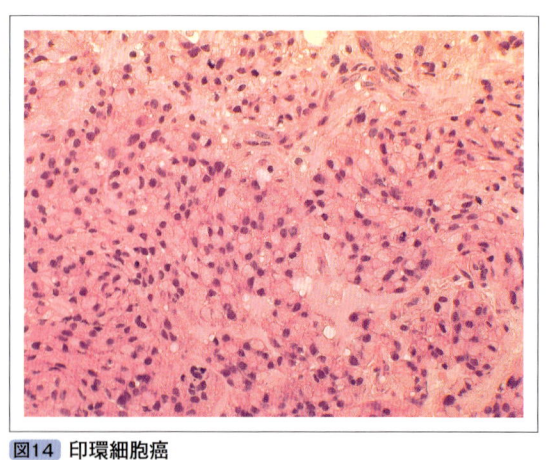

図14 印環細胞癌
びまん性に増生する印環細胞型異型細胞からなる．嚢胞や腺管はみられない．

鑑別診断

囊胞・分泌像あるいは印環細胞様成分のある病変

- 臨床的に腫瘍ではない
  - 妊娠・授乳期 → 生理的変化　図11
  - 妊娠・授乳期ではない → 授乳期乳腺様変化（乳腺症）
- 臨床的に腫瘍が疑われる
  - 乳管内成分主体
    - 癌と判断し得る異型あり
      - 囊胞状である → cystic hypersecretory carcinoma　図13
      - 囊胞状ではない → 非浸潤性乳管癌（低乳頭型）
    - 癌と判断し得る異型なし → 良性上皮性腫瘍（管状腺腫，乳管腺腫など）
  - 浸潤成分主体
    - 腺管状
      - 分泌物貯留あり → 分泌癌　図3
      - 分泌物貯留なし
        - 異型が弱い → 管状癌　図12
        - 異型が弱くない → 浸潤性乳管癌（乳頭腺管癌，硬癌）
    - 充実性
      - 分泌物貯留あり → 分泌癌　図2
      - 基底膜様物質あり → 腺様囊胞癌
      - 分泌物・基底膜様物質なし → 浸潤性乳管癌（充実腺管癌）
    - 印環細胞様
      - 他の成分あり → 分泌癌　図1
      - 他の成分なし
        - 粘液貯留 → 印環細胞癌　図14
        - 脂質貯留 → 脂質分泌癌，脂腺癌
        - その他 → まれな腫瘍（histiocytoid carcinoma，顆粒細胞腫など）

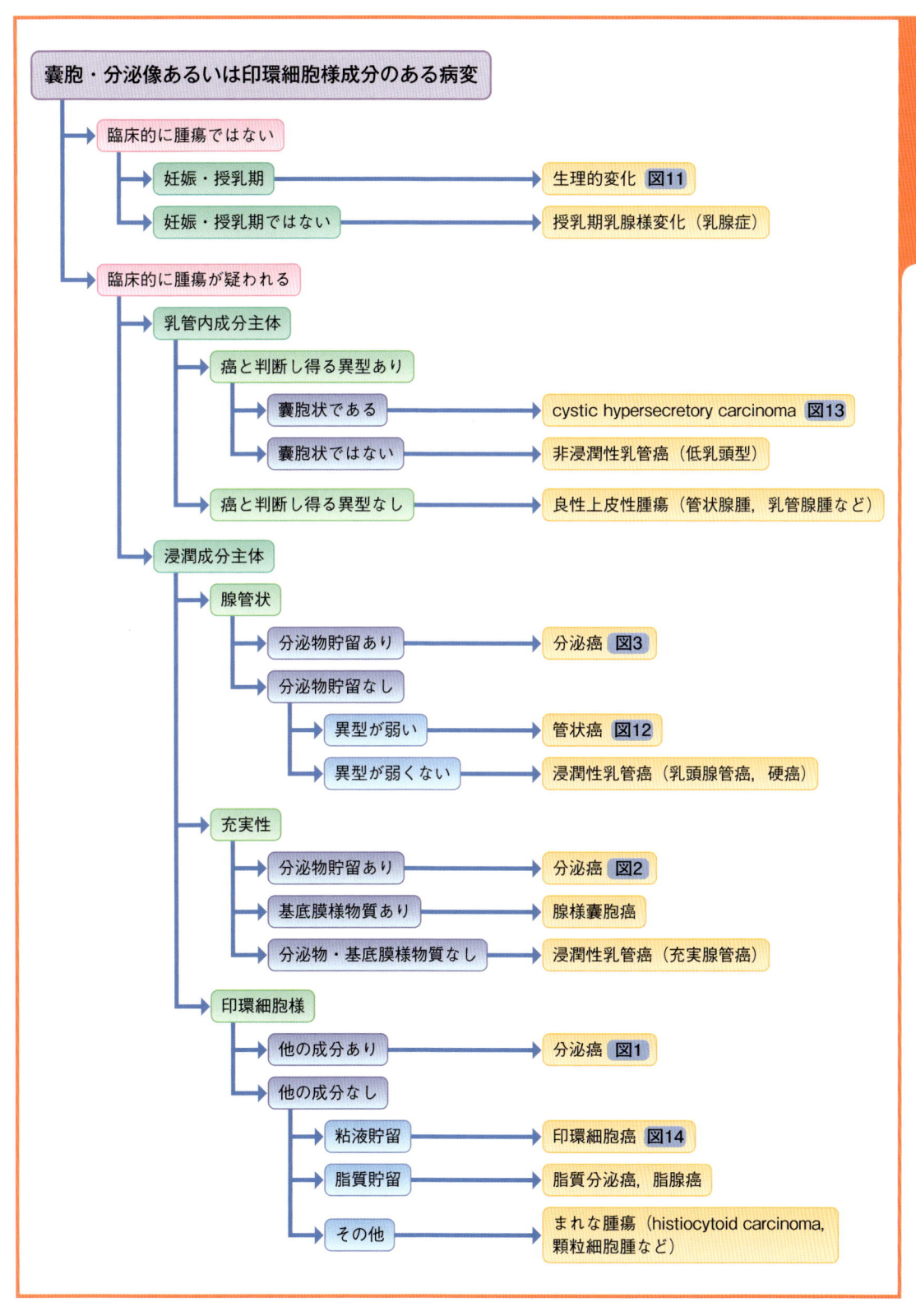

本病変は特徴的な組織像を示すため，腫瘍の全体像が確認できる腫瘍切除検体では診断に迷うことはまれと思われる．しかし，針生検検体で腫瘍の一部のみが採取された場合は，以下の鑑別が必要となる．さらに，本腫瘍と鑑別の必要なまれな腫瘍として，histiocytoid carcinomaや顆粒細胞腫もある．S-100蛋白陽性やtriple negativeなどの免疫染色結果は，microglandular adenosisに類似するが，組織像は異なる．

▶妊娠授乳期乳腺や授乳期乳腺様変化 図11

泡沫状の細胞質をもつ細胞からなる腺房が増生し，盛んな分泌像がみられる．核小体の明瞭な腫大核がみられることがある．小葉構造は保たれ，腺上皮下に筋上皮と基底膜が確認される．画像では境界明瞭な腫瘤形成はない．臨床的背景にも注意する．

▶浸潤性乳管癌（invasive ductal carcinoma）

腺管状成分が採取された時は乳頭腺管癌，充実性成分が採取された時は充実腺管癌，線維成分が多い腺管状成分が採取された時は硬癌との鑑別が必要となる．細胞形態と分泌物に着目すれば鑑別可能であるが，分泌癌に特徴的な所見が確認できない場合は，判断が難しい．

▶管状癌（tubular carcinoma） 図12

異型の乏しい腺管が線維成分を伴って増生する浸潤癌である．腺管は円形か類円形で一部が角張っていることが多い．また，管腔内への分泌像（apical snouts）があることが多いが，分泌物の貯留はまれである．腺管状成分が採取された時に鑑別が問題となる．腺管の形態と分泌物の有無で鑑別する．ただし，アポクリン化生を伴った分泌癌では管腔内への分泌像を示す 図9 ．

▶ cystic hypersecretory carcinoma 図13

拡張した腺の増生を主体とする非浸潤癌を主体とする癌で一見，甲状腺濾胞様を呈する．嚢胞成分が採取された時に鑑別が問題となる 図10 ．嚢胞が大きいことと非浸潤癌主体であることから鑑別する．

▶腺様嚢胞癌（adenoid cystic carcinoma）

篩状構造を示す浸潤癌で，管腔内に基底膜様物質を入れる．基底膜様物質の確認と免疫染色で鑑別する．

▶印環細胞癌（signet ring cell carcinoma） 図14

印環細胞型異型細胞からなる浸潤癌で，多くは小葉癌，一部は乳管癌の形質を示す．嚢胞や腺管はみられない．

（西村理恵子）

adenoid cystic carcinoma

上皮性腫瘍─癌および境界病変
腺様嚢胞癌

疾患の概要

- まれな特殊型乳癌の一型である．唾液腺に発生する同名の腫瘍と同様の病理組織像を示す．
- 緩徐な発育を示す浸潤性の腫瘍で，周囲へ連続性に進展する．
- 癌細胞は比較的小型で，胞巣内に多数の腔形成を認め，篩状様を呈する．腔内には淡い粘液あるいは好酸性の硝子様基質を含む偽腺腔と，分泌粘液を含む真の腺腔が混在している．また，一部または全体に，管状あるいは索状の胞巣を認める例がある．
- 癌巣を構成する細胞には筋上皮が含まれており，腺上皮との二細胞性を示す．
- 腫瘍は時に神経周囲浸潤（傍神経浸潤）像を示す．
- 本組織型は，ホルモンレセプター，HER2 いずれも陰性で，triple negative 乳癌の1つである．

臨床所見

■既往歴
- 特徴的なものはない．

■好発年齢
- 発症年齢は乳癌全般とほぼ同様だが，やや高齢者に多いとの報告もある．

■性
- まれに男性例の報告もある．

■初発症状
- 乳房のどの部にもみられるが，乳頭やその近傍の発生例が約半数を占める．
- 腫瘍触知により発見されることが多い．時に痛みを伴うことがある．

■視触診所見
- 比較的境界が明瞭な腫瘍として発見される．可動性が良好で線維腺腫にも類似している．

■予後
- 転移や再発例は乏しく，予後は比較的良好である．

病理所見

- 同名の唾液腺発生例と同様に予後が良好であるため，定型的な組織所見の認識がきわめて重要である．

■ HE 像

- 腫瘍は全体が浸潤癌成分からなり，非浸潤癌成分を随伴することはまれである 図1a．
- 篩状構造を主体とする例，索状～管状構造を示す例，充実胞巣が混在している例がある 図1b．いずれかが優勢の場合と，種々の程度に混在する例があるが，篩状構造の存在が最も重要である．
- 癌巣の一部は末梢神経周囲に浸潤している 図1c．
- 篩状構造には，間質成分の彎入からなる偽腺腔と，内腔に分泌物を伴う真の腺腔構造の2種類が存在する 図1d．
- 偽腺腔は間質が上皮島内に入り込んだ結果，上皮島がU字型・蟹の爪状の構造を示す．偽腺腔部分は灰青色の粘液浮腫状を呈し，時に毛細血管の存在を認める．彎入する間質には，硝子様・好酸性の物質も混在しており，基底膜様物質と考えられる 図1e．
- 真の腺腔内には好酸性の分泌物質が含まれている．
- 癌巣辺縁にスリット状の空隙を認めることがある 図1f が，リンパ管や血管侵襲ではない．
- 唾液腺発生例とは異なり，まれではあるが扁平上皮への分化を示すことがある．また，脂腺分化を示す例の存在も知られている．

■ 免疫組織化学

- 偽腺腔部分はアルシアンブルー陽性の酸性粘液で，真の管腔内への分泌物質はPAS陽性，ジアスターゼ消化抵抗性の中性粘液である．
- 免疫組織学的に，筋上皮分化を示す細胞はp63，a-SMA，vimentin，高分子cytokeratin（CK14，CK5/6）が陽性であり，一方，管腔面の上皮はEMA，CEAが陽性である．また，癌巣はc-kit陽性を示す．基底膜様物質はラミニンやⅣ型コラーゲンが陽性である．さらに，S-100蛋白の染色によって，神経周囲浸潤が明瞭となる．

診断のポイント
- 篩状構造の存在を認識すること．
- 管腔様構造には真の腺腔と偽腺腔の2種類がある．
- 筋上皮細胞との二相性を有していても，浸潤性の増殖を示す腫瘍であることに着目する．
- 定型例のみを本組織型に分類すべきであり，所見が揃わないケースは通常型の浸潤性乳管癌の一型と考える．

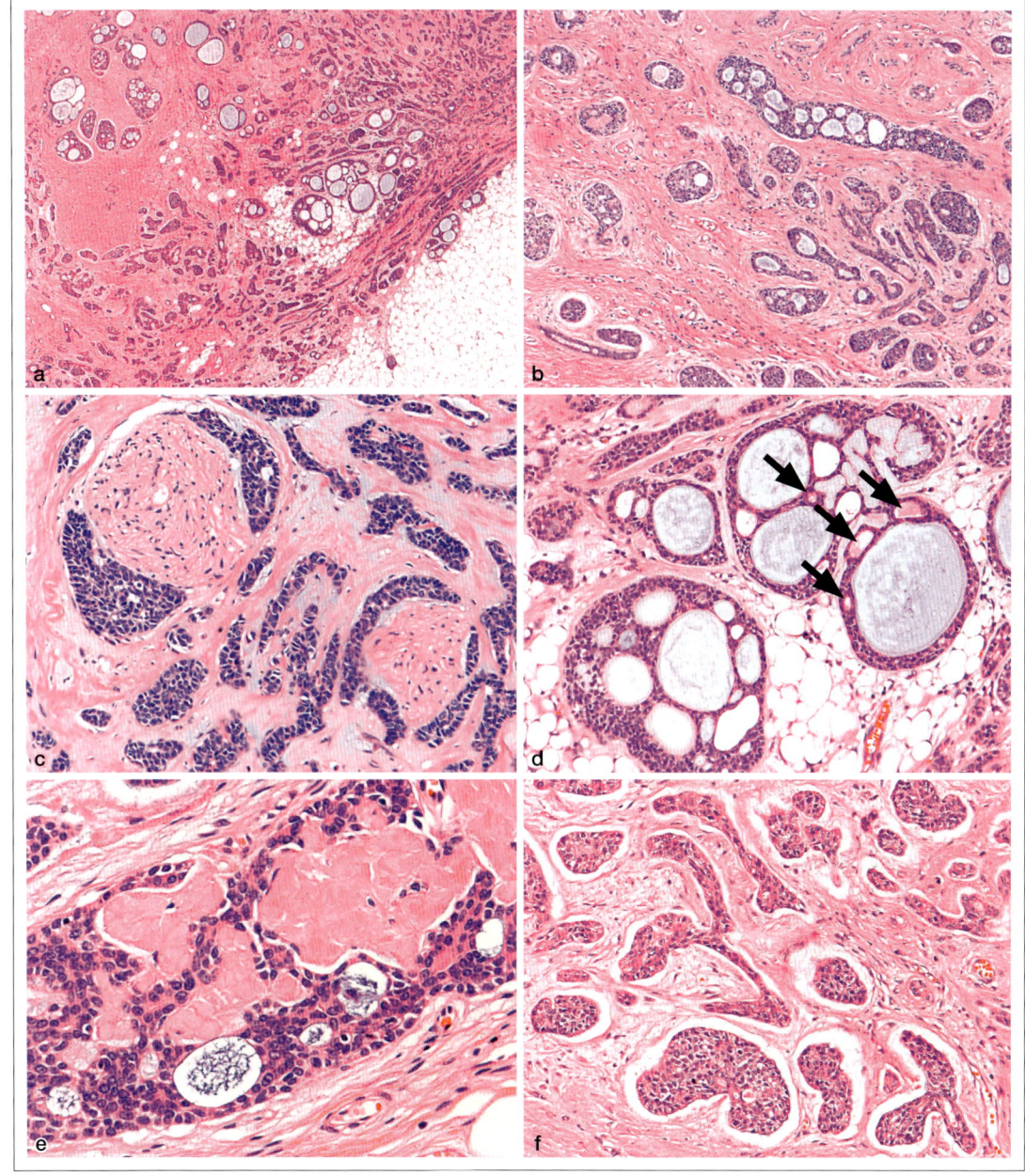

図1　腺様囊胞癌
a：不規則に分布する上皮島が多数認められ，浸潤性の癌である．
b：癌巣は篩状，管状，充実性，索状などさまざまな構造を示している．介在する間質は膠原線維である．
c：神経周囲浸潤（傍神経浸潤）．末梢神経束の周囲に癌巣が進展を示している．
d：篩状構造部．淡い灰青色の粘液様物質を含む偽腺腔と，好酸性の分泌物質を含む真の腺腔（➡）が認められる．偽腺腔は間質の入り組みである．
e：一部の偽腺腔では硝子様・好酸性の厚い基質が存在し，基底膜様物質と考えられる．
f：浸潤巣の周囲に，淡い粘液の介在とともにスリット状の構造を認める．

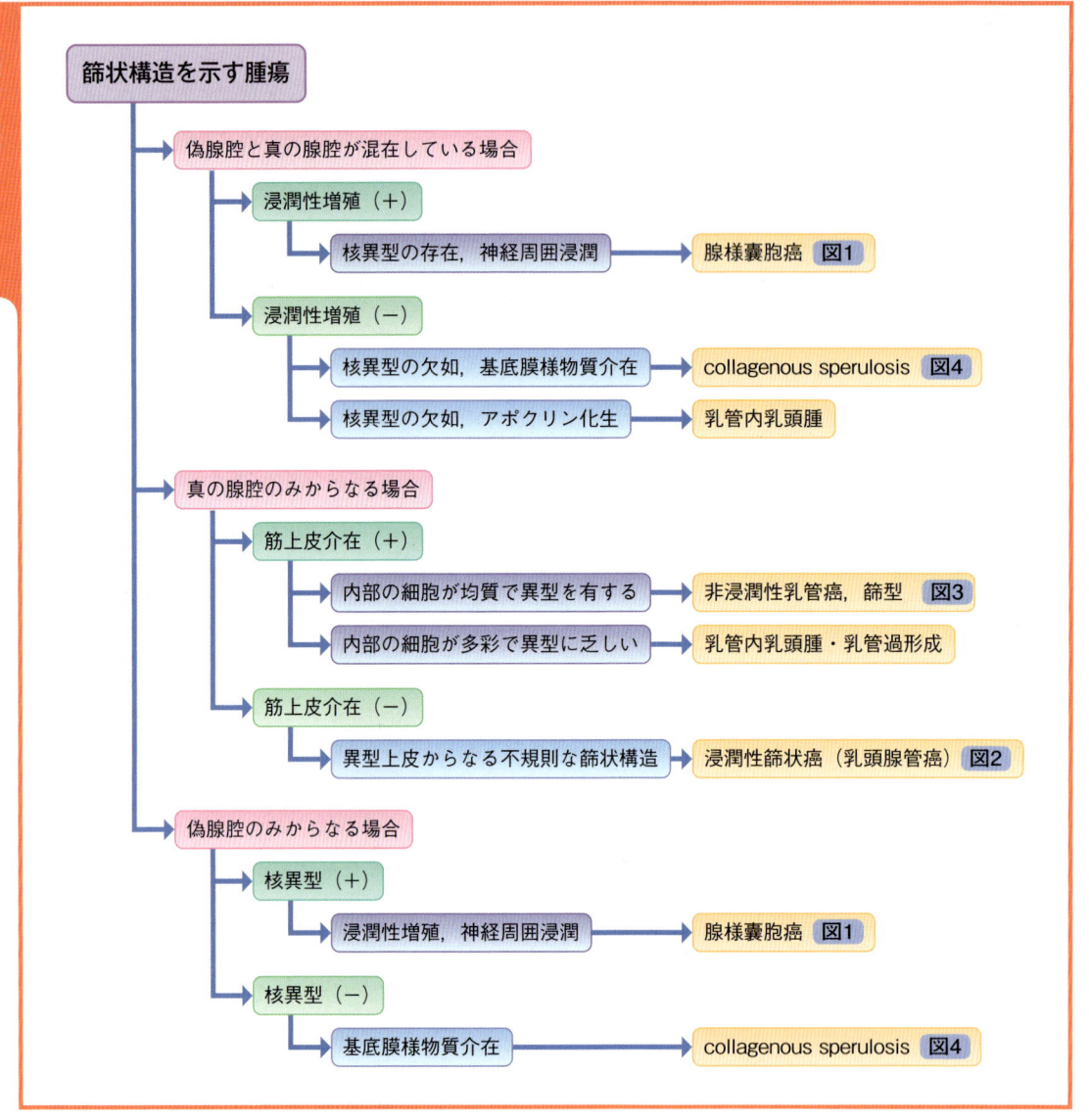

鑑別診断

腺様嚢胞癌

```
篩状構造を示す腫瘍
├─ 偽腺腔と真の腺腔が混在している場合
│   ├─ 浸潤性増殖（＋）
│   │   └─ 核異型の存在，神経周囲浸潤 → 腺様嚢胞癌　図1
│   └─ 浸潤性増殖（－）
│       ├─ 核異型の欠如，基底膜様物質介在 → collagenous sperulosis　図4
│       └─ 核異型の欠如，アポクリン化生 → 乳管内乳頭腫
├─ 真の腺腔のみからなる場合
│   ├─ 筋上皮介在（＋）
│   │   ├─ 内部の細胞が均質で異型を有する → 非浸潤性乳管癌，篩型　図3
│   │   └─ 内部の細胞が多彩で異型に乏しい → 乳管内乳頭腫・乳管過形成
│   └─ 筋上皮介在（－）
│       └─ 異型上皮からなる不規則な篩状構造 → 浸潤性篩状癌（乳頭腺管癌）　図2
└─ 偽腺腔のみからなる場合
    ├─ 核異型（＋）
    │   └─ 浸潤性増殖，神経周囲浸潤 → 腺様嚢胞癌　図1
    └─ 核異型（－）
        └─ 基底膜様物質介在 → collagenous sperulosis　図4
```

▶浸潤性篩状癌（invasive cribriform carcinoma）　図2

　篩状構造を示す浸潤癌であり，『乳癌取扱い規約』では乳頭腺管癌（papillotubular carcinoma）の一型として取り扱われている．浸潤癌巣を主体としているが，増殖細胞は1種類で，筋上皮への分化はない．また，管腔内には分泌物質がみられ，偽腺腔の形成はない．ホルモンレセプター陽性例が多い．

▶非浸潤性乳管癌，篩型（ductal carcinoma in situ, cribriform type）　図3

　篩状構造を示す癌で，浸潤癌巣を認めず，胞巣辺縁は円形・平滑である．癌巣辺縁に筋上皮が残存していることがある．増殖細胞は基本的に1種類で，管腔内に

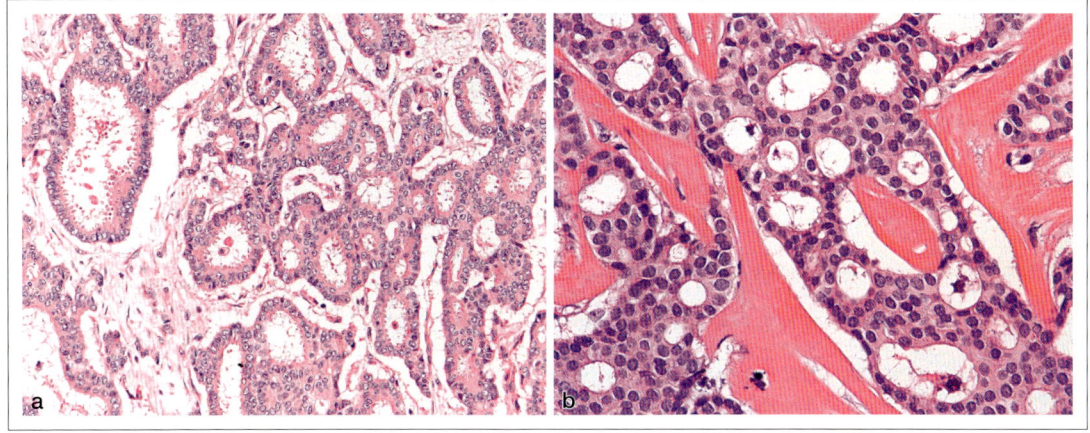

図2 浸潤性篩状癌（乳頭腺管癌の一型）
a：不規則に癒合する腺管の増殖からなる癌である．この例では，間質は軽い浮腫状を呈している．
b：篩状構造を呈する真の腺腔が多数認められる．偽腺腔はみられない．

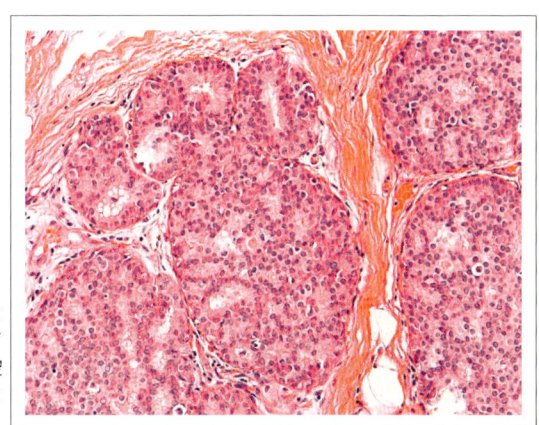

図3 非浸潤性乳管癌，篩型
乳管～小葉に進展すると，癌により置換された小型乳管が集簇して認められる．篩状の管腔は，内腔に分泌物質を伴う真の腺腔のみよりなる．

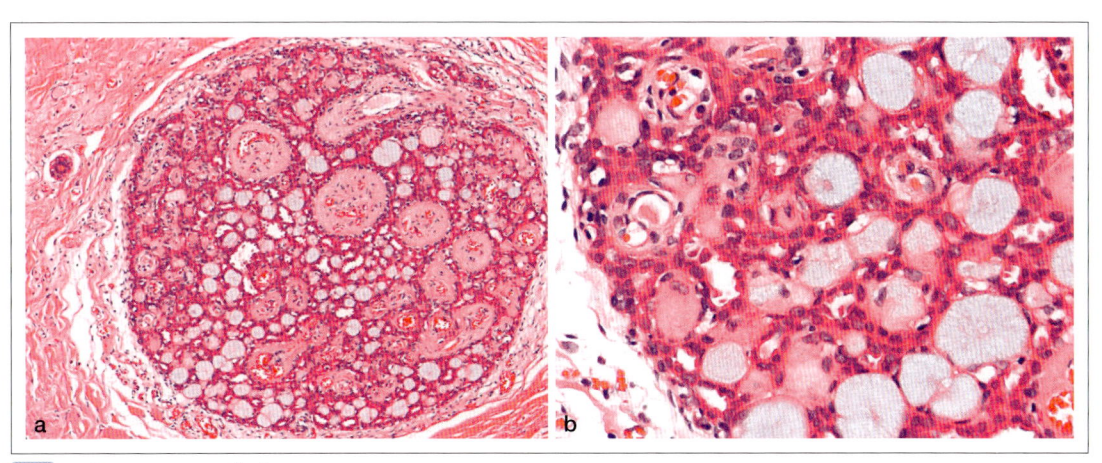

図4 collagenous sperulosis
a：末梢型乳頭腫に付随する病変（所見）の例．拡張乳管内の樹枝状間質（線維血管性間質）とともに，灰青色～一部は硝子様の間質介在を伴う管腔様，篩状構造を認める．
b：病巣を構成する上皮は小型で，偽腺腔構造により圧排されるような形態を示している．間質に接する部位には筋上皮介在からなる二相性を伴う．

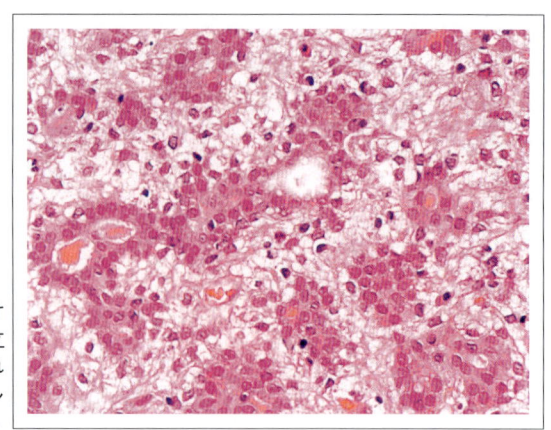

図5 腺筋上皮腫
乳管上皮と筋上皮がともに増殖する乳腺腫瘍である．筋上皮が目立ち，乳管上皮と明瞭に区別される．線維性間質成分の介在は乏しい．本腫瘍は基本的に良性である．

は分泌物質を見る．ホルモンレセプター陽性例が多い．

▶ collagenous sperulosis 図4

　良性疾患にみられる，球状物質の介在を伴う病理組織学的所見名である．乳頭腫や乳管過形成に随伴して認められる．球状物は基底膜様物質と粘液性物質で，腺様嚢胞癌に類似するが，細胞異型はなく，また乳管内の病巣であり浸潤性増殖を認めない．

▶ 腺筋上皮腫（adenomyoepithelioma） 図5

　腺様嚢胞癌と腺筋上皮腫の混在移行例の報告がみられることからも，両組織型の関係が推測されている．両者はともに，腺上皮と筋上皮に分化した腫瘍である．腺筋上皮腫は原則的に良性腫瘍であり，現状ではそれぞれの組織型の定型像を観察して判断すべきであるが，今後の症例蓄積による疾患概念の整理も必要と思われる．

（森谷卓也）

glycogen-rich clear cell carcinoma：GRCC

上皮性腫瘍—癌および境界病変
glycogen-rich 明細胞癌

疾患の概要

- GRCC は多量のグリコーゲンを含む（glycogen-rich）ことと淡明で豊かな細胞質を有する（clear cell）ことから，1981 年，Hull らにより提唱された，比較的まれな乳腺悪性腫瘍である．
- 他の組織像と合併していることも多いため，淡明で豊かな細胞質を有する構造の癌組織全体に占める比率をどのように設定するかが文献によって異なる．Fisher ら（1985）は 1,555 例の乳腺悪性腫瘍 50%以上とした場合の 3%と報告した．その後 Toikkanen ら（1991）は 90%以上と設定すると，1.4%であったと報告している．

臨床所見

- 好発年齢は 41〜78 歳，大きさは 2〜5cm である．
- 臨床像は通常の浸潤性乳管癌と同様である．浸潤性乳管癌に比べて予後不良であり，Hayes らは予後不良の原因として核異型度が高い症例が多いことを挙げた．
- ER 陽性の頻度は最大で 50%程度とされており，通常乳癌と比較して低い傾向にある．

病理所見

■ HE 像
- 淡明な細胞質を有する癌細胞が，狭い血管性結合組織を伴って胞巣状に増殖する 図1a ．
- 淡明な細胞質を有する癌細胞が腺管構造を形成して増殖する 図1b ．
- 浸潤性小葉癌にみられるような正常乳管を腫瘍細胞が取り囲み，びまん性に浸潤している像が認められる 図1c ．

■ 免疫組織化学
- PAS 陽性のグリコーゲン顆粒の蓄積が認められる 図1d ．

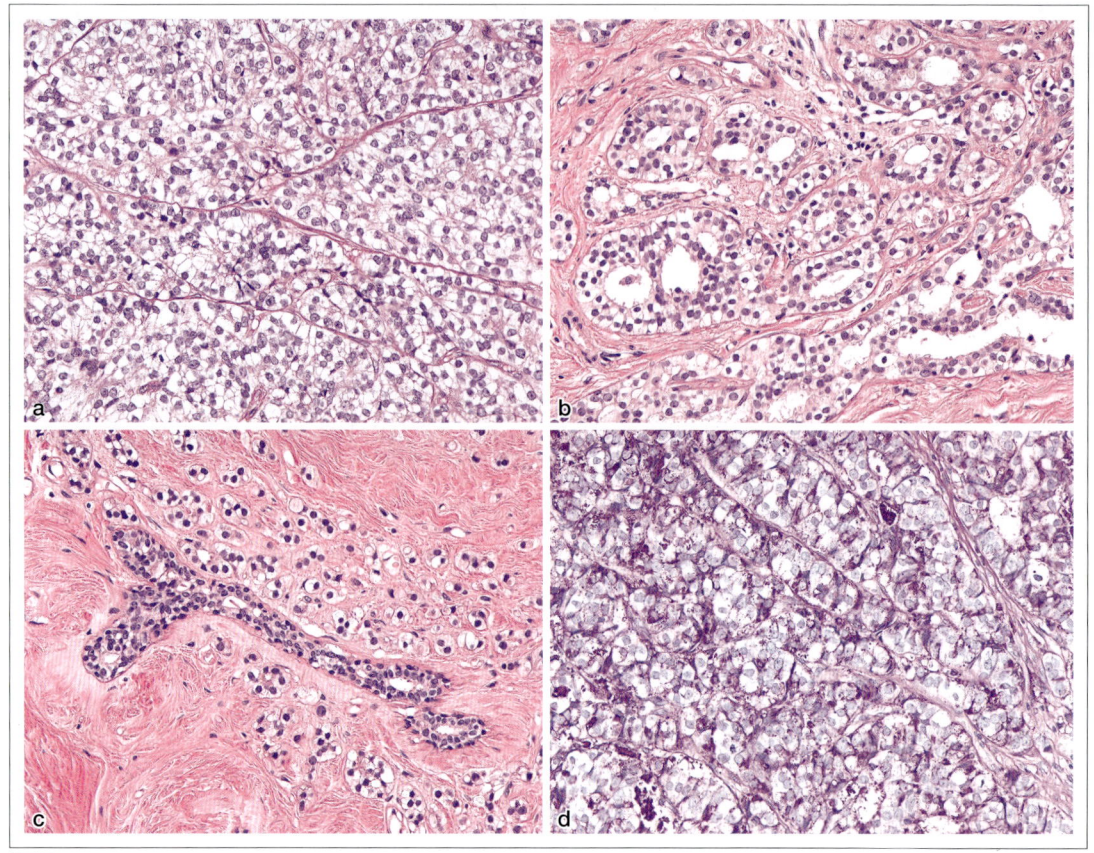

図1 GRCC
a〜c：HE染色　　d：PAS染色

鑑別疾患

鑑別のためのフローチャートを挙げたが，いずれも希少例であり，それぞれの診断基準が必ずしも明確でないため，あくまでも参考に留める．

▶分泌癌（secretory carcinoma）

分泌像を特徴とする癌であり，淡明で豊かな細胞質と小型類円形核を有する．組織構築は多彩で，腫瘍は篩状，微小囊胞状，腺管状ないし充実性に増殖する．

▶アポクリン癌（apocrine carcinoma）

アポクリン化生細胞に類似する，好酸性で豊かな細胞質を有する癌細胞からなる．アポクリン癌の免疫組織化学染色のマーカーとしてGCDFP-15の汎用性が高

診断のポイント
・淡明で豊かな細胞質をもつ癌細胞が優勢を占めた場合，鑑別診断の1つに挙げられる．
・特徴的所見としてPAS染色が顆粒状陽性像を示し，消化試験により消失することにより，グリコーゲンの蓄積であることが確認できる．

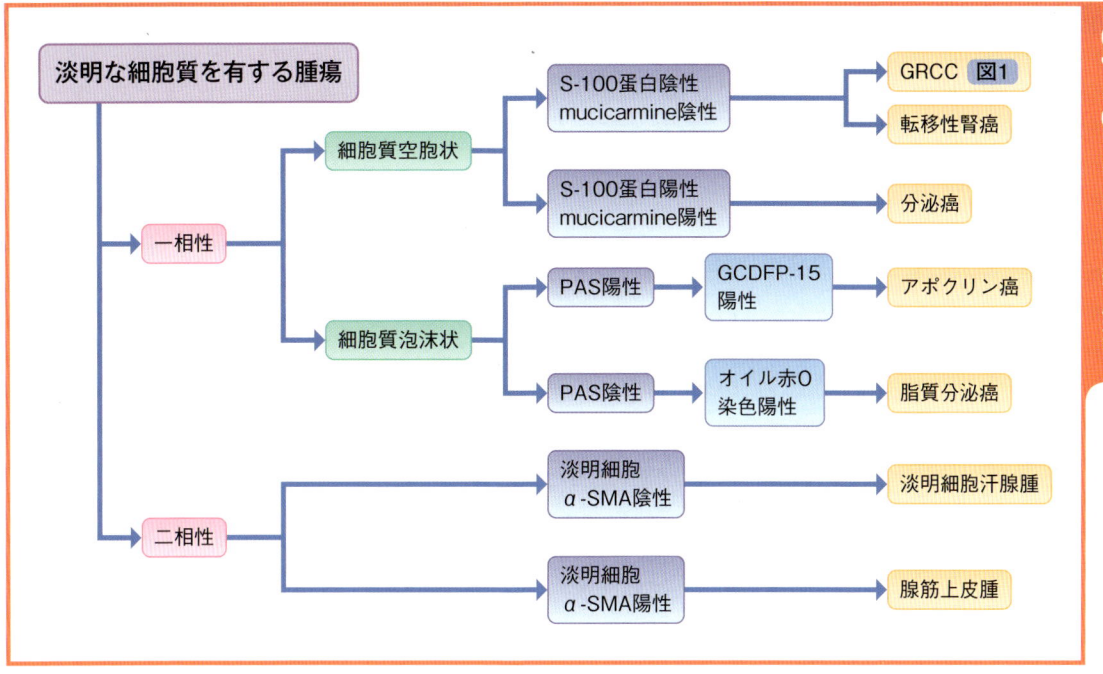

```
淡明な細胞質を有する腫瘍
├─ 一相性
│   ├─ 細胞質空胞状
│   │   ├─ S-100蛋白陰性 / mucicarmine陰性 ─┬─ GRCC 図1
│   │   │                                    └─ 転移性腎癌
│   │   └─ S-100蛋白陽性 / mucicarmine陽性 ── 分泌癌
│   └─ 細胞質泡沫状
│       ├─ PAS陽性 ── GCDFP-15陽性 ── アポクリン癌
│       └─ PAS陰性 ── オイル赤O染色陽性 ── 脂質分泌癌
└─ 二相性
    ├─ 淡明細胞 α-SMA陰性 ── 淡明細胞汗腺腫
    └─ 淡明細胞 α-SMA陽性 ── 腺筋上皮腫
```

いが，通常型浸潤性乳管癌においても発現するため，特異性は必ずしも高くない．

▶脂質分泌癌（lipid-secreting carcinoma）

多量の脂質が細胞質内に認められる癌である．この名称は癌細胞の性状によるものであり，組織構造は多彩な像を有している．組織球様，皮脂腺様およびアポクリン様に増殖し，PAS染色陰性，オイル赤O染色陽性像を示す．

▶淡明細胞汗腺腫（clear cell hidradenoma）

二相性を有しており，腫瘍細胞はグリコーゲンに富む淡明な細胞質をもつ明細胞と好塩基性の紡錘形細胞がある．

▶腺筋上皮腫（adenomyoepithelioma）

腺管形成を示す腺上皮細胞と，明るい細胞質を有する筋上皮細胞からなる腫瘍である．周囲の筋上皮細胞は筋上皮マーカーである *α*-SMA に陽性像を示す．

（黒田　一，北村　創，長村義之）

ductal carcinoma *in situ* : DCIS

上皮性腫瘍――癌および境界病変
非浸潤性乳管癌

疾患の概要

- 乳管上皮由来の癌で，癌細胞が乳管内あるいは小葉内細乳管（腺房）内に限局し，間質浸潤を示さないものを DCIS という．
- DCIS は noninvasive ductal carcinoma，乳管内癌（intraductal carcinoma）とも呼ばれる．
- 浸潤癌が間質浸潤を示す以前の初期像と考えられている．また，乳管内に広がる性質をもち，広範囲に及んでいるが間質浸潤がみられない乳癌の一群も含まれる．
- 病理学的には組織構築により篩状型，面疱型，充実型，乳頭型，低乳頭型，平坦型，充実乳頭型，アポクリン型などがあり，それぞれ特徴的な形態を示す．
- 臨床的に TisN0M0，病期 0 に分類される．

臨床所見

■既往歴
- 浸潤性乳管癌と同じく，対側乳癌の頻度が高い．

■好発年齢
- 40～60 歳代がピークで全体の 78％を占めるが，20～80 歳代女性まで広く分布．

■性
- 男女比は 1：336（男性 0.3％）．

■初発症状
- マンモグラフィまたは超音波検診での発見約 60％，乳房腫瘤 30％弱，乳頭血性分泌約 10％．

病理所見

■HE 像
- DCIS は病理学的構築パターンから，面疱型，篩状型，充実型，乳頭型，低乳頭型，平坦型などの亜型に分類される．
- 面疱型は，大型で異型の強い腫瘍細胞の充実性増殖と，しばしば石灰化を伴う中心部壊死を特徴とする．周囲に，線維増生，血管新生，リンパ球浸潤などの間質

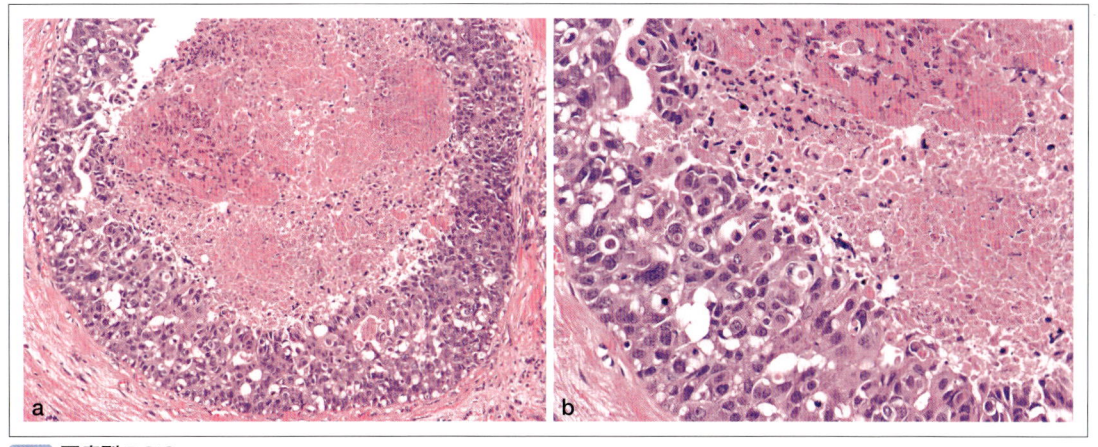

図1 面皰型 DCIS
a：大型で異型の強い腫瘍細胞の充実性増殖と，中心部壊死を特徴とする．
b：乳管内腫瘍割面の中心部には ghost 化した細胞と核破砕物からなる凝固壊死がみられる．腫瘍細胞には核形不整，核分裂像が目立つ．

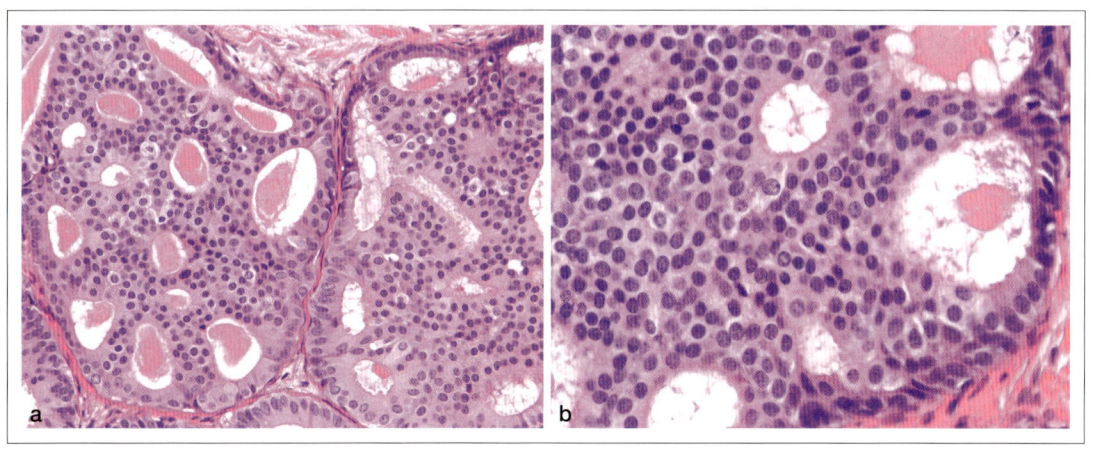

図2 篩状型 DCIS
a：多数の二次性の微小管腔を形成して乳管内で増殖する．微小管腔は円形〜卵円形，乳管割面に均等に分布し，輪郭が平滑である．
b：細胞形態や大きさは揃っており，核分裂像や核小体は目立たないが，核の緊満感やクロマチン増量はみられる．

反応を伴うことも多い．腫瘍細胞には核形不整，核分裂像が目立つ 図1 ．

- 篩状型は，多数の二次性の微小管腔を形成して増殖する．微小管腔は円形〜卵円形，輪郭が平滑で乳管割面に均等に分布し，細胞・核の形態や大きさも揃っているため，"幾何学的"といわれる．異型度は低く，核分裂像や核小体は目立たないが，クロマチン増量はみられる 図2 ．

- 充実型は，充実性に増殖する型で，個々の細胞は円形〜多角形，モノトーンである．核や細胞の重積はみられず，細胞境界が明瞭で"敷石状"と形容される．核クロマチン増量，核小体の腫大などがみられる 図3 ．

- 乳頭型は，乳管内に繊細な線維血管性間質を伴って乳頭状に増殖する型である．嚢胞状に拡張した乳管内にポリープ状に発育する場合は嚢胞内乳頭癌と呼ぶ．典型例では上皮の二相（二層）性が失われ筋上皮の層が消失し，腫瘍細胞の核は基底膜に対して高さが不揃いとなる（釘打ち状）．核は均一だが緊満感があり，ク

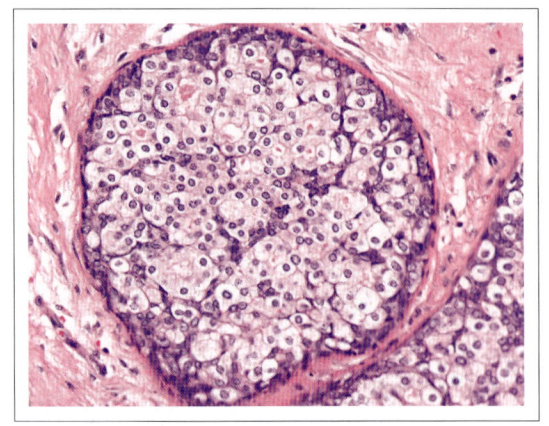

図3 充実型 DCIS
個々の細胞は円形〜多角形で細胞境界が明瞭，核や細胞の重積はみられず，核はクロマチン増量，核小体の腫大などがみられる．

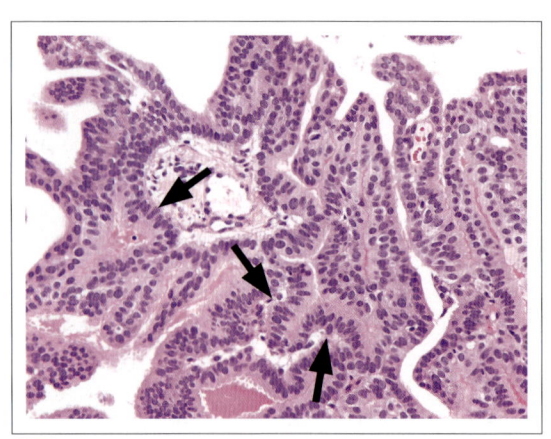

図4 乳頭型 DCIS
乳管内に乳頭状に発育する腫瘍で，繊細な線維血管性間質を伴う．上皮の二相性は消失している．均一な細胞は N/C 比が高く，核にはクロマチン増量がみられる．➡：釘打ち状

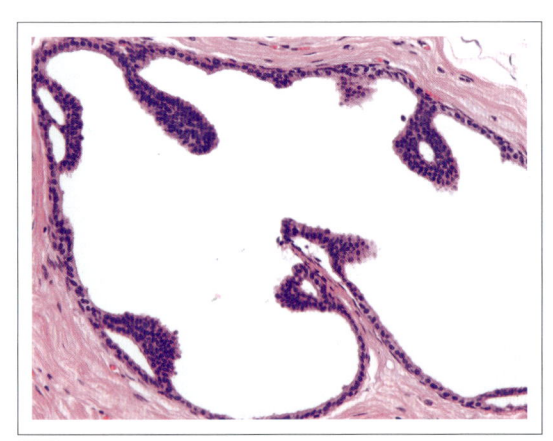

図5 低乳頭型 DCIS
乳管内腔を単層の腫瘍細胞が裏打ちするとともに，上皮細胞集塊が線維血管性間質を伴わずに内腔に向かって指状あるいは架橋を形成して増殖している．

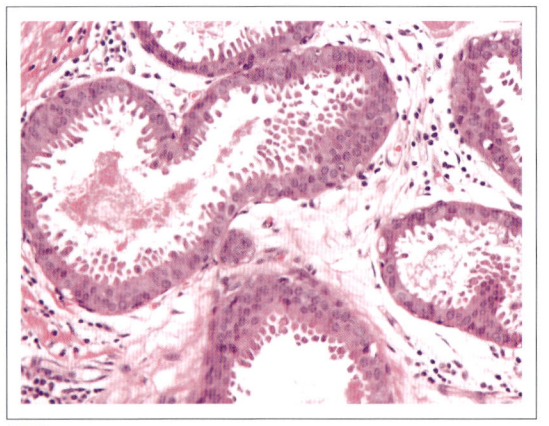

図6 平坦型 DCIS
小嚢胞状に拡張した乳管，腺房の内腔面を通常単層〜数層の腫瘍細胞が裏打ちしている．N/C 比は高いが，核は均一で細胞異型が乏しい．基底部には筋上皮も散見される．内腔に向かう snout がみられる．

ロマチン増量がみられる 図4 ．
- 低乳頭型（微小浸潤型）は，乳管内腔を単層の腫瘍細胞が裏打ちするとともに，部分的に線維血管性間質を伴わない上皮細胞の突出が，内腔に向かって指状，球状，あるいは架橋を形成してみられる 図5 ．核腫大を認めるが，核形態は均一で核分裂像も少ない．
- 平坦型は，小嚢胞状に拡張した乳管，腺房の内腔面を通常単層，一部数層の腫瘍細胞が裏打ちしている．腫瘍細胞には，内腔に向かって hobnail ないし snout と形容される細胞質の突出がみられる．基底部には筋上皮も散見される．核腫大はみられるが，核は均一で細胞異型が乏しい 図6 ．
- 構成腫瘍細胞の特殊な亜型としてアポクリン型と充実乳頭型がある．
- アポクリン型は，構成細胞の大多数がアポクリン細胞と類似した形状をとるもので，豊富な好酸性顆粒状の細胞質を有し，時に断頭分泌像を示す．上記のいずれ

の構築もとり得る.
- 内分泌型(充実-乳頭型)は,充実性主体で一部乳頭状構造を示しながら発育し,線維血管性間質増生や間質硬化もさまざまな程度で伴う.小腺腔構造やロゼット形成がみられることがある.腫瘍細胞の細胞質は淡好酸性顆粒状,核は類円形〜紡錘形で異型は乏しいが張りがあり,クロマチン増量が目立つ.

鑑別診断

▶乳管過形成(intraductal hyperplasia) 図7

乳腺症の一所見で,乳管乳頭腫症(duct papillomatosis),上皮増生症

診断のポイント

- DCISの診断は,良性病変,非浸潤性小葉癌(LCIS),浸潤癌を除外して行う.面疱型DCISでは悪性の診断に迷うことは少ないが,微小な間質浸潤を見逃さないことが肝要である.
- 面疱型以外の低異型度DCISの各亜型は各論的に良悪性診断の鑑別が行われている.
- 篩状型病変の鑑別(篩状型DCIS,異型乳管過形成,異型を伴う乳管過形成)は微小管腔の分布と形態,架橋(Roman bridge)の形態,構成細胞の多彩性,核の性状・極性と重なり,病変の広がりなどを総合して行う.篩状型DCISと異型乳管過形成の形態はほぼ同じであるが,異型乳管過形成は2mm以下または1腺管に限局しているものと定義されることが多い.篩状型DCISの場合は,2mmを超えるか2腺管以上に及んでいる(通常は5mm以上に広がる).異型を伴う乳管過形成は構造や構成細胞,核の性状が篩状型DCIS,異型乳管過形成とは異なる.
- 充実型病変の鑑別(充実型DCIS,乳管過形成)は構成細胞の多彩性,核の形状・極性と重なり,細胞境界,核クロマチンの性状などを総合して行う.LCISとの鑑別は病変の主座,細胞間接着性,管腔形成の有無,核クロマチン所見などにより行う.充実型DCISは乳管内が主座で明瞭な細胞境界をもつ敷石状パターンを示し,管状構造を示す部分もある.また,核クロマチン増量や核小体の明瞭化もみられる.一方,LCISの主座は小葉にあり,細胞間接着性が低下し,充実性で管状構造は示さない.クロマチン増量に乏しく,通常は核小体も目立たない.
- 乳頭型病変の鑑別(乳頭型DCIS,乳管内乳頭腫)は,上皮の二相性,核の配列,クロマチンの性状,線維血管性間質の形状,アポクリン化生の有無,核の形状などを総合して行う.CK5/6染色が参考になることがある(DCISで陰性,乳管内乳頭腫でモザイク状に上皮が染色される).
- 平坦型病変の鑑別(平坦型DCIS,FEA,閉塞性腺症)は,核異型,低乳頭状成分の有無,筋上皮の分布などを総合して行うが,低乳頭状成分や核異型がない場合は鑑別が難しい.
- 充実—乳頭型DCISは乳管内乳頭腫との鑑別が,アポクリン型DCISはアポクリン化生との鑑別を要することがある.

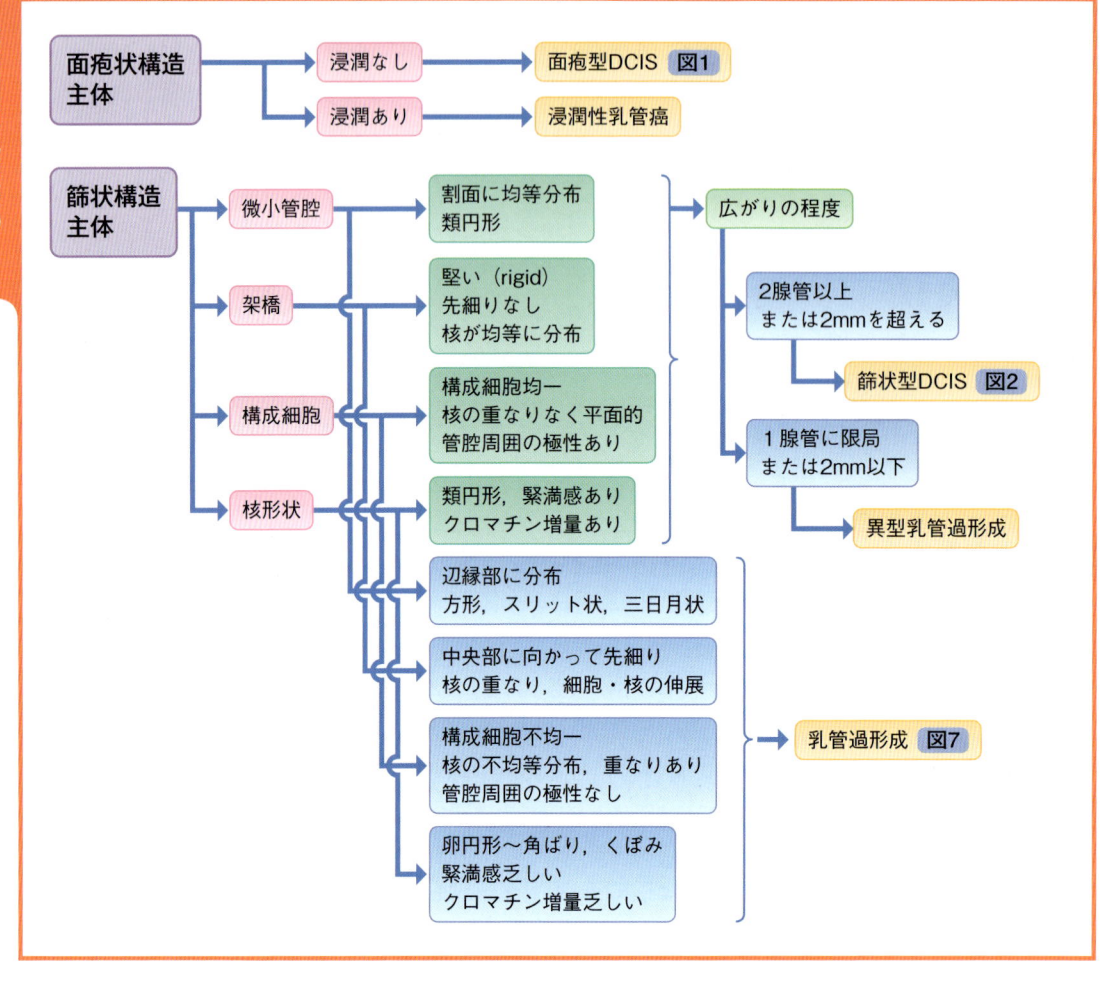

非浸潤性乳管癌①

```
面皰状構造 ─┬─ 浸潤なし ──→ 面皰型DCIS 図1
主体       └─ 浸潤あり ──→ 浸潤性乳管癌

篩状構造 ─┬─ 微小管腔 ──┬─ 割面に均等分布
主体     │             │  類円形
         │             │
         ├─ 架橋      ─┬─ 堅い（rigid）
         │             │  先細りなし
         │             │  核が均等に分布
         │             │
         ├─ 構成細胞  ─┬─ 構成細胞均一
         │             │  核の重なりなく平面的
         │             │  管腔周囲の極性あり
         │             │
         └─ 核形状    ─┬─ 類円形, 緊満感あり
                       │  クロマチン増量あり
```

広がりの程度
- 2腺管以上 または2mmを超える → 篩状型DCIS 図2
- 1腺管に限局 または2mm以下 → 異型乳管過形成

- 辺縁部に分布 方形, スリット状, 三日月状
- 中央部に向かって先細り 核の重なり, 細胞・核の伸展
- 構成細胞不均一 核の不均等分布, 重なりあり 管腔周囲の極性なし
- 卵円形〜角ばり, くぼみ 緊満感乏しい クロマチン増量乏しい

→ 乳管過形成 図7

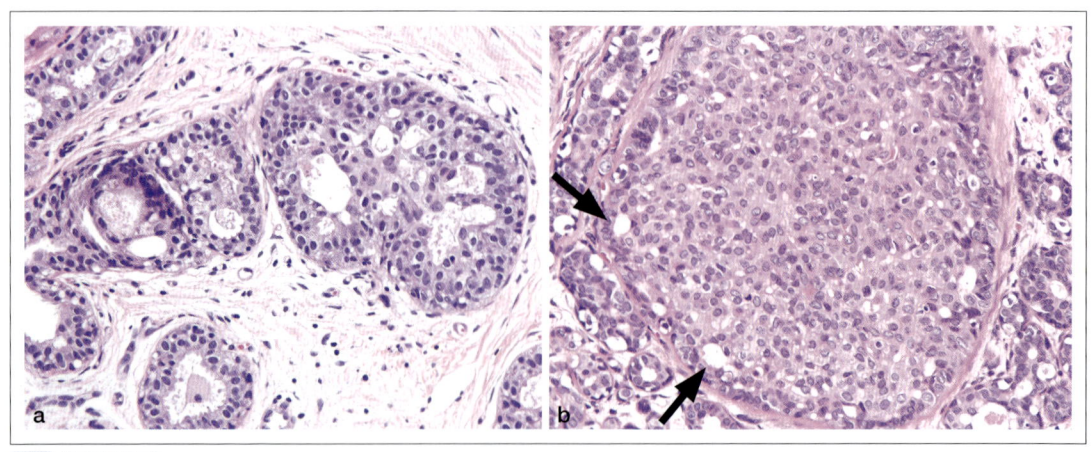

図7 乳管過形成
a：構成細胞が不均一集団で核の重なりもみられ，微小管腔周囲の上皮の極性は欠如する．微小管腔は，大きさや形が不規則で，スリット状，三日月状に近い．構成細胞に核異型はみられず核分裂像も乏しい．
b：充実性だが辺縁部に微小管腔がみられる（➡）．構成細胞は多彩で，核に極性がなく，重なりがみられ，細胞境界が不明瞭である．核形態も多彩でくびれがあるものが多い．

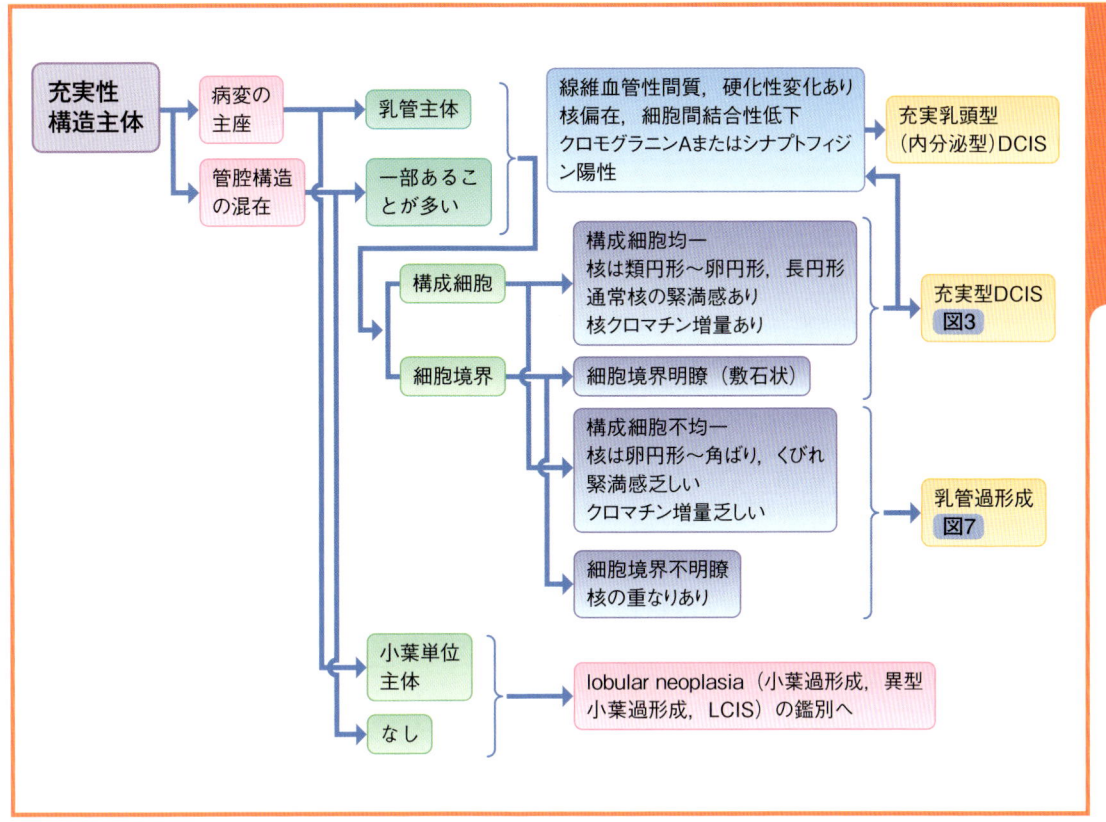

充実性構造主体	病変の主座	乳管主体	線維血管性間質，硬化性変化あり核偏在，細胞間結合性低下クロモグラニンAまたはシナプトフィジン陽性	→	充実乳頭型（内分泌型）DCIS
	管腔構造の混在	一部あることが多い			
		構成細胞	構成細胞均一 核は類円形〜卵円形，長円形 通常核の緊満感あり 核クロマチン増量あり	→	充実型DCIS 図3
		細胞境界	細胞境界明瞭（敷石状）		
			構成細胞不均一 核は卵円形〜角ばり，くびれ 緊満感乏しい クロマチン増量乏しい	→	乳管過形成 図7
			細胞境界不明瞭 核の重なりあり		
		小葉単位主体	lobular neoplasia（小葉過形成，異型小葉過形成，LCIS）の鑑別へ		
		なし			

(epitheliosis) ともいわれる．乳管上皮が反応性増生を示し，異型を伴う乳管過形成では篩状型，充実型などの DCIS との鑑別が重要である．構成細胞の核径は比較的均一だが形態は多彩で，細胞境界が不明瞭な傾向がある．

▶異型乳管過形成（atypical ductal hyperplasia：ADH）

ADH は，篩状，管状，充実性など組織像はほぼ DCIS の診断基準を満たすが，量的に十分とはいえないものである．1 腺管に限局，もしくは 2mm 以下の範囲に限局した病変とすることが多い．

▶乳管内乳頭腫（intraductal papilloma）図8

乳管内に発生する良性の乳頭状腫瘍である．円柱〜立方状の乳管上皮と筋上皮の明瞭な二相構造が保たれ，線維血管性間質を伴う乳頭状，樹枝状，管状配列を示す．間質は通常，線維成分が豊富で厚い．

乳頭型 DCIS との鑑別は上皮の二相性の有無や程度，核所見，線維血管性間質，アポクリン化生の有無などによって行うが，鑑別に苦慮することも多い．CK5/6 や筋上皮マーカーなど免疫組織化学も参考になる．

▶線維腺腫（fibroadenoma）

線維腺腫の中に強い上皮増生を認める乳腺症型線維腺腫は，上皮成分が多く篩状構造を示すことがあり，篩状型 DCIS と間違われることがある．線維腺腫内癌がま

非浸潤性乳管癌③

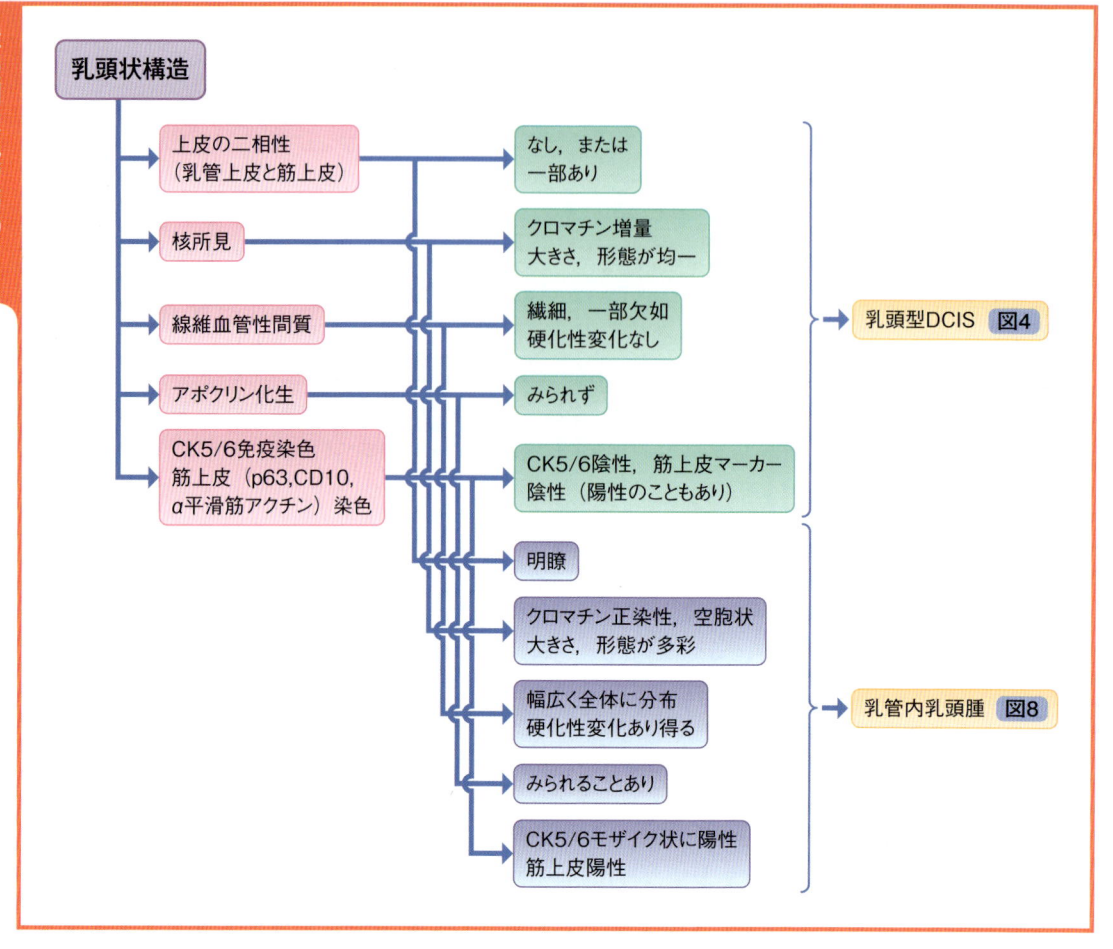

```
乳頭状構造
├─ 上皮の二相性           ─→ なし，または
│  （乳管上皮と筋上皮）        一部あり
├─ 核所見                ─→ クロマチン増量
│                          大きさ，形態が均一                    ┐
├─ 線維血管性間質         ─→ 繊細，一部欠如                      │→ 乳頭型DCIS　図4
│                          硬化性変化なし                        │
├─ アポクリン化生         ─→ みられず                            │
├─ CK5/6免疫染色         ─→ CK5/6陰性，筋上皮マーカー           ┘
│  筋上皮（p63,CD10,        陰性（陽性のこともあり）
│  α平滑筋アクチン）染色
│                        ─→ 明瞭                                ┐
│                        ─→ クロマチン正染性，空胞状             │
│                            大きさ，形態が多彩                   │
│                        ─→ 幅広く全体に分布                     │→ 乳管内乳頭腫　図8
│                            硬化性変化あり得る                   │
│                        ─→ みられることあり                     │
│                        ─→ CK5/6モザイク状に陽性                │
│                            筋上皮陽性                          ┘
```

れであることを認識したうえで，篩状型 DCIS と異型を伴う乳管過形成の構造，細胞形態の鑑別点を参考に診断する．

▶非浸潤性小葉癌（lobular carcinoma in situ：LCIS）

小葉に生じた非浸潤癌で，癌細胞は小葉単位中心に腺房内を充満し，小葉外への進展はパジェット様進展（pagetoid spread；乳管内において管腔側乳管上皮を保ちながら，基底側の筋上皮の部分を置換，あるいは二層の間に分け入って広がる進展様式）を呈する．癌細胞は比較的小型，均一でクロマチンの乏しい淡明な円形核をもち，極性はほとんどない．細胞間接着性は低下し，E-cadherin 陰性の例が多い．

▶flat epithelial atypia（columnar cell lesion with atypia）図9

乳腺症の一所見とされ，閉塞性腺症の上皮に異型が生じたもので，上皮の重層化，N/C 比増大などがみられる．分泌像（tufting）がみられることが多い．

平坦型 DCIS との鑑別が問題となることがあるが，本症も平坦型 DCIS も平坦で構造異型がないことから，細胞異型や低乳頭状の部分がないと鑑別は難しい．病変全体に細胞異型のある部分や低乳頭状の部分がないかをよく探して鑑別する．

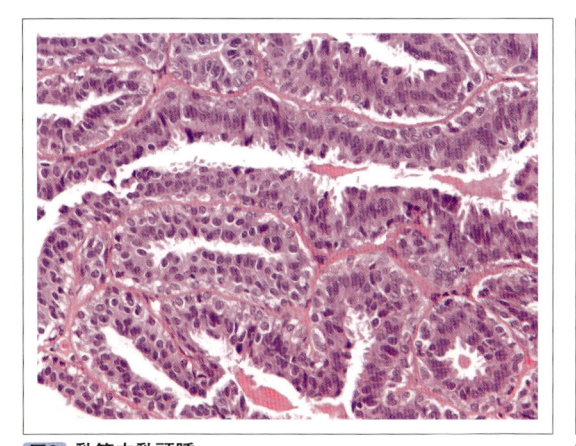

図8 乳管内乳頭腫
円柱状の乳管上皮と筋上皮の明瞭な二相構造が保たれ，線維血管性間質を伴う乳頭状〜管状配列を示す．

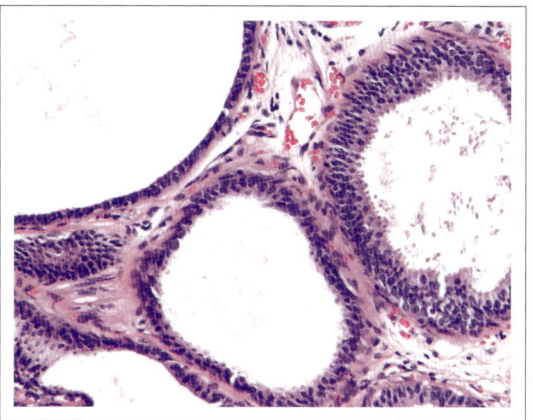

図9 flat epithelial atypia
乳管内腔を裏打ちする乳管上皮に核腫大，核重層化，分泌像（tufting）がみられる．

▶アポクリン化生（apocrine metaplasia）

　乳腺症の退行性変化の一所見で，微小囊胞形成に伴って生じ，囊胞内腔を裏打ちしていることが多い．乳頭状構造を呈するとアポクリン型 DCIS の鑑別が必要となることがある．

（津田　均）

lobular neoplasia
上皮性腫瘍—癌および境界病変
小葉性腫瘍

疾患の概要

- 異型小葉過形成（atypical lobular hyperplasia：ALH）と非浸潤性小葉癌（lobular carcinoma *in situ*：LCIS）を併せた一連の腫瘍群を指す.
- いずれも小葉内の細乳管上皮の増生で，核異型を伴う.
- LCISは，浸潤性小葉癌と同様の腫瘍細胞の増殖が，小葉あるいは乳管内に留まる腫瘍を指す.
- ALH病巣を構成する細胞の形態はLCISと同じである．すなわち，両者は同じ腫瘍細胞から構成されるものの広がりの程度が異なる病変であり，小葉性腫瘍として包括される.
- ALHおよびLCISの自然史は十分明らかにされていないが，乳管性病変とは異なり，両側の浸潤性乳癌発生のリスク病変としての意義を有する．LCISのほうがALHよりもリスクが高い.
- 両者とも，通常は偶発的に発見されるものである．針生検などで発見された場合には経過観察のみでも十分だが，病巣が広範な時や核異型あるいはコメド（comedo）壊死を伴う場合には追加切除も考慮すべきである.

臨床所見

■既往歴
- 特異的なものはみられない.

■好発年齢
- 閉経前（40歳代）に最も多く，閉経後はまれである.

■性
- 男性例はきわめてまれである.

■初発症状
- 臨床的，画像上ともに特徴はなく，偶発的に発見されるものがほとんどである.

■視触診所見
- 原則的に，視触診で発見されることはない.
- 約半数は多中心性発生を，1/3は両側発生を示す．腫瘤を形成せずに乳房全体に進展を示したり，他の良性疾患（線維腺腫，放射状硬化性病変など）に併存して認められることがある．石灰化を伴う例は少ない.

病理所見

■ HE像

- LCIS の腫瘍細胞は，小葉内の細乳管を満たすように増殖する 図1a．充実性胞巣を形成し，細胞極性はほとんど示さず，腺腔形成もない 図1b．
- LCIS，ALH とも，腫瘍細胞は比較的小型で，大きさ・形状は均一である 図1c．核は円形，クロマチンは比較的淡明である．核小体の肥大や核分裂像は目立たない．
- ALH は LCIS と同じ腫瘍細胞が増殖するが，小葉内の半分以下の腺房のみに留まるか，腫瘍細胞の進展が不完全で，既存の管腔や乳管上皮が残存している病変を指す 図1d．
- 細胞相互の接着性は低く，細胞間にスリット状裂隙を有することがある．
- 核が偏在し形質細胞様となったり，細胞質内に粘液を含むものがある．
- 腫瘍細胞が小乳管に進展することがあり，既存の乳管上皮と筋上皮の間を広がって Paget 様（pagetoid）構造を示す 図2a．また，終末乳管〜小葉に広がった病巣がクローバ状のシルエットを形づくることもある 図2b．

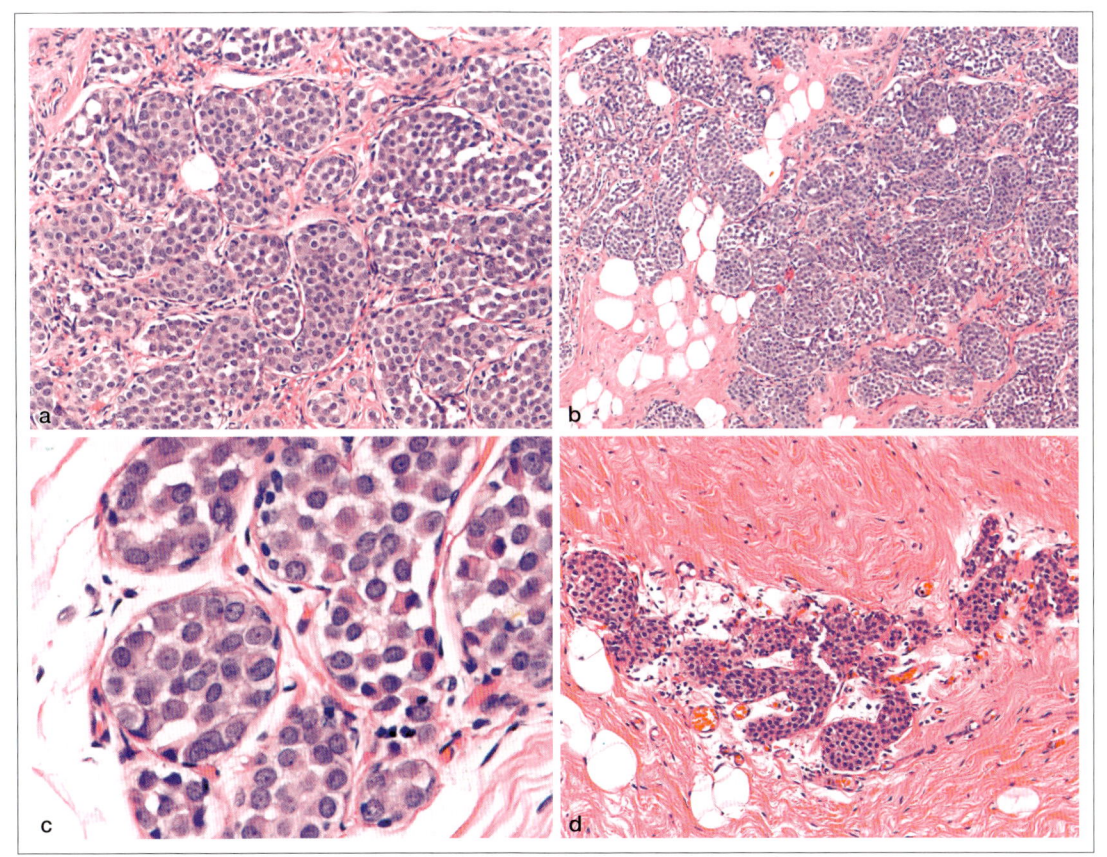

図1 小葉性腫瘍①
a：非浸潤性小葉癌．小葉内の細乳管を満たすように均質な腫瘍細胞が増殖する．
b：a と同一症例．小葉を越えて多数の乳管〜腺房に進展し，局面を形成している．腺腔の形成はみられない．
c：a と同一症例．腫瘍細胞は比較的小型で，大きさ・形状は均一である．細胞相互の結合性は緩い．
d：異型小葉過形成．均質な上皮の増生があるが，進展が不完全で腺房の拡大が軽度に留まっている．

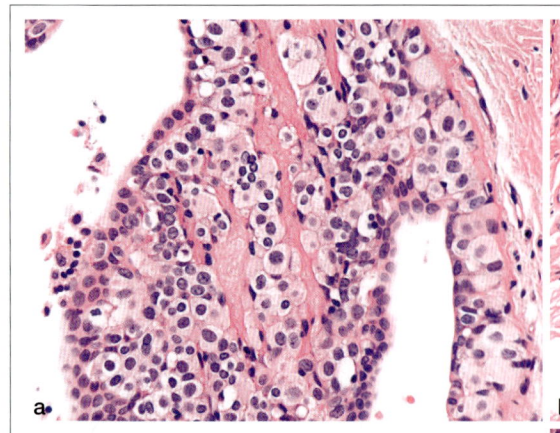

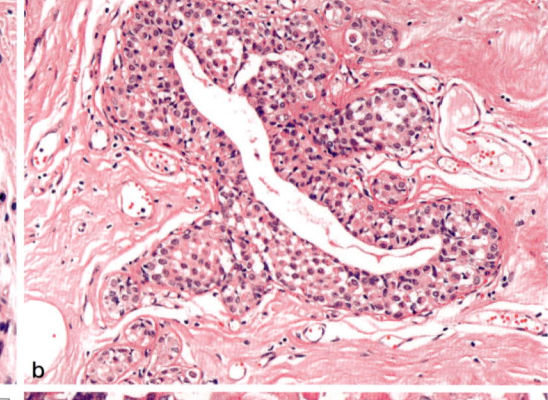

図2 小葉性腫瘍②
a：小葉内腫瘍の細胞が小乳管に進展している．既存の乳管上皮と筋上皮の間を広がり，pagetoid 構造を示す．
b：終末乳管～小葉に広がった病巣がクローバ状のシルエットを形づくっている．
c：高度の核異型とコメド壊死，壊死型石灰化を伴う，多形型の非浸潤性小葉癌．細胞質が好酸性で，アポクリン分化を示す．

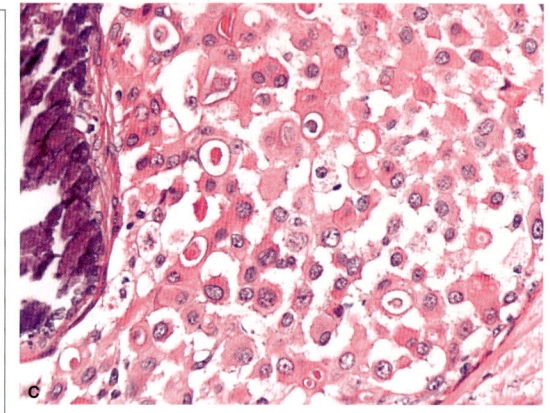

- 良性病変（線維腺腫，放射状硬化性病変，硬化性腺症，乳管内乳頭腫）に併存する場合がある．
- 少数例では，核に異型が目立ち，コメド壊死を伴う．多形型非浸潤性小葉癌（pleomorphic LCIS：pLCIS）ともいわれる．この型は，細胞質が好酸性で，アポクリン分化を示すことがある 図2c ．
- 小葉性腫瘍が，平坦型異型（flat epithelial atypia）や管状癌（tubular carcinoma）と合併・移行する症例の存在が指摘されている（Rosen's triad）．

■ 免疫組織化学
- 細胞質内小腺腔部分は，粘液染色（PAS，ムチカルミン）が陽性を示す．
- 浸潤性小葉癌は原則的に E-cadherin，p120 カテニンが陰性となる．

診断のポイント
・小葉の腺房内に，小型均質な異型細胞が進展する偶発病変である．
・LCIS は小葉全体を押し広げるように増生，ALH はその一部に広がる病変で，両者の増殖細胞は基本的に同様の形態を示す．
・小葉性腫瘍が乳管内に進展を示すことがあり，pagetoid pattern やクローバ状シルエットを呈する．
・まれに，核の多形性を伴う LCIS，コメド壊死を付随する LCIS が存在する．
・小葉性腫瘍は，免疫組織学的に E-cadherin 陰性である．

- ホルモンレセプター陽性，HER2 陰性の例が多いが，例外もある．
- 癌細胞相互の接着性低下を証明するためには，cytokeratin 8 などの染色（胞体が陽性となり，いわゆる marbles bag pattern を示す）も有効である．CK34βE-12 も陽性となりやすい．

鑑別診断

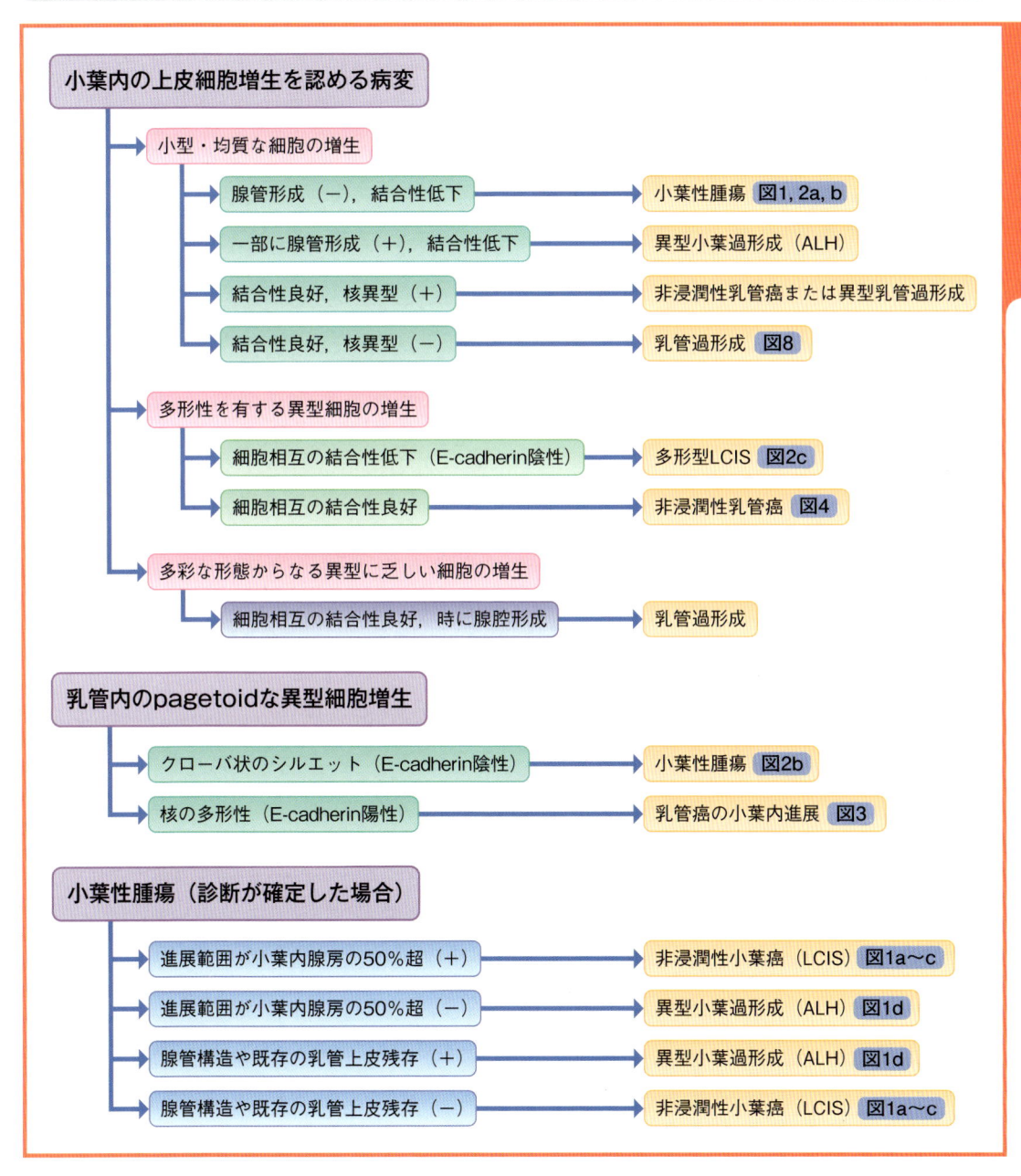

小葉内の上皮細胞増生を認める病変
- 小型・均質な細胞の増生
  - 腺管形成（−），結合性低下 → 小葉性腫瘍　図1, 2a, b
  - 一部に腺管形成（＋），結合性低下 → 異型小葉過形成（ALH）
  - 結合性良好，核異型（＋） → 非浸潤性乳管癌または異型乳管過形成
  - 結合性良好，核異型（−） → 乳管過形成　図8
- 多形性を有する異型細胞の増生
  - 細胞相互の結合性低下（E-cadherin 陰性） → 多形型LCIS　図2c
  - 細胞相互の結合性良好 → 非浸潤性乳管癌　図4
- 多彩な形態からなる異型に乏しい細胞の増生
  - 細胞相互の結合性良好，時に腺腔形成 → 乳管過形成

乳管内のpagetoidな異型細胞増生
- クローバ状のシルエット（E-cadherin 陰性） → 小葉性腫瘍　図2b
- 核の多形性（E-cadherin 陽性） → 乳管癌の小葉内進展　図3

小葉性腫瘍（診断が確定した場合）
- 進展範囲が小葉内腺房の50％超（＋） → 非浸潤性小葉癌（LCIS）　図1a〜c
- 進展範囲が小葉内腺房の50％超（−） → 異型小葉過形成（ALH）　図1d
- 腺管構造や既存の乳管上皮残存（＋） → 異型小葉過形成（ALH）　図1d
- 腺管構造や既存の乳管上皮残存（−） → 非浸潤性小葉癌（LCIS）　図1a〜c

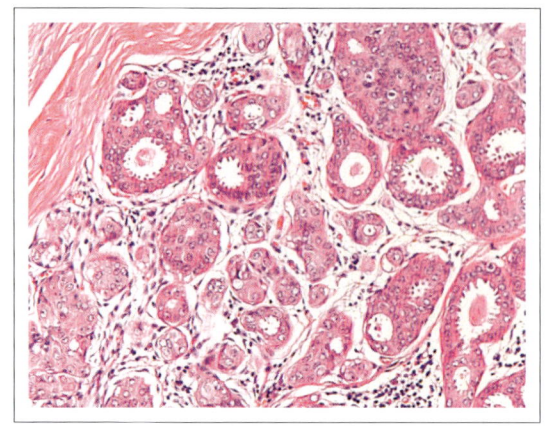

図3 乳管癌の小葉内進展
時に充実胞巣を示すが，細胞相互の結合性は明らかで，二次腺腔を認める．

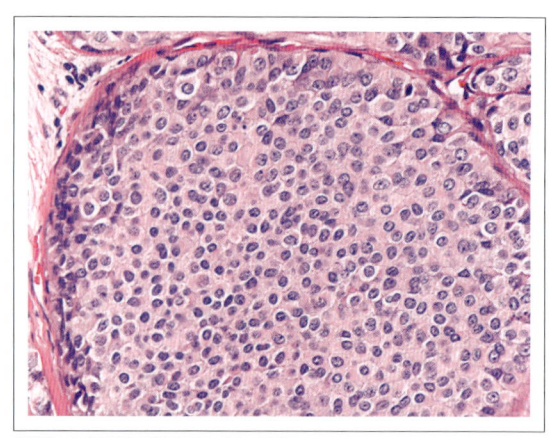

図4 非浸潤性乳管癌（充実型）
細胞相互の結合性が明らかな乳管内の癌細胞増生で，細胞境界が明瞭である．核異型の程度は症例により異なる．

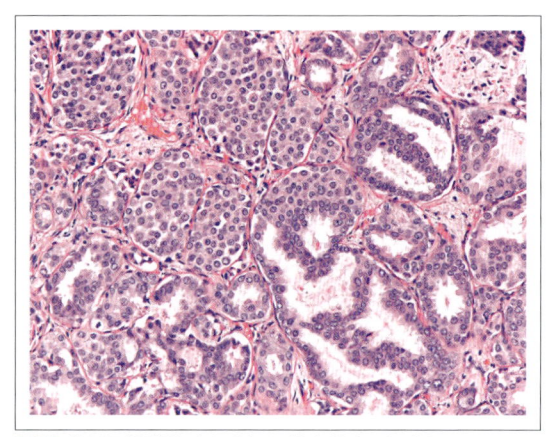

図5 非浸潤性乳管癌と非浸潤性小葉癌の混在例
管状構造の明瞭な乳管内癌と，非浸潤性小葉癌（小葉性腫瘍）が同一腫瘍内に共存している．両成分が衝突したと思われる例と，混在移行を示す例がある．

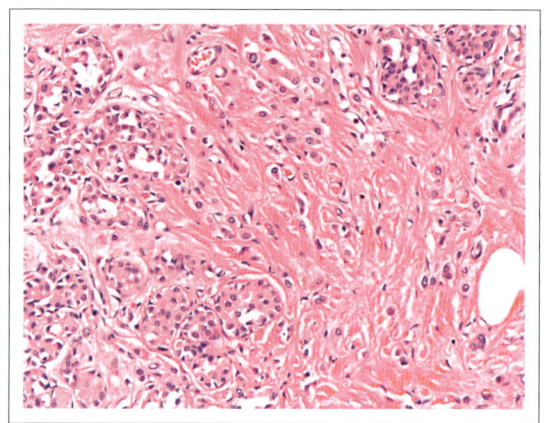

図6 浸潤性小葉癌
間質への癌細胞の浸潤増殖がある．浸潤巣は，索状胞巣を主体としている．充実部は小葉内腫瘍成分である．

▶乳管癌の小葉内進展　図3

　非浸潤性乳管癌や，浸潤癌に付随する乳管内癌成分が小葉内に進展し，充実胞巣を示すことがある．細胞相互の結合性は明らかで，時に二次腺腔を認める．

▶非浸潤性乳管癌，充実型（ductal carcinoma in situ, solid type）　図4

　細胞相互の結合性が明らかで，細胞境界が明瞭に認識できる．個々の細胞は核クロマチン増量を示すことが多い．時にわずかな管腔面や，乳管辺縁に付随する筋上皮に向かって極性を示すことがある．なお，まれにLCISと非浸潤性乳管癌が衝突ないし混在移行する例がある　図5．両成分の鑑別が難しい時にはE-cadherinの染色が有用である．

▶浸潤性小葉癌（invasive lobular carcinoma）　図6

　間質への癌細胞の浸潤増殖の有無による．浸潤癌成分を認める場合には，もはや

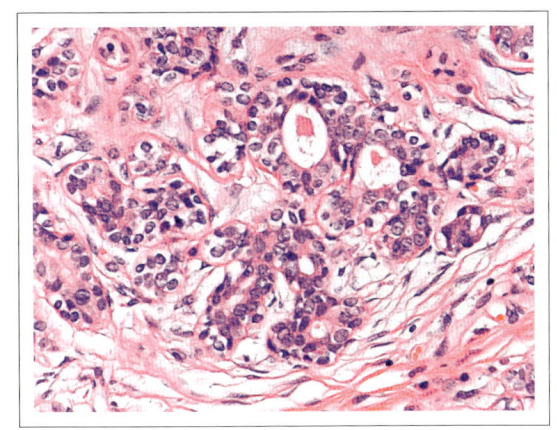

図7 筋上皮細胞
萎縮性の乳腺実質では，筋上皮細胞が相対的にやや目立つために小葉性腫瘍に類似する．本症例では，筋上皮細胞は核が小型・濃縮状で，細胞質は淡明である．

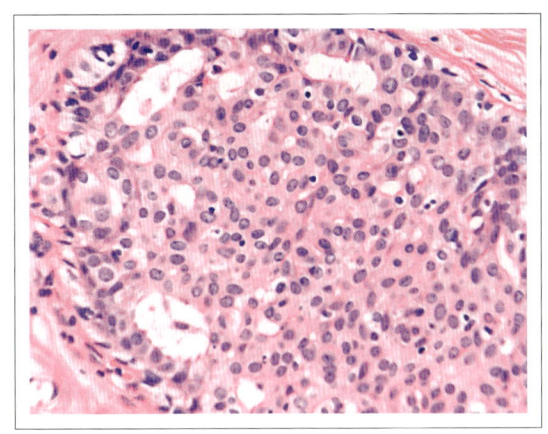

図8 乳管過形成
細胞相互の結合性が良好で，細胞ごとの核所見も比較的多彩である．小葉性腫瘍における均質な細胞増多とは異なる．

小葉性腫瘍とは呼ばない．

▶筋上皮細胞（myoepithelial cell）図7

　固定が不十分な例や，萎縮性の乳腺実質では，筋上皮細胞が相対的にやや目立つために小葉性腫瘍に類似することがある．筋上皮細胞は核が小型・濃縮状で，細胞境界も不明瞭である．鑑別が難しい時には筋上皮マーカーの免疫染色が有用である．

▶乳管過形成（ductal hyperplasia）図8

　乳管過形成は，充実性となった場合にも細胞相互の結合性が良好であること，細胞ごとの核所見が比較的多彩で，核形や核の染色性が細胞ごとに異なる点が特徴であり，小葉性腫瘍における均質な細胞増多とは性状が異なる．

〔森谷卓也〕

ductal hyperplasia
上皮性腫瘍—癌および境界病変
乳管過形成

疾患の概要

- 正常の乳管系や小葉は最外層の基底膜と1層の筋上皮，上皮の3層構造から構成されているが，上皮層において細胞が増殖し，種々の程度に多層化した病変を管内増殖性病変という．
- 乳管過形成とは，管内増殖性病変のうち良性のものを指す．
- 乳管過形成における細胞増殖は，そのほとんどがポリクローナルである．
- 乳管過形成において増殖している細胞には上皮，基底細胞，筋上皮の形質がさまざまな程度に発現し，多彩な分化を示す細胞成分からなる．
- 細胞増殖の程度は，3〜4層までの軽度のものから，乳管の内腔を完全に充満する高度なものまでさまざまである．
- 5層を超える細胞増殖を示す乳管過形成は乳癌のリスク病変であり，将来，浸潤癌を発生するリスクがこのような病変をもたない人と比較して1.5〜2.0倍である．

臨床所見

■ **好発年齢，性**
- あらゆる年齢層で認められるが，性成熟期の女性に最も多い．

■ **視触診所見**
- 乳腺症や乳管内乳頭腫の病巣内に種々の程度に認められることが多い．

■ **画像所見**
- 乳管過形成の多くは顕微鏡的変化であるため，単独で臨床症状や画像所見の異常をきたすことはまれである．

病理所見

■ **HE像**
- 上皮層の単なる肥厚 図1a から篩状構造に類似した二次腺腔を形成するもの 図1b ，内腔に向かって微小乳頭状に突出するもの 図1c ，充実性の増殖を示すもの 図1d など構築はさまざまである．
- 増殖している細胞の核には単調性がなく，円形，卵円形，紡錘形，角ばった形態

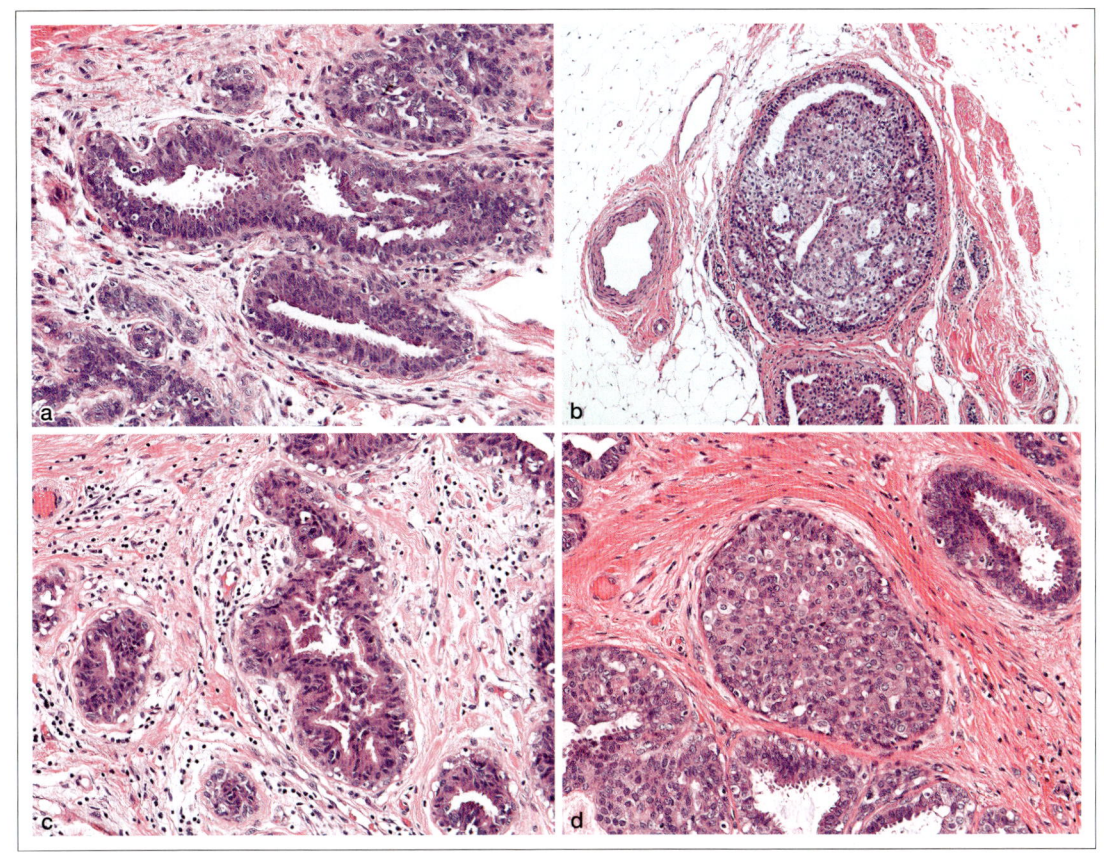

図1 乳管過形成
a：管内の細胞が3～4層に増殖して上皮層が肥厚している．中央の腺管の右側では二次腺腔形成もみられる．
b：篩状構造に似た二次腺腔を形成する．二次腺腔の形はいびつである．
c：乳管内腔に向かう微小乳頭状の突出を示す．
d：充実性増殖を示す．核サイズはさまざまで，核間距離は不均一である．充実性増殖を示すlow-grade DCISのような単調性がない．

をとるものが混在し，核所見が多彩である 図2．
- 核配列は不規則で，核の重なり合いや流れるような配列がみられ，核間距離は不均一である．
- 細胞同士の境界は不明瞭である．
- 二次腺腔を形成する場合，腺腔は大小不同であり，形もいびつで，張りのある円形の腺腔ではなくスリット状ないしは圧排されたような長い腺腔であることが多い．腺腔は乳管腔の外側に近いほう（末梢側）でよく開き，中心部ではつぶれていることが多い 図3．
- 管腔の内腔に向かって微小乳頭状に突出する場合，先端が先細りであることが多い 図4．

診断のポイント
・乳管過形成では増殖の程度はさまざまであるが，いずれの場合も細胞の単調性に乏しいことが特徴である．
・low-grade DCISとの鑑別に迷う時には，高分子量keratinの免疫染色が有用である．

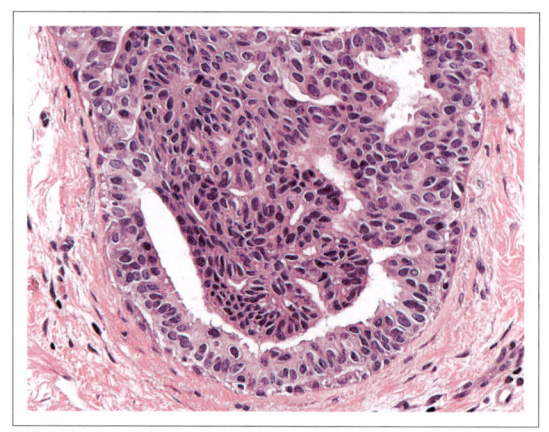

図2 乳管過形成における核の多彩性
増殖している細胞は円形，楕円形，紡錘形のものが混在しており，多彩である．

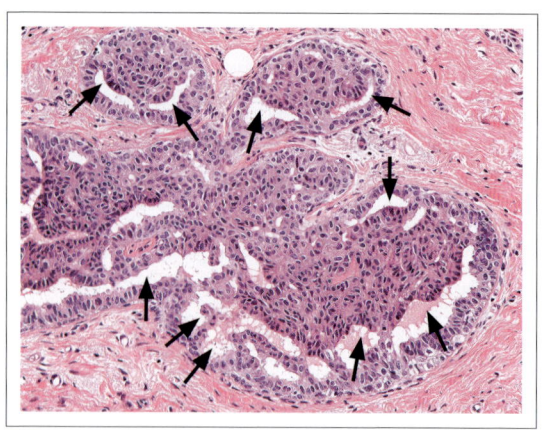

図3 二次腺腔を形成する乳管過形成
腔は管断面の末梢側でよく開いている（➡）．二次腺腔の形はいびつである．

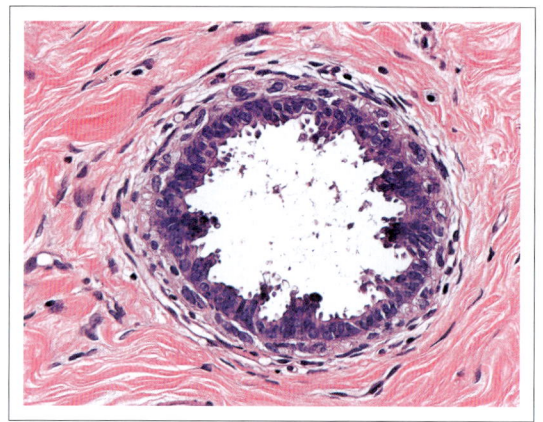

図4 微小乳頭状構造を示す乳管過形成
突出した上皮は先細りになっている．

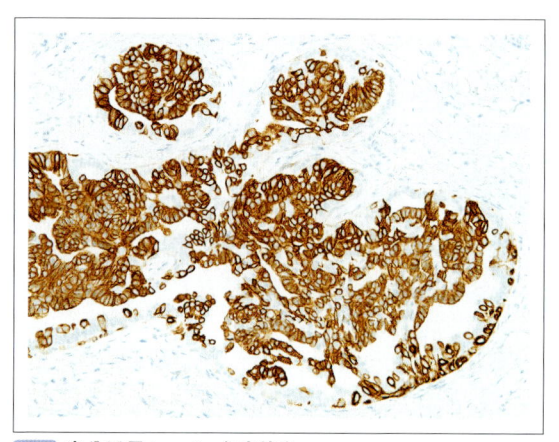

図5 高分子量 keratin 免疫染色
図3と同じ部分で，上皮増殖部に一致して陽性である．

- 時に核異型や分裂像が目立つことがあるが，これらの所見のみでは悪性の根拠にはならない．
- まれに壊死を伴うことがある．

■ 免疫組織化学

- 増殖している細胞の大部分に高分子量 keratin（CK5/6, CK14, CK34βE-12）が陽性で，非浸潤性乳管癌との鑑別に有用である 図5 ．

鑑別診断

鑑別フローチャートは次項"異型乳管過形成"に記載している．

▶低悪性度非浸潤性乳管癌
（low-grade ductal carcinoma *in situ*：low-grade DCIS）

篩状構造や充実性増殖，微小乳頭状構造は乳管過形成の増殖パターンと類似す

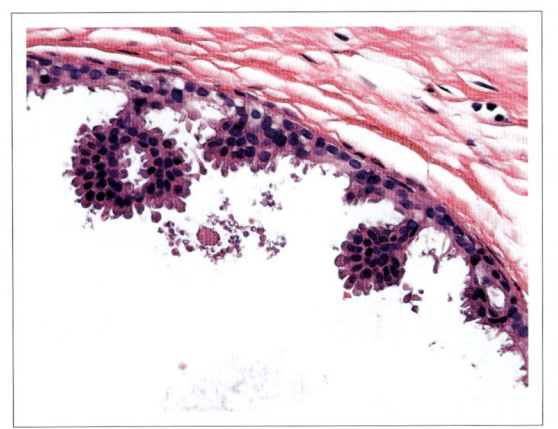

図6 微小乳頭状構造を示す low-grade DCIS
乳管過形成と異なり，突出した上皮の先端は膨らんでいる．

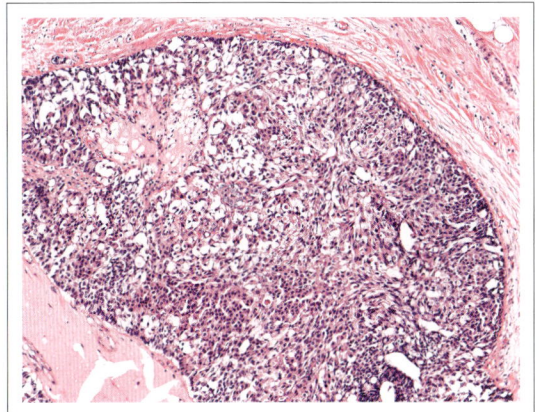

図7 solid papillary DCIS
核所見が単調ではなく，乳管過形成に類似する．

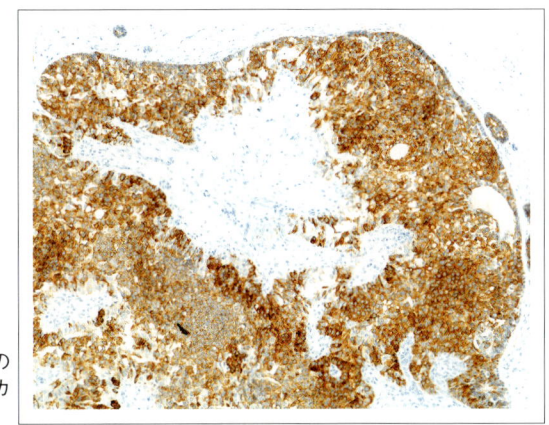

図8 シナプトフィジン免疫染色
solid papillary DCIS の約60%の症例で，腫瘍細胞に内分泌マーカーが陽性となる．

る．low-grade DCIS では増殖している細胞が単調であることが鑑別のうえで最も重要である．二次腺腔を形成する場合は円形の整った腺腔であり，腫瘍細胞は極性のある配列を示す．乳管過形成では，核配列に極性がなく，二次腺腔に対してでたらめな配列をとる．微小乳頭状構造を示す場合，先端が膨らんでいることが多く **図6**，先細りになる乳管過形成 **図4** とは異なる．乳管過形成で陽性となる高分子量 keratin は，ほとんどの low-grade DCIS では均一に陰性である．intermediate-grade 以上の DCIS のなかには高分子量 keratin が陽性になる症例があるので，注意が必要である．

　low-grade DCIS のなかで，solid papillary DCIS は，通常の DCIS に比べて核の単調性が乏しく，紡錘形や楕円形の核をもつ腫瘍細胞がしばしば混在するため，HE 標本では乳管過形成との鑑別がきわめて難しい **図7**．しかし，このような場合にも高分子量 keratin が鑑別に役立つ．またこのタイプの DCIS の約60%で内分泌マーカー（クロモグラニン A，シナプトフィジン）が陽性となる **図8**．

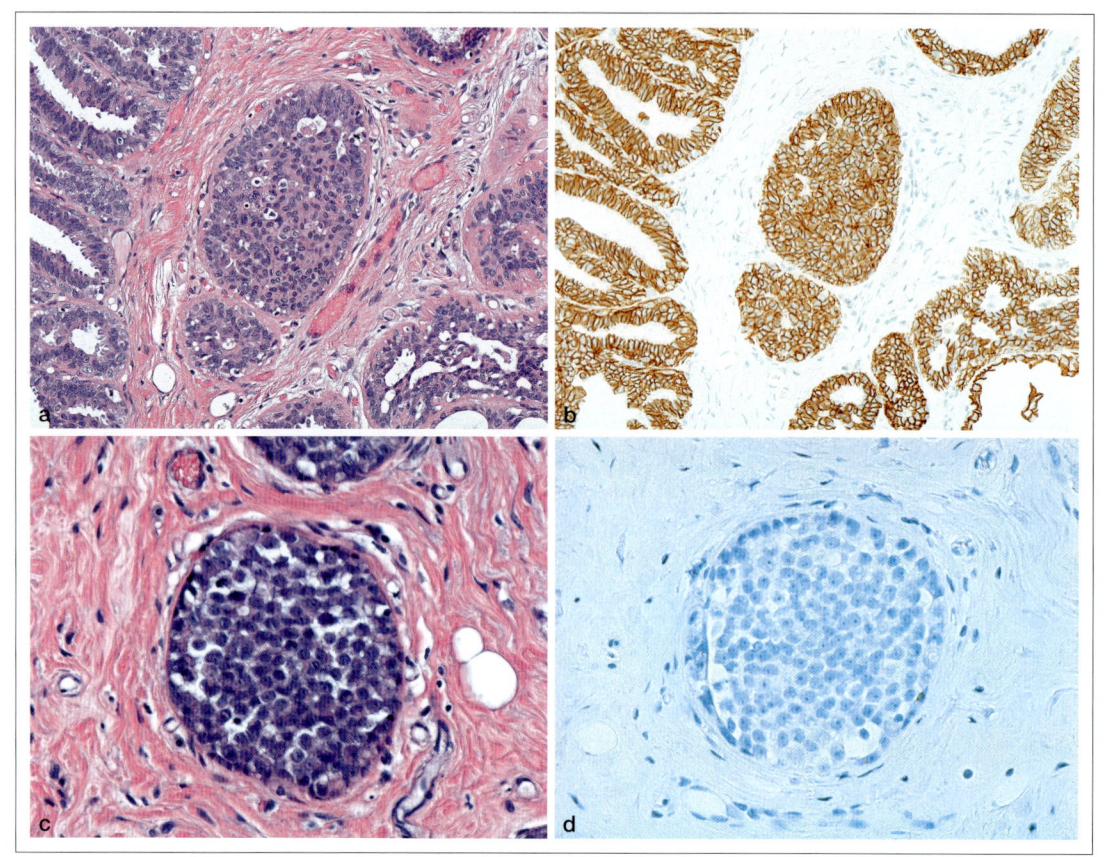

図9 充実性パターンを示す乳管過形成と lobular neoplasia の鑑別
a：乳管過形成　　b：乳管過形成は E-cadherin が陽性である．
c：lobular neoplasia　　d：lobular neoplasia は E-cadherin は陰性である．

▶非浸潤性小葉癌（lobular carcinoma in situ），異型小葉過形成（lobular neoplasia）

　管腔全体を閉塞するような乳管過形成との鑑別が問題となる病変である．lobular neoplasia では，細胞間の結合性が緩い傾向があり，増殖している細胞が単調である．一部の細胞には細胞質内微小腺腔がみられる．乳管過形成では E-cadherin が陽性であるが，lobular neoplasia では陰性である **図9**．なお，高分子量 keratin（CK34βE-12）は lobular neoplasia でも陽性となるため，乳管過形成と lobular neoplasia の鑑別には有用ではない．

▶異型乳管過形成（atypical ductal hyperplasia：ADH）

　次項"異型乳管過形成"に詳細を記載する．

（森谷鈴子）

atypical ductal hyperplasia：ADH
上皮性腫瘍—癌および境界病変
異型乳管過形成

疾患の概要

- 乳腺の管内増殖性病変のうち，低悪性度非浸潤性乳管癌（low-grade ductal carcinoma *in situ*：low-grade DCIS）に類似する細胞増殖を示すが，管腔の全体ではなく一部を占めるものや，乳管過形成とDCISの中間的な形態をとり，DCISの基準を完全に満たさない病変である．
- low-grade DCISとまったく同じ所見を呈するが，病巣がきわめて小さいものもADHに含まれ，そのサイズについては2mm未満，腺管断面2個未満，3mm未満，とさまざまな基準が提唱されている．
- 分子生物学的解析では，ADHはlow-grade DCISと同一線上の病変であり，low-grade DCISとともにductal intraepithelial neoplasia（DIN）というカテゴリーにまとめるという考え方も提唱されている．

臨床所見

- ADH単独で臨床的，画像的異常をきたすことはまれである．
- いわゆる乳腺症や粘液瘤様腫瘍（mucocele-like tumor），放射状瘢痕（radial scar）の病巣内に認められることがある．
- 欧米で行われているBRCA遺伝子異常を有する女性の予防的乳房切除の標本中にはADHが高頻度にみつかる．
- 画像所見などでDCISが強く疑われた症例の針生検でADHが認められた場合，low-grade DCISの一部のみが採取されている可能性が高く，切除生検などより広範囲の組織を採取して精査することが望ましい．
- 乳房温存術の切除断端にADHが認められた場合，主病巣との位置関係が重要である．断端部のADHが主病巣の管内進展と連続していると思われる位置関係の場合，ADHのように見えている病変は管内病変の一部，すなわち断端陽性である可能性が高い 図1 ．一方，主病巣とまったく無関係な位置関係の場合，偶然合併したADHの可能性が高く，必ずしも追加切除を要する断端陽性とはいえない 図2 ．
- 将来，浸潤癌を発生するリスクはADHをもたない人の4〜5倍であり，そのリスクは対側乳腺にも及ぶ．

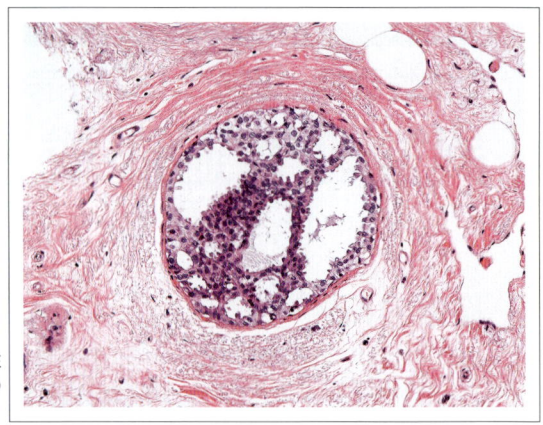

図1 乳房温存術の切除断端に認められた ADH
本症例では，主病巣から連続する管内病変との間に連続性が認められ，ADH と見えているこの病変は，管内病変の一部であると考えられた．

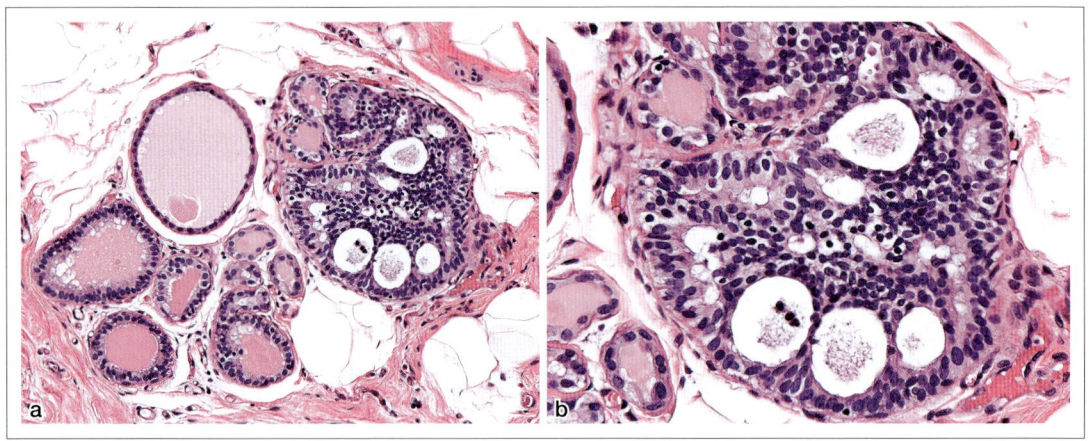

図2 乳癌の切除標本における ADH
a：癌病巣とは無関係に偶然認められた low-grade DCIS 類似の増殖性病変．病変はこの部分のみであった．
b：a の拡大像．小型の単調な上皮が増殖する領域と円柱状の上皮が増殖する領域が混在している．腺腔の形も円形でよく整っているものといびつなものが混在している．

病理所見

■ HE 像

- 増殖している細胞の形態は，low-grade DCIS と同じで，単調な小型核をもつ細胞からなる 図3a ．核間距離は均一で，細胞境界は明瞭である．
- low-grade DCIS と同じ形態の細胞増殖が，正常ないしは乳管過形成の特徴をもつ上皮と共存している 図3b ．
- 管腔全体が完全に low-grade DCIS と同じ形態の細胞増殖からなるが，サイズが小さいものも ADH に含まれる．
- 構築は，架橋形成や均一な太さのアーケード構造 図4 ，篩状構造，微小乳頭状構造を呈する．

■ 免疫組織化学

- 増殖している細胞にはほとんどの場合，高分子量 keratin（CK5/6, CK14, CK34 βE-12 など）は陰性である．
- low-grade DCIS と ADH の鑑別に高分子量 keratin の免疫染色は役に立たない．

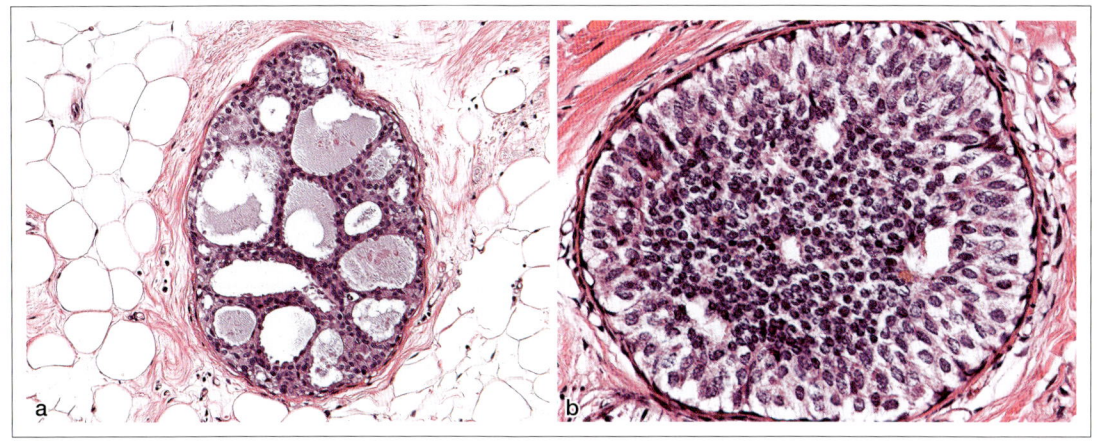

図3 ADHの細胞形態
a：単調な細胞増殖を示すが，二次腺腔はややいびつで，細胞配列もDCISに比べるとやや不規則である．
b：腺腔の中央部では単調な小型細胞の増殖がみられるが，辺縁部では上皮過形成様の多彩な細胞増殖がみられる．

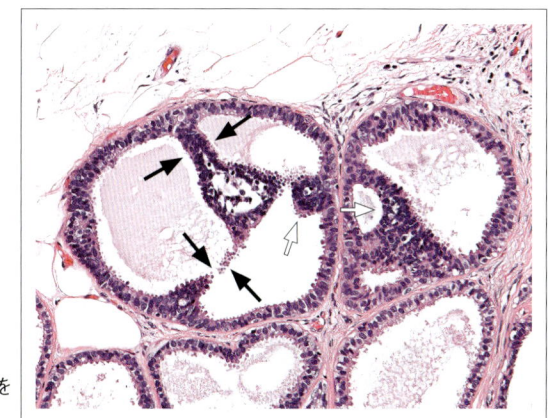

図4 ADHの構築
架橋形成（➡）やアーケード構造（⇨）を形成している．

鑑別診断

▶乳管過形成（ductal hyperplasia）

　乳管過形成では，増殖している細胞に単調性がなく，細胞境界は不明瞭である．篩状構造を呈する場合，腔の形はいびつで，核の配列に極性がない．高分子量keratinが陽性となる．

診断の ポイント
- low-grade DCISと同様の細胞増殖であるが，サイズの小さな病変．
- DCISの基準を完全に満たさない管内増殖性病変．
- 高分子量keratinは陰性で，乳管過形成との鑑別には有用であるが，low-grade DCISとの鑑別には利用できない．

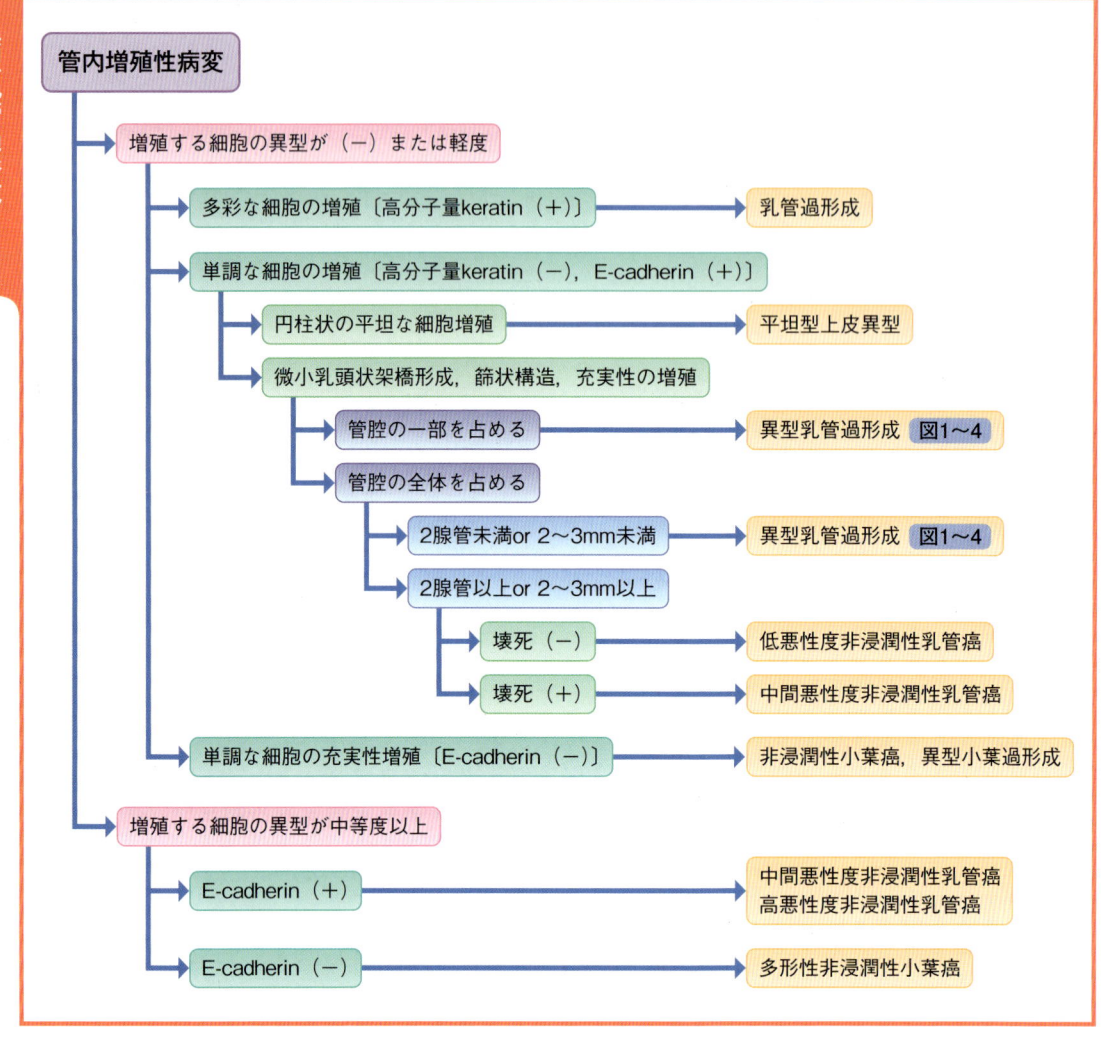

異型乳管過形成

```
管内増殖性病変
├─ 増殖する細胞の異型が（−）または軽度
│   ├─ 多彩な細胞の増殖〔高分子量keratin（+）〕 ─→ 乳管過形成
│   ├─ 単調な細胞の増殖〔高分子量keratin（−），E-cadherin（+）〕
│   │   ├─ 円柱状の平坦な細胞増殖 ─→ 平坦型上皮異型
│   │   └─ 微小乳頭状架橋形成，篩状構造，充実性の増殖
│   │       ├─ 管腔の一部を占める ─→ 異型乳管過形成　図1〜4
│   │       └─ 管腔の全体を占める
│   │           ├─ 2腺管未満or 2〜3mm未満 ─→ 異型乳管過形成　図1〜4
│   │           └─ 2腺管以上or 2〜3mm以上
│   │               ├─ 壊死（−） ─→ 低悪性度非浸潤性乳管癌
│   │               └─ 壊死（+） ─→ 中間悪性度非浸潤性乳管癌
│   └─ 単調な細胞の充実性増殖〔E-cadherin（−）〕 ─→ 非浸潤性小葉癌，異型小葉過形成
└─ 増殖する細胞の異型が中等度以上
    ├─ E-cadherin（+） ─→ 中間悪性度非浸潤性乳管癌／高悪性度非浸潤性乳管癌
    └─ E-cadherin（−） ─→ 多形性非浸潤性小葉癌
```

▶平坦型上皮異型（flat epithelial atypia）

　軽度の核腫大を示す単調な円柱上皮の増殖からなる．1層〜数層までの上皮増殖で，内腔への小さな突出を示すことはあっても，ADHのような架橋形成や篩状構造などの複雑な構築は示さない．

（森谷鈴子）

intraductal papillary lesion

上皮性腫瘍—癌および境界病変
乳管内乳頭状病変

疾患の概要

- 良悪性にかかわらず，血管を伴う線維性の間質（茎；fibrovascular stalk）により支持され，乳頭状に増生する腫瘍性病変である．上皮の増生の顕著な例では fibrovascular stalk は不明瞭である．
- 良性病変として乳頭腫，悪性病変として非浸潤性乳頭癌，乳頭腫内の異型上皮成分の占める割合により異型乳頭状病変の 3 亜型に分類される．
- 本邦の『乳癌取扱い規約』では乳管内乳頭腫と分類されるが，欧米では単に乳頭腫（papilloma）とのみ記載される場合が多い．嚢胞状に拡張した乳管内に増生する例は嚢胞内乳頭腫（intracystic papilloma）と呼ばれる．
- 乳頭腫症（papillomatosis）という用語は AFIP fascicle では末梢型多発性乳頭腫の同義語としてのみ使用されているが，Rosen の textbook では乳管内過形成の同義語としてのみ位置付けている．このような混乱した状況から WHO blue book では乳頭腫症という用語を使わないよう推奨している．
- 異型乳頭腫の存在は浸潤癌の危険因子とみなされるが，乳頭腫の周囲に異型乳管過形成がなければ良性乳頭腫と同等の危険因子とする報告もあり，その診断基準と臨床病理学的意義についてはさらに検討が必要であろう．

臨床所見

■ 頻度
- 乳頭腫は乳腺の良性病変の約 10％，嚢胞内あるいは乳管内乳頭癌は全乳癌の約 2％を占める．

■ 好発年齢
- 乳頭腫は小児，若年女性を含め広い年代に発生するが 30〜40 歳代に好発する．
- 乳管内乳頭癌は 30〜90 歳代に発生し，平均発症年齢は 65 歳．

■ 初発症状
- 乳頭腫の 64〜88％の例で血液を含む異常乳頭分泌がみられる．
- 乳管内乳頭癌の約 50％は中枢型であり，乳頭腫の 22〜34％の例で乳頭分泌がみられる．

■ 画像所見
- 乳管造影検査にて中枢型乳頭腫および乳頭癌は，拡張した乳管内の欠損像としてみられる．

病理所見

■ 肉眼像
- 中枢型乳頭腫は拡張した乳管内に境界明瞭に突出する乳頭状病変であり，多くの例では最大径 2.5cm 以下である．
- 末梢型乳頭腫を肉眼的に認識することは困難である．
- 乳管内乳頭癌は乳頭腫と同様の肉眼像を呈するため，肉眼的に両者を鑑別することは困難である．多くの例では最大径は 2〜3cm と記載される．

■ HE像
- 中枢型乳頭腫は拡張した大型乳管あるいは囊胞内に発生する 図1a ．大小の不整形腺管の密な増生よりなり 図1b ，1層ないし多層充実性の上皮の増生と筋上皮よりなる二相性を示す 図1c ．
- 末梢型乳頭腫は終末乳管小葉単位に多発性に発生し，二相性は保たれる 図2 ．
- 非浸潤性乳頭癌は乳管内で大小の乳頭状増殖を示し 図3a ，腫瘍細胞は大型高

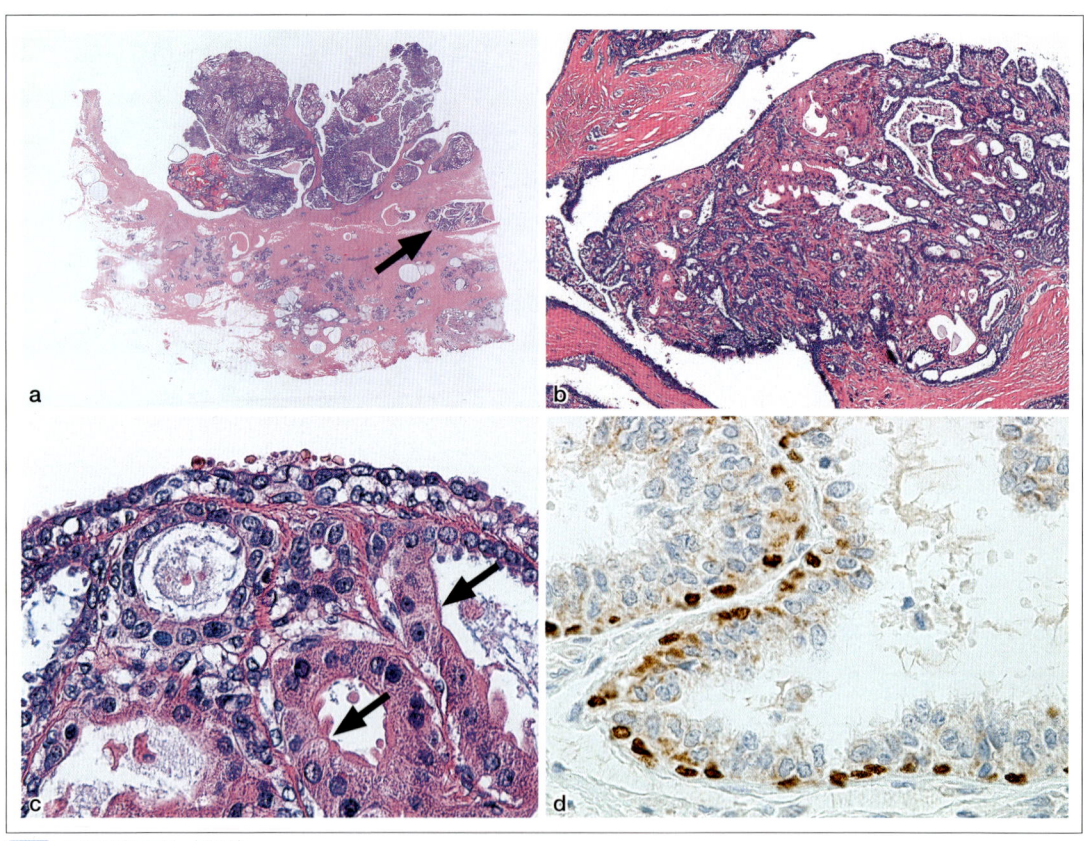

図1 中枢型乳頭腫（良性）
a：中枢側の拡張した乳管内で大型乳頭状を示して増生する腫瘍組織である．周囲の乳管内にも小型乳頭状腫瘍がみられる（➡）．
b：腫瘍は大小の不整形腺管の密な増生よりなり，全体として乳頭状を示す．
c：腫瘍は表層上皮と筋上皮の二相性を示す．筋上皮細胞は類円形で，胞体は豊富であり明瞭である．腫瘍細胞の一部はアポクリン化生を示す（➡）．
d：免疫組織化学的に筋上皮細胞の核は p63 陽性である．

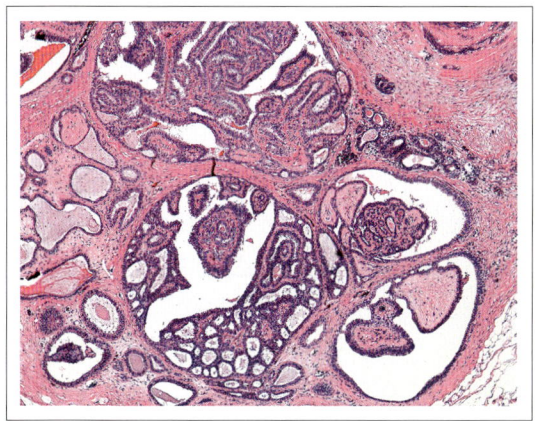

図2 末梢型乳頭腫（良性）
小葉内で小型乳頭状あるいは中等大ないし小型腺管が密に増生する腫瘍である．

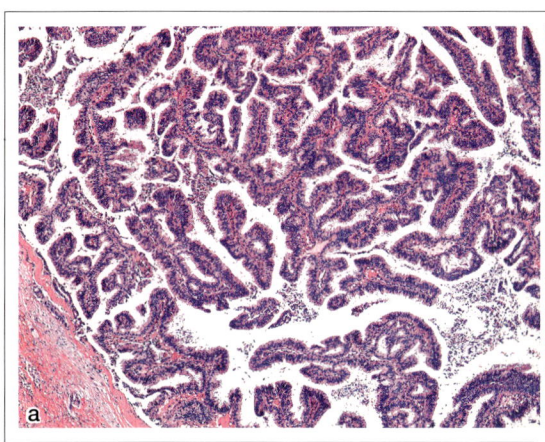

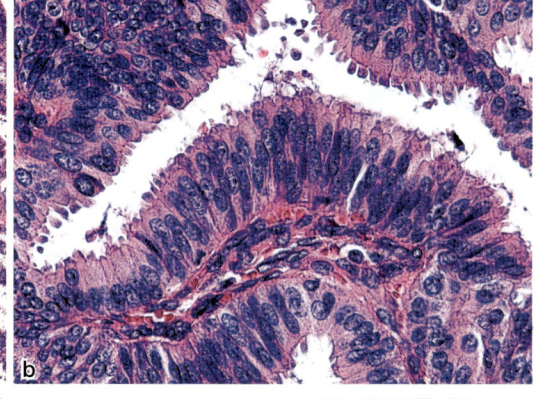

図3 非浸潤性乳頭癌（悪性）
a：乳管内で大型乳頭状を示して増殖する腫瘍組織である．
b：腫瘍細胞の核は大型，長円形で過染性を示し，いわゆる「打ち釘状」配列を示す．
c：免疫組織化学的にp63陽性の筋上皮細胞を認めないことが，非浸潤性乳頭癌として重要な所見である．

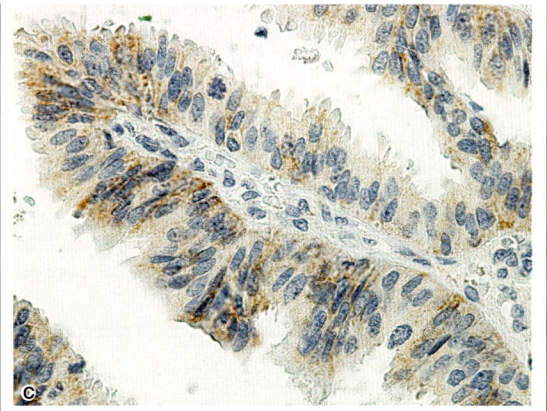

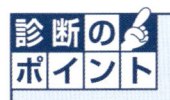

診断のポイント
・乳頭状病変において二相性がみられない場合，乳頭癌と診断する．
・乳癌細胞の多形性が乏しい囊胞内乳頭癌の場合，囊胞周囲の乳管内に充実性あるいは篩状の非浸潤性乳管癌をみつけることで自信をもって診断できる例がある．

円柱状で 図3b，核はクロマチンの粗ぞうな凝集を伴う．
- 乳頭腫は高頻度にアポクリン化生を伴う．

■ 免疫組織化学
- 免疫組織化学的な筋上皮細胞のマーカーとしては α-SMA などさまざまな蛋白が知られているが，なかでも p63 は腺上皮細胞や筋線維芽細胞には陰性であり，乳腺組織内での heterogeneity も乏しいため筋上皮細胞のマーカーとして有用である 図1d．
- 乳頭状腫瘍部の 90%以上では二相性が失われる 図3c．しかし非浸潤性乳管癌でも筋上皮が残存する例はあり，総合的な細胞異型の評価が肝要である．

鑑別診断

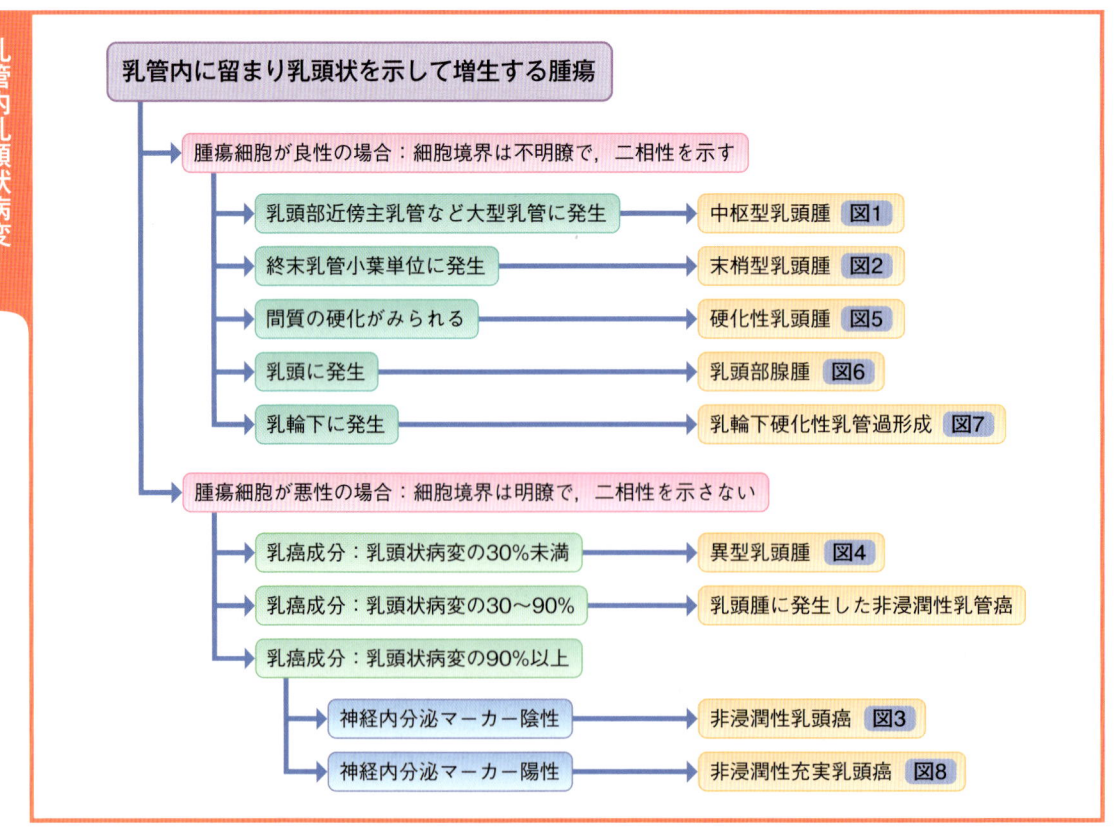

■ 良性，異型，悪性乳頭状病変の鑑別

2009 年の AFIP fascicle に記載された乳腺の乳頭状病変の分類 表1 では「良性」「異型」「悪性」に分類されており，筋上皮細胞の有無によって良悪性の鑑別を行う．大きさ，病変の数，発生部位にかかわらず，90%以上の領域で二相性がみられない場合，非浸潤性乳頭癌と診断される．間質は乳頭癌のほうが乳頭腫よりも狭い．上皮が1層ないし2層の増生を示す乳頭状病変では，乳癌細胞は境界明瞭であり，核は大型，過染性で緊満感を示し，10 高倍率視野中1個以上の核分裂像を

乳管内乳頭状病変

乳管内に留まり乳頭状を示して増生する腫瘍
├─ 腫瘍細胞が良性の場合：細胞境界は不明瞭で，二相性を示す
│   ├─ 乳頭部近傍主乳管など大型乳管に発生 → 中枢型乳頭腫 図1
│   ├─ 終末乳管小葉単位に発生 → 末梢型乳頭腫 図2
│   ├─ 間質の硬化がみられる → 硬化性乳頭腫 図5
│   ├─ 乳頭に発生 → 乳頭部腺腫 図6
│   └─ 乳輪下に発生 → 乳輪下硬化性乳管過形成 図7
└─ 腫瘍細胞が悪性の場合：細胞境界は明瞭で，二相性を示さない
    ├─ 乳癌成分：乳頭状病変の30%未満 → 異型乳頭腫 図4
    ├─ 乳癌成分：乳頭状病変の30〜90% → 乳頭腫に発生した非浸潤性乳管癌
    └─ 乳癌成分：乳頭状病変の90%以上
        ├─ 神経内分泌マーカー陰性 → 非浸潤性乳頭癌 図3
        └─ 神経内分泌マーカー陽性 → 非浸潤性充実乳頭癌 図8

表1 乳腺の乳頭状病変の分類（2009年，AFIP fascicle）

Ⅰ．良性乳頭状病変	
中枢型乳頭腫	単発性，乳頭部近傍主乳管など大型乳管に発生
末梢型乳頭腫	多発性，終末乳管小葉単位に発生
Ⅱ．異型乳頭状病変	
中枢型異型乳頭腫	単発性あるいは複雑型
末梢型異型乳頭腫	多発性
Ⅲ．悪性乳頭状病変	
非浸潤性乳頭癌	中枢型，単発性，触知される腫瘤
	末梢型，多発性，非触知腫瘤
浸潤性乳頭癌	中枢型あるいは末梢型
	一般的に中枢型は通常型浸潤性乳管癌あるいは浸潤性微小乳頭癌成分を伴う

（Tavassoli FA, Eusebi V. Papillary lesions of the breast. In：Silverberg SG, editor. Tumors the Mammary Gland, AFIP Atlas of Tumor Pathology Series 4. Washington DC：American Registry of Pathology；2009 より引用）

示す．

　乳頭状病変のなかの充実性増生巣あるいは腺腔形成巣については，乳頭腫では核は小型ないし中等大で大小不同，クロマチンは不均一，核配列は不整で，管腔も不整形ないし裂隙状である．一方，乳頭癌では核は上記の所見に加えて均等に配列し，管腔は類円形である．

　均一な異型上皮細胞が二相性を示さず，充実性，篩状あるいは微小乳頭状に増殖する異型病変，すなわち低悪性度非浸潤性乳管癌成分が乳頭状病変の30％未満の場合，30％以上90％未満を占める場合，それぞれ異型乳頭腫 図4 ，乳頭腫に発生した非浸潤性乳管癌と診断される．日常診断に際してはこのような低悪性度非浸潤性乳管癌成分の混在が乳頭状病変の診断を困難にするが，乳頭状病変内に限局し，完全切除されれば再発する可能性は低い．

▶硬化性乳頭腫（sclerosing papilloma） 図5

　乳管腺腫（ductal adenoma）と同義である．間質の硬化を伴う不整形乳頭状増生が特徴的であり，偽浸潤像とも呼ばれる．時にアポクリン化生細胞が出現し，その核は大型で核小体が明瞭な例があるが，異型の乏しい腫瘍細胞の混在を確認してoverdiagnosisを避ける．

▶乳頭部腺腫（nipple adenoma） 図6

　乳頭部直下に大小の類円形ないし不整形腺管の増生，間質の硬化，乳管上皮の充実性ないし乳頭状過形成がさまざまな割合で混在する．上皮にはアポクリン化生あるいは扁平上皮化生がみられることがある．臨床的には乳頭のびらん，血性乳頭分泌をきたすことが多い．

図4　異型乳頭腫
乳頭腫内に小型腺管が不規則に融合して増殖する腫瘍組織成分を認める（➡より右側）．腫瘍細胞の境界は明瞭であるが多形性は乏しく，低悪性度非浸潤性乳管癌成分とみなされる．

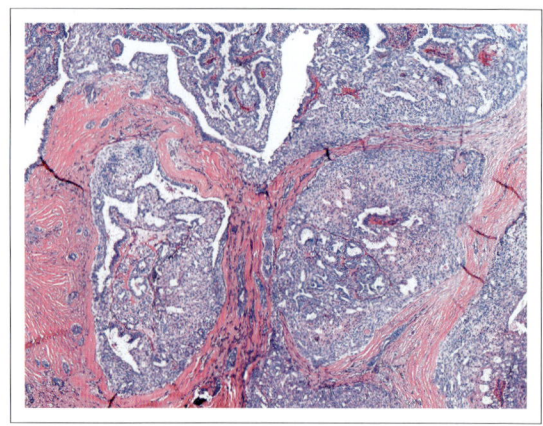

図5　硬化性乳頭腫
乳管内で大型乳頭状，充実性あるいは不整形腺管が密に増生する腫瘍組織であり，間質の硬化を示す．

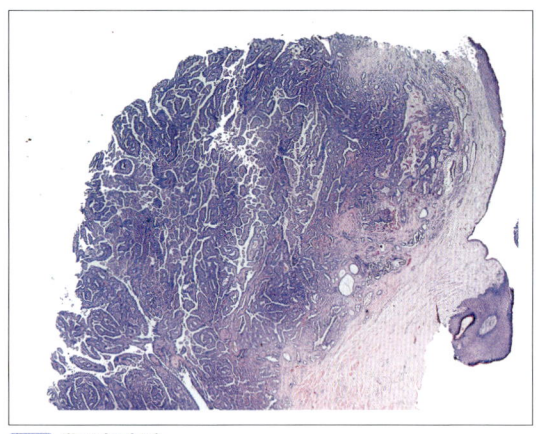

図6　乳頭部腺腫
乳頭部直下に大型乳頭状構造ないし大小の不整形腺管の増生，間質の硬化，乳管上皮の充実性ないし乳頭状過形成がさまざまな割合で混在する．

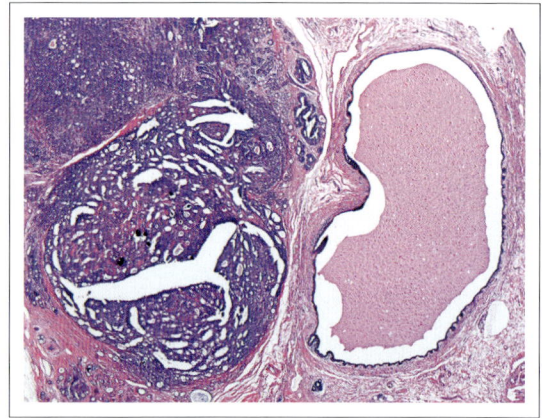

図7　乳輪下硬化性乳管過形成
乳輪下に乳頭部腺腫と同様の病変が発生する．乳輪下の他の乳管は大型で拡張する．

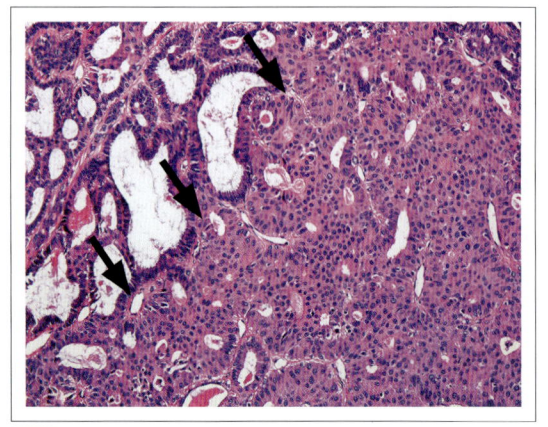

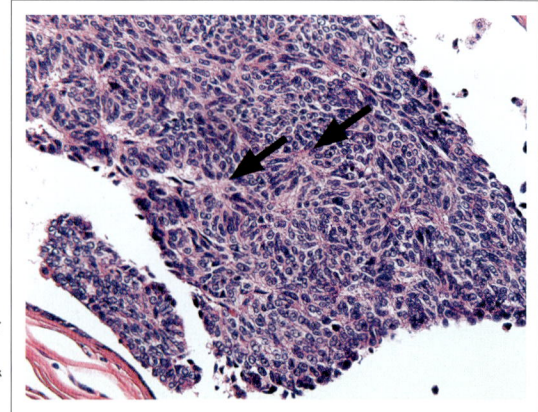

図8　非浸潤性充実乳頭癌
拡張した乳管内で充実性胞巣状ないし乳頭状に増殖する腫瘍である．腫瘍細胞は多角形ないし紡錘形でロゼット形成を示す（➡）．

▶乳輪下硬化性乳管過形成（subareolar sclerosing duct hyperplasia） 図7

乳輪下に乳頭部腺腫と同様の病変が発生する．乳頭部腺腫とは臨床像が異なる．

▶非浸潤性充実乳頭癌（noninvasive solid papillary carcinoma） 図8

　非浸潤性充実型神経内分泌癌（noninvasive solid neuroendocrine carcinoma）あるいは高分化型内分泌癌（well-differentiated endocrine carcinoma）の範疇に含まれる充実性胞巣状ないし乳頭状を示す非浸潤癌であり，腫瘍細胞は紡錘形，形質細胞様あるいは印環細胞形を示しロゼット形成を伴う．免疫組織化学的に神経内分泌マーカーが陽性である．

（有廣光司，藤井将義，尾田三世）

inflammatory breast cancer
上皮性腫瘍—特殊な癌
炎症性乳癌

疾患の概要

- 乳房の1/3以上を占める広範な発赤腫脹，熱感，硬結など，急性乳腺炎と区別できない視触診所見を呈しながら急速に進行する予後不良の乳癌である．通常，腫瘤は触知されない．
- 臨床的概念による局所進行乳癌の一種で特定の癌組織型は存在しない．その病理学的本態は，乳房の皮膚真皮におけるリンパ管内腫瘍塞栓（dermal lymphatic carcinomatosis）である．
- 全乳癌の0.4〜0.6%と，まれである．
- 乳房温存術後症例が炎症性乳癌型で再発する場合が知られている．

臨床所見

■ 好発年齢
- 41〜50歳が50%，51〜60歳が30%で，30歳以下はまれである．

■ 性
- ほとんど女性に発生するが，男性例の報告もある．

■ 初発症状，視触診所見
- 急激な（数日〜数週間の）乳房の浮腫性腫脹・硬結が乳房の1/3以上の領域にみられ，発赤，熱感，疼痛なども伴う．
- 乳頭陥凹．
- 浮腫状に発赤肥厚した乳房の皮膚にはオレンジの皮のような微細な凹凸がみられる（peau d'orange）．
- 腋窩リンパ節を触知することは多いが，乳腺内の腫瘤は通常触知されない．

病理所見 図1

- 乳房真皮リンパ管に多数の腫瘍細胞塞栓を認める（dermal lymphatic carcinomatosis）．ただし，症例によってはリンパ管塞栓を組織学的に確認できない場合もある．
- 真皮は肥厚し，付随的に真皮内腫瘍細胞浸潤や炎症性細胞浸潤を伴うことがある．

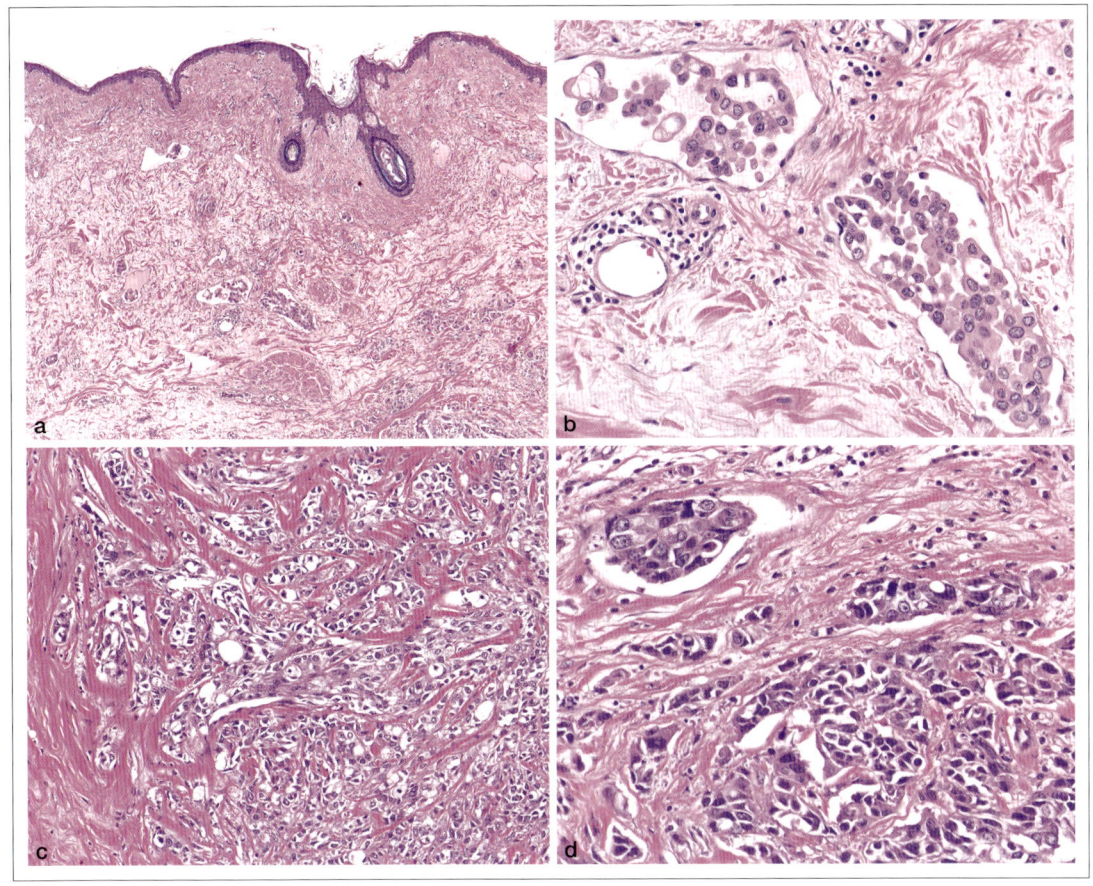

図1 炎症性乳癌
乳房皮膚の真皮は浮腫状で拡張したリンパ管が散見され，リンパ管内には腫瘍細胞塞栓がみられる（a：×4，b：×20）．深部乳腺には異型性明瞭な浸潤性乳管癌（硬癌）が存在し，リンパ管侵襲を認める（c：×10，d：×20）．

- 深部乳腺に存在する腫瘍は特定の組織型に限定されるものではないが，一般に境界不明瞭でびまん性の浸潤を示し，浸潤性乳管癌の硬癌と診断される場合が多い．腫瘍周囲には腫瘍細胞のリンパ管侵襲がみられる．
- 腫瘍細胞の異型性は概して強い．
- 高頻度に腋窩リンパ節転移を認める．

診断のポイント

・急性乳腺炎と区別できない視触診所見を呈しつつ腋窩リンパ節を触知する場合，皮膚生検により腫瘍細胞のリンパ管塞栓を確認できれば診断は確定する．しかし，皮膚生検ではリンパ管塞栓を確認できない場合もあるので，本腫瘍を疑った場合は第一に深部乳腺内の腫瘍の診断や腋窩リンパ節の転移診断を目指すべきである．

・炎症性乳癌は臨床的診断名である．穿刺吸引細胞診や針生検などによって乳腺内の腫瘍が確認された症例で視触診所見に矛盾がなければ，たとえ皮膚のリンパ管塞栓が未確認であっても本腫瘍と診断してよい．

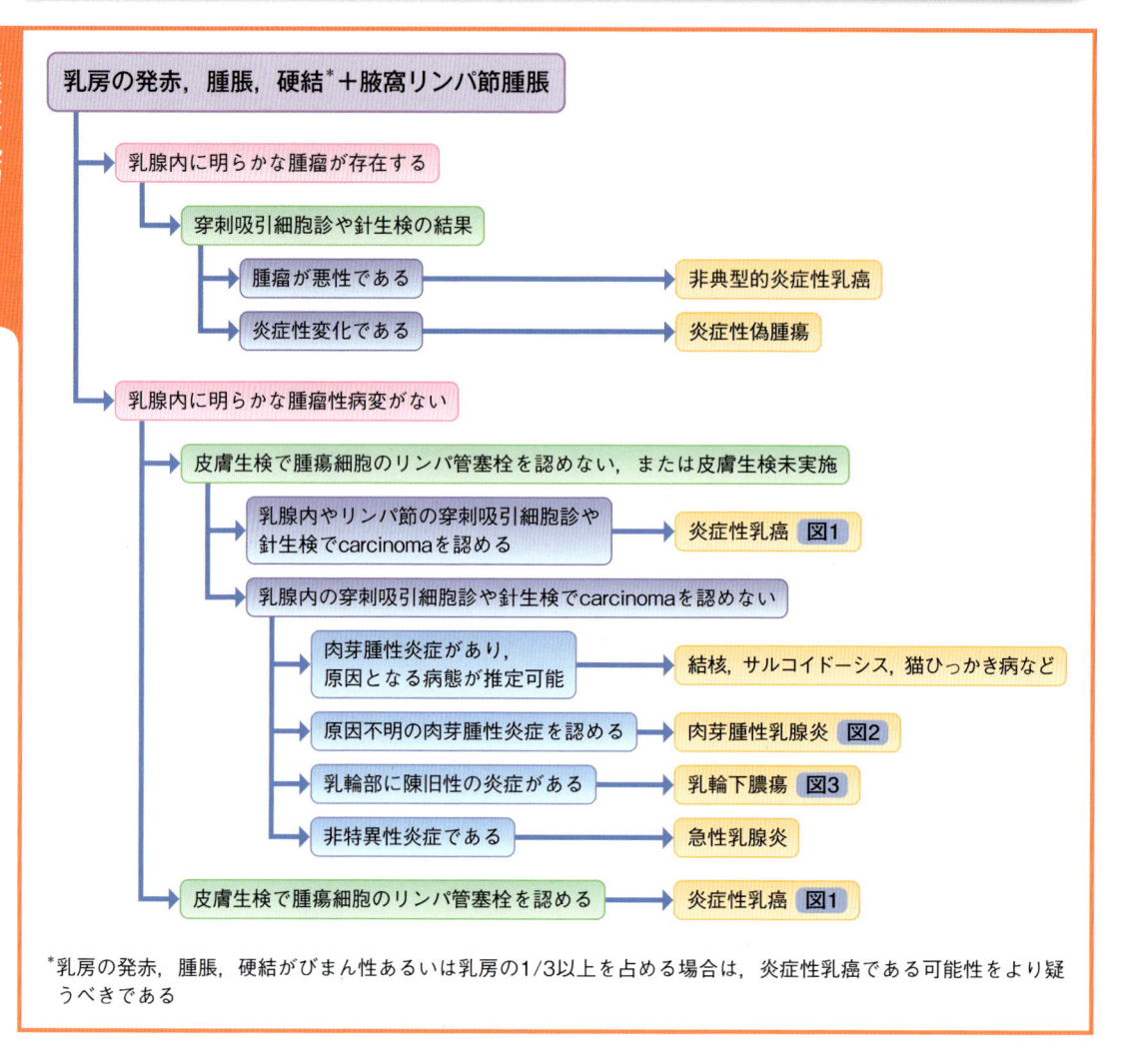

鑑別診断

炎症性乳癌

```
乳房の発赤，腫脹，硬結*＋腋窩リンパ節腫脹
├─ 乳腺内に明らかな腫瘤が存在する
│   └─ 穿刺吸引細胞診や針生検の結果
│       ├─ 腫瘍が悪性である ──→ 非典型的炎症性乳癌
│       └─ 炎症性変化である ──→ 炎症性偽腫瘍
├─ 乳腺内に明らかな腫瘤性病変がない
│   ├─ 皮膚生検で腫瘍細胞のリンパ管塞栓を認めない，または皮膚生検未実施
│   │   ├─ 乳腺内やリンパ節の穿刺吸引細胞診や針生検でcarcinomaを認める ──→ 炎症性乳癌　図1
│   │   └─ 乳腺内の穿刺吸引細胞診や針生検でcarcinomaを認めない
│   │       ├─ 肉芽腫性炎症があり，原因となる病態が推定可能 ──→ 結核，サルコイドーシス，猫ひっかき病など
│   │       ├─ 原因不明の肉芽腫性炎症を認める ──→ 肉芽腫性乳腺炎　図2
│   │       ├─ 乳輪部に陳旧性の炎症がある ──→ 乳輪下膿瘍　図3
│   │       └─ 非特異性炎症である ──→ 急性乳腺炎
│   └─ 皮膚生検で腫瘍細胞のリンパ管塞栓を認める ──→ 炎症性乳癌　図1
```

*乳房の発赤，腫脹，硬結がびまん性あるいは乳房の1/3以上を占める場合は，炎症性乳癌である可能性をより疑うべきである

乳腺の炎症性疾患との鑑別を要するが，いずれも病理組織学的検索でより容易に鑑別できる．

▶急性乳腺炎（acute mastitis）

視触診所見では炎症性乳癌と鑑別困難である．腋窩リンパ節腫大もあり得る．組織像は小葉単位あるいは終末乳管-小葉単位の炎症性変化である．原因および症例によりリンパ球，組織球，好中球などの炎症性細胞浸潤の種類や程度はさまざまであり，炎症が高度の場合は膿瘍形成もみられる．

▶肉芽腫性乳腺炎（granulomatous lobular mastitis）図2

小葉あるいは終末乳管-小葉単位の辺縁部を中心に類上皮細胞やLanghans型多核巨細胞の浸潤による肉芽腫が形成され，リンパ球，形質細胞を主体とする炎症性

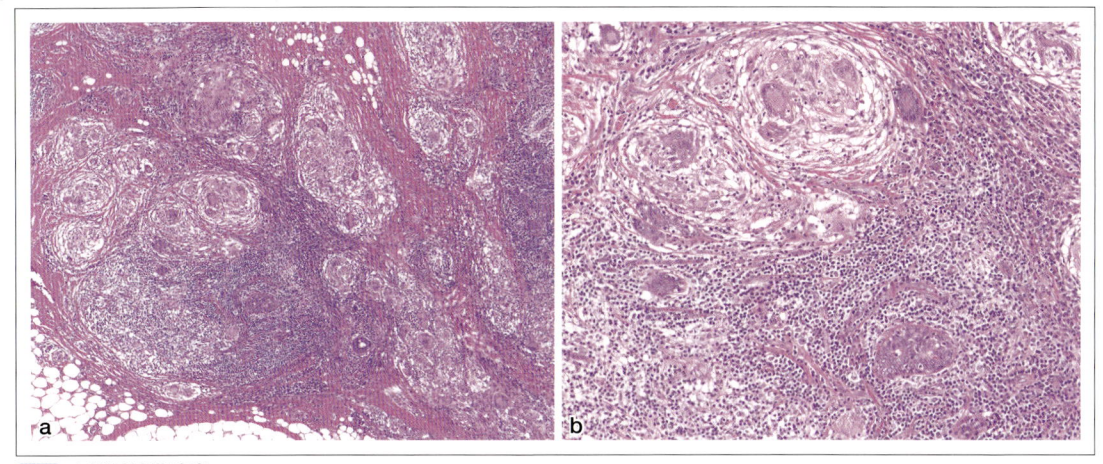

図2 肉芽腫性乳腺炎
小葉辺縁部主体に組織球とLanghans型多核巨細胞による肉芽腫が多数形成され、その周囲および小葉内にはリンパ球・形質細胞の浸潤がみられる（a：×4, b：×10）．

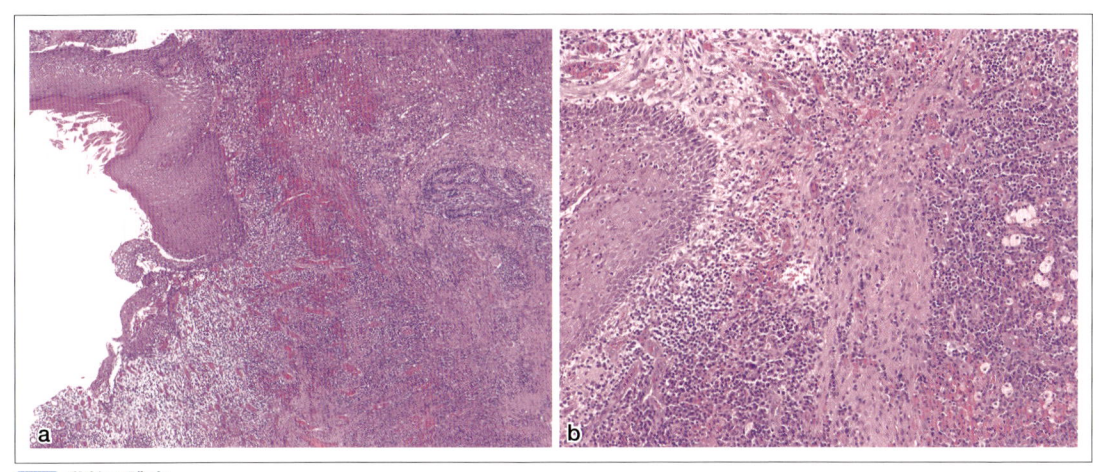

図3 乳輪下膿瘍
乳頭下乳管は角化型扁平上皮に置換され、周囲には炎症性細胞浸潤を認める．細胞浸潤により乳管は破壊され、壁の構造は不明瞭である（a：×4, b：×10）．

細胞浸潤が小葉内・小葉周囲に認められる．激しい場合は膿瘍形成もみられ、脂肪壊死を伴うこともある．

授乳と関係ありとする説もあるが原因は不明で、細菌・真菌などは証明されない．結核、サルコイドーシス、猫ひっかき病など原因が明瞭な場合は本症から除外される．

▶乳輪下膿瘍（subareolar abscess）図3

乳頭下の乳管に扁平上皮化生や角質塞栓がみられ、炎症性細胞浸潤と乳管壁の破壊により膿瘍形成に至る．陥没乳頭を合併している場合が多い．通常、経過は慢性であるが、炎症が増悪した場合は炎症性乳癌と鑑別を要する．

（本間慶一）

Paget's disease

上皮性腫瘍——特殊な癌
Paget病

疾患の概要

- 癌細胞が経乳管的に乳頭・乳輪の表皮内に進展した乳癌である．
- Paget（パジェット）の名は，本疾患を1874年に初めて記載したSir James Pagetに由来している．
- 2003年WHO分類では，乳頭・乳輪の表皮内進展を特徴とする腺癌はすべて，乳腺組織内の浸潤巣の大きさにかかわらず，"Paget disease of the nipple"に分類されている（広義のPaget病）．
- 『乳癌取扱い規約』では，Paget病は乳頭・乳輪の表皮内進展を特徴とする癌で，乳管内進展がみられ，間質浸潤が存在しても軽微なものと定義されている（狭義のPaget病）．したがって，Paget病の多くは非浸潤性であり，管外浸潤が著しいものは，その癌の主癌巣の組織型に分類し，表皮内進展の存在を付記することになる．
- 1973年，坂元らは広義のPaget病を，間質浸潤が存在しても軽微な狭義のPaget病と大きな浸潤巣を有するPagetoid癌に分類し，それぞれの臨床像を以下のように報告した．狭義のPaget病は腫瘤非触知であるのに対し，Pagetoid癌の多くは乳腺内に腫瘤が触知される．狭義のPaget病はPagetoid癌に比較して発症年齢が高い．このことはPagetoid癌が狭義のPaget病の進行したものでないことを示している．狭義のPaget病はPagetoid癌と比べて，リンパ節転移率が低く予後良好である．『乳癌取扱い規約』で，Paget病を間質浸潤が存在しても軽微なものに限定している根拠は，上記の報告による．
- 本項では『乳癌取扱い規約』で定義されているPaget病，すなわち，狭義のPaget病について述べる．

臨床所見

■頻度
- 2008年の全国乳がん患者登録2万2,512例のうち79例（0.4%），当院でも2006～2008年の原発性乳癌3,072例中13例の0.4%である．

■好発年齢
- Paget病は，浸潤性乳管癌やPagetoid癌に比較して，好発年齢が5～10歳高齢で，閉経後の症例が圧倒的に多い．

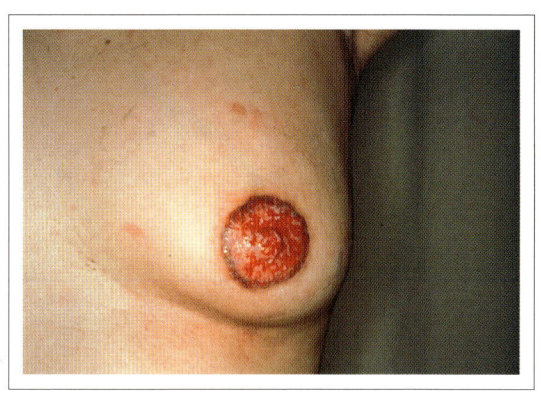

図1 視触診所見
乳頭・乳輪のびらんと発赤が認められる．乳頭がひきつれて，隆起が目立たなくなっている．

■ 初発症状
- 乳頭・乳輪のびらん，発赤，痂皮形成，鱗屑などの湿疹様皮膚変化と搔痒である．

■ 視触診所見
- 乳頭・乳輪に，びらん，発赤，痂皮形成，鱗屑などの湿疹様皮膚変化をきたす **図1** ．しばしば乳頭のひきつれや凹みを伴っており，病変量が多くなると乳頭・乳輪部が平坦になり，乳頭が認識しづらくなる．乳頭から乳輪，乳輪周囲皮膚へ時間経過とともに広がっていく．

■ 予後
- Paget病の多くは非浸潤性であるので，非浸潤癌と同様に，ほぼ全例がリンパ節転移陰性で，予後良好である．

病理所見

■ HE像 図2〜5
- Paget病は，癌細胞が経乳管的に乳頭・乳輪の表皮内に進展した乳癌であるため，注意深く検索すると必ず乳頭部の乳管内に腺癌細胞が認められる．
- 乳管内癌巣の組織亜型は面疱型あるいは充実型で，癌細胞の異型が強いことがほとんどである．このような高異型度の癌細胞からなる乳管内癌巣は，しばしばhealingと呼ばれる自然に起こる消失所見を伴う．healingは硝子化した膠原線維からなる同心円状の瘢痕組織である．Paget病のhealingを伴う頻度は他の組織型に比較して高い．healingは非連続的に起こる変化なので，Paget病に対して乳房部分切除術を行う場合には，断端に癌のみならずhealingがないことを確認する必要がある．healingが断端にみられた場合には，温存乳房内に癌巣が遺残している可能性がある．
- 表皮内に進展した腺癌細胞をPaget細胞と呼ぶ．Paget細胞は淡明で比較的広い細胞質と核小体の目立つ大型の核を有している．また，細胞質内にメラニン顆粒がみられることがある．
- Paget細胞は，表皮の基底膜側に多く存在し，時に腺腔を形成している．非常にまれではあるが，皮膚付属器内にPaget細胞が進展することがある．また，

図2 Paget 病①

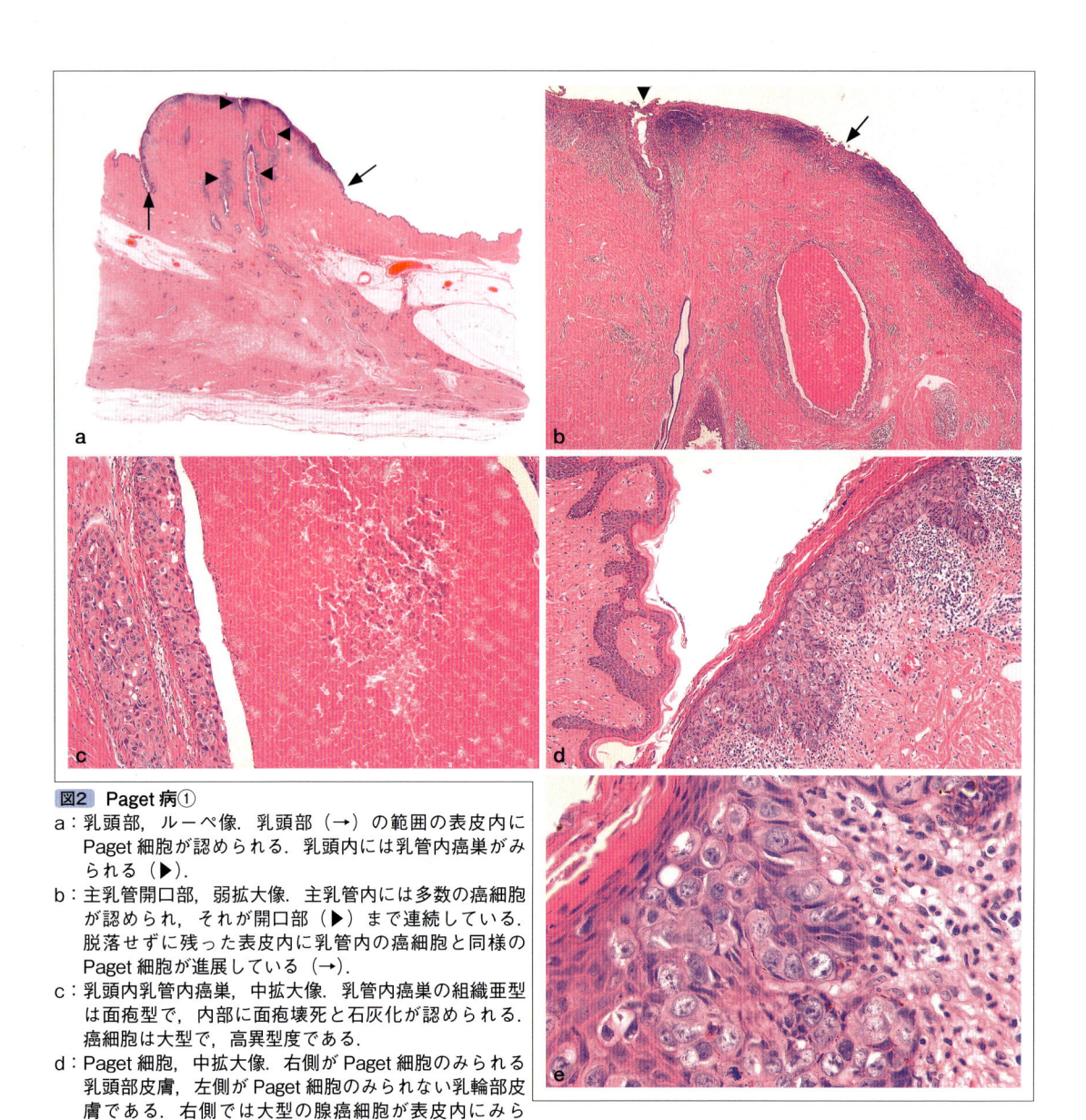

a：乳頭部，ルーペ像．乳頭部（→）の範囲の表皮内に Paget 細胞が認められる．乳頭内には乳管内癌巣がみられる（▶）．
b：主乳管開口部，弱拡大像．主乳管内には多数の癌細胞が認められ，それが開口部（▶）まで連続している．脱落せずに残った表皮内に乳管内の癌細胞と同様の Paget 細胞が進展している（→）．
c：乳頭内乳管内癌巣，中拡大像．乳管内癌巣の組織亜型は面疱型で，内部に面疱壊死と石灰化が認められる．癌細胞は大型で，高異型度である．
d：Paget 細胞，中拡大像．右側が Paget 細胞のみられる乳頭部皮膚，左側が Paget 細胞のみられない乳輪部皮膚である．右側では大型の腺癌細胞が表皮内にみられ，その下の真皮に炎症細胞浸潤と血管の拡張が認められる．表層の角化層は肥厚し，錯角化を示す．
e：Paget 細胞，強拡大像．Paget 細胞は淡明で比較的広い細胞質と核小体の目立つ大型核を有している．一部の Paget 細胞の細胞質内にはメラニン顆粒がみられる．

診断のポイント

- 乳頭部の乳管内に腺癌細胞を認め，それと同様の Paget 細胞が乳頭・乳輪の表皮内にみられれば，広義の Paget 病である．
- 乳頭・乳輪の表皮内進展がみられる乳癌（広義の Paget 病）では，間質浸潤巣の有無と範囲を確認する必要がある．
- 『乳癌取扱い規約』では，広義の Paget 病のなかで間質浸潤が存在しても軽微なもののみを Paget 病（狭義の Paget 病）に分類している．管外浸潤が著しいものは，その癌の主癌巣の組織型に分類し，表皮内進展の存在を付記する．

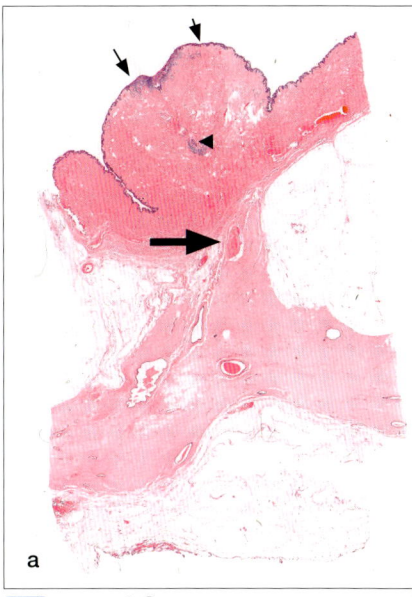

図3 Paget病②
a：乳頭部，ルーペ像．乳頭部（→）の範囲の表皮内にPaget細胞が進展している．乳頭内には乳管内癌巣がみられ（▶），乳頭基部にはhealingが認められる（➡）．
b：Paget細胞，中拡大像．表皮内をPaget細胞が進展し，壊死を伴っている．真皮に炎症細胞浸潤と血管の拡張が認められる．
c：乳頭内乳管内癌巣，中拡大像．乳頭内に充実型の乳管内癌巣がみられ，その周囲に炎症細胞浸潤が認められる．
d：乳頭基部healing，中拡大像．乳頭基部に硝子化した膠原線維からなる同心円状の瘢痕組織がみられる．乳管内の癌細胞が自然消失し，線維化に置換されたhealingの組織像である．healingは非連続的に起こることが多い．本症例でもhealingの末梢側に乳管内癌巣が認められた．

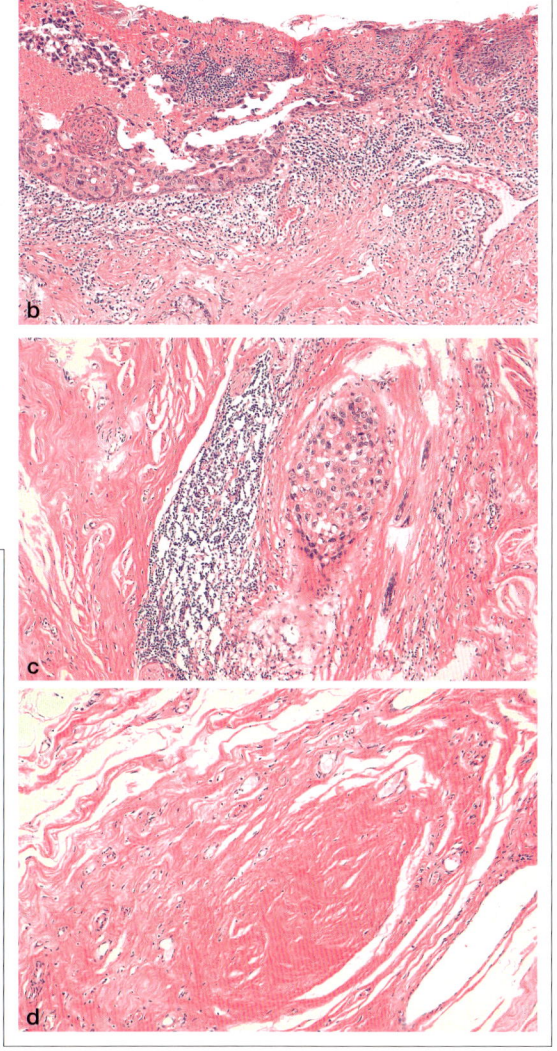

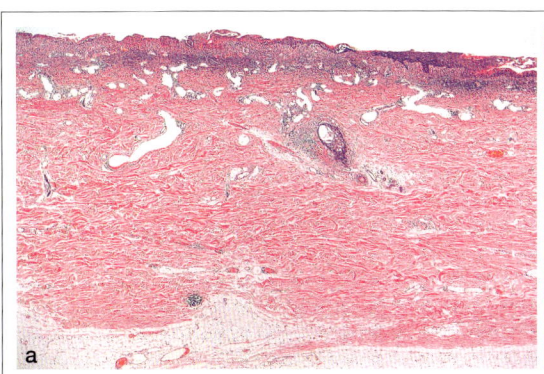

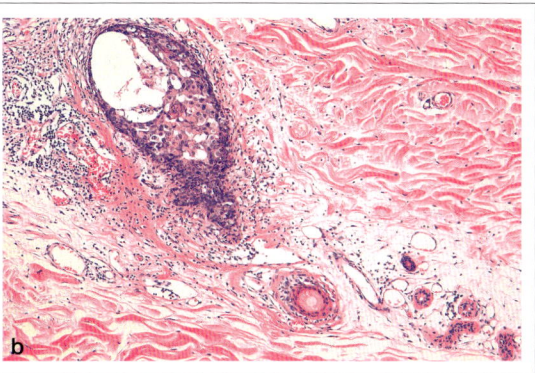

図4 Paget病③
a：乳輪部，弱拡大像．診断までに6年を要した症例で，当初は炎症性皮膚疾患が疑われ，軟膏治療が行われていた．Paget細胞の表皮内進展は広範であった．乳輪部の表皮にPaget細胞が認められ，その直下の真皮には著明な炎症細胞浸潤と血管の拡張がみられる．
b：乳輪部，中拡大像．皮膚付属器内にPaget細胞が認められる．本症例でも，主乳管およびその末梢の乳腺組織に乳管内癌巣が確認された．長い経過の間に，乳癌細胞が主乳管→乳頭・乳輪部表皮→皮膚付属器内の順に進展したものと推測された．

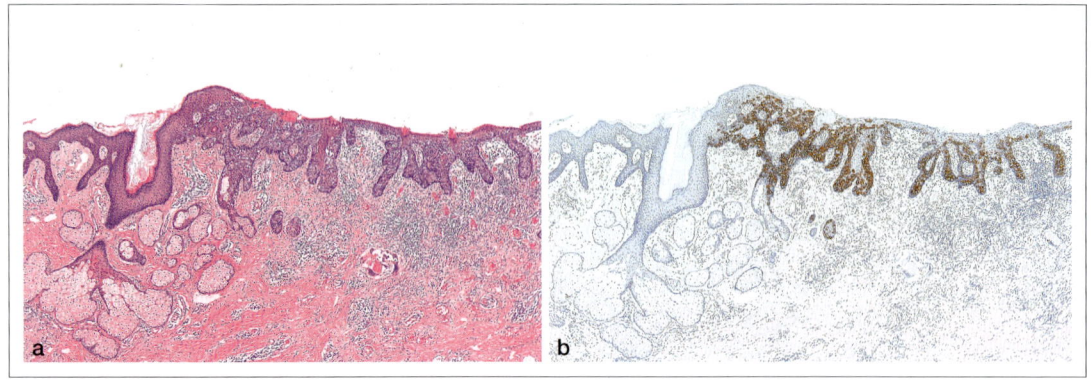

図5 Paget 病④
Paget 細胞，弱拡大像．表皮内の Paget 細胞に一致して HER2 陽性所見が認められる．
a：HE 染色　　b：HER2 染色

Paget 細胞が存在する表皮直下の真皮には，リンパ球を主体とする炎症細胞浸潤がみられることが多く，この所見は少数の Paget 細胞を見落とさないようにするために有用である．

■ 免疫組織化学

- Paget 細胞は腺癌細胞であるので，PAS 染色などの粘液染色，pancytokeratin（CAM5.2, AE1/AE3），cytokeratin 7，CEA 染色などに陽性を示す．また，HER2 陽性 図5b ，ホルモンレセプター陰性例が多い．一方，悪性黒色腫のマーカーである HMB-45 や Melan A は陰性である．

鑑別診断

鑑別疾患には，乳頭・乳輪部に発生し，びらんなどの皮膚所見を呈する乳腺疾患と皮膚疾患が挙げられる．前者には乳頭部腺腫，乳頭部に存在する浸潤癌が，後者にはアトピーなどの炎症性皮膚疾患，Bowen 病，悪性黒色腫などがある．

乳頭・乳輪の表皮内進展がみられる乳癌で，管外浸潤が著しいものは，『乳癌取扱い規約』では Paget 病に含まない．したがって，乳頭・乳輪の表皮内進展がみられる乳癌では，間質浸潤巣の有無と範囲を確認する必要がある．

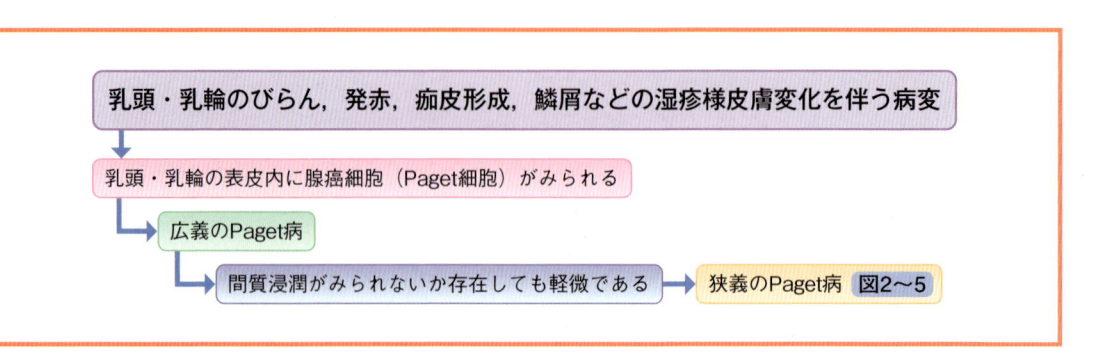

Paget 病

乳頭・乳輪のびらん，発赤，痂皮形成，鱗屑などの湿疹様皮膚変化を伴う病変
↓
乳頭・乳輪の表皮内に腺癌細胞（Paget細胞）がみられる
↓
広義のPaget病
↓
間質浸潤がみられないか存在しても軽微である → 狭義のPaget病　図2〜5

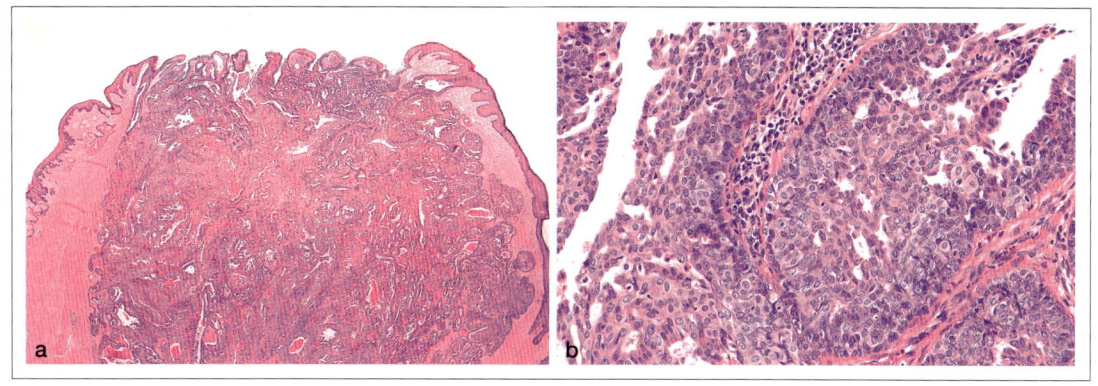

図6 乳頭部腺腫
a：弱拡大像．乳頭内に充実・乳頭状の腫瘍がみられ，腫瘍細胞が乳頭の表皮を破壊して，表面に露出している．
b：強拡大像．腫瘍細胞は増生が強いが，小型で核に張りがなく，細胞質が狭い．形成している腺腔の大きさ・形状がさまざまで，いわゆる良性の所見を呈している．

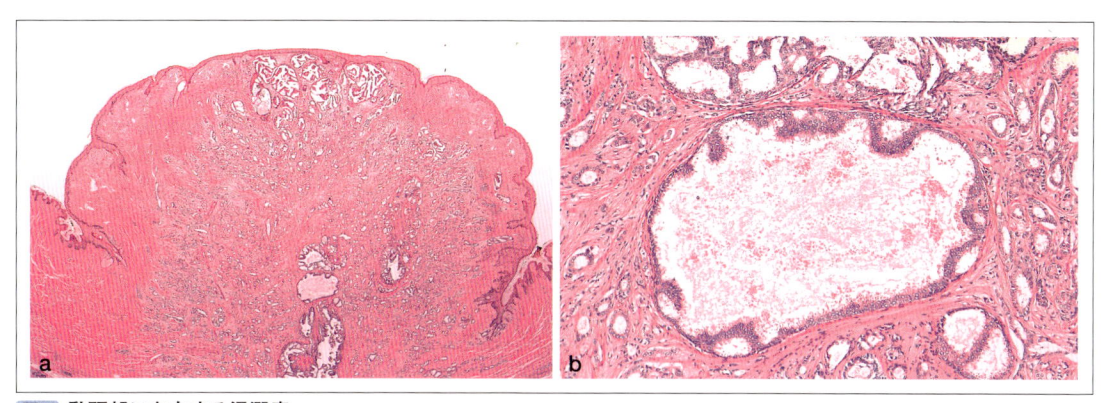

図7 乳頭部に存在する浸潤癌
a：弱拡大像．乳頭内を主座とする腫瘍である．
b：強拡大像．低乳頭状の乳管内癌巣の周囲に間質浸潤巣が認められる．

▶乳頭部腺腫（adenoma of the nipple） 図6

　乳頭内または乳輪直下乳管内に生ずる乳頭状ないしは充実性の腺腫である．良性上皮性腫瘍であるが，乳頭の表皮を破壊して腫瘍が表面に飛び出してくることがあり，その場合には，Paget病と類似した乳頭のびらん，発赤，硬結がみられる．

▶乳頭部に存在する浸潤癌 図7

　乳頭部に浸潤癌が存在し，癌細胞が真皮から表皮内に直接浸潤した場合も，Paget病と類似の乳頭のびらん，発赤，硬結がみられる．組織標本での鑑別は容易であるが，乳頭の擦過細胞診では鑑別が難しい．

（堀井理絵，秋山　太）

male breast carcinoma
上皮性腫瘍―特殊な癌
男子乳癌

疾患の概要

- 男性の乳腺より発生した癌である．
- 全乳癌の1％程度とまれな疾患である．
- 女性の乳癌と同様に診断する．
- 小葉癌はきわめてまれである．
- ERが高頻度に発現し，術後内分泌療法としてタモキシフェンが勧められる．

臨床所見

■頻度
- 世界的な発生頻度は全乳癌の1％程度で，男性の癌死の0.1％程度を占める．黒人に多い一方，日本人の罹患率はやや低い．

■危険因子
- 性ホルモンバランスの乱れ（特に高エストロゲン状態）が発症に関与すると考えられており，これと関連する精巣疾患（精巣炎，外傷など）や肝疾患（肝炎，肝硬変など）が発症の危険因子に挙げられている．
- 乳癌の家族歴，胸壁放射線照射の既往，Klinefelter症候群も危険因子として重要である．
- 女性化乳房症が危険因子となるかについては議論が分かれている．

■好発年齢
- 発症年齢は5～97歳と非常に幅広く，ピークは65歳前後で，女子乳癌より5～10歳程度高齢である．

■初発症状
- 乳頭付近の多くは無痛性の腫瘤を主訴とする．乳頭の陥没，乳頭異常分泌，潰瘍形成もしばしばみられる．

■視触診所見
- 大半の症例が2～3cm大の片側の腫瘤である．腫瘤は境界不明瞭，辺縁不整，弾性硬，可動性不良である．
- まれに囊胞性病変の場合もある．

■予後
- 比較的進行した状態で発見されやすい．しかし背景となる予後因子を揃えて比較すると，再発率や生存率などの予後は女子乳癌と変わらない．

病理所見

■ HE像

- 組織像は女性の乳癌と基本的に変わりない．女子乳癌と同様に良悪性や浸潤の有無を検索し，組織型の分類を行う．
- 男子乳癌の90％は浸潤癌で，その85％は通常型の浸潤性乳管癌である 図1a〜c ．特殊型では粘液癌がしばしばみられる 図1d ．
- 男性の乳腺組織では一般に小葉構造がみられず，小葉癌の発生はきわめてまれである．したがってその診断には，E-cadherin（ほとんどの乳管癌で陽性，小葉癌では陰性）を免疫染色で確かめるなど，注意深く行う必要がある．
- 非浸潤性乳管癌では篩状型や乳頭型をとることが多い 図2a ．病変の一部にコメド（comedo）壊死を伴う例は少なくないが 図2b ，狭義のコメド型（高度な核異型をもつ乳癌細胞が充実胞巣状に増殖し，内部に壊死を伴う）はまれである．
- Paget病は女性よりも多い．これは男性の乳管が短いためと推察されている．

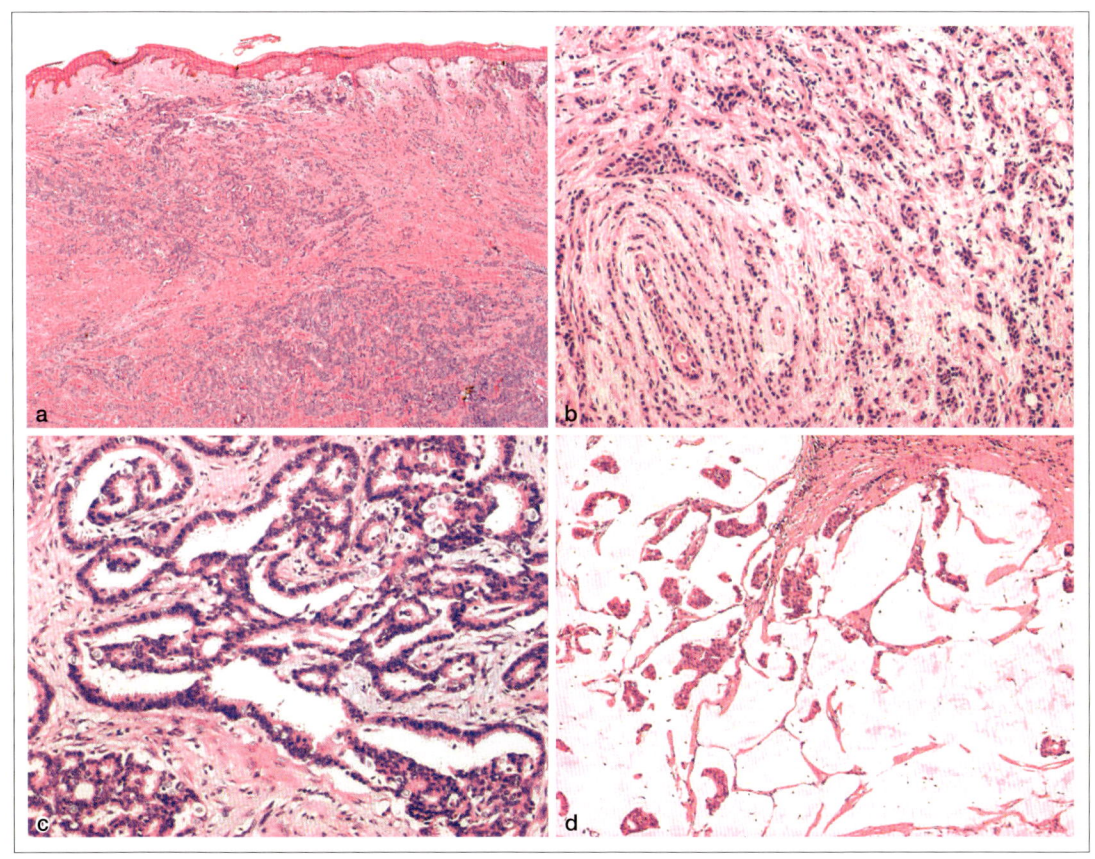

図1 浸潤性乳管癌
a，b：硬癌．異型細胞が小胞巣状あるいは索状に増殖浸潤し，皮膚（表皮基底部）に及んでいる．
c：乳頭腺管癌　　d：粘液癌

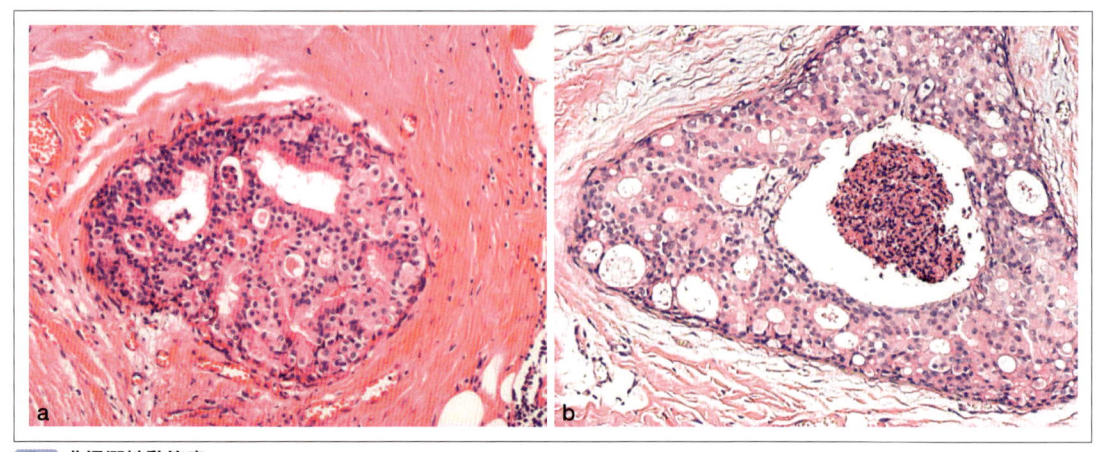

図2　非浸潤性乳管癌
a：篩状型非浸潤性乳管癌　　b：コメド壊死を伴いながら篩状〜低乳頭状に増殖している．

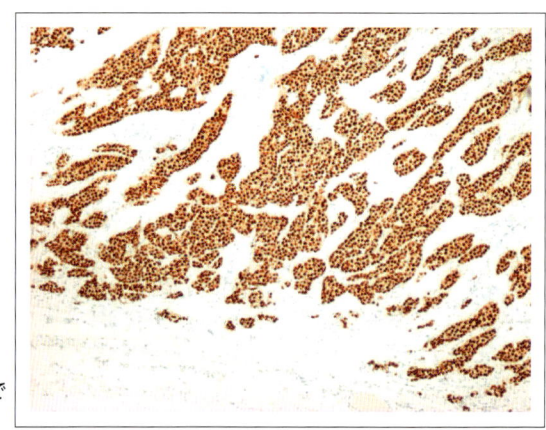

図3　免疫染色
ほとんどの乳癌細胞がER陽性である．

■免疫組織化学

- 免疫染色における性ホルモンレセプターの陽性率は，ER 85〜90％ 図3 ，PgR 85％程度であり，女性よりも高い．
- 女性と同様に，ER陽性男子乳癌では抗エストロゲン製剤のタモキシフェンが有効で，術後内分泌療法として推奨されている〔乳癌診療ガイドライン 1. 薬物療法（2010年版）において推奨グレードB〕．アロマターゼ阻害剤についてはまだ情報が十分でない．
- HER2陽性率は15％程度で，女子乳癌よりも低いとの報告が多い．

診断のポイント
- 男性例であることを認識する．乳腺疾患＝女性と思いこまない．
- 女子乳癌と同様に診断する．増殖する細胞が癌であることを認識したうえで，浸潤の有無を判定し，組織型を分類する．
- 小葉癌の診断は慎重に行う．

鑑別診断

```
男性乳腺における乳管上皮の増生を伴う疾患
├─ 悪性の上皮細胞が増殖している ──────────→ 男子乳癌 図1
└─ 上皮細胞の異型がみられない（あるいは乏しい）
   ├─ 二相性が保持されている ──────────→ 女性化乳房症
   ├─ 二相性が消失している ───────────→ 非浸潤性乳癌 図2 ？*
   └─ 上皮と間質が腫瘍状に増殖している ─────→ 線維腺腫
```

*低異型度性の非浸潤性乳癌が最も考えられるが，良性でも二相性が不明瞭な時があるので，慎重に判断する．癌細胞と診断できるか，再度 HE 像を観察したうえで，非浸潤性乳癌と診断する．二相性を精査するため，複数の筋上皮マーカーの免疫染色を行うことも有効である

▶女性化乳房症（gynecomastia）

男性における乳腺疾患として最も頻度が高い．浮腫状に増生した間質内にやや拡張した乳管成分がみられる．乳管上皮では過形成性変化がみられやすい．しばしば低乳頭状の増生が目立ち，非浸潤性乳管癌との鑑別が難しくなるが，上皮細胞の異型性が乏しいこと，乳管成分の基底側に筋上皮の介在がみられること（二相性の保持）などが鑑別点となる．

▶線維腺腫（fibroadenoma）

乳管成分と間質成分がともに増生する病態で，男性ではきわめてまれである．2〜5cm 大の境界明瞭な結節性病変を形成し，女性と同様の組織像を呈する．乳管構造は筋上皮細胞と腺上皮細胞の 2 層からなる．

▶他臓器からの転移性腫瘍（malignant tumor metastatic to the breast）

頻度はきわめて低いが，皮膚悪性黒色腫や前立腺癌の転移が知られる．多くの場合，既往歴や病変の広がり（他臓器や両側乳房内に複数の病変がみられる）などから原発性乳癌との鑑別は容易である．前立腺特異抗原（PSA）に対する免疫染色は 10〜40％程度の乳癌でも陽性となるため，前立腺癌との鑑別において必ずしも有用ではない．

（鈴木　貴，高木清司，笹野公伸）

adenosis
良性上皮増殖性病変
腺症

疾患の概要

- 小葉中心性の良性増殖性疾患で，比較的境界明瞭な腺腫様病変を示すものをいう．
- 非腫瘍性の上皮増殖性疾患に対して使われることもある．
- 腺上皮細胞と筋上皮細胞の両者が関与している．
- 以下の3型に分類されるが，中間的あるいは移行的な像を示すこともある．
  ①閉塞性腺症（blunt duct adenosis）：拡張した乳管が集簇して，閉塞乳管のように見える．
  ②開花期腺症（florid adenosis）：間質が比較的乏しく，上皮成分が主体を占める．
  ③硬化性腺症（sclerosing adenosis）：間質の線維化が多く，上皮成分は萎縮したように見える．
- アポクリン化生が目立つ場合にはアポクリン腺症（apocrine adenosis），管状構造が目立つ場合には，管状腺症（tubular adenosis）という場合もある．
- 臨床的に触知可能，あるいはマンモグラフィで認識可能な大きさの腺症は，adenosis tumor や nodular adenosis と呼ばれることがある．
- 微小腺管腺症（microglandular adenosis）は，上述の腺症とは異なる概念で，まれな疾患である．管状腺管からなる病変で，基底膜を有するが，筋上皮を欠如し，しばしば境界不明瞭な結節として認められる．

臨床所見

- 腺症は通常は乳腺症の部分像としてみられる．
- 石灰化がみられることがあり，特に硬化性腺症では石灰化の頻度が高い．
- 腺症自体が腫瘍形成を示す病変（いわゆる adenosis tumor や nodular adenosis）は，ほとんどが閉経前の女性に認められる（平均年齢約30歳）．
- 大半が2cm未満であり，皮膚に接するものはまれである．弾性硬の結節で，境界は明瞭なことも不明瞭なこともある．線維腺腫との鑑別が困難なことがある．通常，無痛性である．
- 微小腺管腺症は40〜50歳代を中心に，結節の触知あるいは乳腺の「肥厚」として発見される．マンモグラフィ上の石灰化として発見され，針生検が施行されることもある．有痛性のことがあり，また月経周期により大きさが変化することがある．

病理所見

■ 肉眼像
- 上皮成分の多い開花期腺症は，境界明瞭なことが多い．灰色〜灰白色を示す．
- 線維成分が多くなるにつれ（硬化性腺症），境界がより不明瞭で，多結節性に見えることが多い．
- 石灰化が多い病変は，割面がざらざらに見えることがある．
- 壊死や梗塞がみられることがあるが，妊娠中あるいは授乳期にその頻度が高い．

■ HE像
- 閉塞性腺症 図1 は，拡張してしばしば囊胞状を示す乳管が比較的密に集合する．筋上皮細胞の過形成が目立つことがある．細胞異型はみられない．
- 開花期腺症 図2 は，間質の介在が少なく，腺上皮と筋上皮の過形成が密に認められ，周囲の既存乳腺組織を圧排するようにみられる．腺腔は内腔面が平滑な長

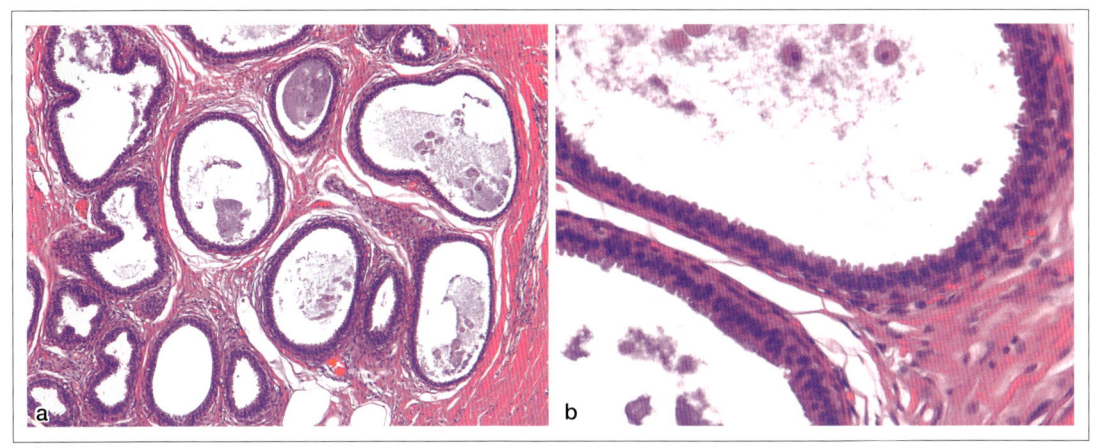

図1 閉塞性腺症
a：拡張した腺管の集簇がみられる．　　b：筋上皮との二相性がみられ，細胞異型は乏しい．

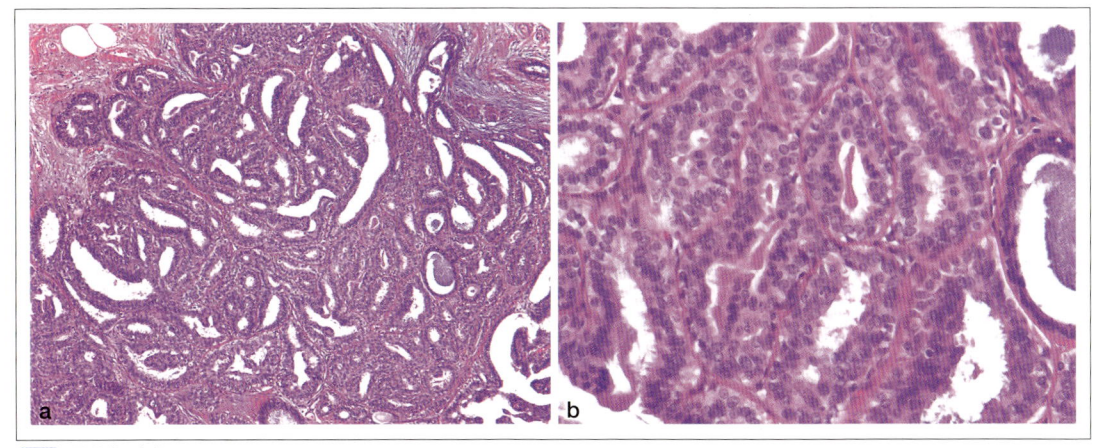

図2 開花期腺症
a：腺上皮と筋上皮が密に認められる．間質の介在は少ない．　　b：腺腔は細長いものが多い．細胞異型はみられない．

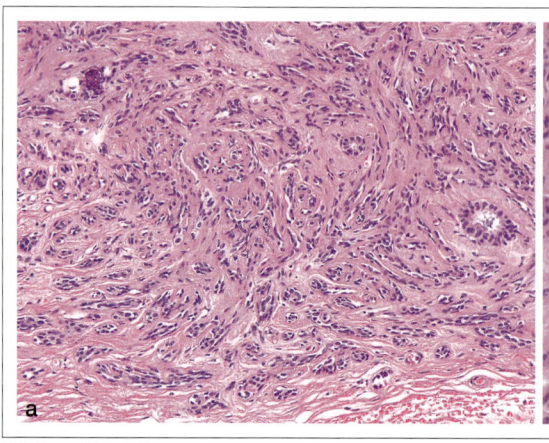

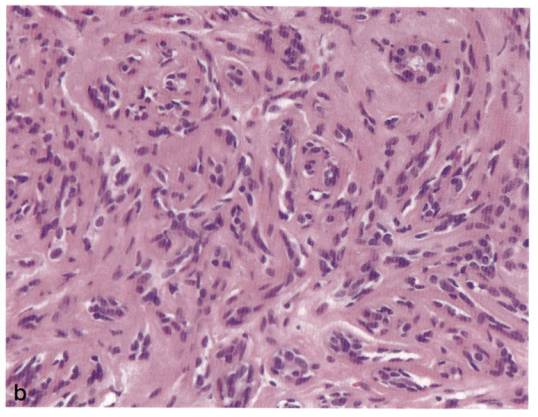

図3 硬化性腺症
a：豊富な線維性間質内に，索状あるいは小管状の上皮を認める．
b：注意深く観察すると，筋上皮との二相性が認識できる．

楕円形を示すものが多い．扁平・立方状の細胞が多いが，低円柱状の細胞からなることもある．核の大小不同や多形がみられることがあるが，これは妊娠中や授乳中に多い．核分裂像はほとんどみられないが，妊娠中には目立つことがある．妊娠中の症例では核破砕産物，核濃縮像あるいは壊死が認められることがある．

- 硬化性腺症 図3 では，間質の線維成分が多くみられる．小葉中心構造が不明瞭で，間質，脂肪織への「浸潤」様に見える場合もある．線維化が多い症例ほど腺腔は不明瞭な傾向がある．腺上皮細胞はしばしば萎縮性で，筋上皮だけが残っていることもある．筋上皮は紡錘形を示すことが多い．囊胞状の拡張した乳管構造がみられることがあり，「糸球体様」の像が認められることがある．線維化の強い症例などでは，しばしば石灰化が認められる．
- 硬化性腺症の1〜2%で神経周囲「浸潤」像が認められる．また，静脈「侵襲」像がみられることもある．浸潤癌との鑑別には筋上皮の検出が重要である．
- 腺症内にはアポクリン化生がしばしば認められる．アポクリン化生上皮では，核腫大，核型不正あるいは大小不同などがしばしばみられる．また，まれではあるが，アポクリン化生上皮の淡明化や collagenous spherulosis が認められることもある．
- 微小腺管腺症 図4 では，小腺管が線維性間質あるいは脂肪組織内に「浸潤性」に認められる．筋上皮を欠如した単層の上皮からなる．典型例では間質が膠原線維性で，基底膜が明瞭であるが，HE染色標本では基底膜が不明瞭なこともある．

■ **特殊染色および免疫組織化学**
- 腺症の腺腔内分泌物は PAS およびムチカルミン染色陽性である．粘液染色陽性となる細胞質内小腺腔あるいは印環細胞の出現はきわめてまれである．
- 微小腺管腺症では，基底膜が PAS 染色で明瞭となることがある．
- 腺症の筋上皮の確認は，p63 や CD10 などの筋上皮マーカーを用いる．一方，微小腺管腺症では，筋上皮マーカーは基本的には陰性である．
- cytokeratin 5/6 や cytokeratin 14 といった高分子量の cytokeratin は，腺症の

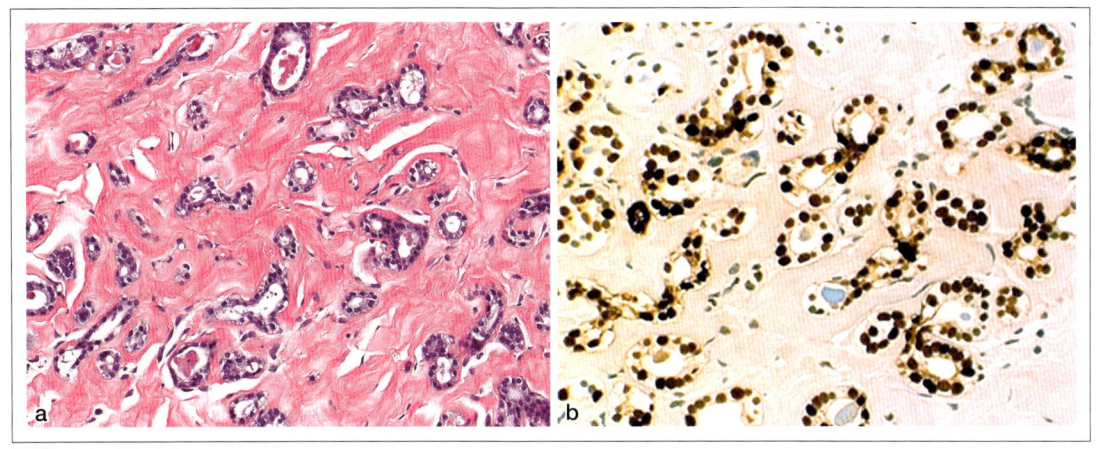

図4 微小腺管腺症
a：単管状の腺管増生からなる．筋上皮細胞はみられない．症例によっては HE 染色で基底膜が明瞭に認識できるが，本症例でははっきりしない（Type Ⅳコラーゲンの免疫染色では陽性であった）．
b：S-100 蛋白での免疫染色で，びまん性に陽性を示す．乳癌でも約 30％の症例で S-100 蛋白が陽性となるため，決定的ではないが参考になる所見である．
（四国がんセンター：西村理恵子先生提供）

　　筋上皮は陽性を示す．内腔側の腺上皮は，癌の進展の有無にかかわらず陰性であり，診断には有用ではない．
- 微小腺管腺症は S-100 蛋白 図4b，cytokeratin および E-cadherin は陽性，EMA，GCDFP-15，ER，PgR，p63 および HER2 は陰性である．また，Type Ⅳコラーゲンは基底膜を確認するのに有用である．

鑑別診断

▶乳管拡張症（duct ectasia） 図5

　　腺管周囲に弾性線維増生があり，セロイドを有する組織球（いわゆる ochrocyte）が上皮内や周囲に認められることがある．また，腺腔内の分泌物は腺症に比べ，濃い好酸性を示す．腺腔内容は豊富な脂質からなることもある．

診断のポイント
- 腺症では，常に筋上皮がみられるため，二相性を確認することが重要である．
- 内腔側の腺上皮に異型がみられる場合には，癌の乳管内（腺症内）進展を鑑別すべきである．
- 微小腺管腺症では筋上皮はみられないため，基底膜の確認が重要である．S-100 蛋白などの免疫染色が鑑別診断に有効である．

腺症

管状あるいは拡張腺管からなる病変

- 筋上皮（＋）
  - 上皮細胞異型（－）
    - 周囲の弾性線維増生（＋），ochrocyte（＋） → 乳管拡張症　図5
    - 周囲の弾性線維増生（－），ochrocyte（－）
      - 拡張腺管の集簇 → 閉塞性腺症　図1
      - 小腺管が密に増生 → 開花期腺症　図2
  - 上皮細胞異型（＋）
    - 平坦型非浸潤性乳管癌　図6
    - 腺症内への癌浸潤
    - 平坦型異型上皮
- 筋上皮（－）
  - 基底膜（＋），S-100蛋白（＋），EMA（－），GCDFP-15（－），ER（－） → 微小腺管腺症　図4
  - 基底膜（－），S-100蛋白（－），EMA（＋），GCDFP-15（＋），ER（＋） → 管状癌　図7

背景に線維化がみられる病変

- 筋上皮（＋）
  - 上皮細胞異型（－） → 硬化性腺症　図3
  - 上皮細胞異型（＋） → 硬化性腺症内への乳管内癌浸潤　図8
- 筋上皮（－） → 硬癌あるいは浸潤性小葉癌

図5　乳管拡張症
拡張した乳管の周囲に，セロイドを有する組織球（いわゆるochrocyte）が豊富に認められる症例である．

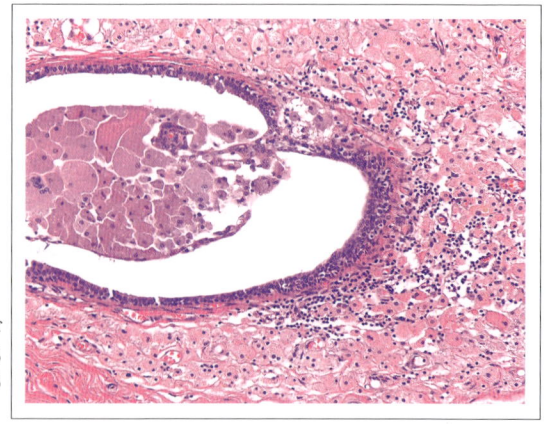

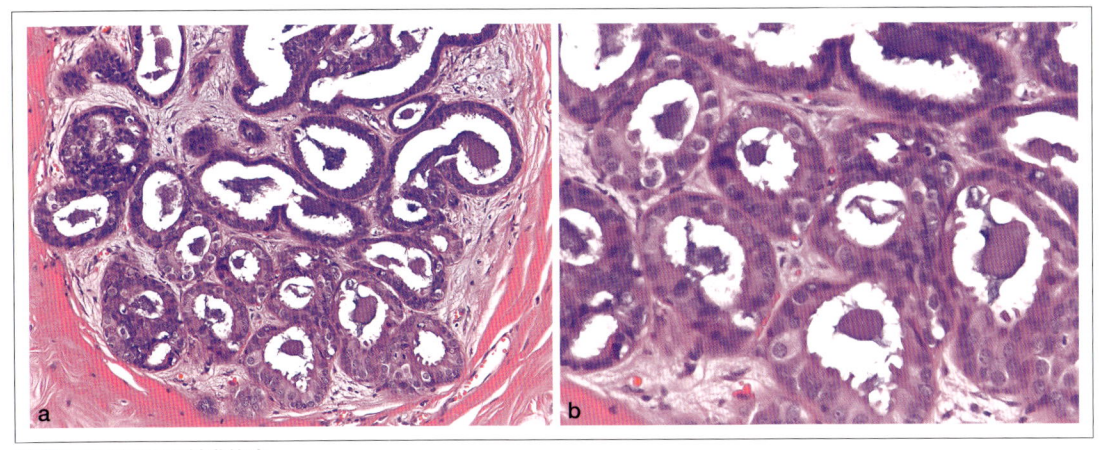

図6 平坦型非浸潤性乳管癌
a：この拡大では，閉塞性腺症との鑑別が容易ではないが，核腫大した細胞がみられる．
b：筋上皮は明瞭であるが，内腔側の腺上皮の核は腫大しており緊満感が認められる．

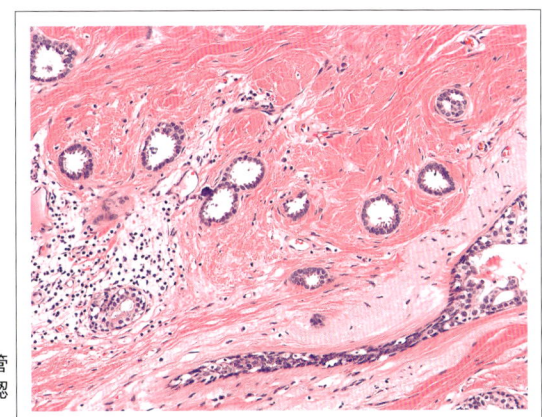

図7 管状癌
単層の上皮からなる単管状の腺管増生がみられる．細胞質突起も認められる．

▶平坦型異型上皮（flat epithelial atypia）

疾患概念としての独立性や診断の再現性については問題もあるが，平坦型非浸潤癌とするほどの異型はなく，単なる腺症としては異型が強い病変に対して，平坦型異型上皮の名称が用いられることがある．しばしば円柱上皮変化（columnar cell change）を示す．

▶平坦型非浸潤性乳管癌（noninvasive ductal carcinoma, flat type） 図6

弱拡大では閉塞性腺症との鑑別が困難なことがあるが，内腔側の細胞が核異型を示す．核が高クロマチンで緊満感がみられれば，診断は容易である．また，核異型は軽度であっても，円柱状の細胞で極性が明瞭な場合は癌の可能性が高い．筋上皮は保持されているが，圧排されてHE染色では目立たなくなることがある．低乳頭状の非浸潤癌が隣接してみられれば，診断の参考になる．

▶管状癌（tubular carcinoma） 図7

浸潤性で，しばしば反応性間質とともに認められる．筋上皮は認められない．腺

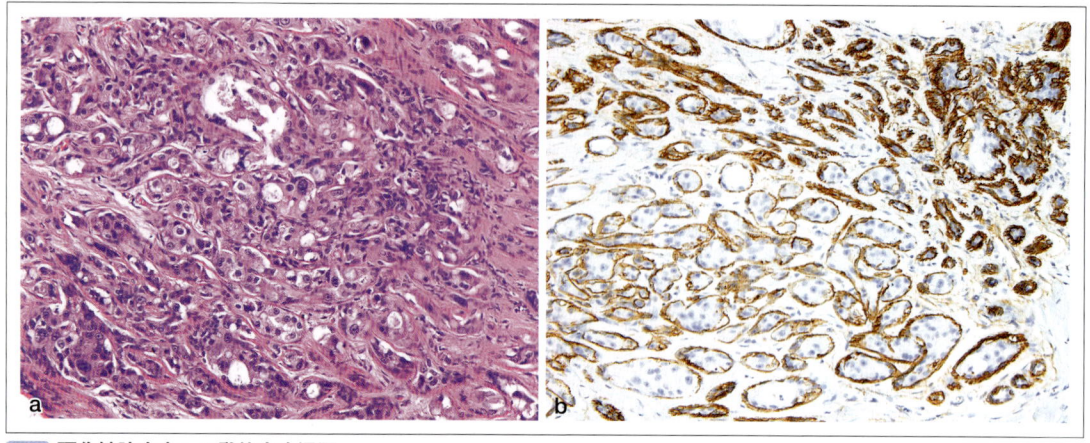

図8 硬化性腺症内への乳管内癌浸潤
a：背景に線維化がみられ，腺腔の不明瞭な異型的な上皮が認められる．硬癌の浸潤との鑑別を要するが，HE染色でも筋上皮らしい細胞や基底膜構造を思わせる所見がある．
b：CD10の免疫染色では，筋上皮が明瞭である．

腔は明瞭で，円形や卵円形，コンマ状である．しばしば細胞質突起（apical snout）がみられる．基底膜は欠如するか不完全にしかみられない．筋上皮マーカーやType IVコラーゲンの免疫染色が鑑別に有用である．また，微小腺管腺症との鑑別には，Type IVコラーゲンのほかにS-100蛋白，EMA，GCDFP-15，ER，PgRが有用である．

▶硬化性腺症内への乳管内癌浸潤
（intraductal carcinoma in sclerosing adenosis） 図8

腺症内に乳管内癌が進展することがある．この場合，筋上皮は保たれているが，内腔側の腺上皮には，細胞異型が認められる．

（鹿股直樹）

radial sclerosing lesion：RSL

良性上皮増殖性病変
硬化性瘢痕

疾患の概要

- 画像，肉眼所見，低倍率組織像では浸潤癌に非常に類似した所見を呈する．組織学的には腫瘍中心部は線維化（弾性線維化含）が著明で，その周辺にはこれらの線維化によって歪められた乳管が放射状に配列している．
- "Strahlige Narben" と独語で呼称されていた病変である（Hamperl, 1975 年）．
- radial scar が最も一般的な名称であるが，scar という用語が間質の修復過程を意味していること，外傷などの既往が本型の直接的な原因ではないこと，上皮成分の増生も介在していることから，radial sclerosing lesion の疾患名に変わりつつある．なお，別名としては，sclerosing papillary proliferation, complex sclerosing lesion とも呼ばれることがある．
- RSL の大部分は顕微鏡的な大きさであり，触知することは少なく，他病変の生検や手術検体で偶発病変として見つかることが多い．マンモグラフィで発見されるほどの大きさの RSL は非常に硬く触れ，割面では白色，放射状形態を示す．
- RSL 内に非浸潤・浸潤癌巣を合併する症例がまれに存在する．

臨床所見

初発症状

- マンモグラフィで発見されることが多く，放射状，スピキュラ様，構築の乱れ（architectural distortion）を示し，そのほとんどが 2cm 以下である 図1 ．硬癌などにみられるような中心部の濃度上昇や腫瘤影は不明瞭であるといわれているが，画像上での良悪性診断はきわめて難しい．石灰化も認められるが全例に必

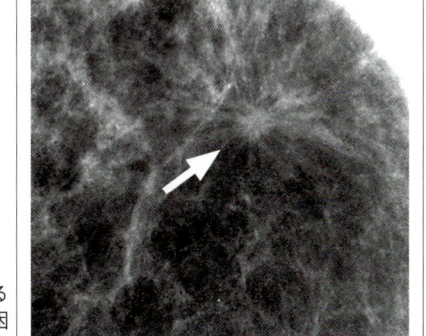

図1 硬化性瘢痕のマンモグラフィ像
スピキュラ様を呈する硬化性瘢痕が認められる（⇨）．画像上では癌（特に硬癌）との鑑別は困難である．

発ではない．
- RSL はしばしば多発し，両側乳腺にも発生する．真の頻度は知られていないが，良性病変の 1.7〜28.0%，乳房切除標本では 4.0〜26.0%にみられる．
- マンモグラフィで，1cm を超える RSL の 28%に癌巣がみられるとの報告や，特に 50 歳以上で 2cm を超える RSL 内には，より多くの異型小葉過形成（atypical lobular hyperplasia：ALH），異型乳管過形成（atypical ductal hyperplasia：ADH），非浸潤性小葉癌（lobular carcinoma in situ：LCIS），非浸潤性乳管癌（ductal carcinoma in situ：DCIS），さらには管状構造を示す浸潤癌がみられる．

■ 好発年齢
- 年齢的には 30 歳以下はまれで，40〜50 歳代に最も多いとされている．

病理所見

■ HE 像
- 放射状に広がる病変がこの名称の原点である．病変の中心部には線維化（膠原線維化）が目立つ硬化性変化がみられ，上皮成分には乏しい．周囲には線維化などにより圧排され，捻じ曲げられた腺管が中心部から放射状に配列している 図2 ．間質細胞は RSL の初期段階では筋線維芽細胞が主体を示すが，陳旧化するにつれて線維化が著明になってくる．
- 腺管の構成病変は硬化性腺症（sclerosing adenosis），乳管過形成（ductal hyperplasia）図3a ，囊胞（cyst），アポクリン化生（apocrine metaplasia）図3b である．扁平上皮化生（squamous metaplasia）を伴うことは比較的まれである．なお，乳管過形成には充実状，篩状，低乳頭状形態などの亜型が混在し

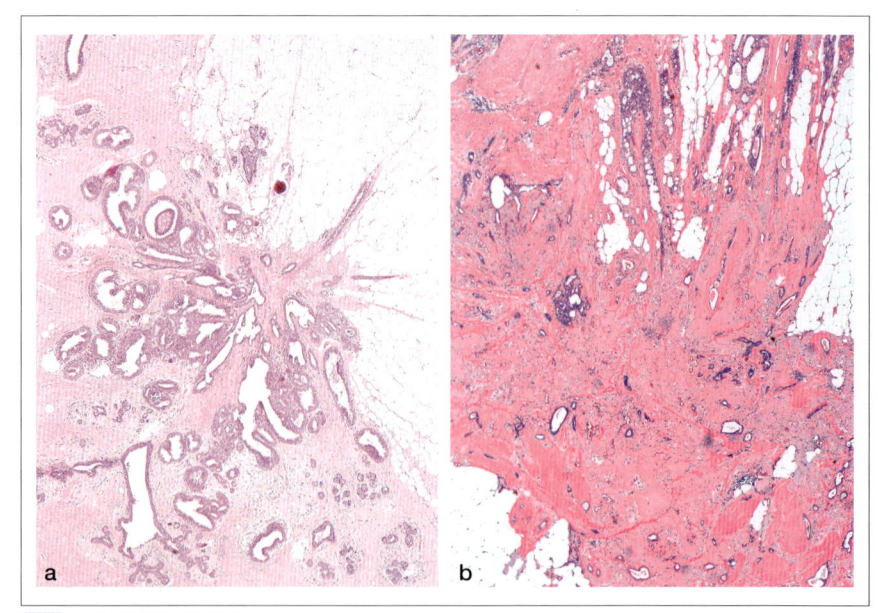

図2 硬化性瘢痕の低倍像
a：腺管の放射状配列がみられる． b：硬化性瘢痕の中心部は腺管が減じ，線維化が目立つ．

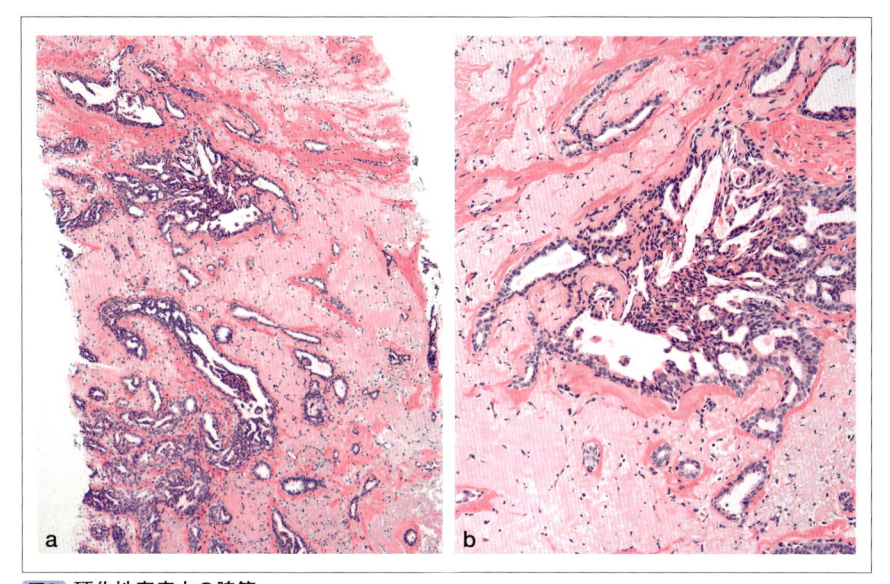

図3 硬化性瘢痕内の腺管
乳管過形成（a）やアポクリン化生（b）が観察される．

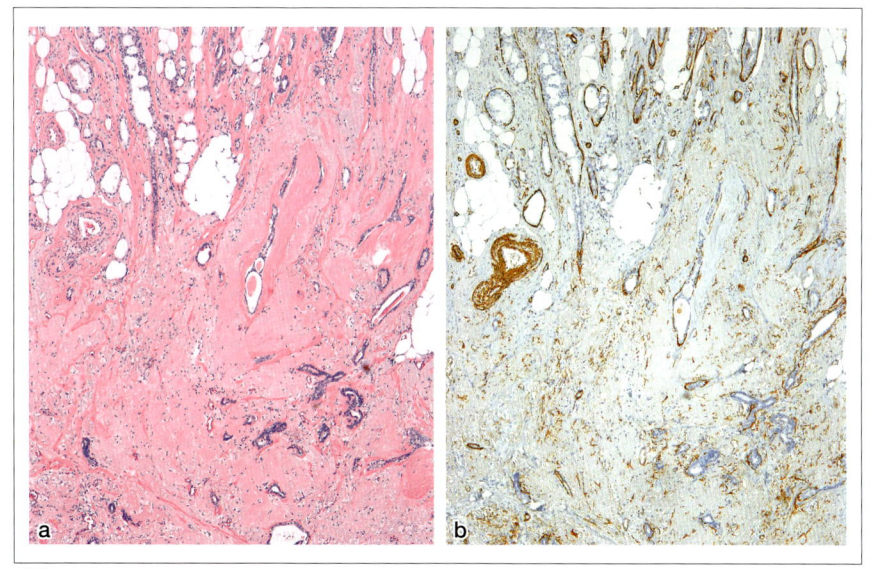

図4 硬化性瘢痕にみられる腺管
a：HE染色では浸潤癌との鑑別が必要な所見である．
b：免疫染色（α-SMA）にて筋上皮細胞が確認され，硬化性腺症像と判断する．

> **診断のポイント**
> - RSLは良性病変であるが，画像，触診，割面像および低倍組織像では浸潤癌，特に硬癌に見えることが多いことはすでに述べた．したがって，高倍像でRSLを構成する腺管が，腺上皮細胞と筋上皮細胞の二相性を保持していることを確認することと，必要に応じて免疫染色を追加することによって，二相性の確認がより確実となる．
> - 針生検ではRSLの一部を観察している可能性があるため，ALH，ADH，LCIS，DCIS，さらには浸潤癌の存在を否定するためにも，RSLが疑われた症例には生検で確認する．

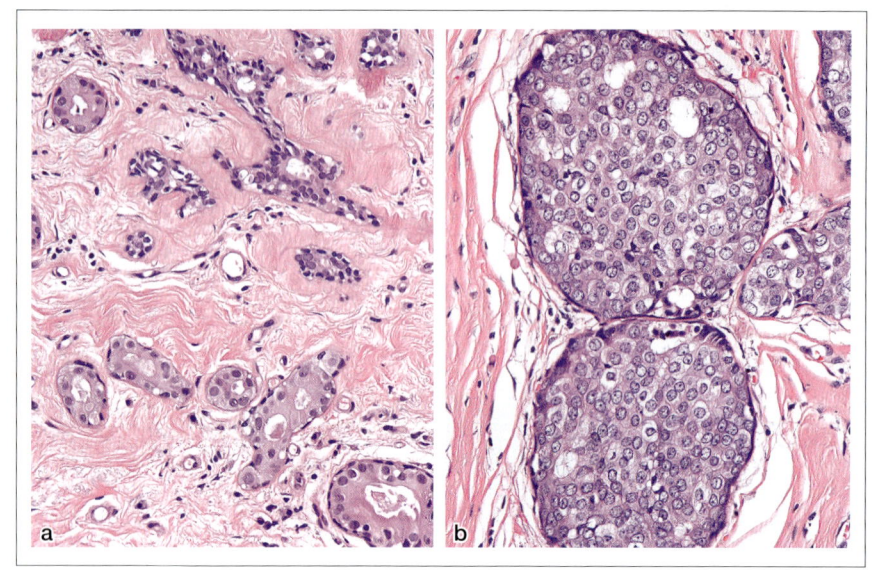

図5 硬化性瘢痕内に発生したDCIS
a：上部には既存の乳管が，下部には異型乳管が認められる．
b：硬化性瘢痕内のDCIS（充実型）像

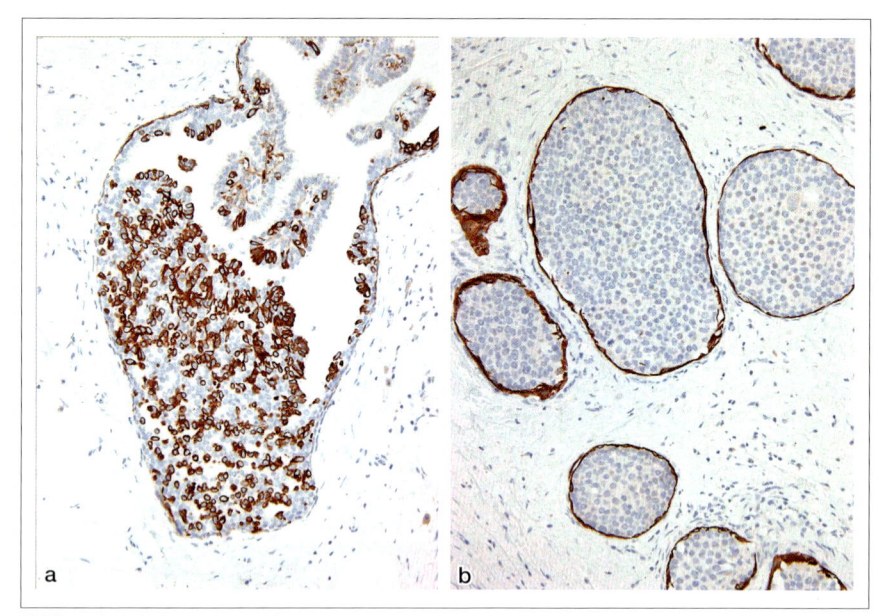

図6 硬化性瘢痕のCK5/6染色
a：乳管過形成で，腺上皮細胞がモザイク状に染まる．
b：LCISで，癌巣辺縁の筋上皮細胞を除いて，癌細胞自体は染色されない．

ていることが多い．
- 近年，RSL内に乳癌が併存していることが知られるようになってきている．腺管にみられる壊死や分裂像増加の所見はALHやADH以上の所見であり，さらに，著しい上皮増生あるいはこれらが多数みられた症例はRSL内発生乳癌の可能性を考慮する．

■ 免疫組織化学
- RSL内に発生する乳癌には，ALHやLCISが多いが，ADH，DCIS，浸潤癌も

少なからず認められる．そのなかで特に浸潤癌の有無を確認するためには，p63，CD10，α-SMA などの免疫染色で筋上皮細胞の同定が必要となる 図4 ．なお，浸潤癌には，管状癌（tubular carcinoma）が最も多くみられる．
- 一方，非浸潤癌は筋上皮細胞を伴うため，乳管過形成との鑑別が困難であるが，過形成では核の楕円形〜紡錘形化，核間距離の不均等がみられる反面，非浸潤癌では核はほぼ円形で緊満感があり，細胞膜も明瞭化してくることからある程度の鑑別は可能である 図5 ．必要に応じて cytokeratin 5/6 を染色すると，過形成では上皮細胞がモザイク状に，非浸潤癌の癌細胞は染色されないという所見も診断の一助となる 図6 ．
- 硬化性腺症にも観察される神経浸潤が RSL に認められることがある．

鑑別診断

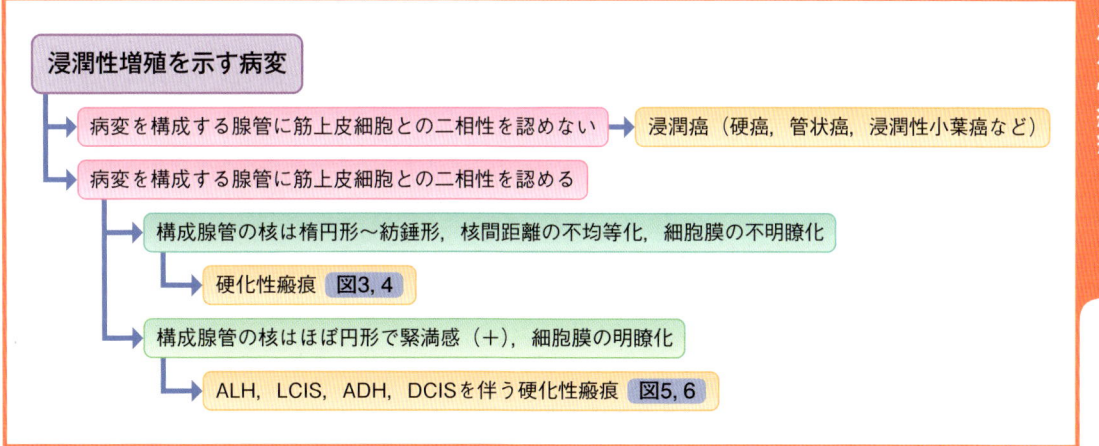

浸潤性増殖を示す病変
- 病変を構成する腺管に筋上皮細胞との二相性を認めない → 浸潤癌（硬癌，管状癌，浸潤性小葉癌など）
- 病変を構成する腺管に筋上皮細胞との二相性を認める
  - 構成腺管の核は楕円形〜紡錘形，核間距離の不均等化，細胞膜の不明瞭化
    - 硬化性瘢痕 図3, 4
  - 構成腺管の核はほぼ円形で緊満感（+），細胞膜の明瞭化
    - ALH，LCIS，ADH，DCIS を伴う硬化性瘢痕 図5, 6

▶浸潤癌（invasive carcinoma）

画像では浸潤癌，特に硬癌が疑われるため，病理診断にあたっては低倍像の観察に加えて，高倍像で筋上皮細胞を確認することが RSL 診断の基本である．前述のごとく免疫染色にて筋上皮細胞を同定することも必要である．

▶非浸潤癌（noninvasive carcinoma）

RSL 内にまれに発生する癌は非浸潤癌（特に LCIS）が多いが，核・細胞膜の形態などに加えて，クロマチンが微細顆粒状を示す．DCIS も発生するが，これに関しても核所見が鑑別の要諦である．

▶comlex sclerosing lesion：CSL

基本的には RSL と同じ形態を示すが，RSL より大きい病巣（1cm 以上）を形成すること，線維化がやや少ないこと，構成腺管が RSL より増加している点が異なっている．

（土屋眞一，前田一郎，山口　倫）

ductal adenoma
関連腫瘍性病変
乳管腺腫

疾患の概要

- 乳管内発生の良性上皮性腫瘍である．
- 管状乳管の過剰増生と種々の程度の線維性結合組織増生により乳管閉塞をきたして充実性腫瘤を形成する．
- 乳管上皮細胞と筋上皮細胞の二相性を保持した上皮の過剰増生である点で乳管内乳頭腫や腺筋上皮腫と近縁の腫瘍と考えられ，WHOやAFIPでは硬化性乳頭腫（sclerosing papilloma）と同義としている．
- 臨床的，病理組織学的，細胞診学的に悪性と過剰診断されやすい．

臨床所見

■好発年齢
- 20～70歳代まで広い年代で発見されるが，中高年症例が大半で40歳以下は少ない．

■性
- ほとんどが女性例であるが，男性例の報告もある．

■初発症状
- 多くは腫瘤として発見される．乳頭分泌はまれ．

■視触診所見
- 触診では乳頭近傍の比較的硬い孤立性腫瘤として触知されることが多く，乳腺末梢部では少ない．多発症例もある．

■画像所見
- 画像上，類円～不整形分葉状の腫瘤影として描出される．微細石灰化を伴うことがある．

病理所見 図1

- 被膜様線維性結合組織により明瞭に境界される類円～不整形の腫瘤を形成する．腫瘍間質にも種々の程度に線維化や硝子様硬化がみられる．
- 乳管内を鋳型状に増生し不整形を呈する場合でも境界は明瞭である．弾性線維染色を行えば乳管の壁構造を確認できる場合がある．
- 乳管上皮細胞と筋上皮細胞の増生が特徴的である．前者の管状増生が目立ち，一

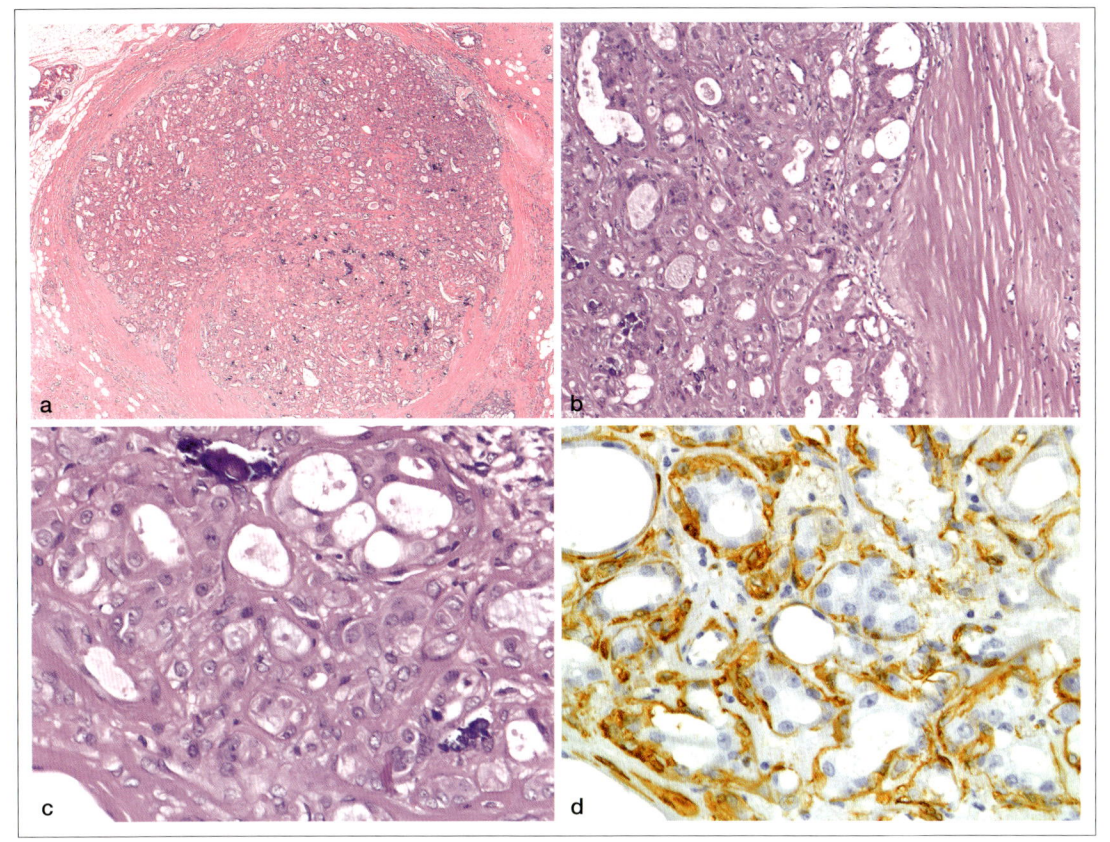

図1 乳管腺腫の病理所見
a, b：乳管の密な増生を示す．線維性被膜により境界明瞭である（a：×1, b：×4）．
c：腫瘍細胞は好酸性から淡明な胞体と腫大核を有する（×20）．HE染色では二相性は不明瞭
d：筋上皮系の免疫染色を行えば二相性の存在は明確となる（SMA×20）．

部で乳頭状構造をみる場合もある．しばしばアポクリン化生を伴い，異型高度の場合がある．

- 乳管内に分泌型の微細石灰化をしばしば伴い，硝子様間質には間質型石灰化をみることもある．
- 以下の場合は悪性と過剰診断されかねないので注意を要する 図2．
  ① 腫瘍全体が均一な上皮性管状増生よりなり，二相性が不明瞭となる場合．
  ② 腫瘍細胞が核腫大・核不整，大型核小体を有し，悪性と見紛うほどの異型性を示す場合．
  ③ 腫瘍辺縁部の線維性間質中に乳管が埋没状にみられ，浸潤像との鑑別を要する場合（偽浸潤）．

診断のポイント
- たとえ不整形腫瘤，異型あるいは乳管増生がみられても，線維性結合組織に囲まれた境界明瞭な腫瘤の場合は，本腫瘍を鑑別に挙げる．
- 細胞異型に高度からほとんどないものまでのvariationがみられる場合は，本腫瘍を第一に疑い，免疫染色で二相性を確認する．

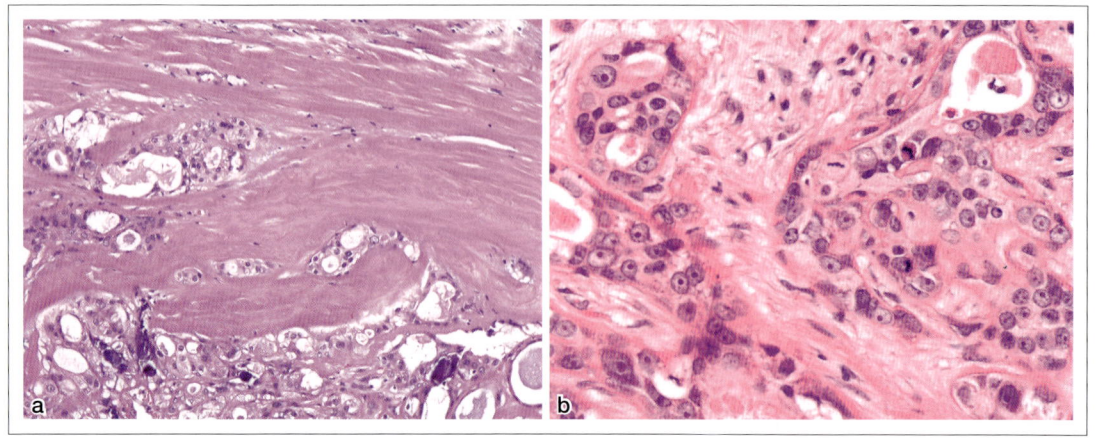

図2 悪性と診断されやすい例
a：線維性間質に埋没した乳管が浸潤のように見えることがある（偽浸潤）（×10）．
b：乳管上皮は悪性と誤判定されるほどの異型性を示す場合がある．本症例では核分裂像もみられる（×20）．

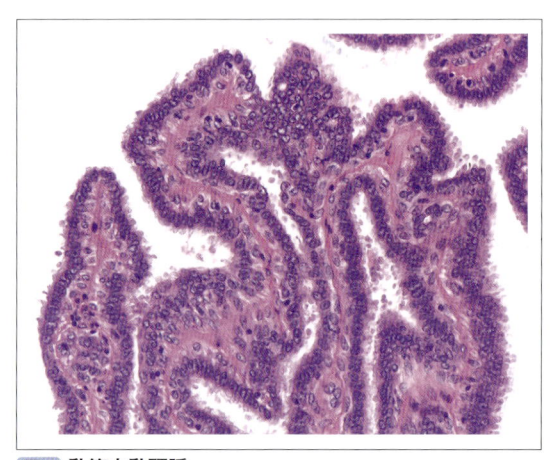

図3 乳管内乳頭腫
暗調な乳管上皮細胞と明調な筋上皮細胞による乳頭状構造が明瞭にみられる（×20）．

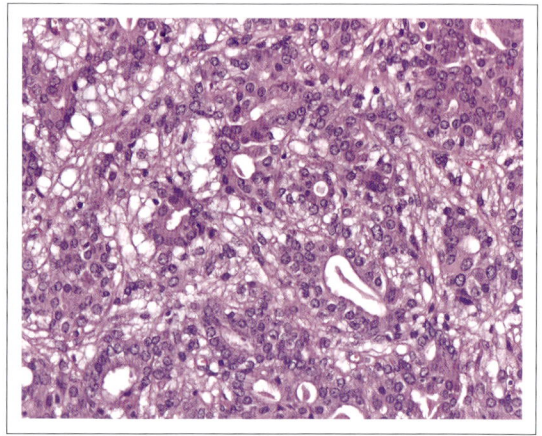

図4 腺筋上皮腫
暗調な乳管上皮細胞と明調な筋上皮細胞による管状増生がみられる．筋上皮細胞がより多い印象である（×20）．

鑑別診断

▶（乳管内）乳頭腫〔(intraductal) papilloma〕 図3，腺筋上皮腫（adenomyoepithelioma） 図4

　乳管上皮・筋上皮両者の増生がはっきりしている場合，腺筋上皮腫，（乳管内）乳頭腫との鑑別が問題となる．腺筋上皮腫の場合は乳管上皮以上に筋上皮の増生がある点で鑑別できる．しかし，sclerosing papilloma の別名のように乳頭腫との鑑別は困難な場合がある．間質硬化が高度でなく典型的かつ明瞭な乳頭状構造を有する場合は乳頭腫，その対極に位置する腫瘍を本腫瘍とし，両者の中間型の存在も認める立場で判断せざるを得ない．

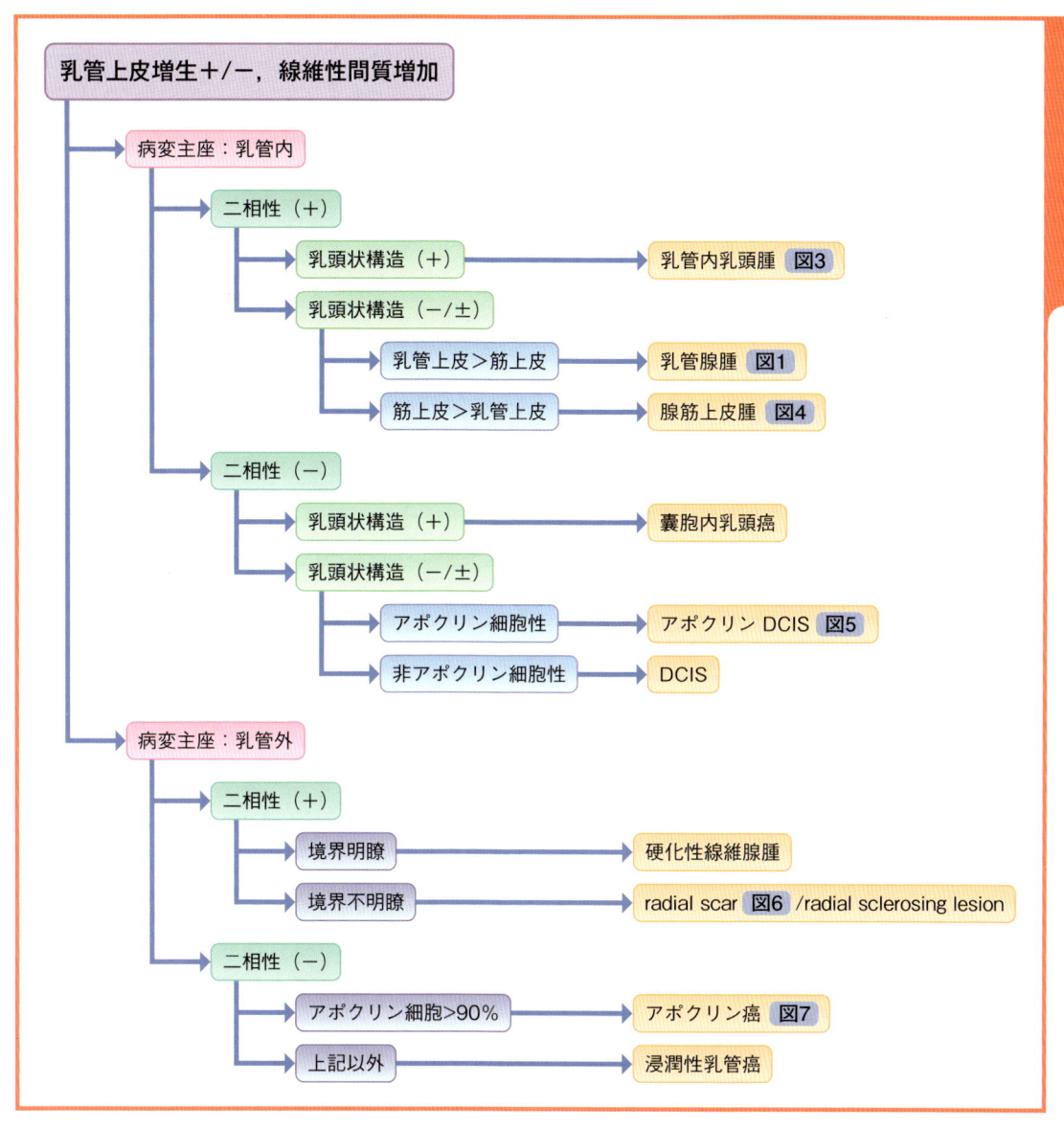

```
乳管上皮増生＋/－，線維性間質増加
├─ 病変主座：乳管内
│   ├─ 二相性（＋）
│   │   ├─ 乳頭状構造（＋） → 乳管内乳頭腫 図3
│   │   └─ 乳頭状構造（－/±）
│   │       ├─ 乳管上皮＞筋上皮 → 乳管腺腫 図1
│   │       └─ 筋上皮＞乳管上皮 → 腺筋上皮腫 図4
│   └─ 二相性（－）
│       ├─ 乳頭状構造（＋） → 嚢胞内乳頭癌
│       └─ 乳頭状構造（－/±）
│           ├─ アポクリン細胞性 → アポクリンDCIS 図5
│           └─ 非アポクリン細胞性 → DCIS
└─ 病変主座：乳管外
    ├─ 二相性（＋）
    │   ├─ 境界明瞭 → 硬化性線維腺腫
    │   └─ 境界不明瞭 → radial scar 図6 /radial sclerosing lesion
    └─ 二相性（－）
        ├─ アポクリン細胞＞90％ → アポクリン癌 図7
        └─ 上記以外 → 浸潤性乳管癌
```

▶非浸潤性乳管癌（ductal carcinoma *in situ*：DCIS）

　アポクリンDCIS 図5 を含め腫瘍性乳管上皮細胞の単調な乳管内増生である．乳管内乳頭癌以外に細胞増生巣中に筋上皮が介在することはなく，明瞭な二次腔形成・篩状構造，面疱型壊死などをみる場合がある．

・線維腺腫と放射状瘢痕（fibroadenoma, radial scar）図6

　線維化高度の場合，陳旧化・硝子化した線維腺腫ならびに放射状瘢痕との鑑別を要する．小葉内発生の線維腺腫と乳管発生の乳管腺腫とは乳管壁構造の有無によって鑑別は可能である．放射状瘢痕は基本的に終末乳管小葉単位の病変であり，境界不明瞭である．病変内に弾性線維の増加がみられる点で乳管腺腫とは異なる．

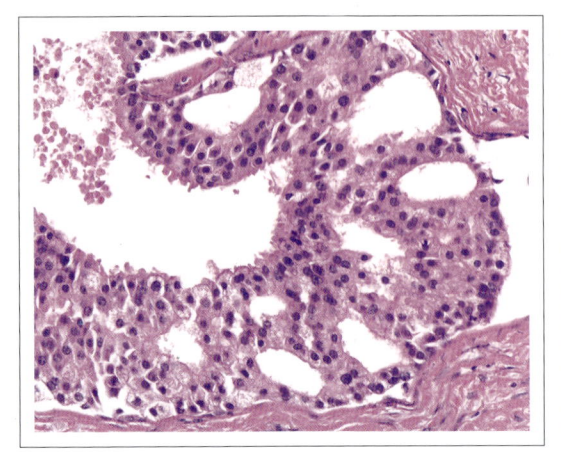

図5 アポクリン DCIS
アポクリン型上皮の均一な乳管内増生．篩状構造がみられる（× 20）．

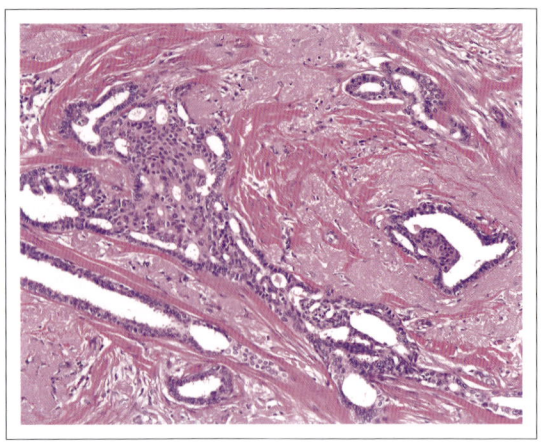

図6 radial scar
弾性線維を多量に含む線維性間質中に乳管上皮の増生を見る（× 10）．

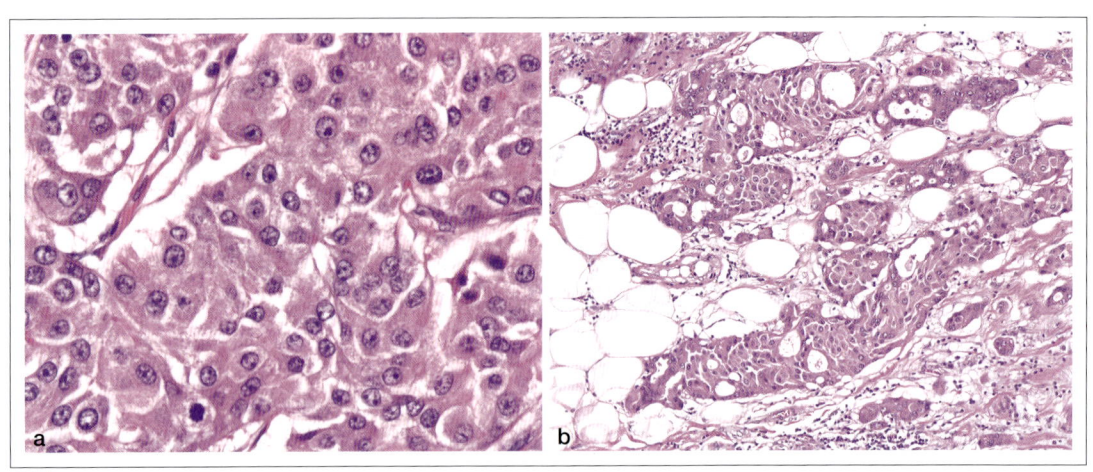

図7 アポクリン癌
a：好酸性微細顆粒状胞体を有するアポクリン型腫瘍細胞がみられる（× 40）．
b：浸潤性に増生し境界は不整である（× 10）．

▶ **浸潤性乳管癌（invasive ductal carcinoma），アポクリン癌（apocrine carcinoma）** 図7

　乳管上皮細胞の浸潤性増生で，筋上皮細胞の付属がない（二相性の喪失）．辺縁は浸潤性で，通常被膜様の線維性結合組織は有しない．アポクリン癌の場合，腫瘍細胞は monotonous で variation に乏しく，良性と区別できないほどの異型のない腫瘍細胞をみることはまれである．

（本間慶一）

adenoma of the nipple

関連腫瘍性病変
乳頭部腺腫

疾患の概要

- 乳頭部直下または乳輪下に，境界明瞭な腫瘤を形成する良性上皮増殖性病変である．
- 本邦の『乳癌取扱い規約』では，本腫瘍に対し「乳頭部腺腫（adenoma of the nipple）」の用語を採用しているが，乳輪直下の病変でもあるため「乳輪下乳管乳頭腫症（subareolar duct papillomatosis）」を同義語として挙げている．
- 多くは10mm以下の病変である．
- 「腺腫（adenoma）」と呼ばれているが，乳管や小葉内での乳管上皮過形成，乳頭腫，腺症や硬化性腺症，アポクリン化生や扁平上皮化生，筋上皮過形成などが混在して多彩な組織像を示す．
- 太い主乳管レベルの乳頭腫状病変に加え，乳頭部間質内の腺症像を呈する病変のみを乳頭部腺腫とする狭義の解釈もある．
- 上皮成分には腺上皮細胞と筋上皮細胞が認められ，いわゆる二相性を呈している．
- その他の同義語として nipple adenoma（WHO），papillary adenoma があるが，多彩な組織像を反映して，florid papillomatosis of the nipple, erosive adenosis などとも呼称される．

臨床所見

■好発年齢
- 幅広い年齢層にみられるが，40歳代に好発する．

■性
- ほとんどは女性に発生する．男性例の報告もある．

■初発症状，視触診所見
- 乳頭直下の結節を触知し，乳頭部腫大を伴うことがある．
- 血性や漿液性の乳頭分泌を伴うことがある．
- 病変が表皮に及ぶ症例では，乳頭のびらん・発赤を伴う．
- 痛み，痒みを伴うことがある．

■画像所見
- マンモグラフィや超音波検査では，乳頭直下の囊胞や腫瘤として認識されることがあり，癌との区別が難しい症例も存在する．

病理所見

■ HE像

- 乳頭部直下に，いわゆる乳腺症の所見である乳管上皮過形成（乳頭腫），腺症，硬化性腺症，アポクリン化生や扁平上皮化生などがさまざまに混在してみられる 図1 ．
- 多彩な組織像を整理し，①sclerosing papillomatosis，②papillomatosis，③adenosis，④mixed proliferative のように亜分類する立場もあるが，臨床的意義はない．
- 乳頭部の被覆表皮にびらん，潰瘍化を伴うことがある．逆に反応性に肥厚する場合もある．
- 増殖腺上皮には核クロマチンの増加や N/C 比増大などの細胞異型が目立つ場合があり，核分裂像もしばしば認められる 図2 ．
- 壊死を伴うこともある．
- 線維性間質を背景とした上皮胞巣もみられることがある．ただし偽浸潤像であ

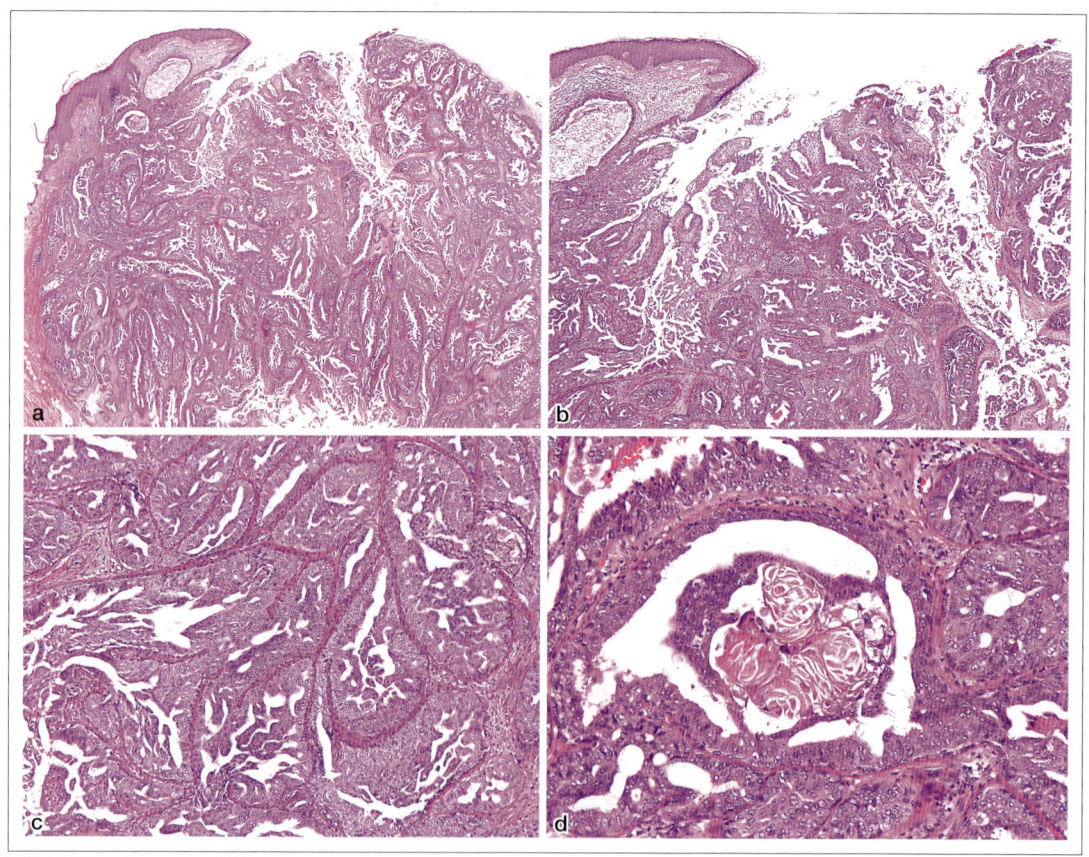

図1 乳頭部直下の HE 染色
a：乳頭部腺腫のルーペ像．被膜はみられないが，乳頭部に境界明瞭な腫瘤が形成されている．
b：病変は乳頭部に露出している．
c：乳管を充満する高度の上皮細胞過形成がみられる．
d：扁平上皮化生がみられる．

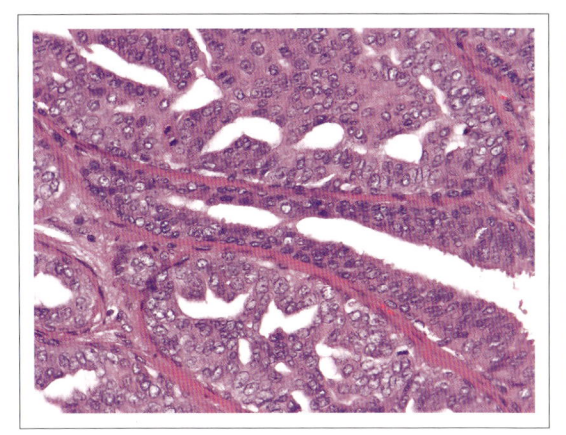

図2 増殖腺上皮のHE染色
核小体の顕在化や核腫大がみられる．核分裂像も認められる．

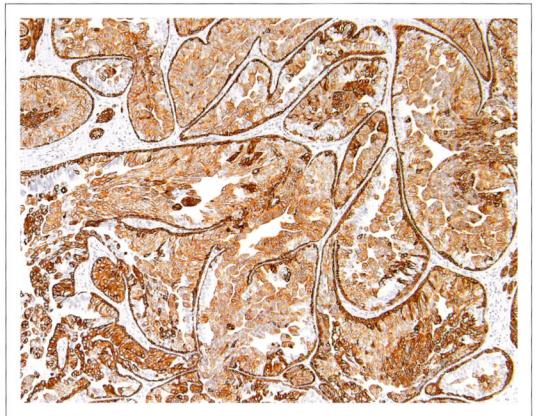

図3 高分子cytokeratin免疫染色
図1c と同一症例．増殖腺上皮がモザイク状に染色される．筋上皮細胞にも反応するため，二相性も明瞭となっている．

り，腺上皮細胞と筋上皮細胞の二相性は保持されている．

■ 免疫組織化学

- p63やCD10，α-SMAなどの筋上皮細胞マーカー染色による二相性確認が，浸潤癌との鑑別に有用である．
- 乳管内癌との鑑別では，高分子cytokeratin（CK5/6，CK14など）染色で，他の良性上皮増殖性病変と同様にモザイク状陽性を呈することが多く，診断の一助となる．高分子cytokeratinは筋上皮細胞も基本的に陽性となるため，二相性確認にも有用である 図3 ．

鑑別診断

▶ Paget病（Paget disease） 図4

主乳管内の非浸潤性乳管癌成分に加え，乳頭部表皮内に孤在性や小胞巣状の大型異型細胞（Paget細胞）を認める．

▶ 主乳管内に進展した乳管内癌

主乳管内に非浸潤性乳管癌成分がみられる．

診断のポイント
- 乳頭直下，乳輪下の病変という部位の確認が重要である．
- 浸潤癌との鑑別には，筋上皮細胞の存在（二相性保持）が確認できれば難しくない．
- 非浸潤癌との鑑別点は，乳管上皮過形成や乳頭腫，硬化性腺症など他の良性上皮増殖性病変と癌との鑑別点と同様である．

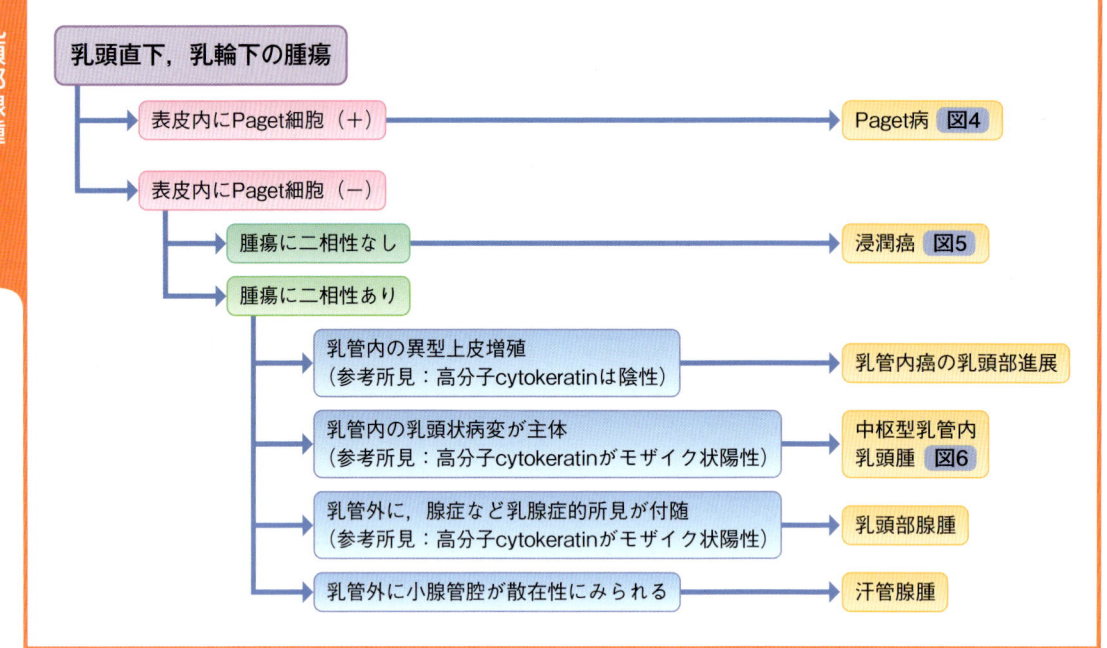

乳頭部腺腫

乳頭直下，乳輪下の腫瘍

- 表皮内にPaget細胞（＋） → Paget病 図4
- 表皮内にPaget細胞（－）
  - 腫瘍に二相性なし → 浸潤癌 図5
  - 腫瘍に二相性あり
    - 乳管内の異型上皮増殖（参考所見：高分子cytokeratinは陰性） → 乳管内癌の乳頭部進展
    - 乳管内の乳頭状病変が主体（参考所見：高分子cytokeratinがモザイク状陽性） → 中枢型乳管内乳頭腫 図6
    - 乳管外に，腺症など乳腺症的所見が付随（参考所見：高分子cytokeratinがモザイク状陽性） → 乳頭部腺腫
    - 乳管外に小腺管腔が散在性にみられる → 汗管腺腫

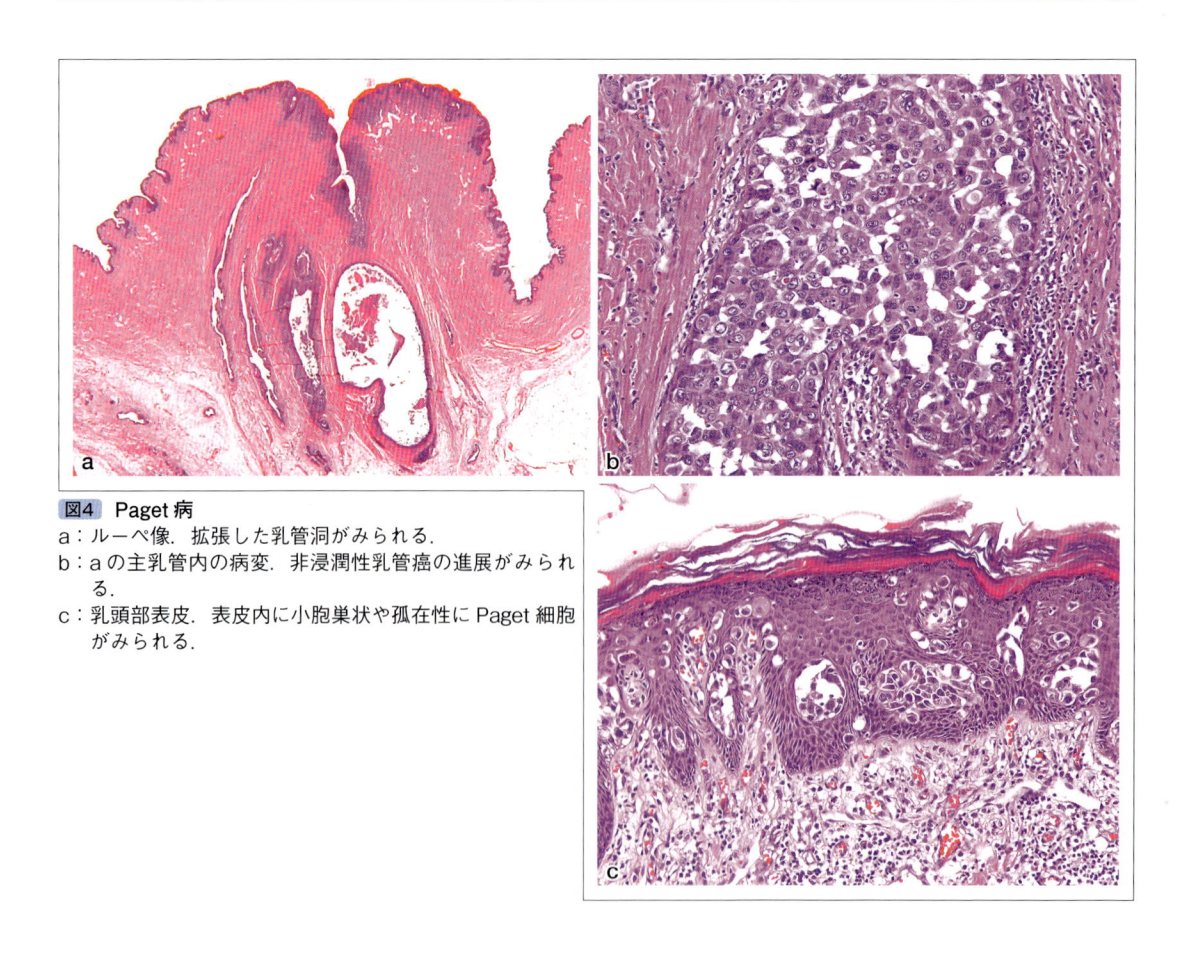

図4　Paget病
a：ルーペ像．拡張した乳管洞がみられる．
b：aの主乳管内の病変．非浸潤性乳管癌の進展がみられる．
c：乳頭部表皮．表皮内に小胞巣状や孤在性にPaget細胞がみられる．

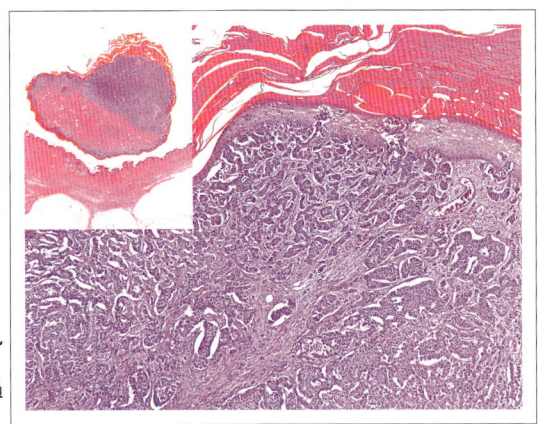

図5 乳頭部に浸潤した浸潤性乳管癌
左上にルーペ像．表皮は著明な角化を伴って肥厚している．

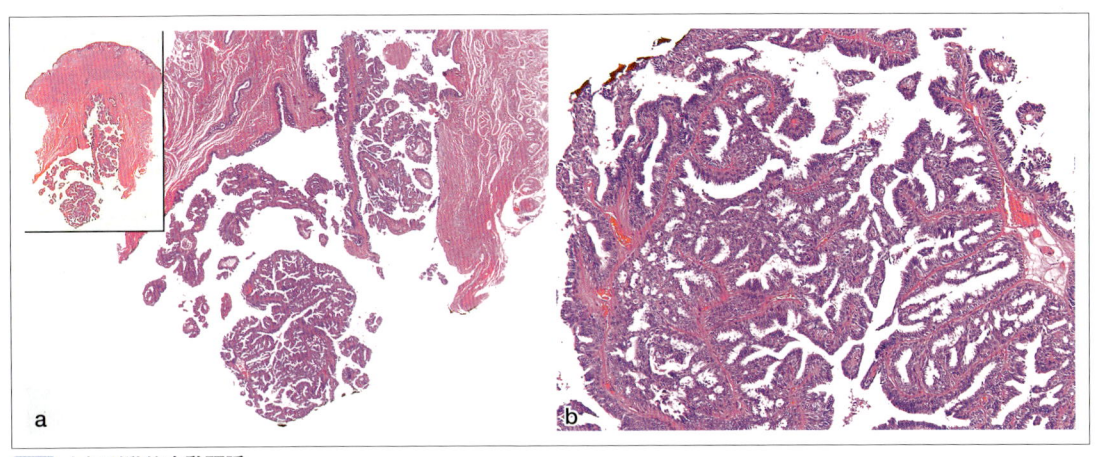

図6 中枢型乳管内乳頭腫
a：左上にルーペ像．拡張乳管洞内に乳頭状病変がみられる．乳頭部間質の変化は認めない．
b：乳頭腫拡大像．血管茎を有する真の乳頭状増殖がみられる．

▶乳頭部に進展した浸潤性乳管癌（invasive ductal carcinoma）図5 や管状癌（tubular carcinoma）

二相性を認めない癌胞巣が乳頭部間質に認められる．

▶中枢型乳管内乳頭腫（central papilloma）図6

血管茎を有する真の乳頭状を示す上皮増殖性病変である．上皮増殖の点では乳頭部腺腫に類似するが，乳管洞から主乳管内を主体とする病変で，乳頭部間質の腺症などの付随所見はみられない．

▶汗管腺腫（syringiomatous adenoma）

乳頭部間質に涙滴状や分岐状上皮胞巣，角化小囊胞などが散在性にみられる．皮膚領域における汗腺腫瘍とほぼ同一の組織像を示し，上皮密度は比較的低い．主乳管内の病変を認めず，乳頭部表皮にびらんを生じることはほとんどない．

（小塚祐司）

tubular adenoma
関連腫瘍性病変
管状腺腫

疾患の概要

- 小管状構造を呈する上皮成分の増殖を主体とし，比較的間質に乏しいもので，周囲との境界は鮮明である．
- 境界鮮明な結節性病変に対して腺腫（adenoma）の名称が用いられ，そのなかで管状腺腫は正常乳腺類似の小管状構造が密に増生したものと定義される．小管状構造は乳管上皮細胞と筋上皮細胞からなっている．『乳癌取扱い規約』では授乳性腺腫（lactating adenoma）とともに腺腫（adenoma）として良性上皮性腫瘍に分類されている．
- 近年，管状腺腫は管周囲型線維腺腫の間質成分のきわめて少ないものと解釈することが多い．

臨床所見

■頻度
- 良性乳腺病変の 0.13〜1.7%．

■好発年齢
- 主として若い女性に多い．思春期前や閉経後の症例はまれである．

■画像所見
- 線維腺腫と同様であり，可動性良好な腫瘤として触れる．

■予後
- 摘出後の再発はみられず，乳癌のリスク因子ではない．

病理所見

■肉眼像
- 被膜を有する境界明瞭な充実性腫瘤であり，割面は黄白色調，均一である．

■HE像
- 均一な小型円形腺管の密な増生からなる 図1a ．腺管は乳管上皮細胞と筋上皮細胞の二相性が保たれている 図1b ．
- 介在する間質成分はごく少量である 図1c ．リンパ球浸潤を伴う場合もある．
- 乳管上皮細胞は1層に配列し，異型はみられない．腺腔は小さく，好酸性分泌

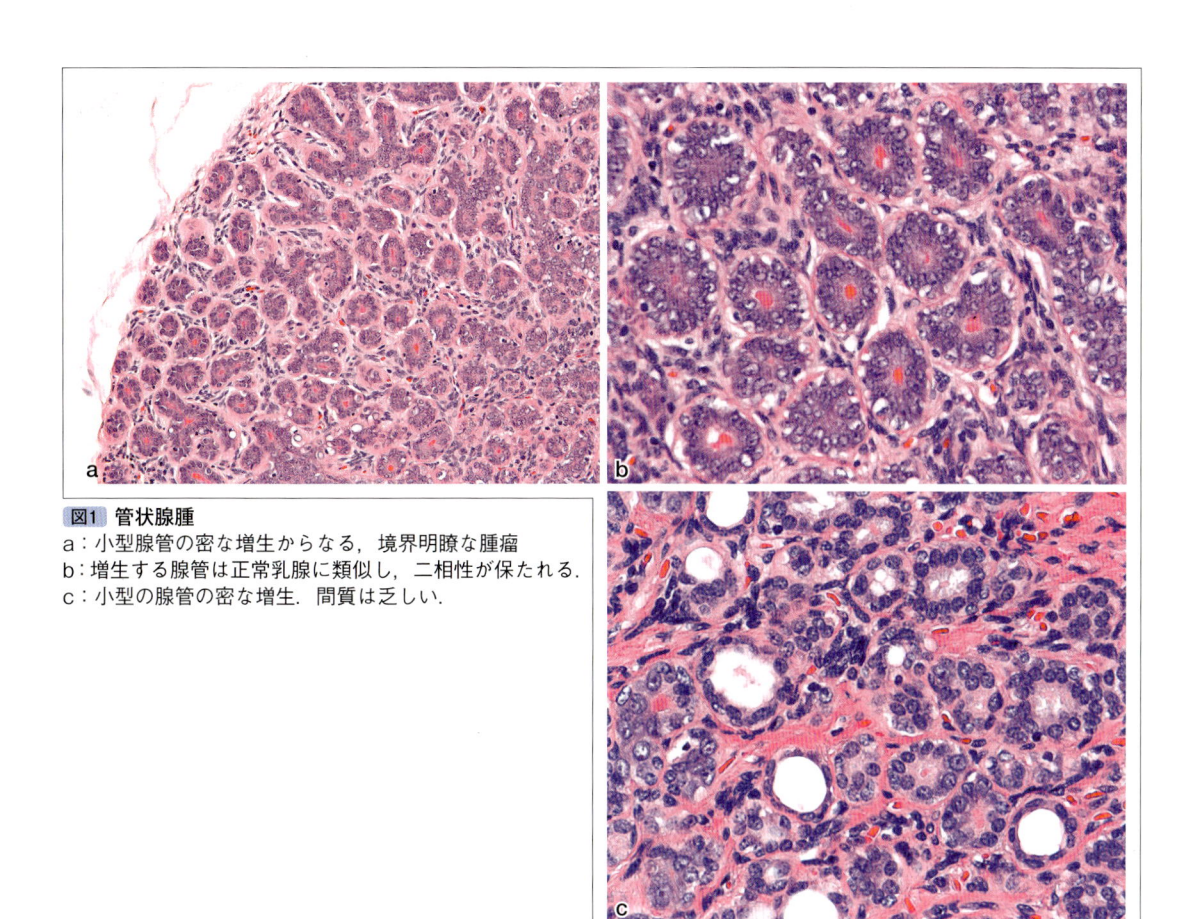

図1 管状腺腫
a：小型腺管の密な増生からなる，境界明瞭な腫瘤
b：増生する腺管は正常乳腺に類似し，二相性が保たれる．
c：小型の腺管の密な増生．間質は乏しい．

物を入れていることがある．
- まれに線維腺腫の成分と共存する症例があり，その際には両者の境界は明瞭なことが多い．

鑑別診断

▶授乳性腺腫（lactating adenoma） 図2

　授乳中あるいは妊娠中に腫瘤増大を自覚することが多い．管状腺腫同様，境界明瞭な腫瘤であり，さまざまな程度に拡張した腺房状構造の密な増殖からなる．間質成分は乏しく，乳管上皮細胞は著明な乳汁分泌像を呈する．乳汁分泌の程度は通常，内分泌環境に相応する．よって，授乳性腺腫には，もともと存在していた管状腺腫や線維腺腫に乳汁分泌像を伴ったものと，授乳性変化を伴った正常小葉の局所

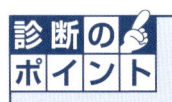

診断のポイント
- まず被膜に完全に囲まれた明瞭な腫瘤を形成していることを確認する．
- 二相性の保たれた均一な小型腺管の密な増生からなり，間質成分はわずかであることがポイントである．

管状腺腫

管状腺腫

```
境界明瞭な腺の増生
 ├─ 線維性間質が乏しい
 │   ├─ 均一な小型管状腺管 ──────────→ 管状腺腫 図1
 │   ├─ 分泌像を伴う腺房様構造 ────────→ 授乳性腺腫 図2
 │   ├─ 多彩な腺管と瘢痕様線維組織 ─────→ 乳管腺腫 図4
 │   └─ 筋上皮細胞の増生が優勢 ────────→ 腺筋上皮腫 図3
 └─ 線維性間質成分の増生あり ───────────→ 線維腺腫
```

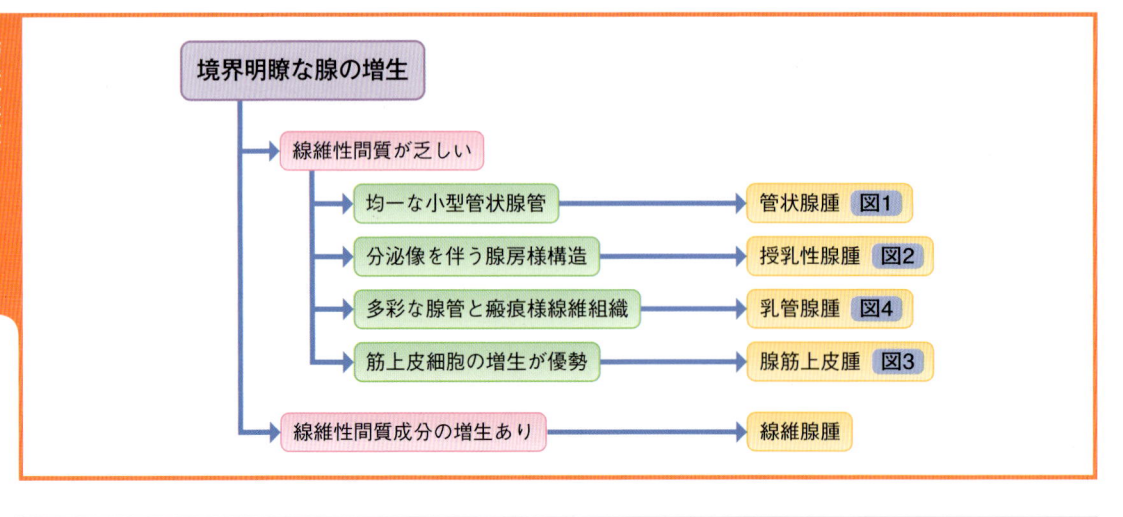

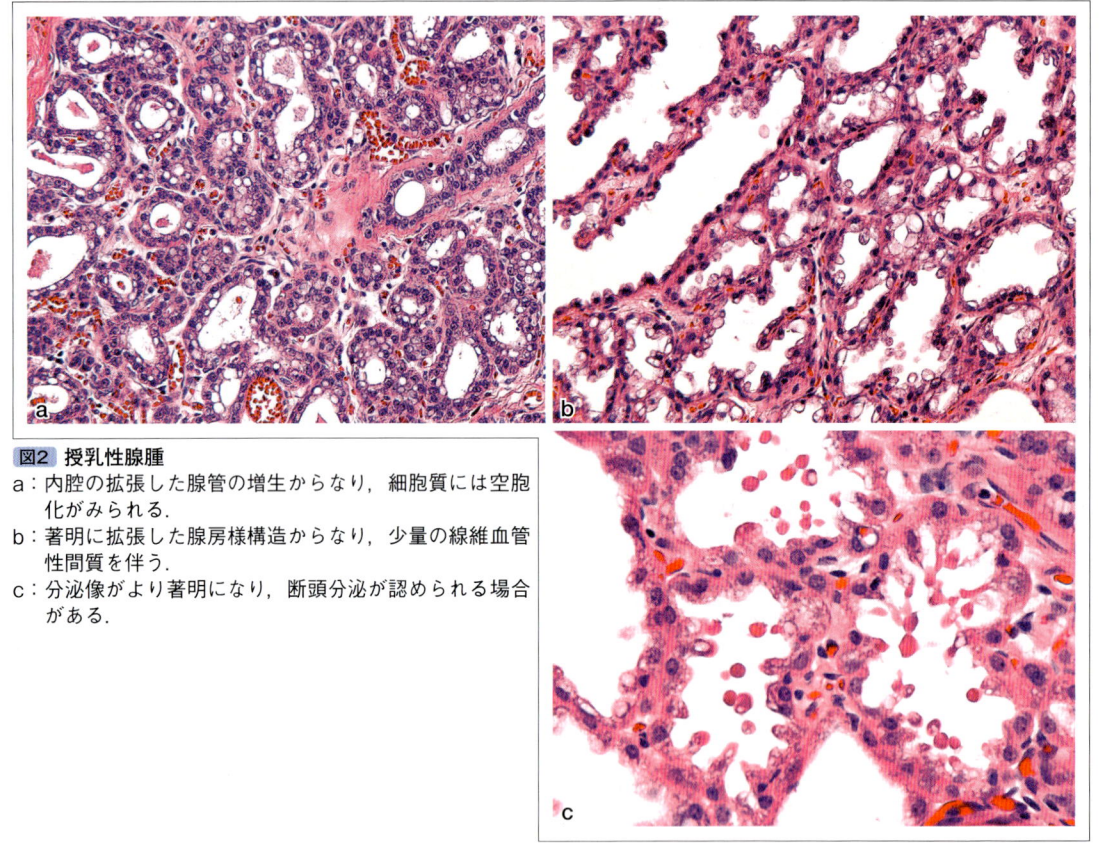

図2 授乳性腺腫
a：内腔の拡張した腺管の増生からなり，細胞質には空胞化がみられる．
b：著明に拡張した腺房様構造からなり，少量の線維血管性間質を伴う．
c：分泌像がより著明になり，断頭分泌が認められる場合がある．

的な結節性の過形成性変化からなるものとがあると考えられており，後者はlactating nodule と呼ばれる場合もある．乳管上皮細胞の細胞質には空胞化がみられ，分泌像が著明になると，断頭分泌がみられる．

　実地診療上，注意しなければならないのは，穿刺吸引細胞診において癌と過剰診断されることがある点である．その原因は，核小体の目立つ裸核の上皮細胞が，びまん性に多数出現することによる．この過剰診断を避けるためには，妊娠・授乳期であるという臨床情報が不可欠であり，さらに，診断する側は小型で裸核の上皮細

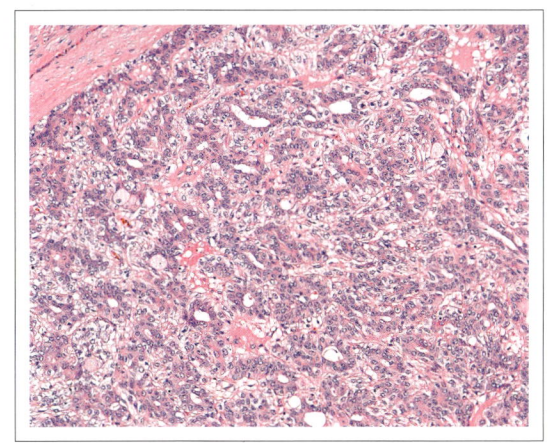

図3 腺筋上皮腫
管状腺腫同様，乳管上皮細胞と筋上皮細胞からなる小型腺管構造の増生による境界明瞭な腫瘤であるが，明るい空胞状の細胞質を有する筋上皮細胞の増生が目立つ．

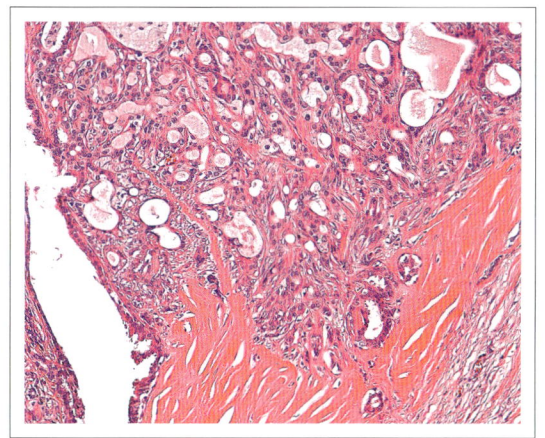

図4 乳管腺腫
二相性の保たれた腺管の増生を認めるが，腺管の形・大きさともに多彩であり，腫瘤内に瘢痕様線維性結合織を伴っている．

胞が多数出現した際には，鑑別診断として授乳性腺腫を忘れないようにする．
　まれに副乳組織に発生する場合や，梗塞を合併する場合がある．

▶線維腺腫（fibroadenoma）

　腺管のみならず線維性間質成分の増生を伴う．管周囲型のうち，間質成分の少ないものの鑑別が必要となるが，基本的には間質成分がごくわずかで，腺管の増生が主体であるものを管状腺腫に分類する．
　臨床的な取り扱いは両者ともに同様である．時に両者が共存する場合があるが，その場合，両者の境界は明瞭であることが多い．

▶腺筋上皮腫（adenomyoepithelioma）　図3

　乳管上皮細胞と筋上皮細胞の2種類の細胞増殖からなる，境界明瞭な腫瘤である．小型腺管の増生が主体を占めると，鑑別が問題となるが，腺筋上皮腫では筋上皮細胞の増生が優勢である点が鑑別点となる．

▶乳管腺腫（ductal adenoma）　図4

　管状腺管の密な増殖と線維化からなる腫瘍であり，従来，硬化性乳頭腫と称された病変とほぼ同じである．二相性の保たれた管状腺管の増生からなるが，乳頭腫様の構築がみられること，多彩で不規則な腺管の増生であることが特徴である．また，腫瘤内に瘢痕様の線維組織の増生を伴うことが多い．

（大井恭代）

adenomyoepithelioma
関連腫瘍性病変
腺筋上皮腫

疾患の概要

- 1970年，Hamperlにより初めて報告された，腺上皮細胞（luminal cell）と筋上皮細胞（myoepithelial cell）からなる腫瘍である．
- 層状に並んだ乳管上皮細胞よりなる腺管の周囲に筋上皮細胞のさまざまな増生を認める．
- 非常にまれではあるが悪性化するものもある．

臨床所見

■ 好発年齢，性
- 報告例はすべて女性であり，年齢は20～80歳代とさまざまである．

■ 視触診所見
- ほとんどは孤立性の痛みのない腫瘤として触知される．

■ 画像所見
- マンモグラフィでは境界明瞭な腫瘤陰影を呈することが多いが，特徴的な所見はない．超音波所見も同様である．

■ その他の特徴的な所見
- 完全切除しないと再発，転移する可能性がある．
- 腫瘍内にsmall cystを伴うこともある．

病理所見

■ 肉眼像
- 境界明瞭で多結節性の腫瘤像を呈することが多く，大きさは平均約2.5cmと報告されている．

■ HE像
- 腺腔を形成する部分と胞巣状に増殖する部分が認められることが多い．
- 円形，楕円形もしくは管状の腺構造が，明るい胞体をもった筋上皮様細胞の層状の増生に包まれる．
- 筋上皮細胞の増生が腺上皮細胞より強いと，腺構造が圧排されることもあり診断に苦慮する．

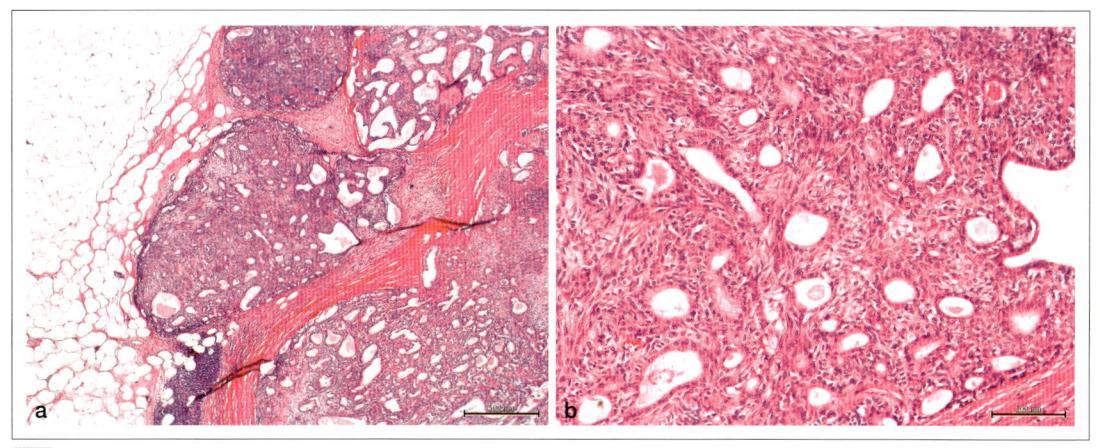

図1 spindle cell type
a：弱拡大．結節形成性の腫瘤が認められる．　　b：強拡大．管腔上皮の周囲に紡錘形の筋上皮細胞が増生している．

■ 亜分類

- 筋上皮細胞と腺上皮細胞の分布度の変化により，Tavassoli は spindle cell type，tubular type，lobulated type に分類した．多くは lobulated pattern を呈することが多い．

spindle cell type 図1

- 腫瘍の大部分が spindle 型の筋上皮細胞であり，それらと管状に並んだ腺上皮細胞から構成される．
- 腺管様構造を主体とした充実性腫瘤を形成し，その腺管様構造のなかに spindle 型の筋上皮細胞の増殖を認める．そのため leiomyoma と鑑別が難しいことがある．
- 腺上皮細胞はアポクリン化生を伴っていることが多い．

tubular type

- 筋上皮細胞と腺上皮細胞がともに層状に並んだ円形の腺管が集合して腫瘤を形成している．腫瘤は被膜で囲まれており，周囲との乳腺組織との境界は明瞭である．
- 筋上皮細胞の増生が乏しい腺管と増生が高度な腺管が混在していることもある．

lobulated type 図2

- 形質細胞様の好酸性の明るい胞体をもった myoepithelial cell とその周囲に層状に並んだ扁平な epithelial cell からなる腫瘍が胞巣状，もしくは分葉状に増殖する像を示す．多くの場合，腫瘍は線維性の被膜で包まれており，腫瘍細胞がその被膜に（場合によっては被膜外にまで）浸潤している所見が認められることもある．

■ 免疫組織化学 図3

- 上皮系マーカーである cytokeratin（AE1/AE3，CAM5.2 など）や EMA，CEA などが乳管上皮細胞で陽性となる．筋上皮細胞では CD10，α-SMA，

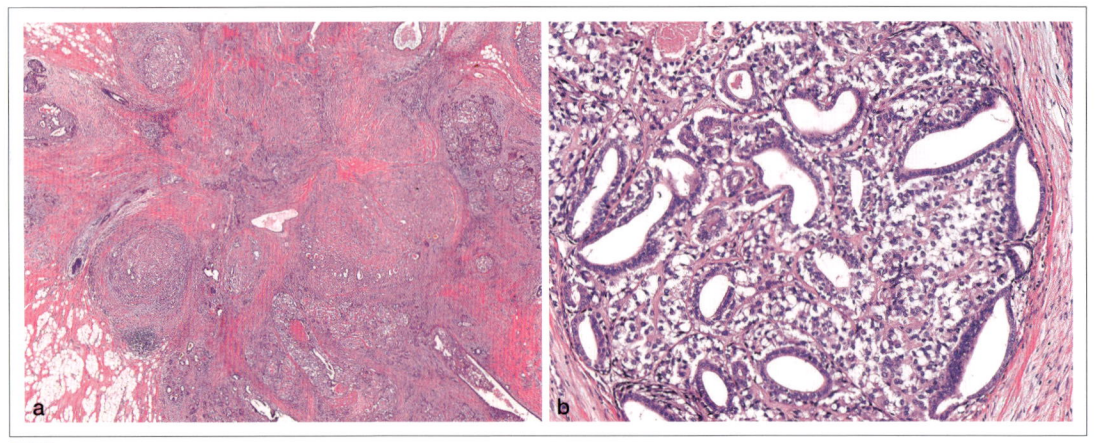

図2 lobulated type
a：境界が明瞭で分葉状を呈する腫瘍を認める．中心部には線維化 sclerotic core が認められる．
b：腺腔に面する部分には1層の腺上皮細胞が認められ，その周囲には胞体の明るい筋上皮細胞の特徴を有する細胞が増殖している．

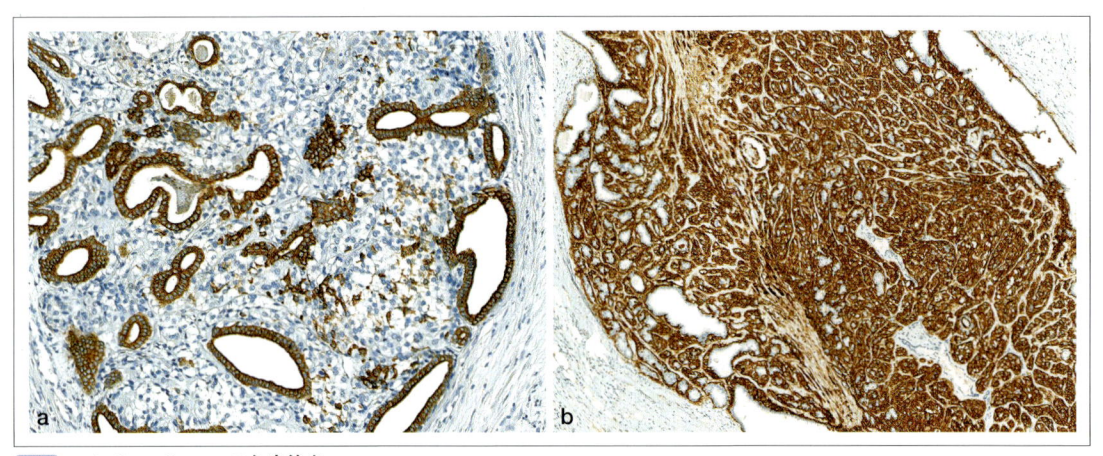

図3 spindle cell type の免疫染色
a：cytokeratin 免疫染色．小腺腔に面する部分には1層の腺上皮細胞を認め，強陽性を示す．
b：CD10 免疫染色．小腺腔に面する1層の腺上皮細胞を取り囲むように，CD10 陽性の筋上皮細胞様の腫瘍細胞が増殖している．

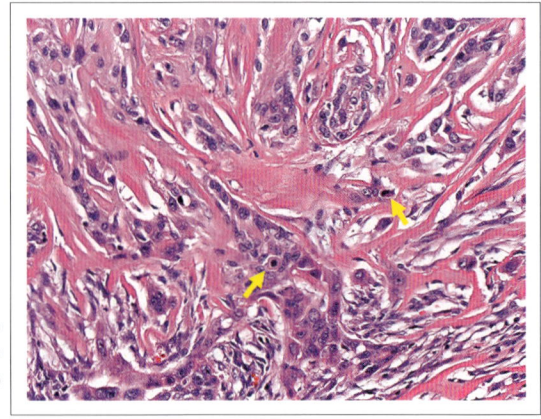

図4 悪性腺筋上皮腫
腫瘍の一部には，異型性を有する腫瘍細胞が浸潤様に増殖している部分が認められる．ところどころに核分裂像（⇨）がみられる．

表1 筋上皮病変分類（2003年 WHO分類）

1. myoepitheliosis
    a. intraductal
    b. periductal
2. adenomyoepithelial adenosis
3. adenomyoepithelioma
    a. benign
    b. with malignant change
        myoepithelial carcinoma arising in an adenomyoepithelioma
        epithelial carcinoma arising in an adenomyoepithelioma
        malignant epithelial and myoepithelial components
        sarcoma arising in adenomyoepithelioma
        carcinosarcoma arising in adenomyoepithelioma
4. malignant adenomyoepithelioma

S-100蛋白などが陽性となる．上皮細胞の部分ではER陽性PgR陰性となることが多く，逆に筋上皮細胞の部分ではともに陰性となることが多い．

■ 悪性腫瘍 図4 表1

- きわめてまれに悪性化（malignant adenomyoepithelioma）することがある．本邦では報告例はほとんどない．
- 悪性の定義としてはWHO分類では10強視野（HPF）で2個以上異型細胞を認める場合とされている．悪性化する細胞は上皮細胞，筋上皮細胞いずれか，または両方である場合がある．
- 悪性の場合，局所の再発や遠隔転移を引き起こし，予後不良となる場合がある．

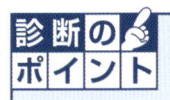

診断のポイント
- epthelial cell と myoepithelial cell の両方の増殖が認められれば診断は容易である．
- 3つの亜分類があり，どれにあてはまるかで鑑別疾患が変わってくる．
- 悪性腺筋上皮腫は非常にまれであり，明らかな悪性所見（細胞分裂数の著しい増加，筋上皮細胞の一方的増殖，周囲組織への浸潤性増殖など）を見出すことが重要である．

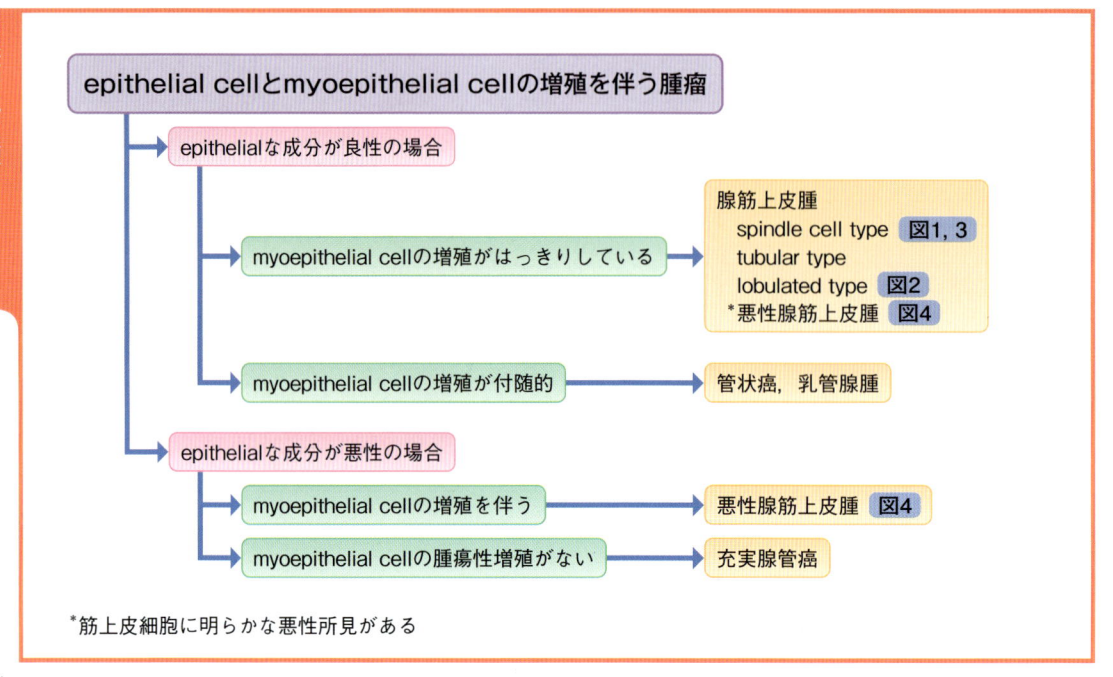

鑑別疾患

腺筋上皮腫

epithelial cellとmyoepithelial cellの増殖を伴う腫瘤

- epithelialな成分が良性の場合
  - myoepithelial cellの増殖がはっきりしている → 腺筋上皮腫
    - spindle cell type 図1, 3
    - tubular type
    - lobulated type 図2
    - *悪性腺筋上皮腫 図4
  - myoepithelial cellの増殖が付随的 → 管状癌, 乳管腺腫
- epithelialな成分が悪性の場合
  - myoepithelial cellの増殖を伴う → 悪性腺筋上皮腫 図4
  - myoepithelial cellの腫瘍性増殖がない → 充実腺管癌

*筋上皮細胞に明らかな悪性所見がある

（黒住　献，小山徹也）

fibroadenoma
関連腫瘍性病変
線維腺腫

疾患の概要

- 上皮と結合組織の両者が増殖する良性の混合腫瘍である．
- 若年女性に発生する乳腺腫瘍のなかでは最も頻度が高い．
- 穿刺吸引細胞診や針生検では癌と過剰判定される危険があり，注意が必要である．
- 悪性化はまれであり，線維腺腫内癌の病理診断には慎重を要す．
- 陳旧化すると間質の硝子化や石灰化を伴う．本腫瘍の発育と女性ホルモンの関係が示唆されており，閉経後には退縮し，臨床的に消失してしまうこともある．
- ポリクローナルな細胞の増多であることから，葉状腫瘍とは異なり真の腫瘍ではないとの考え方がある．

臨床所見

■ 既往歴
- 通常，特徴的なものはない．ただし，まれな家族性腫瘍であるCarney症候群では，心臓・皮膚の粘液腫や多発性内分泌腫瘍，皮膚色素沈着などを合併する．

■ 好発年齢
- 20～30歳代の若年女性に好発する．思春期発生例や，閉経後に発見される例もある．

■ 性
- 男性例はきわめてまれである．

■ 初発症状
- 弾力性のある，硬い腫瘤として触れる．無痛で，可動性は良好である．大きさは2～3cm程度までに留まる．しばしば両側性や多発性に起こる．
- 若年性線維腺腫〔juvenile fibroadenoma（巨大線維腺腫；giant fibroadenoma）〕では急速に増大し，大きな腫瘤を形成し，乳房の変形を伴うことがある．

病理所見

■ HE 像

- 境界明瞭な充実性の腫瘍で，内部には乳管成分と線維性間質成分の混在がみられる．しばしば全体が分葉状を呈している 図1a．
- 主たる病変は2種類で，間質増生に伴い乳管が圧排進展されながら増殖する管内型（intracanalicular pattern）図1b と，乳管が管状を呈している管周囲型（pericanalicular type）図1c がある．
- さらに，乳管〜小葉構造までが目立つ類臓器型（organoid type）図2a，乳管過形成や硬化性腺症，アポクリン化生など乳腺症と相同の変化が目立つ乳腺症型（mastopathic type）図2b, c が存在する．乳腺症型は欧米の成書では complex type とある．
- 線維腺腫内に癌が発生することはきわめてまれである．付随する癌は乳管癌（非浸潤性乳管癌）のことも，小葉癌（小葉性腫瘍）のこともある．
- 線維腺腫の間質成分は，紡錘形細胞（線維芽細胞，筋線維芽細胞）と膠原線維を基本とするが，浮腫状〜粘液腫状の変性を示すもの 図3a，細胞成分に富むもの，平滑筋分化を認めるもの 図3b から，細胞成分が乏しく基質が目立つ例まで，さまざまな変化がみられる．通常は間質細胞に核異型はなく，核分裂像も目

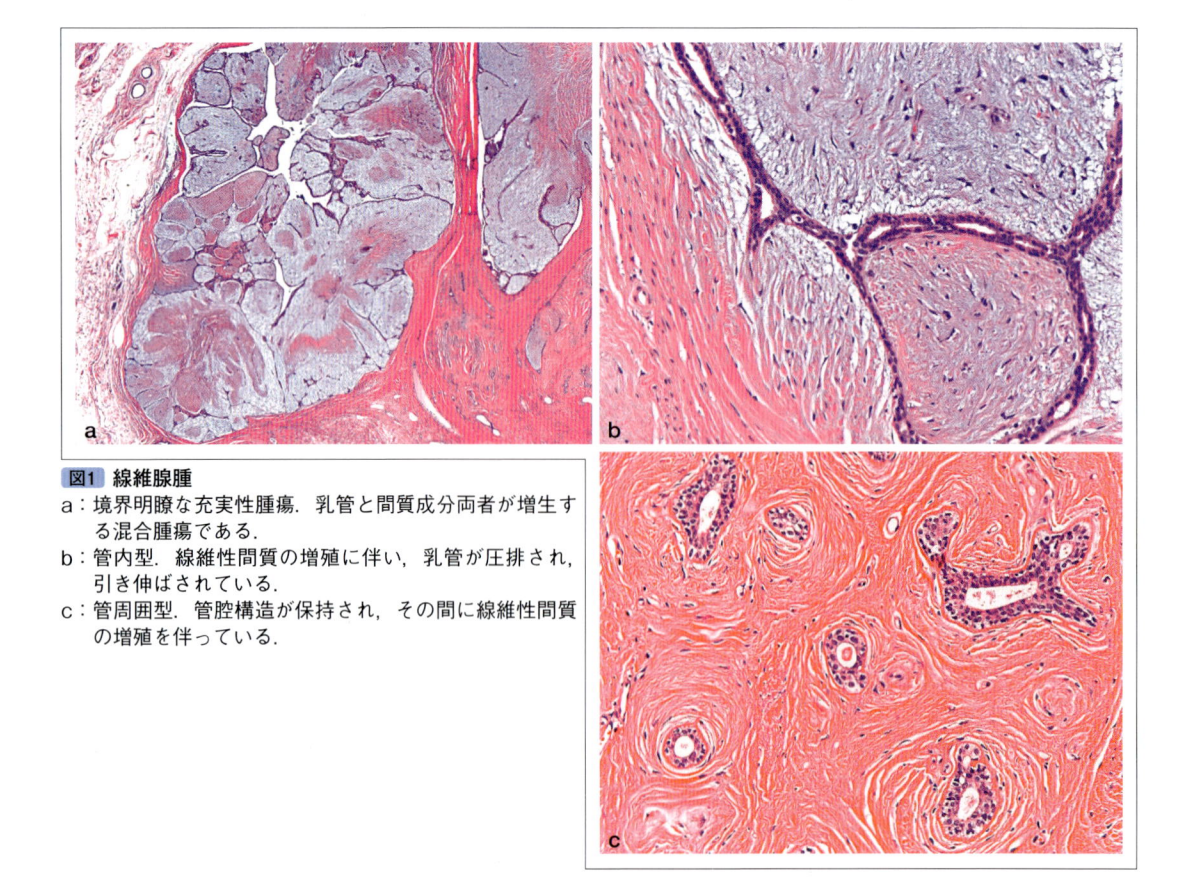

図1 線維腺腫
a：境界明瞭な充実性腫瘍．乳管と間質成分両者が増生する混合腫瘍である．
b：管内型．線維性間質の増殖に伴い，乳管が圧排され，引き伸ばされている．
c：管周囲型．管腔構造が保持され，その間に線維性間質の増殖を伴っている．

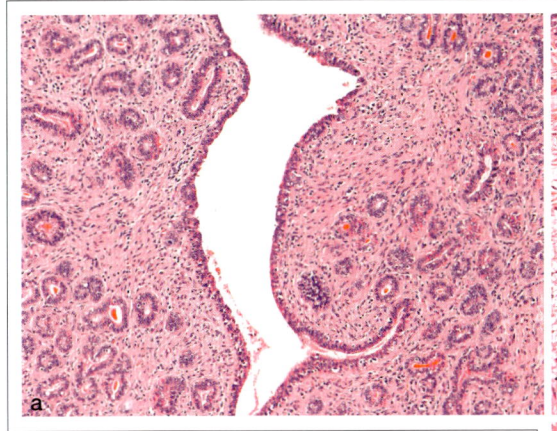

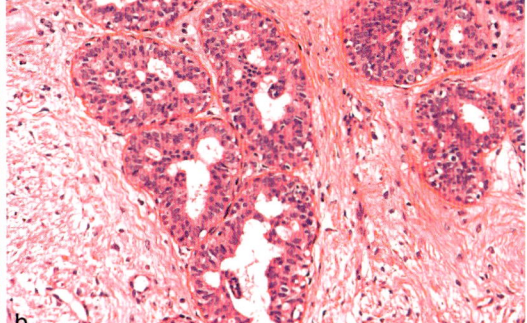

図2 線維腺腫：亜型
a：類臓器型．乳管～小葉に相当する既存の実質構造を伴う．併せて線維増生も認められる．
b：乳腺症型．乳管の一部は，内腔に向かって上皮の過形成性増殖を伴っている．
c：乳腺症型．腺管の数が増加し，腺症に相当する例．ほかに硬化性腺症，アポクリン化生，囊胞を付随する例もある．

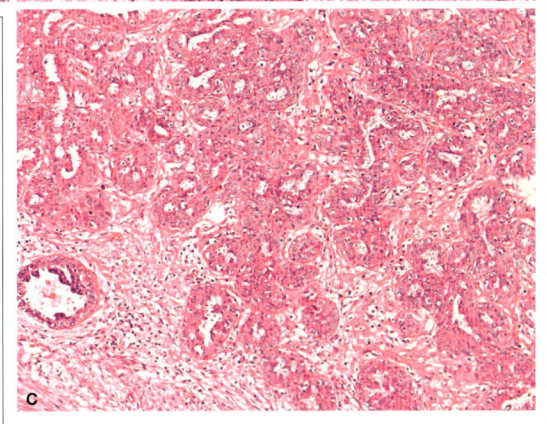

立たない．まれに大型核を伴うことがあるが，変性に付随して生じるものと考えられている．

- 閉経後の例など，陳旧化した線維腺腫の場合，間質に硝子化が起こり 図3c，乳管成分は退縮傾向を示す．さらに，間質には粗大な石灰沈着（異栄養性石灰化）を生じたり 図3d，骨化をきたす例まである．
- 若年性線維腺腫（巨大線維腺腫）では，管周囲型の形態と乳管上皮過形成，間質の細胞増を示す傾向にある 図4．しかし，間質の一方的増殖や葉状構造はなく，間質細胞の核分裂像は少数（3/10HPF以下）に留まり，核異型はみられない．

診断のポイント
・境界明瞭な腫瘤を形成する．
・乳管成分と間質成分の両者がともに混在して増殖している．
・上皮には二相性があり，異型を認めない．
・間質成分が上皮を凌駕して増殖する．一方的増殖を示すことは少ない．
・乳腺症型では種々の程度に上皮・乳管の増生を認めるが，背景の間質に注目すると過剰判定を防ぐことができる．癌の合併はまれである．

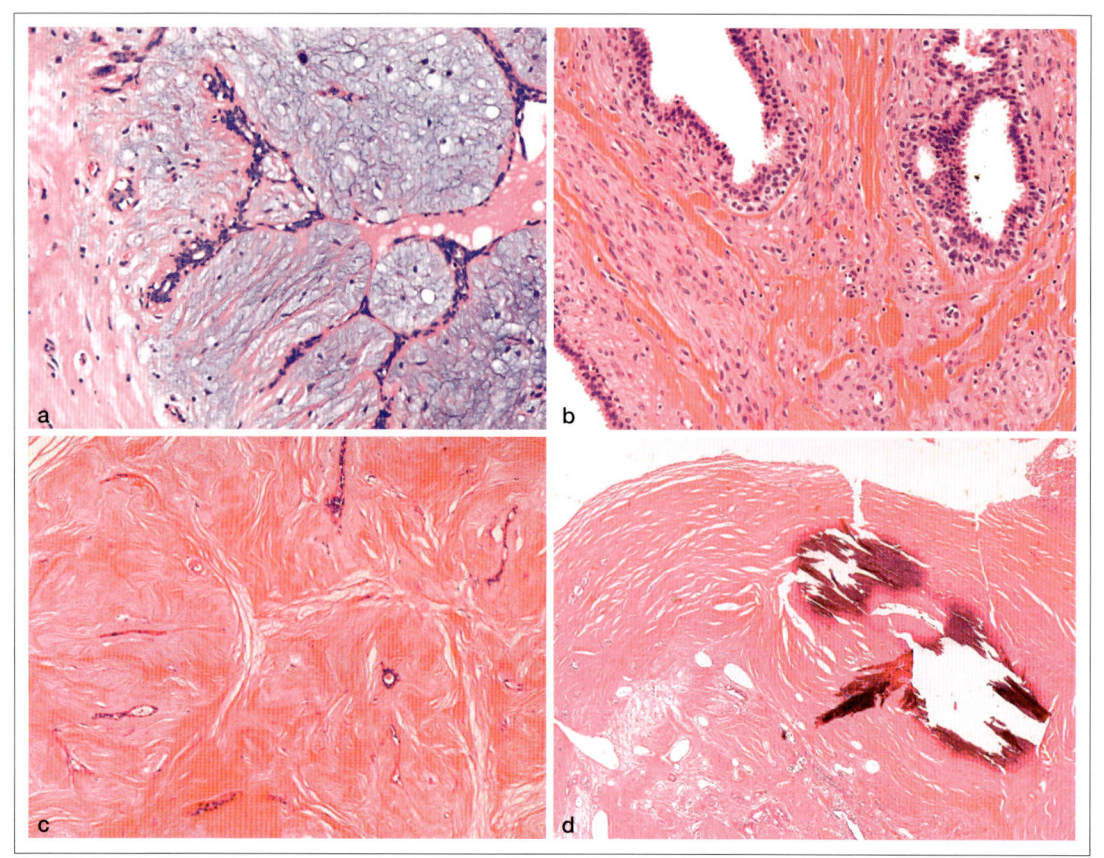

図3 線維腺腫：間質変化
a：浮腫状〜粘液腫状変性を示す線維腺腫（管内型）
b：間質の一部が筋系分化を示す例．平滑筋束を形成する場合もある．
c：間質の硝子化が目立つ例．陳旧化しつつある像と考えられる．
d：時間経過とともに陳旧化した腫瘍．間質に異栄養性石灰化を付随している．

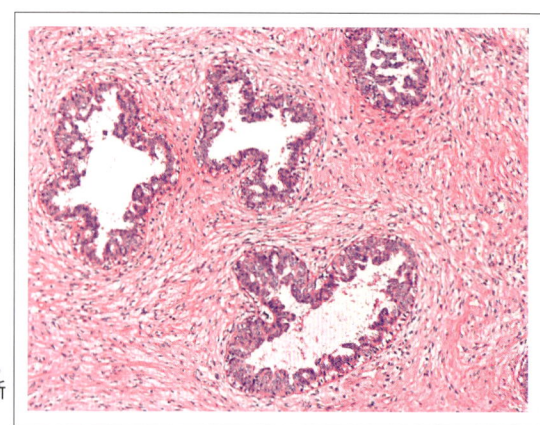

図4 若年性線維腺腫
管周囲型の形態と乳管上皮過形成，間質の細胞増を示している．診断のためには年齢も考慮する．

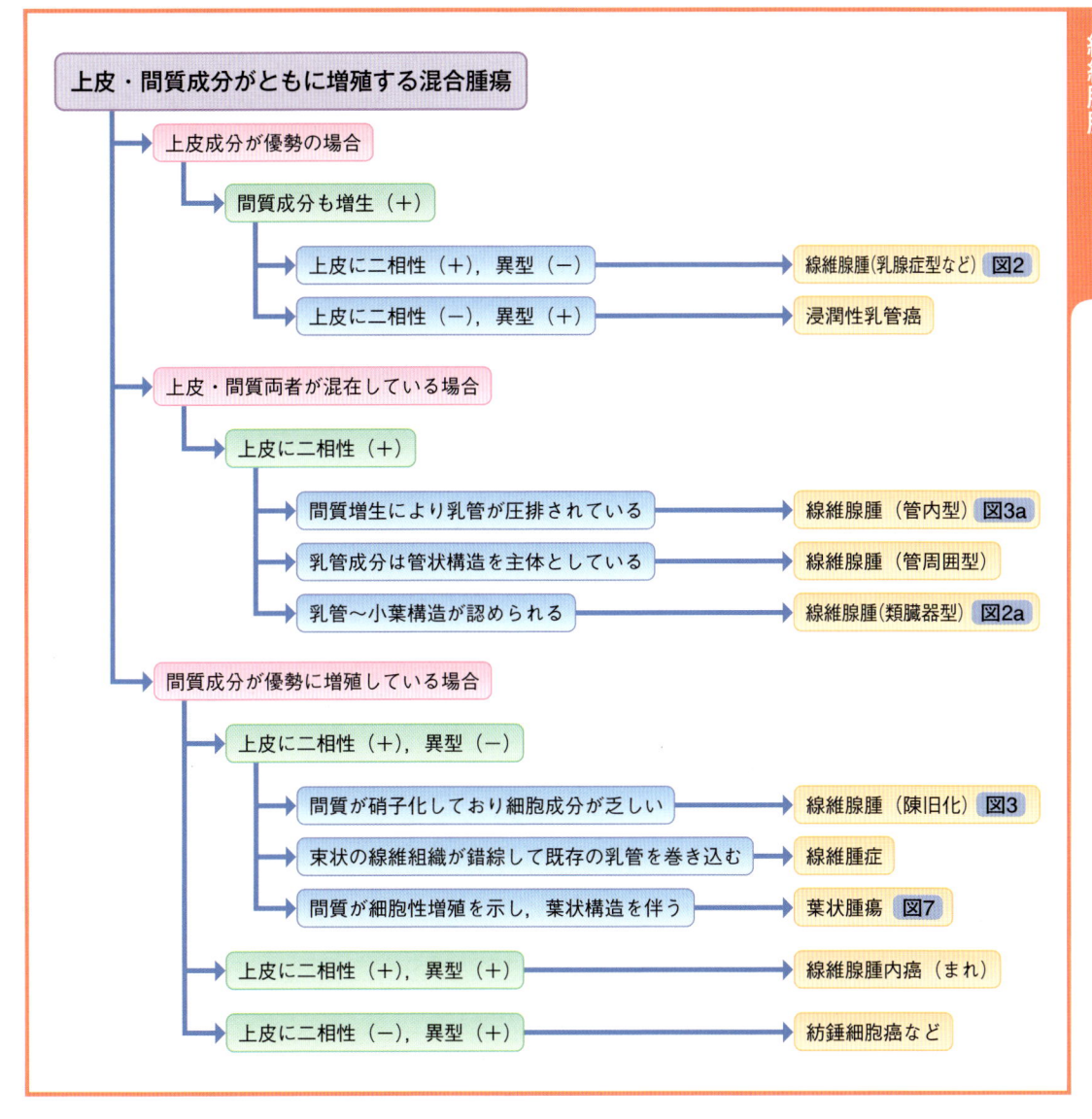

鑑別診断

```
上皮・間質成分がともに増殖する混合腫瘍
├─ 上皮成分が優勢の場合
│   └─ 間質成分も増生（+）
│       ├─ 上皮に二相性（+），異型（−） ─────────→ 線維腺腫（乳腺症型など）図2
│       └─ 上皮に二相性（−），異型（+） ─────────→ 浸潤性乳管癌
├─ 上皮・間質両者が混在している場合
│   └─ 上皮に二相性（+）
│       ├─ 間質増生により乳管が圧排されている ─────→ 線維腺腫（管内型）図3a
│       ├─ 乳管成分は管状構造を主体としている ─────→ 線維腺腫（管周囲型）
│       └─ 乳管〜小葉構造が認められる ──────────→ 線維腺腫（類臓器型）図2a
└─ 間質成分が優勢に増殖している場合
    ├─ 上皮に二相性（+），異型（−）
    │   ├─ 間質が硝子化しており細胞成分が乏しい ───→ 線維腺腫（陳旧化）図3
    │   ├─ 束状の線維組織が錯綜して既存の乳管を巻き込む → 線維腫症
    │   └─ 間質が細胞性増殖を示し，葉状構造を伴う ──→ 葉状腫瘍 図7
    ├─ 上皮に二相性（+），異型（+） ──────────→ 線維腺腫内癌（まれ）
    └─ 上皮に二相性（−），異型（+） ──────────→ 紡錘細胞癌など
```

▶**非浸潤性乳管癌**（ductal carcinoma *in situ*：DCIS）図5, 6

　乳腺症型線維腺腫では，乳管内の上皮が内腔に重積増殖を示すため，しばしば低乳型，篩型あるいは充実型の非浸潤性乳管癌に類似した形態をとる．しかし，間質も同時に増殖していることが過剰判定を防ぐ第一の鍵である．また，線維腺腫内の上皮過形成病巣の細胞は，異型の程度が癌とするには乏しい印象を受ける．線維腺腫内癌はきわめてまれであることを念頭に，慎重に判定する．特に細胞診や針生検標本など限られた材料における判定では注意を要する．

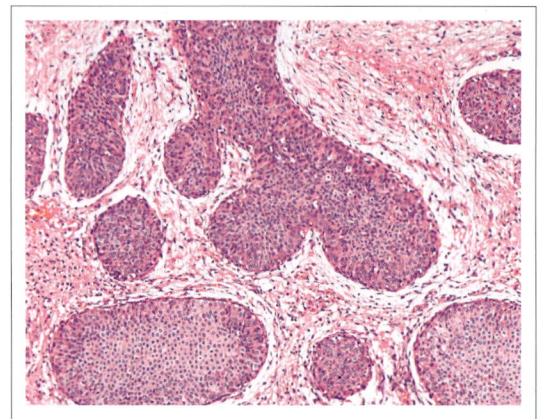

図5 線維腺腫にみられる高度の乳管過形成
時に充実型など，著しい上皮増殖を認める．癌化はまれであり，診断には慎重を要す．間質成分の特徴が診断の助けとなることがある．

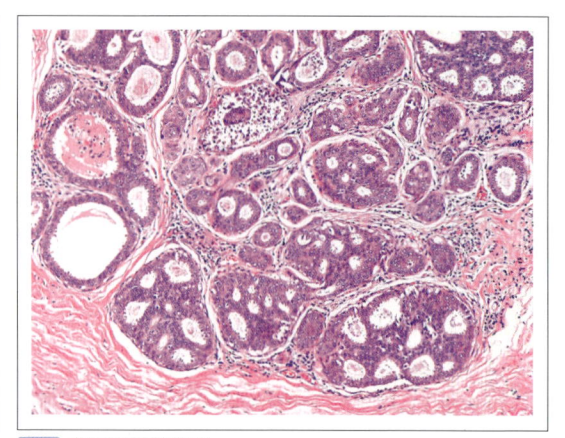

図6 非浸潤性乳管癌
小葉内進展巣では，時に介在間質が浮腫状を呈するが，全体の構築を弱拡大で観察すれば線維腺腫との鑑別は比較的容易である．ただし，針生検標本では注意を要す．

▶乳頭腺管癌（papillotubular carcinoma）

　篩型の上皮過形成病巣を伴う乳腺症型線維腺腫では，特に針生検標本において，浮腫状間質を癌浸潤に随伴したものと判断すると，乳頭腺管癌（浸潤性篩状癌）と過剰判定される危険がある．個々の乳管において二相性が保持されていることと，乳管と間質のバランスから線維腺腫内の病巣であることに気づくことが大切である．画像所見を含む臨床像との整合性についても注意を払うべきである．

▶充実腺管癌（solid-tubular carcinoma），粘液癌（mucinous carcinoma），髄様癌（medullary carcinoma）

　乳癌のなかでも限局性腫瘤を示すタイプは，画像診断上鑑別が必要であるが，組織学的にはまったく異なる腫瘍であり，穿刺吸引細胞診あるいは針生検などで比較的容易に鑑別が可能である．

▶葉状腫瘍（phyllodes tumor）　図7

　葉状腫瘍も，線維腺腫と同様に上皮と間質が混在して増殖するが，間質の増生がより優勢である．管内型線維腺腫では乳管の管腔が開いて裂隙状を呈することがあるが，細胞性間質増生による葉状パターンを示すことはない．臨床的には，大きさや急速増大などの病歴も参考になるが，若年型線維腺腫の場合には急速増大を示すことがある．

▶管状腺腫（tubular adenoma）　図8

　境界明瞭な良性腫瘍で，上皮には異型はなく，二相性を伴う．間質成分の増生は乏しい．

▶多形腺腫（混合腫瘍）〔pleomorphic adenoma（mixed tumor）〕　図9

　同名の唾液腺腫瘍と類似するまれな良性腫瘍である．上皮成分とともに間質成分

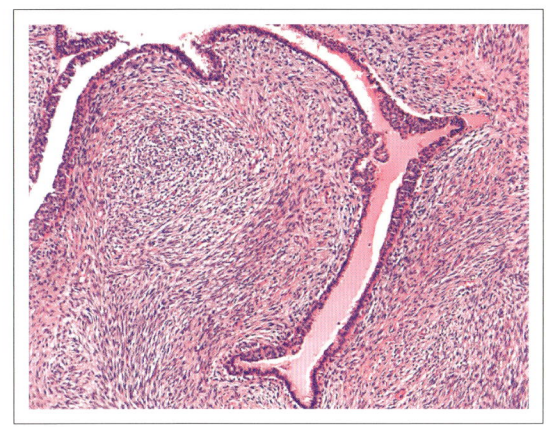

図7 葉状腫瘍
上皮と間質が混在して増殖するが，間質増生が優勢で，葉状構造を示す．

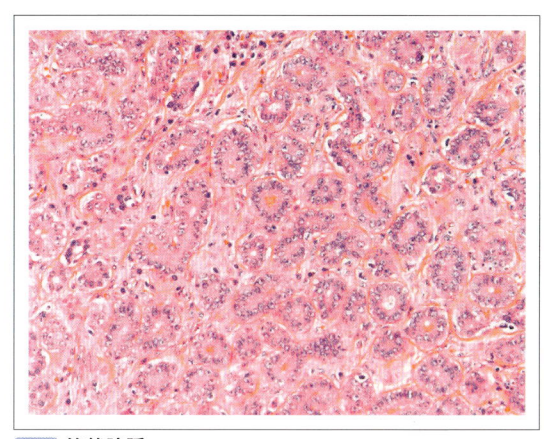

図8 管状腺腫
異型に乏しい上皮からなる小腺管が密在する境界明瞭な腫瘍である．しかし，間質の増生は乏しい．

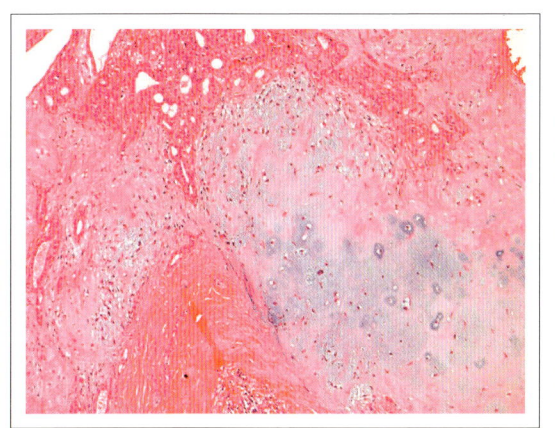

図9 多形腺腫
唾液腺腫瘍と類似しており，腺上皮成分と軟骨様間質が混在増生している．

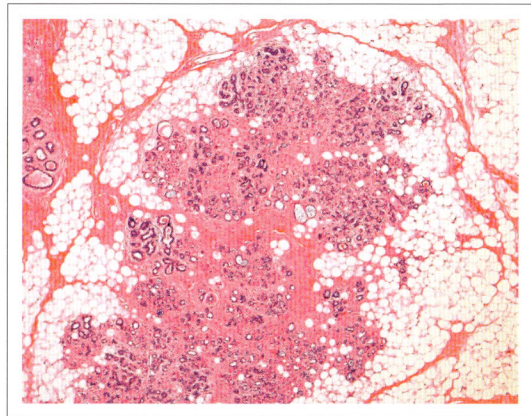

図10 過誤腫
別名は腺脂肪腫．乳管成分と膠原線維が脂肪織内と混在しており，全体が境界明瞭な腫瘤を形成する．

の混在増生がみられ，後者はしばしば軟骨への分化を示す．

▶過誤腫（hamartoma） 図10

通常は腺脂肪腫（adenolipoma）の形態をとり，二相性を伴う良性の乳管成分と，成熟脂肪組織が混在して認められる．線維腺腫の場合，時に間質に平滑筋が目立つことがあるが，脂肪組織の混在はあっても目立たず，優勢な成分となることはない．

▶乳腺症（線維腺腫様過形成）〔mastopathy（fibroadenomatoid hyperplasia）〕

乳腺症の部分像として認められる線維腺腫様過形成（線維腺腫症）は，末梢乳腺実質内に多発することが少なくなく，形態上は，線維腺腫と鑑別困難である．しかし，多くは顕微鏡レベルの小型病変のため，それのみで腫瘤性病変の説明ができないことが多い．

（森谷卓也）

phyllodes tumor
関連腫瘍性病変
葉状腫瘍

疾患の概要

- スリット状の腺腔を形成する上皮性組織と，それを取り囲む線維性間質組織の両方の増殖からなる腫瘍性病変である．
- 線維成分と上皮成分の増殖という2つの組織形態学的パターンを示すことから線維上皮性腫瘍（fibroepithelial tumor）と呼ばれている．
- 上皮成分に包み込まれた間質成分が「木の葉」のように見えるので，古くから「葉状」という用語が使われている．
- 上皮成分には腺上皮細胞と筋上皮細胞が認められ，いわゆる二相性を呈している．
- 間質組織には線維芽細胞様の腫瘍細胞と線維成分の増殖がみられる．
- 間質成分の悪性度に従って，良性（benign），境界病変（borderline），悪性（malignant）の3亜型に分類されている 表1．
- 良性腫瘍としての特徴を示すものが大半を占めるが，血行性転移をきたす悪性例もある．
- 悪性例のほとんどは間質成分の細胞が肉腫化したものであるが，きわめてまれに上皮成分の癌化による悪性例もみられる．
- 線維上皮性の増殖パターンを示す線維腺腫（fibroadenoma）や肉腫の性質を示す間質肉腫（stromal sarcoma）との鑑別が難しいことがあるため，線維腺腫から間質肉腫までのスペクトラム上に位置する腫瘍とする考え方もある．
- 古くから使われていた悪性葉状嚢胞肉腫（cystosarcoma phyllodes）の用語は，良性の性質を有するものが大半を占めているので不適切であるとされ，1981年のWHO分類では葉状腫瘍（phyllodes tumor）の名前に変更された．

表1 WHO分類による良悪の鑑別ポイント

	良性	境界病変	悪性
細胞密度	中等度	中等度	高度
細胞異型	軽度	中等度	高度
核分裂数	極少	中間	多数（10以上/10HPF）
境界所見	明瞭，圧排性	中間	浸潤性
間質パターン	単純	不均一	過剰増殖
多方向性分化	まれ	まれ	時にあり
頻度	60%	20%	20%

（WHO classification of tumours. 2003 より引用）

臨床所見

既往歴
- 葉状腫瘍の発生母地は明らかではないが，既往で線維腺腫と診断された病変が葉状腫瘍の性質を有していた可能性があり得るので，線維腺腫の既往の有無は重要である．
- 良性葉状腫瘍の治療歴の有無は重要な情報であり，局所再発をきたすうちに悪性度が上昇するという報告も多く，治療方針の決定のためにも葉状腫瘍の治療歴を知ることは重要である．

好発年齢
- 日本人の平均年齢は25～30歳であり，線維腺腫よりも10歳程度高いとされている．

性
- ほとんどは女性に発生するが，男性例の報告もある．

初発症状
- 乳房腫瘤を主訴に来院することがほとんどだが，非常に進行した場合には皮膚潰瘍や出血を伴うこともある．

視触診所見
- 良性では，境界明瞭，辺縁整，表面平，弾性硬で可動性良好の腫瘤を触知する．また，腫瘤はやつがしら状の形状を示すことが多い．
- 悪性では浸潤性の程度によって，境界不明瞭で辺縁不整の腫瘤を触知することもある．

病理所見

HE像
- 運河のようなスリット状の腺管を取り囲む，線維性間質組織の著しい増殖が認められる 図1a, b ．良性の場合には上皮成分と間質成分の増殖の程度は均衡しており，一方的な間質組織の増殖はみられない．
- 間質細胞については通常は線維芽細胞様の細胞の増殖がみられ，線維性組織の増殖を伴っている．
- 上皮成分は腺上皮細胞とその外側の筋上皮細胞の両方がみられ，いわゆる二相性を呈している 図1c ．時に上皮細胞の増殖が強く，過形成の所見を呈することや扁平上皮化生を示すこともある．きわめてまれではあるが，上皮成分の悪性化の報告もあり，非浸潤癌や浸潤癌が発生することもある．
- 間質の腫瘍細胞の異型性の程度はさまざまであり，異型性のないものから高度の異型性を示すものまである．細胞密度，核分裂数もさまざまである．これらの程度によって，良性（benign），境界病変（borderline），悪性（malignant）に分類することができる．

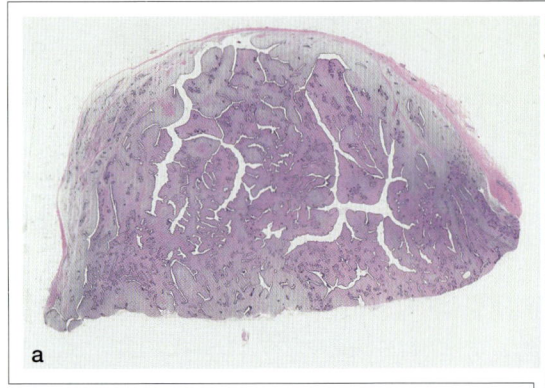

図1 葉状腫瘍（良性）
a：スリット状の構造を示す乳管成分とそれを取り囲む間質成分の強い増殖からなる腫瘍を認める．
b：スリット状の構造を示し，運河のように見える乳管成分とそれを取り囲む間質成分の増殖がみられる．間質成分が増殖している部分が木の葉のように見える．
c：スリット状の構造を示す乳管成分は腺上皮細胞と筋上皮細胞の二相性を示している．間質には線維芽細胞様の腫瘍細胞の増殖がみられる．良性の葉状腫瘍の所見を呈している．

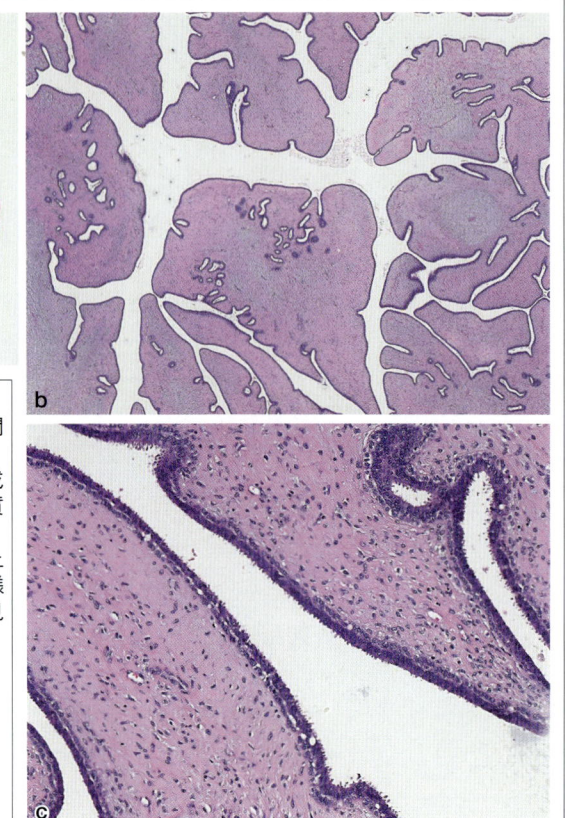

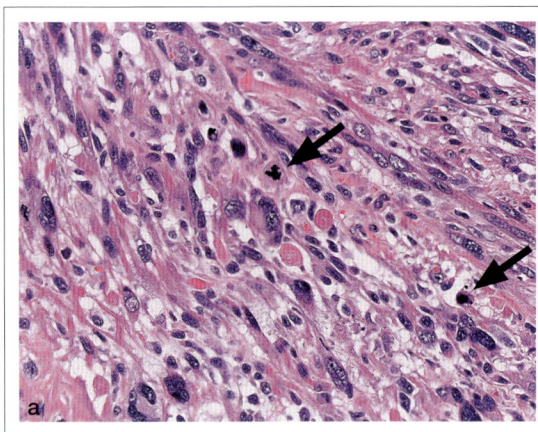

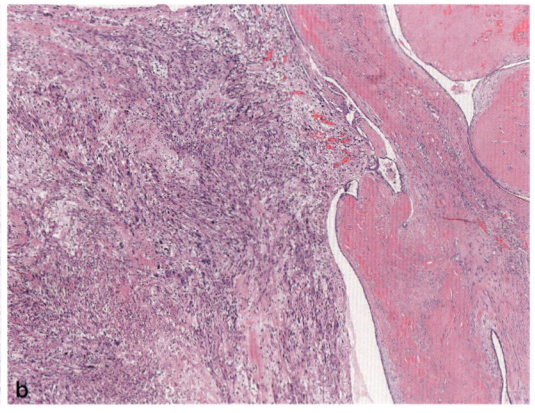

図2 葉状腫瘍（悪性）
a：紡錘形を示し，異型性の強い間葉系の腫瘍細胞の浸潤と核分裂像（➡）を認める．肉腫の像を示している．
b：右側の良性葉状腫瘍の部分から移行するように肉腫の像を示す悪性度の高い間質成分が増殖しており，悪性葉状腫瘍の所見を呈している．

診断のポイント
・スリット状の腺管と間質成分の増殖像があれば診断は容易である．
・悪性葉状腫瘍については間質成分の一方的な増殖像があれば，悪性と判断することは難しくない．
・肉腫成分が大部分を占めている場合には，なるべく多くの標本を作製し，phyllodes patternを示す部分を見つけることが重要である．

- 悪性の場合には間質成分が肉腫の像を示す 図2a が，組織像はさまざまである．線維肉腫，悪性線維性組織球腫（malignant fibrous histiocytoma：MFH），平滑筋肉腫，脂肪肉腫，軟骨肉腫，骨肉腫などの像を呈してくる．腫瘍のなかには良性の phyllodes pattern を示す部分が必ず認められる 図2b．

鑑別診断

■ 良性，境界病変，悪性の鑑別

WHO 分類では 表1 に示すように「良性」「境界病変」「悪性」に分類している．「良性」は境界明瞭であり，細胞密度は低く，核異型は軽度，核分裂像は少ない．「境界病変」は境界が一部不明瞭，細胞密度が中等度，核分裂像が多いという3因子のうちのいずれかがみられ，低悪性度の線維肉腫の像を示す．「悪性」は間質成分が一方的な増殖を示し，肉腫の所見を呈する．

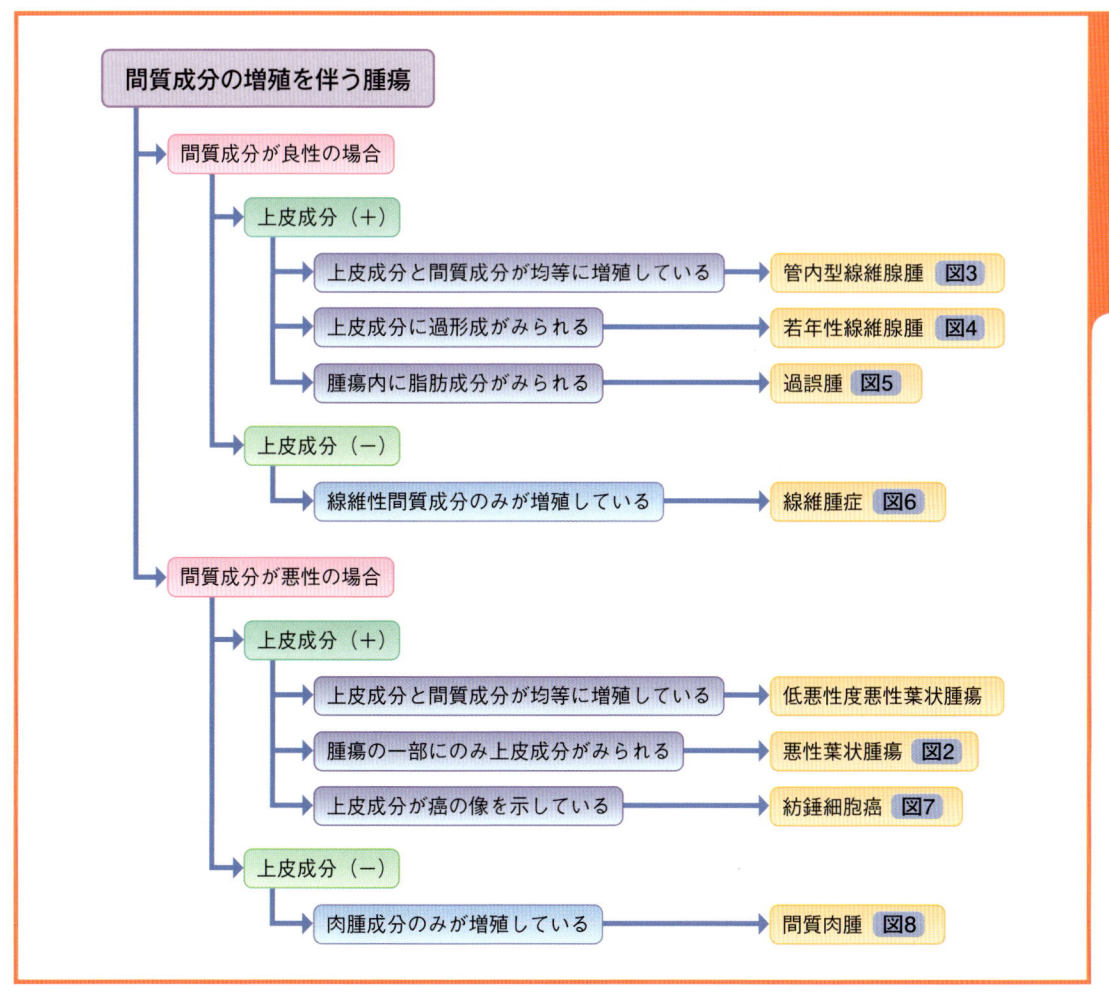

```
間質成分の増殖を伴う腫瘍
├─ 間質成分が良性の場合
│   ├─ 上皮成分（＋）
│   │   ├─ 上皮成分と間質成分が均等に増殖している → 管内型線維腺腫 図3
│   │   ├─ 上皮成分に過形成がみられる → 若年性線維腺腫 図4
│   │   └─ 腫瘍内に脂肪成分がみられる → 過誤腫 図5
│   └─ 上皮成分（－）
│       └─ 線維性間質成分のみが増殖している → 線維腫症 図6
└─ 間質成分が悪性の場合
    ├─ 上皮成分（＋）
    │   ├─ 上皮成分と間質成分が均等に増殖している → 低悪性度悪性葉状腫瘍
    │   ├─ 腫瘍の一部にのみ上皮成分がみられる → 悪性葉状腫瘍 図2
    │   └─ 上皮成分が癌の像を示している → 紡錘細胞癌 図7
    └─ 上皮成分（－）
        └─ 肉腫成分のみが増殖している → 間質肉腫 図8
```

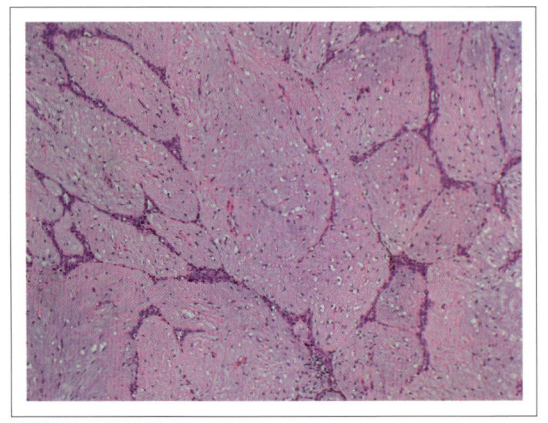

図3　管内型線維腺腫
スリット状の腺管成分と豊富な線維性組織の増生を認める．

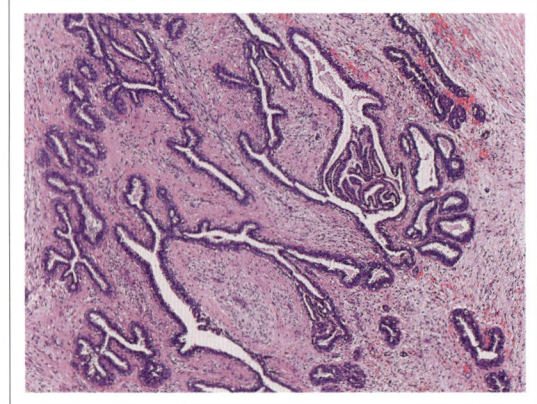

図4　若年性線維腺腫
上皮成分と間質成分の両者の増殖がみられる．上皮成分には過形成が認められる．

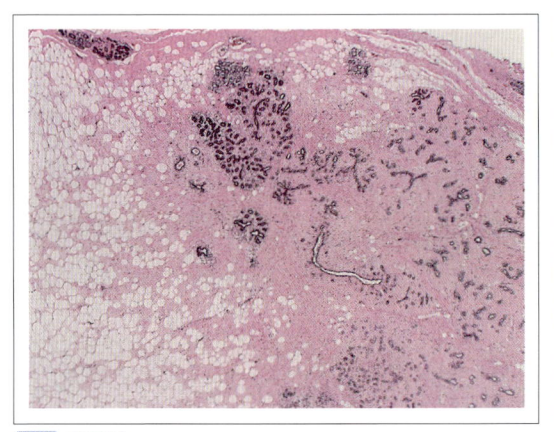

図5　過誤腫
小葉まで分化している乳腺組織が脂肪組織を伴って増殖しており，乳腺組織内の乳腺組織とも呼ばれるような組織像を示している．

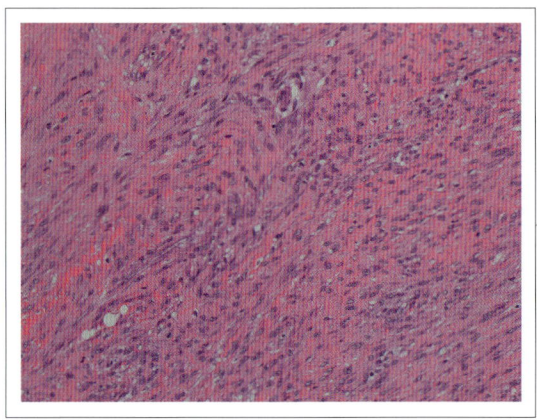

図6　線維腫症
異型性の弱い線維芽細胞の増殖と線維成分の強い増生がみられる．

▶管内型線維腺腫（intracanalicular fibroadenoma）　図3

　間質成分の増殖によって腺管成分が圧迫を受け，スリット状を呈する線維腺腫の1型である．

▶若年性線維腺腫（juvenile fibroadenoma）　図4

　増殖性が強く，しばしば大きな腫瘤を形成する管周囲型の線維腺腫であり，巨大線維腺腫（giant fibroadenoma）とも呼ばれている．間質の細胞密度がやや高いが，間質細胞に異型はなく，核分裂像も多くはない．しばしば上皮成分の過形成像がみられる．

▶過誤腫（hamartoma）　図5

　小葉まで分化している乳腺組織が脂肪組織を伴って増殖し，乳腺組織内の乳腺組織とも呼ばれるような組織像を示す病態である．線維性過誤腫では，線維性結合組

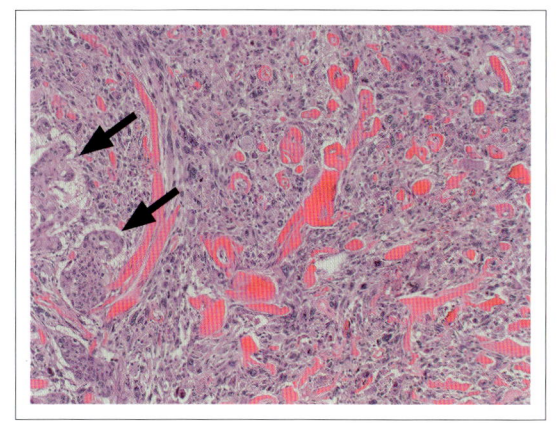

図7 紡錘細胞癌
腫瘍の大部分は紡錘形の腫瘍細胞の増殖からなり，肉腫様に見えるが，一部に上皮性性格の明らかな癌胞巣（➡）がみられる．

図8 間質肉腫
異型性の強い紡錘形の腫瘍細胞が流れるように増殖しており，肉腫の像を呈している．葉状腫瘍のパターンを示す部分はなく，間質肉腫と診断した．

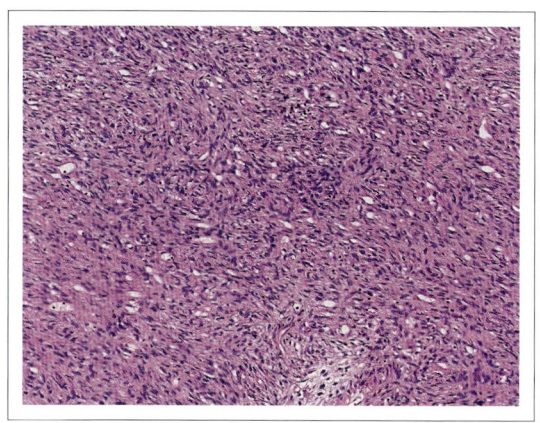

織が乳管周囲に増生し，少量の脂肪組織が認められる．

▶線維腫症（fibromatosis）図6

　局所的に異型性の弱い線維芽細胞と線維成分の強い増生をきたす病態であり，乳腺にもまれに生じる．

▶紡錘細胞癌（spindle cell carcinoma）図7

　いわゆる癌肉腫（so-called carcinonosarcoma）と呼ばれていたものである．紡錘形の腫瘍細胞の増殖からなり，肉腫様に見えるが，一部に上皮性性格の明らかな癌胞巣がみられる．

▶間質肉腫（stromal sarcoma）図8

　乳腺の間質細胞の悪性化によって生じる肉腫であり，上皮成分の増殖はみられない．乳腺の軟部組織に由来する肉腫であり，線維肉腫の形態を示すことが多いが，脂肪肉腫，平滑筋肉腫やMFHなどの像を呈することもある．しばしば正常の乳管が腫瘍に取り込まれている像がみられる．

（黒住昌史）

granular cell tumor

関連腫瘍性病変
顆粒細胞腫

疾患の概要

- 末梢神経周囲のSchwann細胞と同様の分化を示す好酸性顆粒状細胞からなる腫瘍性病変である.
- 免疫組織化学的に胞体の顆粒状物質はミエリンあるいはミエリン崩壊産物であり, 超微形態学的には phagolysosome に相当する.
- 大部分は良性腫瘍であり, 悪性例はきわめてまれである.
- 臨床像, 画像診断, 肉眼像, 細胞診また凍結切片による迅速診断において浸潤癌との鑑別が問題になる.

臨床所見

■好発年齢
- 30～50歳代に好発するが, 17～74歳の全年齢層での報告がある.

■性
- 乳腺顆粒細胞腫の約10%は男性例である.

■視触診所見
- 乳腺上内側領域に, やや硬い無痛性腫瘤として触知されることが多い.
- 乳腺浅層発生例では皮膚のひきつれ, 乳頭近傍発生例では乳頭陥凹, 乳腺深層発生例あるいは大型腫瘍では胸筋への固定を示すことがある.

■画像所見
- マンモグラフィでは中心高濃度の不整形腫瘤であり, 石灰化は伴わない.
- 超音波検査では腫瘍内部は低エコーレベルであり, 後方エコーを伴う.
- いずれも浸潤癌との鑑別は困難である.

病理所見

■肉眼像
- 腫瘍は境界明瞭, 灰白色ないし黄白色で, 最大径6cmの腫瘍の報告もあるが, 通常は3cm以下である.

■HE像
- 乳腺実質内で境界明瞭なシート状あるいは境界不明瞭な増生を示す腫瘍であり

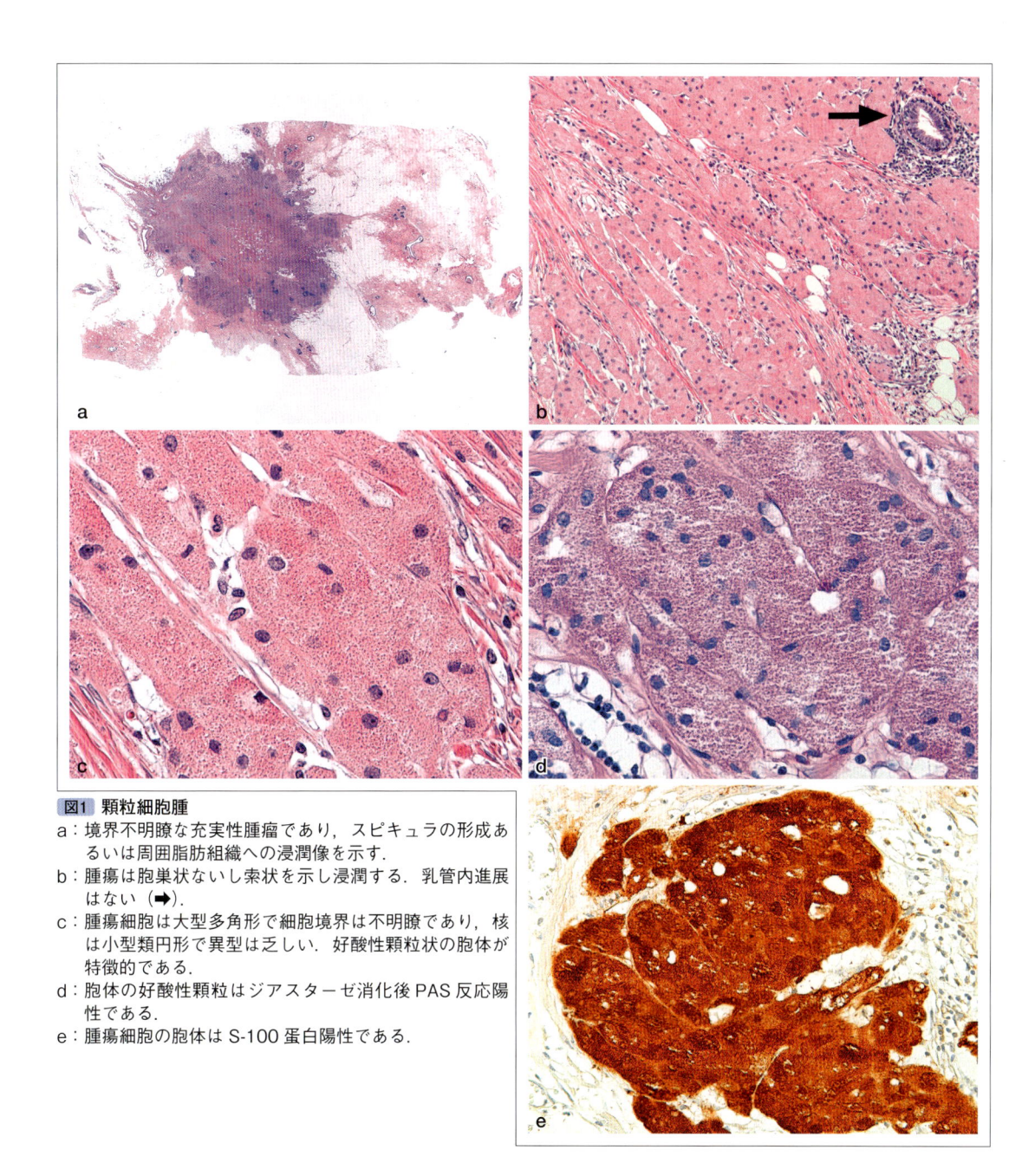

図1 顆粒細胞腫
a：境界不明瞭な充実性腫瘤であり，スピキュラの形成あるいは周囲脂肪組織への浸潤像を示す．
b：腫瘍は胞巣状ないし索状を示し浸潤する．乳管内進展はない（➡）．
c：腫瘍細胞は大型多角形で細胞境界は不明瞭であり，核は小型類円形で異型は乏しい．好酸性顆粒状の胞体が特徴的である．
d：胞体の好酸性顆粒はジアスターゼ消化後PAS反応陽性である．
e：腫瘍細胞の胞体はS-100蛋白陽性である．

図1a．大小の充実性胞巣あるいは索状構造よりなるが 図1b，古い腫瘍では腫瘍間質の線維化やelastosisが顕著な例がある．

- 腫瘍細胞の胞体は多角形ないし紡錘形，境界不明瞭で好酸性顆粒状を示す 図1c．
- 組織化学的に胞体内の顆粒はPAS反応陽性，ジアスターゼ抵抗性である 図1d．
- 一般的に核は小型類円形で核小体は明瞭である．時に核の多形性や多核細胞の出現，まれに核分裂像をみる．また末梢神経周囲浸潤がみられることもあるが，これらの所見を悪性所見としてoverdiagnosisしないよう注意が必要である．

■ 免疫組織化学
- 免疫組織化学的に腫瘍細胞はS-100蛋白，ミエリン蛋白，ミエリン関連糖蛋白が陽性である 図1e．

鑑別診断

顆粒細胞腫

大型好酸性顆粒状の胞体をもつ腫瘍細胞
- 非上皮成分が良性の場合：核は小型でクロマチン凝集はなく，N/C比は低い
  - S-100蛋白（＋），ミエリン蛋白（＋） → 顆粒細胞腫　図1
  - α1-antitrypsin（＋），CD68（＋） → 組織球の集簇よりなる肉芽腫　図2
- 上皮成分が悪性の場合：核は大型でクロマチン凝集を示す
  - 癌腫の乳管内成分（＋）
    - GCDFP-15（＋），AR（＋） → アポクリン癌　図3
    - E-cadherin（－），CK34βE-12（＋） → 浸潤性小葉癌胞巣型　図4
  - 癌腫の乳管内成分（－）
    - AMACR（＋），CD10（＋） → 転移性腎細胞癌　図5
- 非上皮成分が悪性の場合：核は大型でクロマチン凝集を示す
  - PAS反応陽性針状結晶構造（＋） → 胞巣状軟部組織肉腫　図6
  - 胞体内に血管腔を形成する → 血管肉腫顆粒細胞亜型　図7

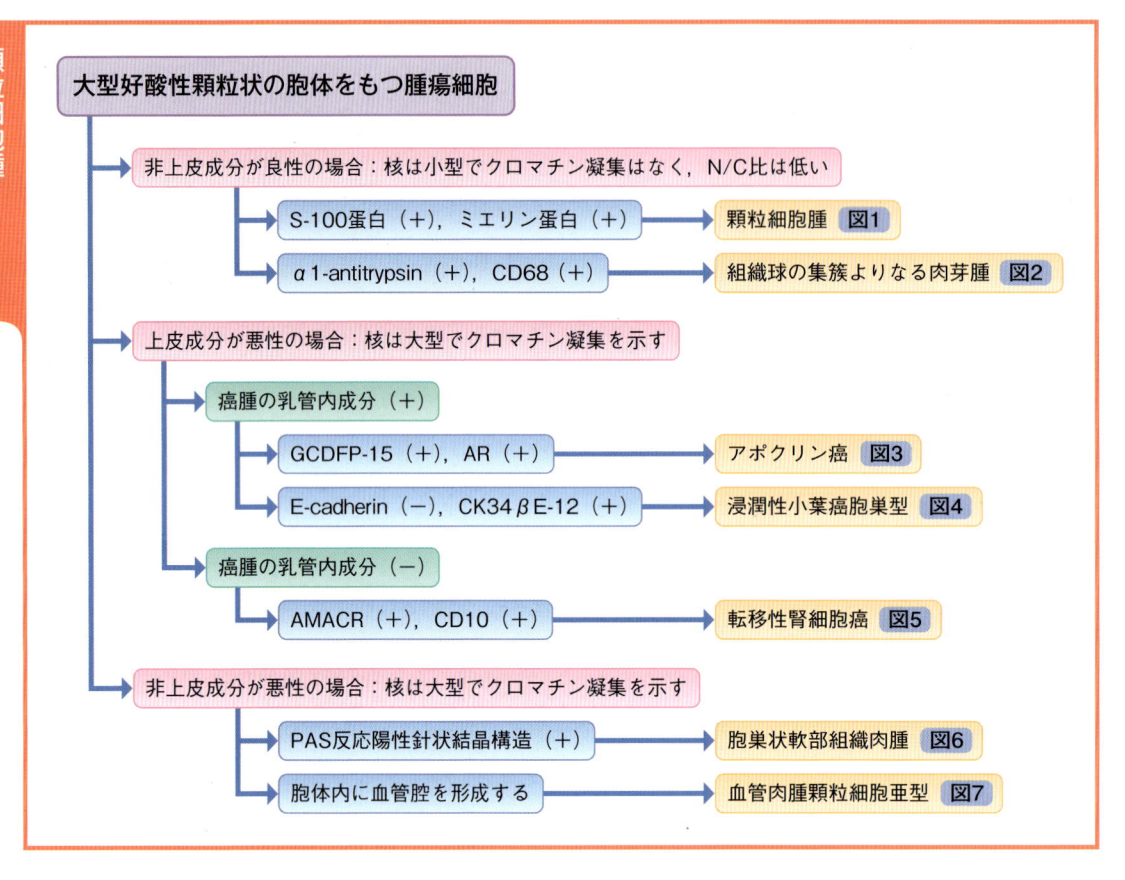

▶組織球の集簇する肉芽腫（granuloma）図2

通常，慢性炎症細胞浸潤を伴い，脂肪壊死などの外科的外傷に随伴する病変である．免疫組織化学的に組織球関連抗原であるα1-antitrypsin, α1-antichymotrypsinで鑑別が可能である．組織球マーカーのCD68は顆粒細胞腫でも陽性になることがある．

▶アポクリン癌（apocrine carcinoma）図3

アポクリン化生を伴う浸潤癌であり，腫瘍組織内に癌腫の乳管内進展像がみられる．免疫組織化学的にGCDFP-15やアンドロゲンレセプター（AR）またER-βが陽性の例が多い．

診断のポイント
- 画像上は浸潤癌と判定されるが，肉眼的には通常の浸潤性乳管癌とは異なる黄白色調であり，組織学的に顆粒状胞体をもつ腫瘍の場合，診断は容易である．癌腫では乳管内進展がみられることで鑑別する．
- 積極的に免疫組織化学的染色を行い，診断を確定することが肝要である．

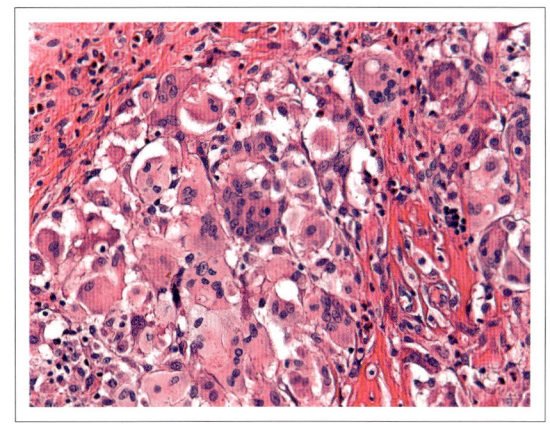

図2 組織球の集簇よりなる肉芽腫
単核ないし異物型大型多核巨細胞の集簇とリンパ球浸潤よりなる肉芽腫である.

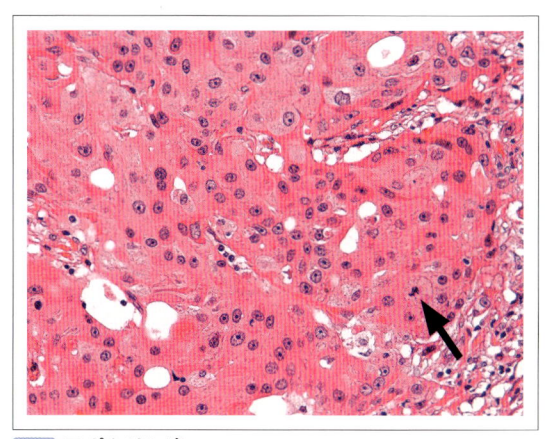

図3 アポクリン癌
アポクリン化生を伴って充実性胞巣状に浸潤する腫瘍組織である. 腫瘍細胞の境界は明瞭で, 核の多形性は軽度であるが, 核小体は明瞭であり核分裂像（➡）を示す.

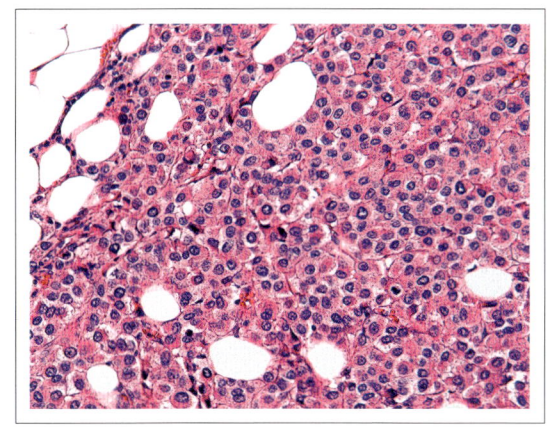

図4 浸潤性小葉癌胞巣型
大小の胞巣状ないしびまん性に脂肪組織への浸潤を示す腫瘍組織である. 腫瘍細胞は中等大で, 胞体は豊富であり, 好酸性顆粒状のアポクリン化生を示す.

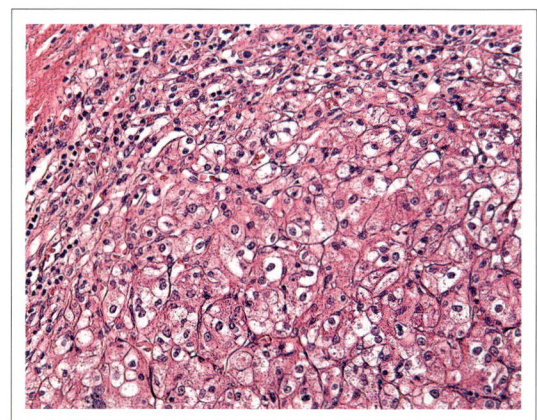

図5 転移性腎細胞癌
大小の胞巣が密に浸潤する腫瘍組織であり, 腫瘍細胞の胞体は好酸性顆粒状あるいは淡明である.

▶浸潤性小葉癌胞巣型 (invasive lobular carcinoma, alveolar type) 図4

　大小の胞巣状を示す浸潤性小葉癌では腫瘍細胞の胞体が豊富で, 好酸性顆粒状のアポクリン化生を示す例がある. 免疫組織化学的に E-cadherin 陰性, CK34βE-12 陽性に加えて上記のアポクリン癌と同様の染色像がみられる.

▶転移性腎細胞癌 (metastatic renal cell carcinoma) 図5

　免疫組織化学的に腎細胞癌の胞体は alpha-methylacyl-CoA racemase (AMACR), CD10 が陽性である. 乳腺組織において CD10 は筋上皮細胞のマーカーとして使用される.

▶胞巣状軟部組織肉腫 (alveolar soft part sarcoma) 図6

　まれな腫瘍であるが若年女性の四肢, ことに大腿の軟部組織に発生する例が多

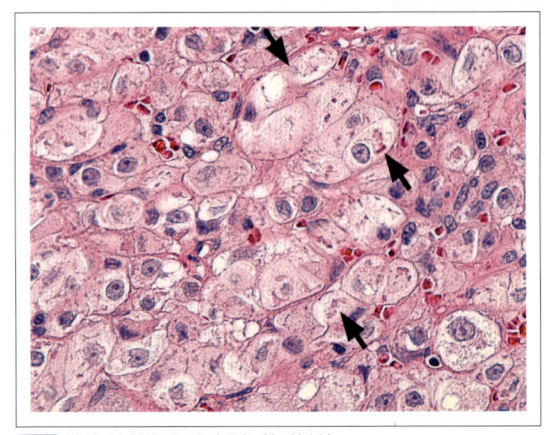

図6 胞巣状軟部組織肉腫（転移性）
腫瘍は大小の胞巣状を示し，腫瘍細胞の胞体は大型で，好酸性顆粒状ないし針状結晶構造を伴うことが特徴的である（➡）．

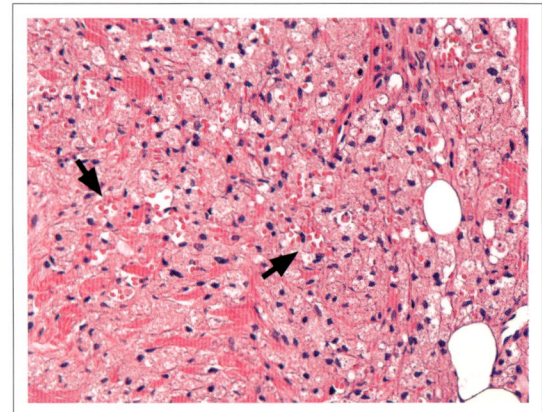

図7 血管肉腫顆粒細胞亜型
びまん性に浸潤する腫瘍であり，腫瘍細胞の胞体は好酸性顆粒状であり多形性は乏しい．胞体内に血管腔を形成し，そのなかに赤血球を入れる像が特徴的である（➡）．

い．腫瘍は大型胞巣状を示し，腫瘍細胞の胞体は大型で，PAS反応陽性の好酸性顆粒状ないし針状結晶構造を伴う．

▶血管肉腫顆粒細胞亜型（angiosarcoma, granular cell variant）図7

びまん性に浸潤する腫瘍であり，多形性の乏しい腫瘍細胞の胞体は好酸性顆粒状である．胞体内に血管腔を形成し，そのなかに赤血球を入れる像が特徴的である．

（有廣光司，藤井将義，尾田三世）

hamartoma
関連腫瘍性病変
過誤腫

疾患の概要

- 乳腺を構成する正常組織が通常とは異なる比率で分布・増生し，辺縁が被包化された境界明瞭な腫瘤を形成する．
- 乳腺では1971年，Arrigoniらにより臨床像・肉眼所見が線維腺腫に類似した病変として初めて記載された．
- 針生検検体において良性腫瘍の1％前後を占める．しかし構成成分が正常乳腺組織と同じであるため，組織学的に病変として認識されないことも多い．
- 過剰に増殖した成分によって，腺脂肪腫，線維性過誤腫，平滑筋過誤腫，軟骨脂肪腫に分けられ，腺脂肪腫が最も頻度が高い．

臨床所見

■ 既往歴
- 妊娠や授乳との関連を示唆する報告もみられたが，近年では否定的である．

■ 好発年齢
- 40〜50歳代の閉経前の女性に多い（平均年齢は40歳代半ば）が，どの年齢層にも報告がある．

■ 性
- 男性の乳腺過誤腫の報告はきわめてまれである．

■ 初発症状
- 発見の動機としては腫瘤の触知が挙げられるが，しばしば無症状で，検診のマンモグラフィや超音波などの画像診断で指摘される．

■ 視触診所見
- 触診では可動性のある無痛性の類円形腫瘤として触れるが，境界不明瞭なこともしばしば経験される．

■ 画像所見
- マンモグラフィでは，周囲との境界明瞭で薄い線維性被膜様構造をもつ類円形腫瘤として認識される．腫瘤内部は乳腺組織に一致する斑状・索状影と，透亮像を呈する部分が混在する 図1a ．一般に石灰化は伴わない．
- 超音波検査では，周囲との境界明瞭な楕円，扁平な腫瘤として認識され，辺縁は整である．内部は不均一で低エコーと高エコーが混在する 図1b ．
- ごくまれに浸潤癌（乳管癌，小葉癌）合併の報告がある．癌合併例では，画像

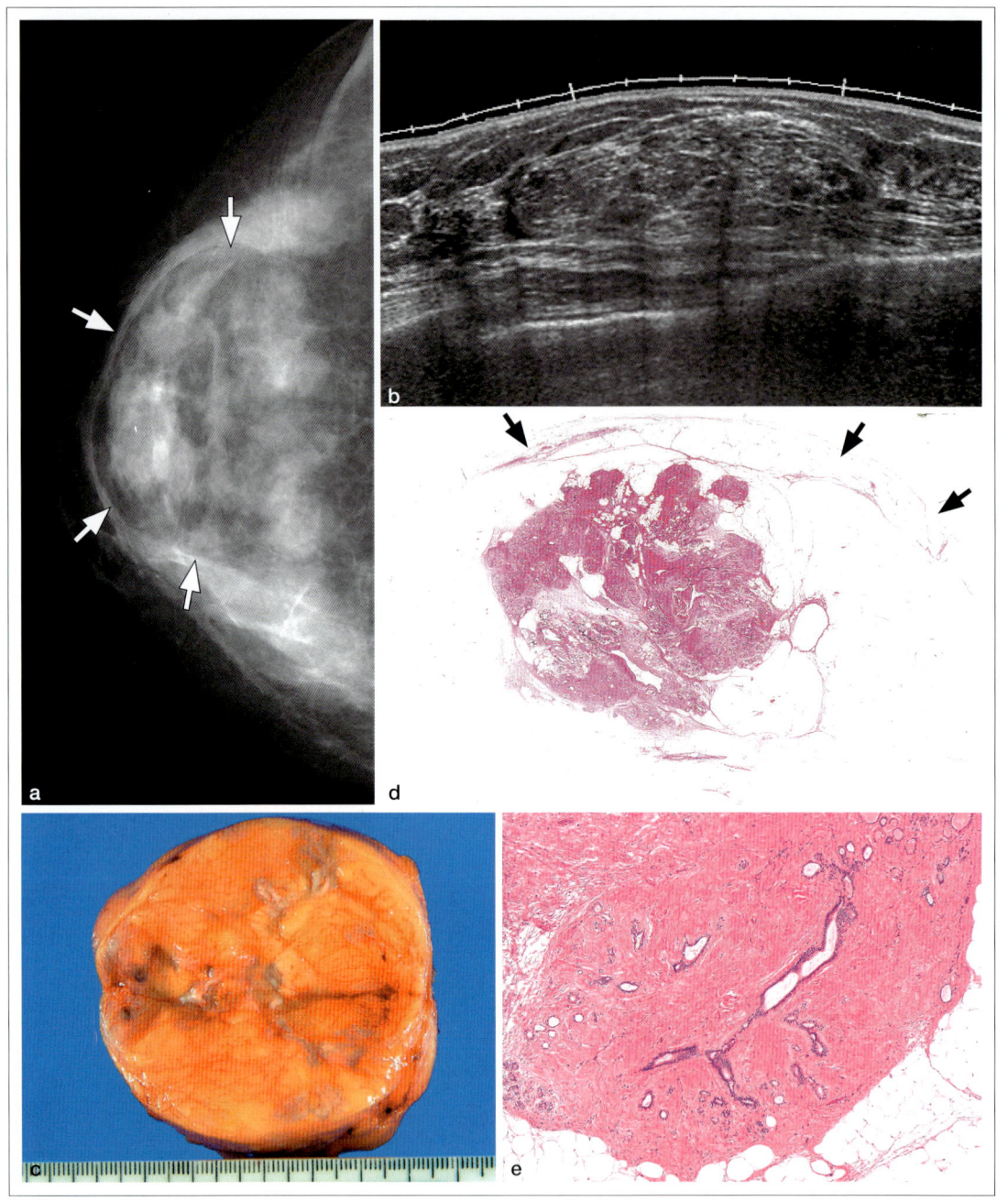

図1　過誤腫（腺脂肪腫）
a：マンモグラフィ所見．周囲との境界明瞭で薄い線維性被膜様構造をもつ類円形腫瘤を認める（⇨）．腫瘤内部は乳腺組織に一致する斑状・索状影と，透亮像を呈する部分が混在する．
b：超音波所見．周囲との境界明瞭な楕円，扁平な腫瘤として認識され，辺縁は整である．内部エコーは不均一である．
c：肉眼所見．周囲との境界明瞭な結節性病変として認識され，割面は黄色調を呈する．
d：HE 染色．ルーペ像．腫瘤は境界明瞭（➡），中央部に乳腺組織，周囲に脂肪織が各々分布する．
e：HE 染色．腫瘤内部には正常乳腺の構成要素である乳管，小葉構造，および脂肪や線維などの間質成分がすべて出現する．

上，通常の過誤腫とは異なる異常石灰化像やスピキュラ形成が指摘されている．

■ 予後

- 良性病変であり，完全切除によって治癒する．

病理所見

■ 肉眼像
- 周囲との境界明瞭な結節性病変として認識され，その大きさは数mm大～20cm前後までと幅広い（平均約5cm）．
- 割面は，脂肪成分が多い例は黄色調 図1c ，線維成分が多い例は灰白色調を呈する．

■ HE像
- 周囲を線維性の薄い被膜によって被覆される．腫瘍内部には正常乳腺の構成要素である乳管，小葉構造および脂肪や線維などの間質成分がすべてみられるが，それらの比率はさまざまである．増生成分は主として脂肪や線維などの間質成分であるが，上皮成分の増生が目立つ場合もある 図1d, e ．
- 主たる増生成分により，脂肪織主体の腺脂肪腫，線維性結合織主体の線維性過誤腫，平滑筋細胞主体の平滑筋過誤腫，軟骨成分を伴う軟骨脂肪腫などの亜型に分類される．

腺脂肪腫（adenolipoma）
成熟脂肪細胞が，正常乳腺導管や腺房を介在して増生する．脂肪細胞に異型はみられない．導管周囲には線維化がみられることが多く，硝子化もみられることがある．導管，腺房は上皮の二相性が保たれ，ほぼ完全に正常な形態を示す 図2 ．

平滑筋過誤腫（myoid hamartoma）
平滑筋に分化した好酸性紡錘形細胞の束状増生が主体であるが，脂肪織や線維性組織の成分も同時にみられる．上皮成分は主に平滑筋細胞に混在して認められ，異型に乏しく，また二相性は保たれる．平滑筋細胞は化生した筋上皮細胞に由来すると考えられ異型は乏しい．

線維性過誤腫（fibrous hamartoma）
線維成分の増生が主体で，乳管や腺房成分の介在は乏しい．

軟骨脂肪腫（chondrolipoma）
全体としては腺脂肪腫様であるが，内部にさまざまな量の軟骨組織が介在する．

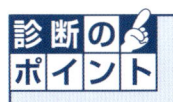

診断のポイント
- 画像診断上，内部に脂肪と乳腺組織の混在を示す境界明瞭な腫瘤であれば，過誤腫を第一に考える．単純切除で病変全体の評価ができれば，診断は比較的容易である．
- 増生成分の多寡によって，亜分類を行う．

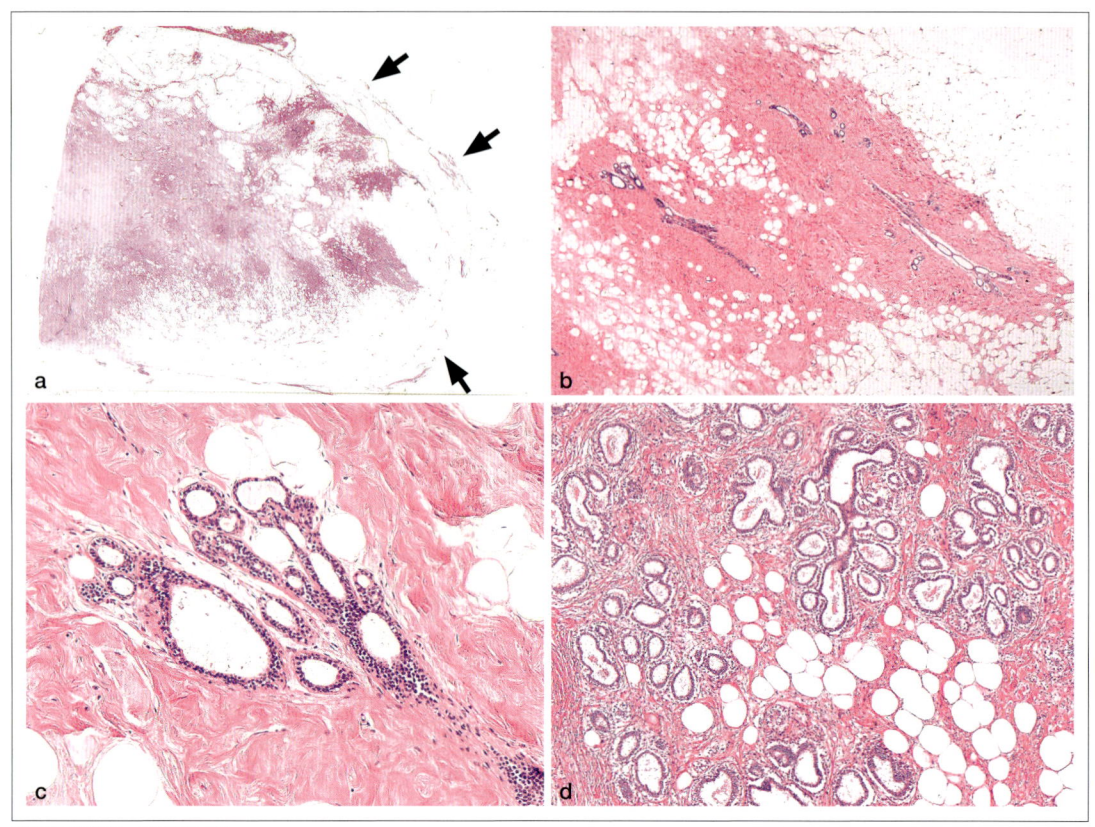

図2 過誤腫（腺脂肪腫）
a：ルーペ像．境界明瞭な腫瘤（➡）の内部には正常乳腺の構成要素がすべて出現している．
b：aの弱拡大．導管・腺房，線維成分を伴った乳腺組織が脂肪織内に分布している．
c：aの強拡大．導管，腺房を裏打ちする上皮に異型はみられない．
d：脂肪成分とともに上皮の増生が目立つ例．導管・腺房周囲に硝子化を伴う線維化がみられる．上皮の二相性は保たれ，ほぼ完全に正常な形態を示す．

鑑別診断

　マンモグラフィや超音波検査などの画像や病理標本によって，比較的容易に診断される．しかし，増生成分の割合が著しく偏った場合や，増生成分によっては以下の腫瘍が鑑別に挙がる．

▶線維腺腫（fibroadenoma）

　線維成分と上皮成分との増生が主体で，脂肪組織の介在が乏しい線維性過誤腫との鑑別を要する．線維腺腫においては正常乳管や腺房は含まれず，特徴的な上皮，間質双方の増生を示す．

▶葉状腫瘍（phyllodes tumor）

　間質成分の増殖により，腺管がスリット状に入り組んで，葉状の特徴的な形態を示す．線維性過誤腫や平滑筋過誤腫との鑑別が必要となることがある．いずれにおいても，健常な乳管や腺房構造は腫瘍内に観察されない．間質細胞の密度は比較的

過誤腫

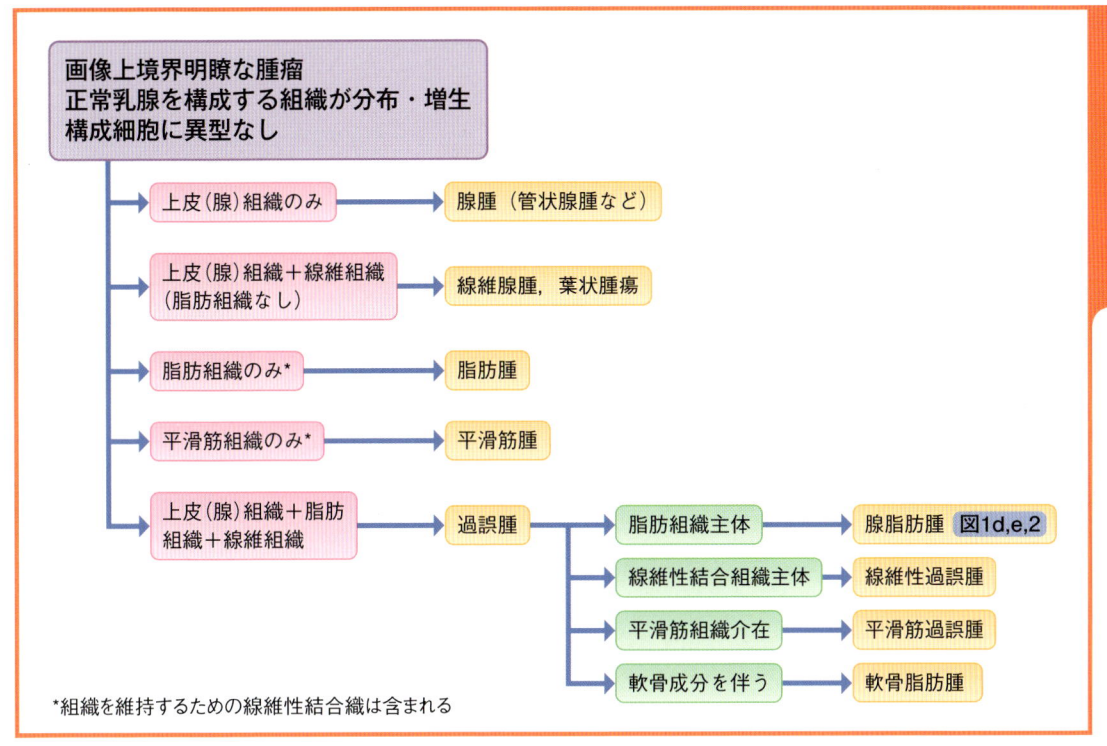

```
画像上境界明瞭な腫瘤
正常乳腺を構成する組織が分布・増生
構成細胞に異型なし
   ├→ 上皮(腺)組織のみ → 腺腫(管状腺腫など)
   ├→ 上皮(腺)組織＋線維組織
   │   (脂肪組織なし)      → 線維腺腫，葉状腫瘍
   ├→ 脂肪組織のみ*       → 脂肪腫
   ├→ 平滑筋組織のみ*     → 平滑筋腫
   └→ 上皮(腺)組織＋脂肪  → 過誤腫 ┬→ 脂肪組織主体     → 腺脂肪腫 図1d,e,2
        組織＋線維組織              ├→ 線維性結合組織主体 → 線維性過誤腫
                                    ├→ 平滑筋組織介在    → 平滑筋過誤腫
                                    └→ 軟骨成分を伴う    → 軟骨脂肪腫

*組織を維持するための線維性結合織は含まれる
```

低く，異型も乏しい．

▶脂肪腫（lipoma）

　脂肪成分の増生が著明な腺脂肪腫は，脂肪腫との鑑別を要する．脂肪腫は成熟脂肪細胞からなり，乳管や腺房などの乳腺組織を含まない．

▶平滑筋腫（leiomyoma）

　乳腺の平滑筋腫はまれである．良性平滑筋細胞の増殖からなり，正常乳腺組織は介在しない．

（吉田正行，津田　均）

angiosarcoma
関連腫瘍性病変
血管肉腫

疾患の概要

- 血管肉腫は，血管内皮細胞の特徴を有する腫瘍細胞の増殖からなる間葉系の悪性腫瘍である．
- 乳腺に好発するといわれているが，乳腺原発の悪性腫瘍のなかではわずか0.05%を占めるにすぎない．
- 乳腺に発生する悪性腫瘍のなかでは最も予後不良な組織型であるが，腫瘍の分化度によって予後は異なる．
- 組織学的な分化度（Grade）によってlow, intermediate, highの3 gradeに分類することができ，Gradeが高いほど予後は不良である．
- 多くの患者は皮膚，肺，肝，脳などの臓器に転移をきたす．
- 乳房に発生する血管肉腫には原発性（*de novo*）と二次性とがある．
- 二次性には，①乳房切除後のリンパ浮腫を母地に同側上肢の皮膚や軟部組織に発生するもの（Stewart-Treves症候群），②乳房全切除＋放射線治療後に胸壁の皮膚や軟部組織に発生するもの，③乳房部分切除＋放射線治療後に乳房の皮膚や乳腺組織に発生するものがある．
- 二次性の血管肉腫の発生原因としてはリンパ浮腫や放射線照射の影響が考えられている．

臨床所見

■既往歴
- 二次性の血管肉腫については，乳房や腋窩領域に対する放射線治療の有無についての情報を得ることが重要である．

■好発年齢
- 原発性の血管肉腫の発生年齢は平均38歳という報告があり，比較的若い年齢に好発する．
- 二次性の血管肉腫の発生年齢は乳癌罹患後に発生するため，原発性よりも高い．

■性
- ほとんどは女性に発生するが，男性例の報告もある．

■初発症状
- 初発症状の多くは無痛性の腫瘤である．
- 10%前後の患者が乳房のびまん性腫大に気付く．

- 青色もしくは紫色の皮膚の着色に気付くこともある．

■ 視触診所見
- 皮膚の発赤，色素沈着がしばしばみられる．
- 境界不明瞭で，圧痛のない軟らかい腫瘤を触知する．

■ 画像所見
- マンモグラフィでは境界不明瞭な分葉状の腫瘤陰影が描出される．
- 超音波検査では高および低エコー領域が描出される．

病理所見

■ 肉眼像
- もろいスポンジ状の出血性腫瘤がみられる．
- 囊胞形成や出血性壊死がしばしばみられる 図1．
- 低分化型では境界不明瞭な線維性の充実性腫瘤を認める．

■ HE像
- Gradeによって組織像は異なる．
- low-grade 図2：不規則に吻合する腫瘍性血管が乳腺の間質組織内に浸潤する．腫瘍性血管は内腔が拡張し，血球成分が認められる．腫瘍性血管を裏打ちしている内皮細胞は扁平な1層構造を示している．内皮細胞の核のクロマチン量は増加しており，核は内腔に向かって突出している．内皮細胞はCD31 図3 やfactor Ⅷの免疫染色で陽性を示す．分裂像はまれにしかみられない．原発巣も転移巣も良性の血管腫（hemangioma）に似ており，判別が難しい．
- intermediate-grade 図4：腫瘍の75％以上がlow-grade程度の異型性の低い部分からなるが，散在性に充実性増殖が認められ，low-gradeとhigh-gradeの中間的な像を呈する．時に内腔に突出する芽状ないしは乳頭状構造が認められる．一部に多角形もしくは紡錘形の腫瘍細胞が増殖する領域がみられる．時に細

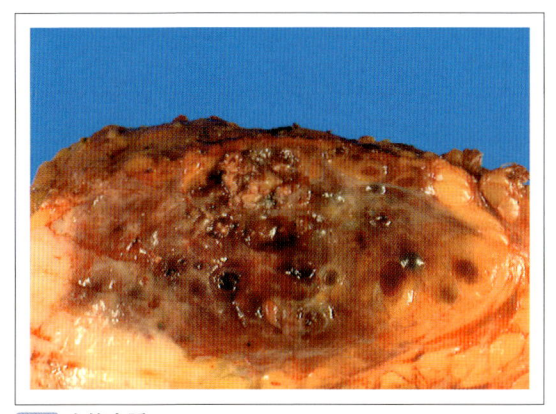

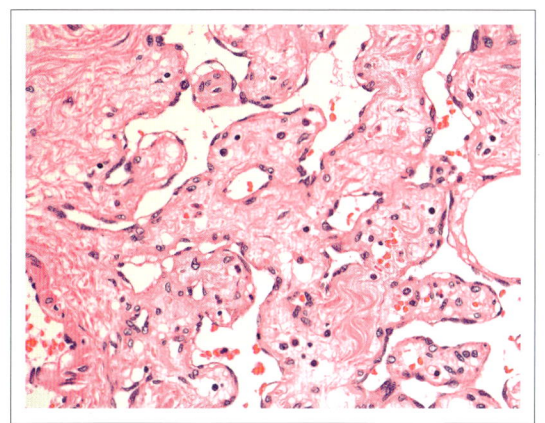

図1 血管肉腫
赤褐色の境界不明瞭な腫瘤を認める．ところどころに囊胞状の部分や出血性の部分がみられる．

図2 血管肉腫（low-grade）
内腔の拡張した不整形の腫瘍性血管が吻合しながら増殖している．内腔側には1層の内皮細胞が認められる．核は内腔に突出しており，クロマチンは軽度に増加している．

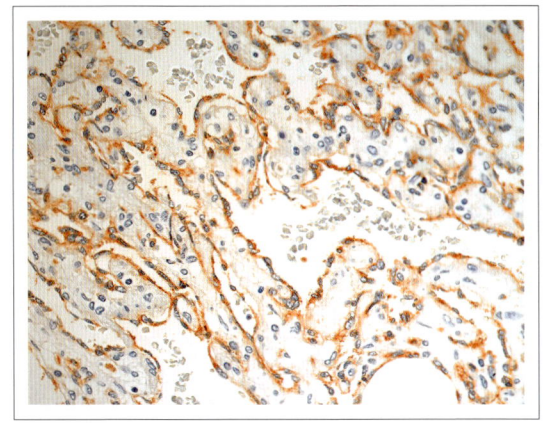

図3 血管肉腫(low-grade)のCD31免疫染色
腫瘍性血管の内皮細胞の細胞質がCD31の抗体に陽性を示している.

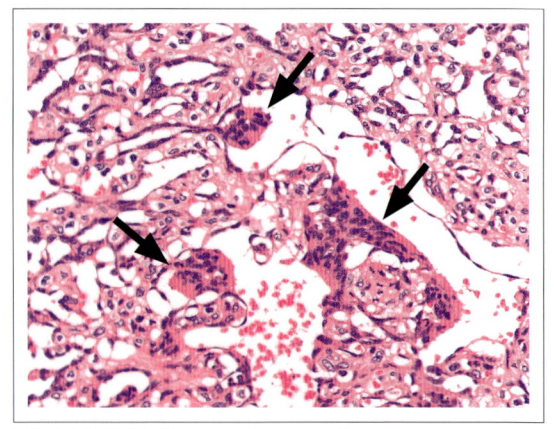

図4 血管肉腫(intermediate-grade)
腫瘍性血管の内腔内に内皮細胞が増殖し,乳頭状構造を形成している(➡).充実性増殖を示す部分も認められる.核には異型性がみられ,高クロマチンの所見を示している.

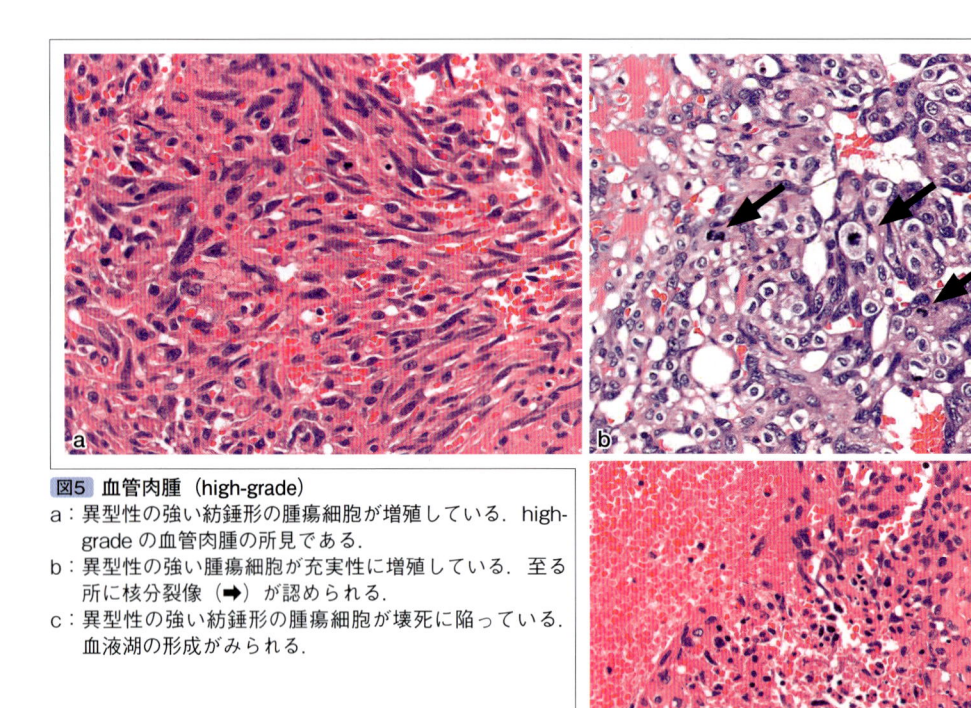

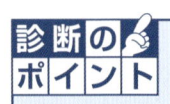

図5 血管肉腫(high-grade)
a:異型性の強い紡錘形の腫瘍細胞が増殖している.high-gradeの血管肉腫の所見である.
b:異型性の強い腫瘍細胞が充実性に増殖している.至る所に核分裂像(➡)が認められる.
c:異型性の強い紡錘形の腫瘍細胞が壊死に陥っている.血液湖の形成がみられる.

診断のポイント
・血管の増殖性病変をみつけることがポイントである.
・良悪の判別がきわめて重要である.
・分化のよい血管肉腫を見逃さないように注意すべきである.
・Grade判定は臨床的に重要である.

胞分裂像もみられる．
- high-grade 図5：腫瘍の50%以上に腫瘍性の血管と混在して充実性に増殖する部分がみられる．充実性部分は内皮細胞と紡錘形腫瘍細胞の増殖よりなる．内皮細胞は房状分岐と充実性の乳頭状構造を形成する．核の異型性は強く，しばしば核分裂像がみられる．しばしば壊死巣や壊死を伴う出血部位（血液湖；blood lake）が認められる．

鑑別診断

■ 一次性と二次性血管肉腫の鑑別

乳房全切除後の胸壁領域や乳房部分切除後の残存乳房への放射線照射によって二次性血管肉腫が発生することがあり，放射線照射後の血管肉腫は照射後3〜12年に発生する．乳腺組織よりも皮膚に発生する頻度が高い．

■ Grade の鑑別

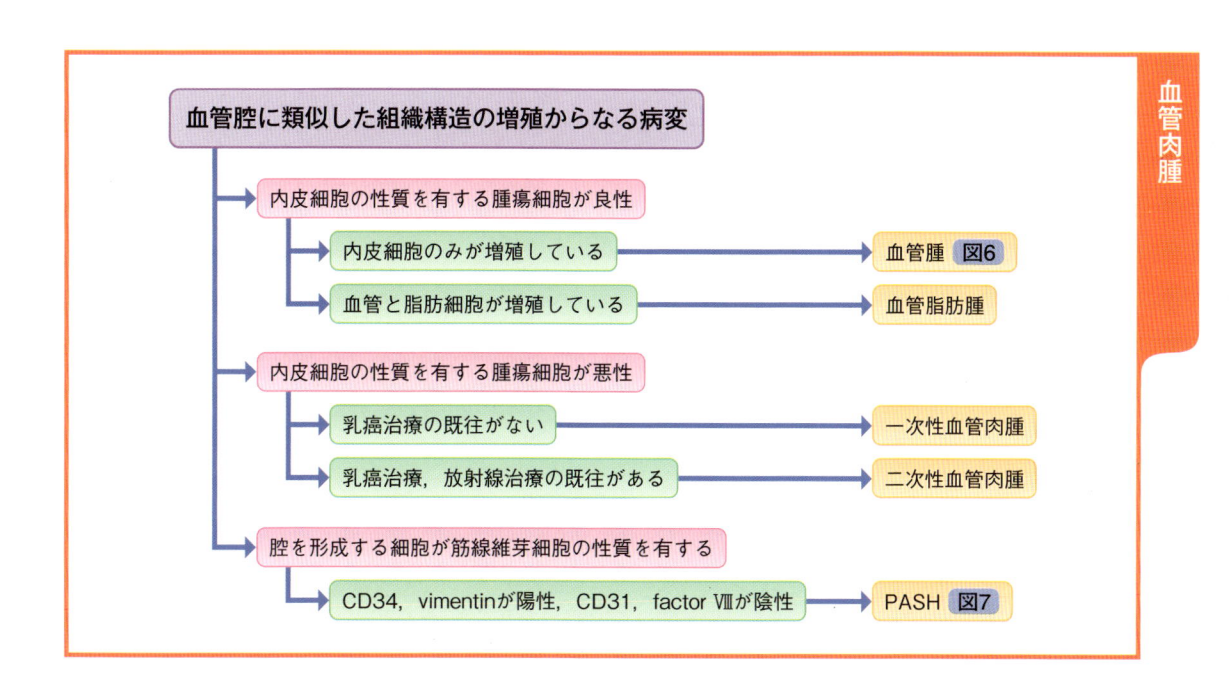

血管肉腫の Grade は low，intermediate，high に分類されている 表1．組織学的には，「病変を乳腺組織内に認める」「腫瘍性血管路の吻合」「高クロマチンを示す内皮細胞の核」「内皮細胞の乳頭状増殖」「充実性部分や紡錘形細胞の存在」「核分裂像」「血液湖」「壊死」が重要な因子である．

▶ 血管腫（hemangioma） 図6

異型性のない1層の内皮細胞で覆われた，多数の壁の厚い血管の集合からなる病変である．これらの集合によって腫瘤は分葉状構造を呈する．

血管腔に類似した組織構造の増殖からなる病変
- 内皮細胞の性質を有する腫瘍細胞が良性
  - 内皮細胞のみが増殖している → 血管腫 図6
  - 血管と脂肪細胞が増殖している → 血管脂肪腫
- 内皮細胞の性質を有する腫瘍細胞が悪性
  - 乳癌治療の既往がない → 一次性血管肉腫
  - 乳癌治療，放射線治療の既往がある → 二次性血管肉腫
- 腔を形成する細胞が筋線維芽細胞の性質を有する
  - CD34，vimentinが陽性，CD31，factor Ⅷが陰性 → PASH 図7

表1 血管肉腫の grade 評価のポイント

組織学的特徴	Grade		
	low	intermediate	high
腺組織への浸潤	あり	あり	あり
吻合する血管路	あり	あり	あり
高クロマチン内皮細胞	あり	あり	あり
内皮細胞の叢形成	少量	あり	顕著
内皮細胞の乳頭形成	なし	部分的	あり
充実性部分と紡錘形細胞部分	なし	なし/少量	あり
核分裂像	まれ/なし	乳頭部分にあり	あり
血液湖	なし	なし	あり
壊死	なし	なし	あり

(Rosen PP. Rosen's Breast Pathology, 3rd ed. angiosarcoma. 2009. p.918-47 より引用)

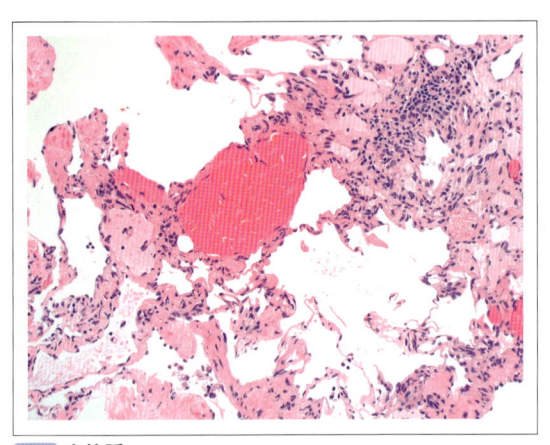

図6 血管腫
異型性のない1層の内皮細胞で覆われた毛細血管が、吻合する血管路を形成している．

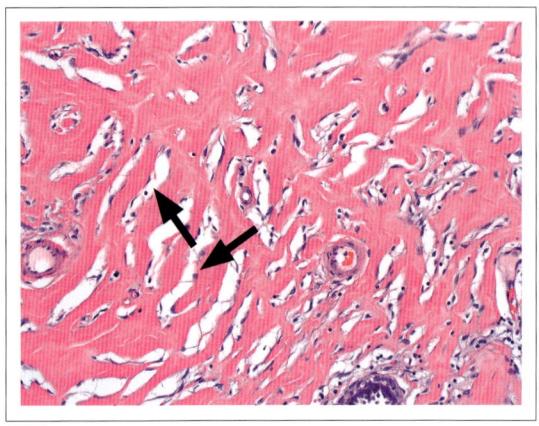

図7 PASH
膠原線維のなかに血管様に見えるスリット状の間隙構造（➡）が認められる．紡錘形の核を有する細胞が裏打ちしており、血管腫に似た像を示している．

▶血管脂肪腫（angiolipoma）

壁の厚い血管と脂肪組織が混在して被膜のない腫瘤を形成する．

▶PASH（pseudoangiomatous stromal hyperplasia） 図7

血管腔様のスリット状の間隙が小葉間組織にみられる．間隙には、内皮細胞に類似した筋線維芽細胞由来と思われる紡錘形細胞が認められる．免疫染色では、vimentin, CD34 は陽性であるが、内皮細胞のマーカーである CD31, factor Ⅷ は陰性である．

（黒住昌史）

malignant lymphoma：ML

関連腫瘍性病変
悪性リンパ腫

疾患の概要

- 乳腺の悪性リンパ腫は，①乳腺に原発する悪性リンパ腫，②全身性の悪性リンパ腫が乳腺に浸潤したもの（二次性）に分類される．
- 乳腺原発の悪性リンパ腫の定義として，①組織学的にリンパ腫の所見を満たす，②乳腺組織にリンパ腫の浸潤がみられる，③同側の腋窩リンパ節以外に腫瘍の浸潤がない，④乳腺外のリンパ腫の既往がない，ことが挙げられる．
- 乳腺原発の悪性リンパ腫は，全乳腺悪性腫瘍の0.5%以下を占める．
- 中枢神経系浸潤で再発する頻度が高い（5～29%）とする報告が多い．
- 乳腺原発リンパ腫とEBVとの関連は少ない．

染色体・遺伝子異常

- B細胞リンパ腫では免疫グロブリン重鎖，軽鎖遺伝子のクローナルな再構成が確認され，T細胞リンパ腫ではT細胞受容体遺伝子のクローナルな再構成が確認される．ともにサザンブロット法，PCR法により検出することができる．
- 一般的に濾胞性リンパ腫ではしばしばt(14;18)が確認されるが，乳腺原発についての転座の検出率のデータはない．
- MALTリンパ腫では，原発部位によって種々の頻度でt(11;18)，t(14;18)，t(1;14)，t(3;14)，3 trisomy，18 trisomyが認められるが，乳腺原発のものについてのデータは少ない．
- ALK陽性の未分化大細胞リンパ腫では多くの症例でt(2;5)，t(1;2)の転座が確認される．
- Burkittリンパ腫のほとんどでc-myc遺伝子に関連する転座〔t(8;14)，t(2;8)，t(8;22)など〕が認められる．

臨床所見

既往歴
- 美容整形や乳癌術後の再建を目的とした，implantに関連したALK陰性退形成性大細胞性リンパ腫の発生が多く報告されているが，その関連性についてはまだ厳密な証明はされていない．
- 一部の症例で全身性エリテマトーデス（SLE），橋本病，側頭動脈炎などの自己

- 免疫疾患の合併を認める．
- lymphocytic mastitis, diabetic mastitis とリンパ腫発生の関連を示唆する報告がある．

■ 好発年齢
- 高齢者に多いが，30歳代と60歳代に二峰性の発生ピークを示す．
- 若年者に発生する例ではBurkittリンパ腫，リンパ芽球性リンパ腫などの高悪性度のリンパ腫が含まれる．
- 高齢者の多くはびまん性大細胞型B細胞リンパ腫とMALTリンパ腫である．
- 妊娠中，授乳期の発生例もある．両側性，高悪性度のものが多い．

■ 性
- 圧倒的に女性が多く，男性での発生はきわめてまれである．

■ 初発症状
- 無痛性の乳房腫瘤として発見されることが多い．健診での発見は少ない．
- 同側の腋窩リンパ節腫大を伴うことがある．
- 発熱，盗汗，体重減少などの全身症状を伴うことはまれである．
- Burkittリンパ腫の場合，しばしば両側乳房の著明な腫大を示す．

■ 視触診所見
- 右側での発生が若干多い．診断時に両側に病変があるものは約10％．
- 単発の境界明瞭な腫瘤性病変として触知されることが多い．

■ 画像所見
- マンモグラフィでは比較的境界明瞭な腫瘤性病変として認識されることが多い．
- エコーでは低エコー，MRIではT1lowT2highの腫瘤として認識される．
- いずれのモダリティとも悪性リンパ腫に特異的な診断的価値のある所見は乏しく，乳癌など他の乳腺病変との鑑別は困難である．
- FDG-PETは原発性・二次性の鑑別，病期判定，治療効果判定に有用であるとされている．

病理所見

- ほとんどが非Hodgkinリンパ腫であり，乳腺原発のHodgkinリンパ腫は非常にまれである．
- B細胞リンパ腫が大多数を占め，T細胞リンパ腫は全乳腺原発リンパ腫の10％以下である．
- B細胞リンパ腫のなかでは，びまん性大細胞型B細胞リンパ腫が圧倒的に多い．その他，種々の組織型の報告があるが，濾胞性リンパ腫，MALTリンパ腫，Burkittリンパ腫，Bリンパ芽球性リンパ腫の報告が比較的多い．
- T細胞リンパ腫では退形成性大細胞性リンパ腫の報告が最も多い．T細胞リンパ腫の診断の際には，HTLV-1の検索による成人T細胞白血病/リンパ腫の鑑別を行うことが大切である．その他，Tリンパ芽球性リンパ腫や末梢性T細胞リンパ腫，非特異型の報告が少数ある．

びまん性大細胞型 B 細胞リンパ腫 (diffuse large B-cell lymphoma)

- リンパ濾胞の胚中心 B 細胞 (germinal center B-cell), もしくは胚中心を経て分化した B 細胞 (post-germinal center B-cell) に由来するリンパ腫である.

■ HE 像

- 大型リンパ球のびまん性の増殖を示す. 核の大きさの評価には, マクロファージの核の大きさより大きいか, 成熟小リンパ球の核の 2 倍より大きいものを大型の目安にするとよい. 腫瘍細胞の核は水胞状で, 複数の核小体が核縁に付着する細胞 (centroblast) や腫大した核小体が核の中心に位置する細胞 (immunoblast) がある 図1a .
- 腫瘍に巻き込まれた小葉や乳管は押しつぶされたり, 消失したりするが, 腫瘍の辺縁では小葉, 乳管の構造は比較的保たれていることが多い. 腫瘍細胞が乳管内に浸潤し, 乳管上皮を置き換えて, 乳癌の乳管内進展のような像を示すことがある.
- 間質の硬化性変化を伴うことがあり, 腫瘍細胞が線状に配列して浸潤する場合は, 浸潤性小葉癌との鑑別が問題になることがある 図1b .
- 核分裂像, アポトーシス体を貪食したマクロファージ (tingible body macrophage) が多数認められることがあり, 星空 (starry-sky) 様パターンを示すことがある.
- 一部に MALT リンパ腫や濾胞性リンパ腫の併存を見ることがあり, その場合はこれらの低悪性度リンパ腫からの悪性転化が疑われる.
- 血管内腔を病変の主座とする intravascular large B-cell lymphoma (WHO 分類では独立した疾患単位) の報告もある.

■ 免疫組織化学

- B 細胞マーカー (CD20, CD79a) 陽性, T 細胞マーカー (CD3, CD45RO) 陰性.
- びまん性大細胞型 B 細胞リンパ腫は, 一般的に CD10, bcl-6, MUM-1 の発現パターンによって, 胚中心細胞型 (germinal center B-cell-like type) と非胚中心

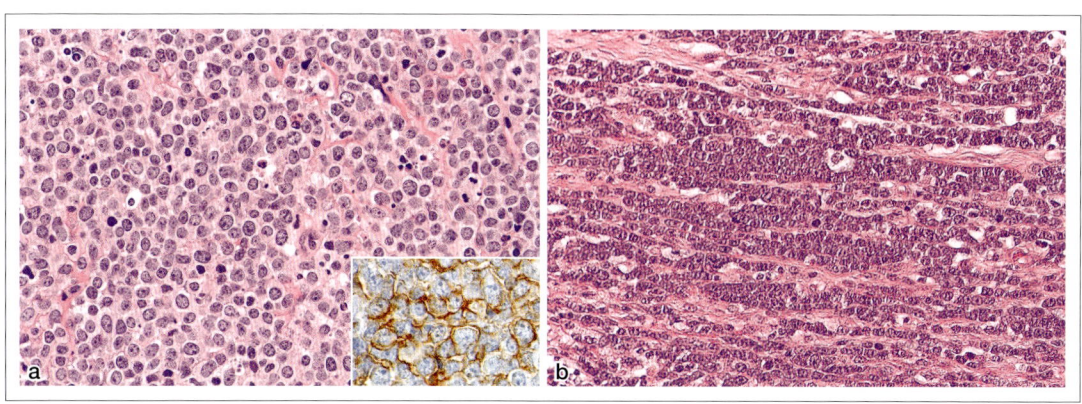

図1 びまん性大細胞型 B 細胞リンパ腫
a：大型リンパ球がびまん性に浸潤する. inset：CD20 免疫染色
b：リンパ腫細胞が浸潤性小葉癌のように索状に配列することがある.

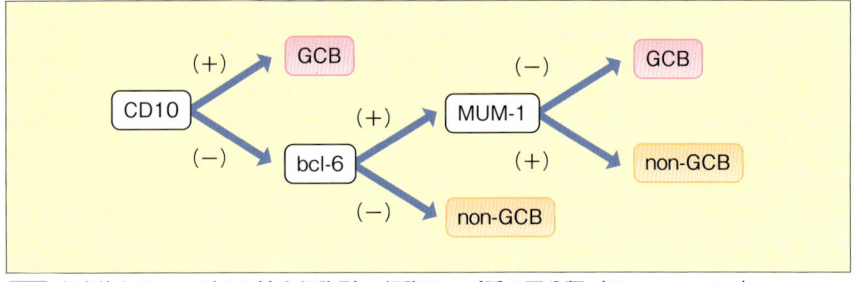

図2 免疫染色によるびまん性大細胞型B細胞リンパ腫の亜分類（Hans classifier）
GCB：胚中心細胞型，non-GCB：非胚中心細胞型

細胞型（non-germinal center B-cell-like type）に分類される（Hans classifier）**図2**．前者と比較して後者は予後不良である．乳腺原発のびまん性大細胞型B細胞リンパ腫では非胚中心細胞型を示すものが多い．

濾胞性リンパ腫（follicular lymphoma）

- リンパ濾胞の胚中心B細胞に由来するリンパ腫である．一般的に濾胞性リンパ腫は節性に発生する頻度が高いので，節性に発生したものが二次性に乳腺に浸潤した可能性を鑑別する必要がある．

■ HE像

- リンパ濾胞様の結節状構造が形成され，その胚中心は著明に拡大し，マントル層，辺縁帯は辺縁に薄く圧排される．
- 胚中心に軽度のくびれを有する小型のリンパ球（centrocyte）と大型のリンパ球（centroblast）が混在して増殖するのが細胞構成の点における本疾患の特徴である．胚中心に含まれるcentroblastの数によってGradeが分類される（Grade 1：＜6個/HPF，Grade 2：6〜15個/HPF，Grade 3：＞15個/HPF）．
- 胚中心で認められる核分裂像やtingible body macrophageは少なく，この点が反応性のリンパ濾胞過形成との鑑別点となるが，Grade 3では核分裂像やtingible body macrophageの出現が目立つことが多いため，注意する必要がある．

■ 免疫組織化学

- B細胞マーカー陽性，T細胞マーカー陰性．CD10陽性，CD5陰性，反応性のリンパ濾胞過形成と異なり，bcl-2陽性を示す．

MALTリンパ腫（extranodal marginal zone lymphoma of MALT type）

- リンパ濾胞の辺縁帯に分布するB細胞に由来するリンパ腫である．

■ HE像

- 小型リンパ球がびまん性に浸潤し，細胞構成はおおむね均一であるが**図3**，大型核の細胞を少数混じえることがある．腫瘍細胞の形質細胞への分化が目立つことがあり，Dutcher小体と呼ばれる核内偽封入体が認められることがある．また，淡明な細胞質を有するmonocytoid cellと呼ばれる腫瘍細胞が集団で認められることがある．

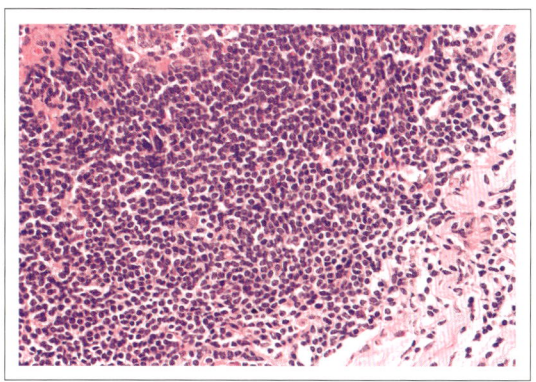

図3 MALT リンパ腫
小型リンパ球がびまん性に浸潤する．細胞構成は単調である．

- 病変の辺縁や内部にリンパ濾胞が認められることがあるが，その胚中心はまわりの腫瘍細胞の増殖に圧排されて，萎縮していることが多い．
- 小葉や乳管の上皮内に腫瘍細胞が浸潤して，小葉・乳管構造が破壊された像（lymphoepithelial lesion）を認めることがあるが，本疾患に特異的な組織所見ではない．

■ 免疫組織化学
- B細胞マーカー陽性．T細胞マーカーは陰性であるが，CD43の発現を見ることがある．CD10陰性，CD5陰性．

バーキットリンパ腫（Burkitt lymphoma）

- リンパ濾胞の胚中心B細胞に由来する増殖能の高い高悪性度のリンパ腫である．

■ HE像
- マクロファージの核と同等大の小〜中型でくびれの乏しい濃染核をもったリンパ球がびまん性に単調に増生し，やや結合性があるように見えることがある．細胞質は好塩基性で乏しい．
- 増殖能が高いため，多数の核分裂像やtingible body macrophageが認められ，starry-sky patternを示す．
- 細胞診のGiemsa染色では細胞質内に脂肪滴が認められるのが特徴である．

■ 免疫組織化学
- B細胞マーカー陽性，T細胞マーカー陰性，CD10陽性，bcl-6陽性，bcl-2陰性，Ki-67 labeling indexは90%以上．
- アフリカやニューギニアでみられる流行地型のBurkittリンパ腫とは異なり，本

診断のポイント
- 乳腺リンパ腫の多くはB細胞性であり，びまん性大細胞型B細胞リンパ腫が圧倒的に多い．
- 大型の検体は内部まで固定が行き届いていないことが多く，その場合には腫瘍細胞の大きさの評価に注意する必要がある．固定不良の場合，細胞が収縮して小さく見えることがあるので，マクロファージや成熟小リンパ球の核を対照にして評価するとよい．検体の固定条件を良好に保つことはいうまでもない．

邦でみられる散発型では EBV が証明されることは少ない.

退形成性大細胞性リンパ腫（anaplastic large cell lymphoma）

- 前述のとおり，implant に関連した発生の報告が多い.

■ HE 像
- 大型で多形性の強い核と豊富な細胞質を有する腫瘍細胞が増殖する．腫瘍細胞の核はしばしば分葉状，馬蹄形を示し，大型の核小体をもつ（hallmark cell）．腫瘍細胞は上皮様の結合性を示すことが多いので，癌との鑑別が問題となることがある.

■ 免疫組織化学
- B 細胞マーカー陰性．T 細胞マーカーは陽性であるが，発現の低下をみることがある（null-cell type）．CD4 陽性，CD8 陰性を示すことが多い.
- CD30 がびまん性に陽性を示すのが特徴的である．EMA 陽性，TIA-1，granzyme B，perforin などの細胞傷害関連分子も発現する.
- 全身性の退形成性大細胞性リンパ腫は ALK 陽性例と ALK 陰性例に分類されるが，乳腺原発のものは ALK 陰性例が多い．implant に関連して発生したものは ALK 陰性である.

鑑別診断

▶浸潤性小葉癌（invasive lobular carcinoma）

間質の硬化を伴う場合，リンパ腫細胞が索状に配列し，浸潤性小葉癌に類似した像をとることがある 図1b ．一般的に，リンパ腫の場合，腫瘍細胞は浸潤性小葉癌ほど豊富な細胞質はもたず，結合性は低く，びまん性の浸潤を示す．非浸潤癌の成分の存在は小葉癌を示唆する．PAS 染色，cytokeratin，LCA の免疫染色で鑑別は容易である.

▶髄様癌（medullary carcinoma）

退形成性大細胞性リンパ腫やびまん性大細胞型 B 細胞リンパ腫との鑑別が問題となることがある 図4 ．cytokeratin，LCA の免疫染色で鑑別は容易である.

▶急性骨髄性白血病の浸潤 図5

乳房腫瘤が初発症状として白血病がみつかることがある．末梢血，骨髄検査による白血病の有無の検索が重要である．未熟な好酸球の出現が診断の手がかりとなることがあるが，組織像のみでリンパ腫との鑑別は困難であることが多いため，免疫染色による検討が必須である．myeloperoxidase，lysozyme，c-kit，LCA に陽性を示す．一部の B 細胞マーカー，T/NK 細胞マーカー，TdT に陽性を示すことがあるので注意する必要がある．白血病に先行して乳腺に腫瘤が形成されることもあり，その場合は granulocytic sarcoma と診断する.

```
結合性の低い円形核細胞のびまん性増殖
├─ 腺腔形成あり,乳管内・小葉内増殖病変あり ───────────────→ 通常型の乳癌（充実腺管癌など）
└─ 腺腔形成なし,乳管内・小葉内増殖病変なし
   ├─ cytokeratin(＋)
   │   ├─ 神経内分泌マーカー(－) → 通常型の乳癌（浸潤性小葉癌,髄様癌など）
   │   └─ 神経内分泌マーカー(＋) → 小細胞癌
   └─ cytokeratin(－)
       ├─ リンパ洞の拡張と大型マクロファージの増生 → Rosai-Dorfman病
       ├─ LCA(－) → PNET/Ewing肉腫,Merkel細胞癌,横紋筋肉腫,悪性黒色腫など
       └─ LCA(＋)
           ├─ MPO(＋) → 急性骨髄性白血病の浸潤 図5,granulocytic sarcoma
           ├─ リンパ濾胞構造の存在とそれに一致したT細胞,B細胞の分布
           │   ├─ bcl-2(－) → 乳房内リンパ節,偽リンパ腫
           │   └─ bcl-2(＋) → 濾胞性リンパ腫
           ├─ B細胞優勢なびまん性細胞増殖
           │   ├─ 細胞は小～中型
           │   │   ├─ 増殖能小 → MALTリンパ腫 図3
           │   │   └─ 増殖能大 → Burkittリンパ腫,Bリンパ芽球性リンパ腫
           │   └─ 細胞は大型 → びまん性大細胞型B細胞リンパ腫 図1,4
           └─ T細胞優勢なびまん性細胞増殖
               ├─ HTLV-1(＋) → 成人T細胞白血病/リンパ腫
               ├─ hallmark cell(＋),CD30(＋) → 退形成性大細胞性リンパ腫
               ├─ 細胞は小～中型で増殖能大 → Tリンパ芽球性リンパ腫
               └─ 特異型のT細胞リンパ腫を除外 → 末梢性T細胞リンパ腫,非特異型
```

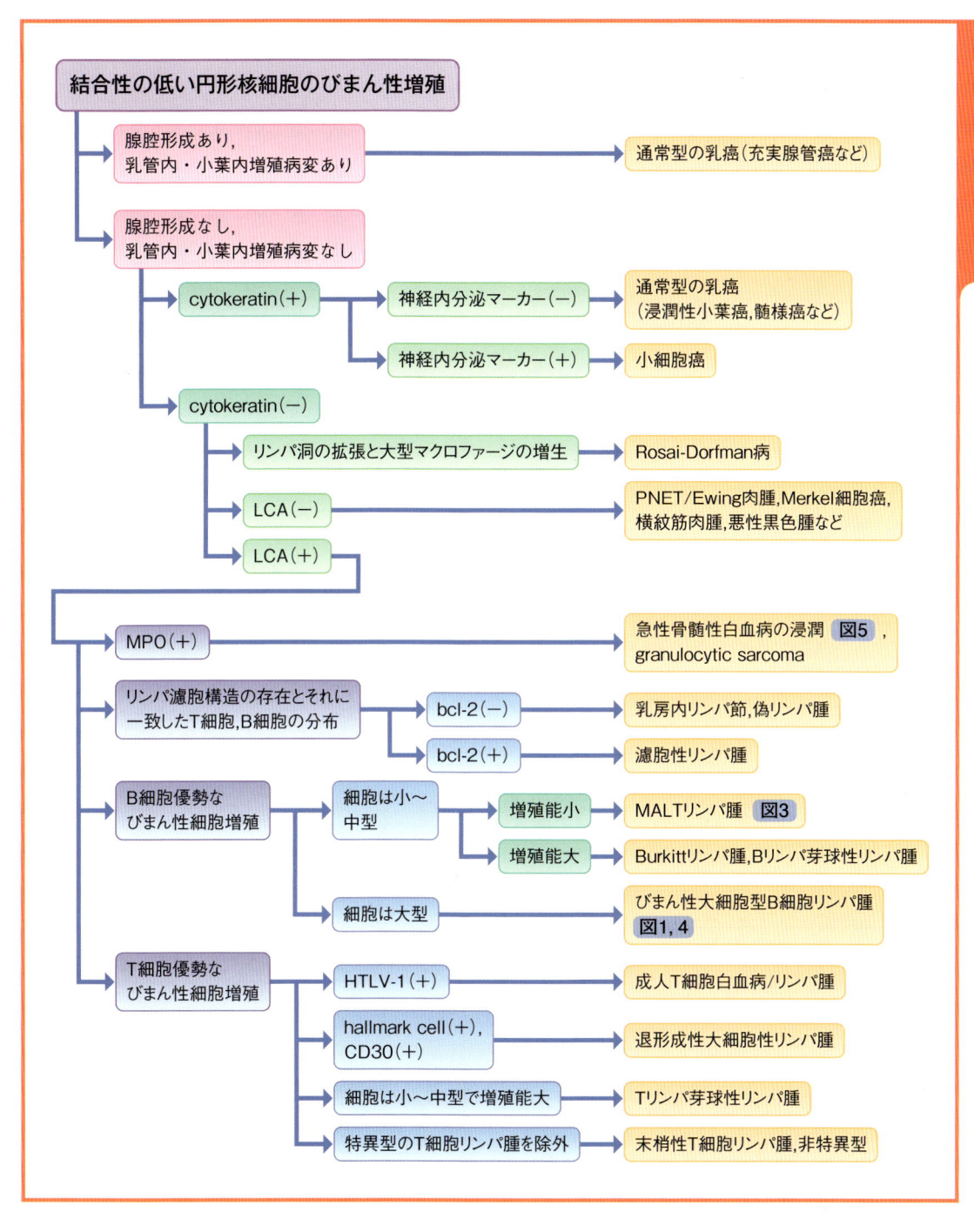

▶他の円形細胞腫瘍

その他，小細胞癌，primitive neuroectodermal tumor（PNET），Merkel細胞癌，横紋筋肉腫，悪性黒色腫などの発生がまれに報告されているが，免疫染色による鑑別診断は容易である 表1．

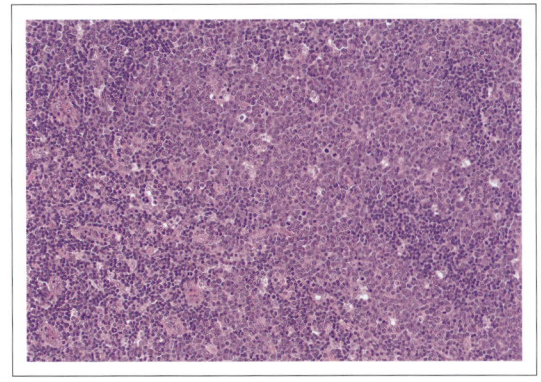

図4 びまん性大細胞型B細胞リンパ腫
反応性のリンパ球浸潤を伴って，腫瘍細胞がやや結合性を示している．このような場合，髄様癌との鑑別が問題となることがある．

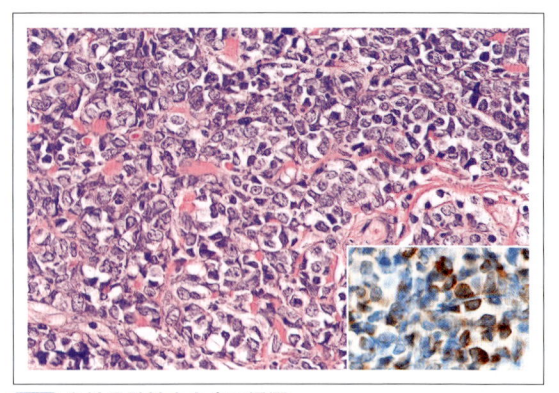

図5 急性骨髄性白血病の浸潤
リンパ腫細胞に似た円形核の腫瘍細胞がびまん性に浸潤する．inset：myeloperoxidase 免疫染色

表1 悪性リンパ腫と他の円形細胞腫瘍におけるマーカーの発現の比較

マーカー	LCA	MPO	panCK	CK20	EMA	SYN, CGA	VIM	DES, MSA, MYG	S-100, HMB-45	CD99
悪性リンパ腫	+	−	−	−	−*1	−	+	−	−	−*2
白血病の浸潤, granulocytic sarcoma	+	+	−	−	−	−	+	−	−	−/+
通常型の乳癌	−	−	+	−	+	−/+	−	−	−	−
小細胞癌	−	−	+	−	+	+	−	−	−	+
PNET/Ewing 肉腫	−	−	−/focal +	−	−	+	+	−	−	+
悪性黒色腫	−	−	−	−	−	−	+	−	+	+/−
Merkel 細胞癌	−	−	+	+(dot like pattern)	+	+	−	−	−	−/+
横紋筋肉腫	−	−	−	−	−	−	+	+	−	−/+

LCA：leukocyte common antigen, MPO：myeloperoxidase, CK:cytokeratin, EMA：epithelial membrane antigen, SYN：synaptophysin, CGA：chromogranin A, VIM：vimentin, DES：desmin, MSA：muscle-specific actin, MYG：myogenin
*1 ただし，退形成性大細胞性リンパ腫は +．*2 ただし，リンパ芽球性リンパ腫は +

▶乳房内リンパ節 (internal mammary lymph node)

乳房内のリンパ節が腫瘤と認識されて，穿刺吸引もしくは生検されてくることがある．生検ではリンパ節の基本構造が存在するかどうか，細胞構成が均一であるかどうか，T細胞・B細胞が偏りなく，リンパ節の構造に一致した分布を示すかどうかが判断のポイントとなる．

▶偽リンパ腫 (pseudolymphoma)

炎症に伴う反応性変化によって乳腺内に著明なリンパ球の浸潤した腫瘤性の病変が形成されることがある．多くの場合，明瞭なリンパ濾胞が形成されており，濾胞

間には大小のリンパ球，マクロファージなどの多彩な細胞構成の細胞浸潤を認める．免疫染色では正常なリンパ組織の構造に一致したT細胞，B細胞の分布が認められる．明瞭なリンパ濾胞が認められず，単調な細胞構成の細胞浸潤を示す場合はリンパ腫を疑うべきである．濾胞性リンパ腫との鑑別は，胚中心の細胞がbcl-2陰性を示す点で鑑別できる．従来，偽リンパ腫と診断されていたもののなかに，MALTリンパ腫が含まれていた可能性もある．組織像での鑑別が困難な場合は，免疫グロブリン重鎖，軽鎖遺伝子のクローナルな再構成の有無を確認する必要がある．

▶ Rosai-Dorfman病 (Rosai-Dorfman disease)

主に頸部リンパ節に発生するまれな組織球性疾患であるが，乳腺での発生も報告されている．著明に拡張したリンパ洞を伴うリンパ組織からなる病変で，リンパ洞内に豊富な細胞質を有する大型のマクロファージが充満する．時に，マクロファージの核に軽度の異型を伴うことがある．マクロファージの細胞質内にリンパ球が取り込まれた像（emperipolesis）をしばしば確認する．マクロファージはCD68陽性，S-100蛋白陽性を示す．多くの場合，予後は良好で，自然消退する．

（中塚伸一）

gynecomastia
非腫瘍性病変
女性化乳房症

疾患の概要

- 男性の乳腺疾患の大多数を占める腫瘤様の病変である.
- 内分泌環境の乱れが主な原因と考えられている.
- 乳管の増生, 乳管上皮の過形成, 乳管周囲間質の増生がみられる.
- しばしば女性化乳房症に男子乳癌が合併するが, 両者の直接的な因果関係は不明である.

臨床所見

■原因
- ホルモンバランスの乱れ（特に高エストロゲン状態）が発症に関与すると考えられている. 肝硬変, 慢性腎不全, 甲状腺機能亢進症, ホルモン産生腫瘍, 胚細胞腫瘍, Klinefelter症候群などでみられることがある.
- ホルモン製剤, ジギタリス, レセルピンなど種々の薬剤投与によって起こる場合もある.
- 原因が除去されれば1～2年で自然退縮する一方, 再燃することもある.

■頻度, 好発年齢
- 日常経験する男性の乳腺疾患の大多数を占める.
- 発症のピークは新生児期, 思春期, 高齢期（60～70歳代）の3つで, 血中ホルモン動態の変化を反映したものと考えられている. 新生児期の女性化乳房症は母体由来のエストロゲン曝露によるものと理解されている.

■初発症状
- 男性乳房が両側性もしくは片側性に肥大する. 片側の時は左側が多い.
- 乳頭下に腫瘤を触れ, 軽度の疼痛を伴う. 両側性病変の時は乳房全体がびまん性に腫脹しやすい.
- 乳頭異常分泌は通常ない.

■視触診所見
- 大半が3～5cm大の腫瘤であるが, まれに10cmを超える場合もある. 境界は比較的明瞭で, 弾力のある腫瘤として触れる.

病理所見

■ 肉眼像
- 腫瘤は硬く，割面は平滑，白色調である．

■ HE像
- 乳管の増生，乳管上皮の過形成，乳管周囲間質の増生を主体とした腫瘍様病変である 図1a ．開花期（あるいは増殖期）と線維化期（あるいは退縮期）に分ける場合もあるが，同一症例で両成分が混在することも少なくない．
- 開花期では乳管上皮の過形成性変化が目立ち，しばしば低乳頭状あるいは充実性に増生する 図1b ．乳管の拡張もよくみられる．時に扁平上皮化生やアポクリン化生を伴う 図1c ．乳管周囲では結合組織が浮腫状に増生し，血管増生やリンパ球浸潤がみられる 図1d ．男性乳腺では小葉構造はみられず，女性化乳房症においても小葉形成は観察されない．
- 線維化期になると乳管周囲の膠原線維の増生が進み，上皮の過形成や乳管周囲の浮腫は目立たなくなる 図1e ．

■ 免疫組織化学
- 乳管上皮が過形成を呈しても，乳管成分では基底側に筋上皮の介在がみられる．免疫染色を行うと常に二相性の保持が確認できる 図1f ．
- 90％程度の症例でER陽性で，特に乳管上皮の過形成部にみられる．
- 約30％の症例では乳管上皮成分が前立腺特異抗原（PSA）が陽性となるが，前立腺癌の転移と間違えないことが重要である．

鑑別診断

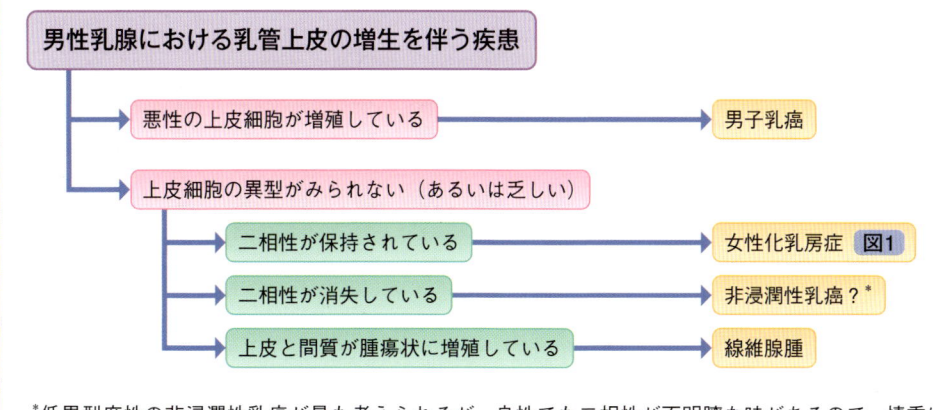

男性乳腺における乳管上皮の増生を伴う疾患
- 悪性の上皮細胞が増殖している → 男子乳癌
- 上皮細胞の異型がみられない（あるいは乏しい）
  - 二相性が保持されている → 女性化乳房症 図1
  - 二相性が消失している → 非浸潤性乳癌？*
  - 上皮と間質が腫瘍状に増殖している → 線維腺腫

*低異型度性の非浸潤性乳癌が最も考えられるが，良性でも二相性が不明瞭な時があるので，慎重に判断する．癌細胞と診断できるか，再度HE像を観察したうえで，非浸潤性乳癌と診断する．二相性を精査するため，複数の筋上皮マーカーの免疫染色を行うことも有効である

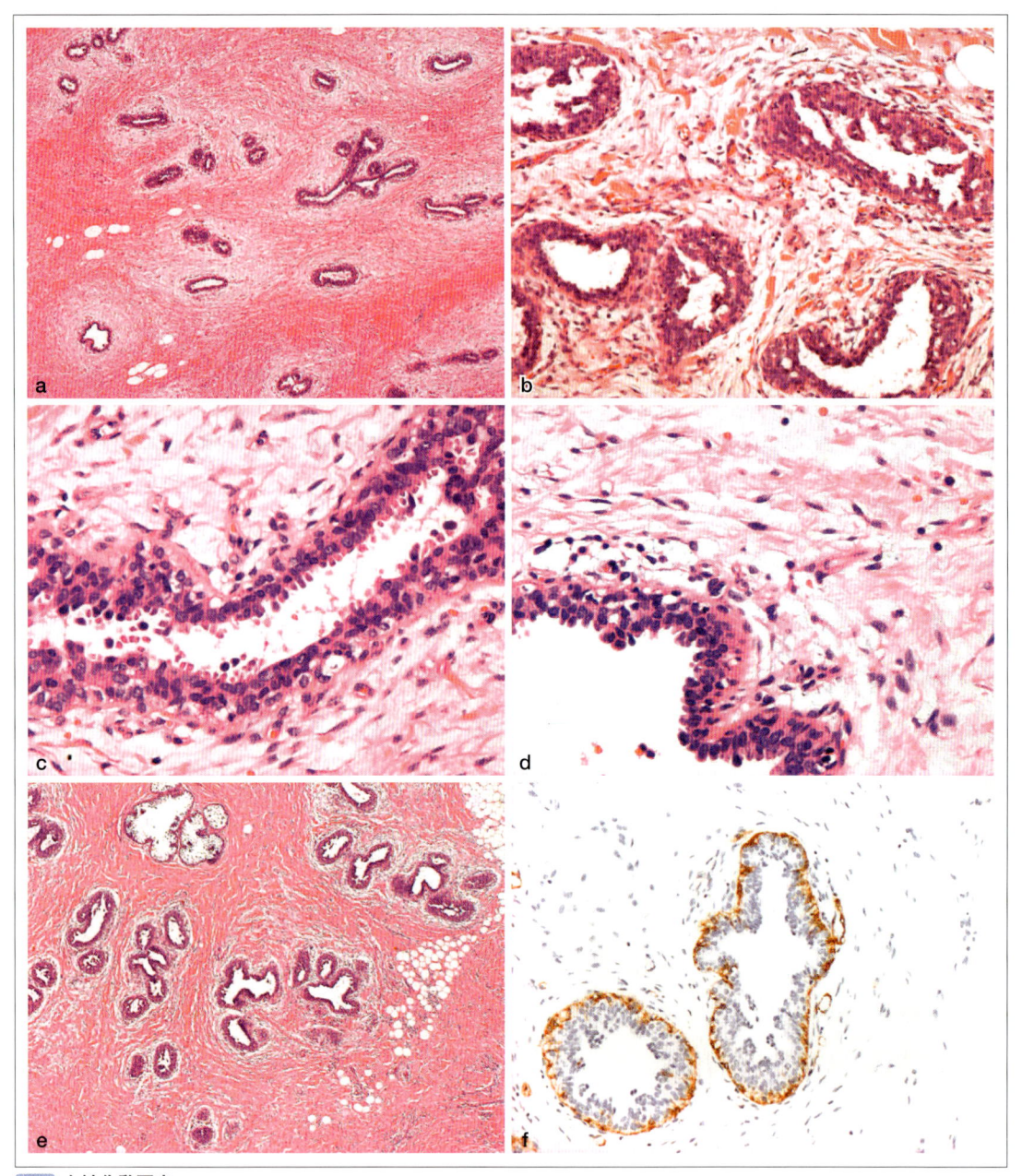

図1 女性化乳房症
a:弱拡大.乳管の増生,乳管上皮の過形成,乳管周囲の浮腫や線維化などがみられる.小葉構造はみられない.
b:乳管上皮の低乳頭状増生がみられる.
c:乳管上皮のアポクリン分泌像
d:乳管周囲では浮腫,線維化,血管新生,炎症性細胞浸潤などがみられる.
e:弱拡大.aと比べ,乳管周囲の線維化が進み浮腫は減弱している.
f:α-SMAに対する免疫染色.乳管上皮に過形成がみられるが,二相性が保持されている.

診断のポイント
・男性の乳腺疾患の大多数を占めるので,男性例では常に念頭に置く.
・乳管と乳管周囲間質に病理所見がある.
・最大の鑑別疾患は男子乳癌であり,上皮細胞の異型性や乳管構造の二相性,乳管周囲間質に注目する.

▶男子乳癌（male breast carcinoma）

　強い核異型や浸潤像がみられれば，容易に乳癌と診断できる．核異型の弱い非浸潤性乳癌は篩状型や乳頭型を示すことが多く，開花期の女性化乳房症との鑑別が重要である．この場合，核所見，乳管成分で二相性が保持されていること，低乳頭状構造が先細り状であること，乳管周囲間質の独特の変化などより癌を除外する．

▶線維腺腫（fibroadenoma）

　上皮成分と間質成分が増生する混合腫瘍である．境界明瞭な結節性病変を形成し，女性と同様の組織像を呈するが，男性ではきわめてまれである．乳管構造は筋上皮細胞と腺上皮細胞の2層からなる．女性化乳房症の一部に線維腺腫様病変を混じることがあるが，線維腺腫との診断は全体像を把握しながら慎重に行う．

〔鈴木　貴，高木清司，笹野公伸〕

accessory mammary gland

非腫瘍性病変
副乳

疾患の概要

- 不完全な退縮により遺残した乳腺組織であり，通常，腋窩中央から正常乳腺，内側鼠径へと伸びる milk line 上に認められる．
- 乳頭，乳輪，乳腺実質からなる完全型といずれかを欠く不完全型がある．乳腺実質を伴わず乳頭のみがみられる場合は多乳頭症（polythelia）と呼ばれる．
- milk line 以外に乳腺組織が認められた場合，迷入乳腺（aberrant breast tissue）と称される．
- 近年，anogenital region の乳腺類似の形態を示す腺組織を anogenital mammary-like glands とする概念が提唱されている．
- 副乳はさまざまな乳腺疾患，乳腺症や線維腺腫，異型乳管過形成や乳腺炎，癌などの発生母地となりうる．臨床的には副乳自体が問題となる場合は少なく，むしろ二次的に発生した乳腺疾患に対する診断・治療を考えるうえで，発生母地が副乳か否かが重要となる．

臨床所見

■頻度
- 頻度は 1〜6％で，まれに家族発生例の報告がある．
- アジア人で頻度が高く，日本人女性は 5.19％，日本人男性は 1.68％と報告されている．
- 乳頭・乳輪・乳腺実質すべてを認める完全型はまれである．片側腋窩の症例が最も多い．乳頭が主体を占めるものは正常乳房下縁に多く，男性に多い．

■初発症状
- 乳腺実質が主体の場合，皮下硬結，皮下腫瘤が多く，妊娠・授乳期に腫大して初めて気付かれることもある．月経周期に合わせて腫脹や痛みを感じることがあり，妊娠・授乳期に乳汁分泌がみられる場合や duct の閉塞がある場合には乳腺炎の症状を示すことがある．
- 乳頭のみの場合には黒子と診断される場合がある．

病理所見

■ HE 像

- 正常乳腺組織に類似する．乳腺小葉の発達の程度はさまざまであり，乳管のみの症例もみられる 図1a, b ．一般的には生理的な内分泌環境に相応した乳腺組織所見を示すとされる．
- 乳腺組織特有の小葉内間質や線維弾性組織の存在が診断の一助となることがある．
- 郭清された腋窩リンパ節に隣接して，あるいはリンパ節内にみられることがまれにあり，センチネルリンパ節診断の際に注意を要する．
- 二次的に発生する病変は乳腺症，線維腺腫，腺腫，癌が多く，通常の乳腺疾患と同様の組織所見を示す 図1c ．妊娠・授乳期には乳汁分泌像を伴った腺腫が指摘されやすい．
- 副乳癌は腋窩発生が最も多い．組織型としては浸潤性乳管癌の報告が多いが，髄様癌や浸潤性小葉癌の報告もみられる 図2 ．既存の副乳組織や乳管内成分が同時に確認される場合には副乳癌の診断が可能であるが，浸潤巣のみの場合には確定診断は難しい．なぜなら，最も鑑別が必要となる汗腺癌は形態学的にも免疫組織学的にも乳癌と類似の所見を示すからである．

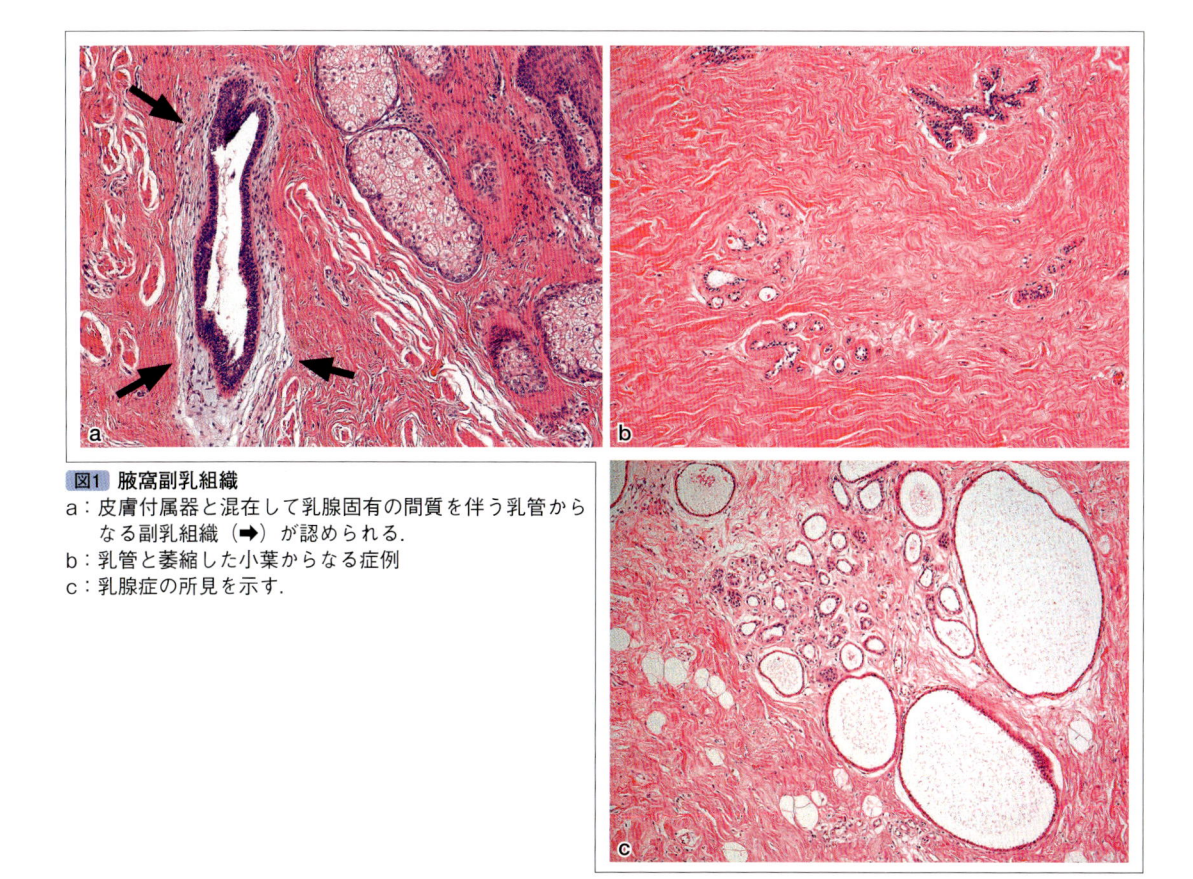

図1 腋窩副乳組織
a：皮膚付属器と混在して乳腺固有の間質を伴う乳管からなる副乳組織（➡）が認められる．
b：乳管と萎縮した小葉からなる症例
c：乳腺症の所見を示す．

副乳 279

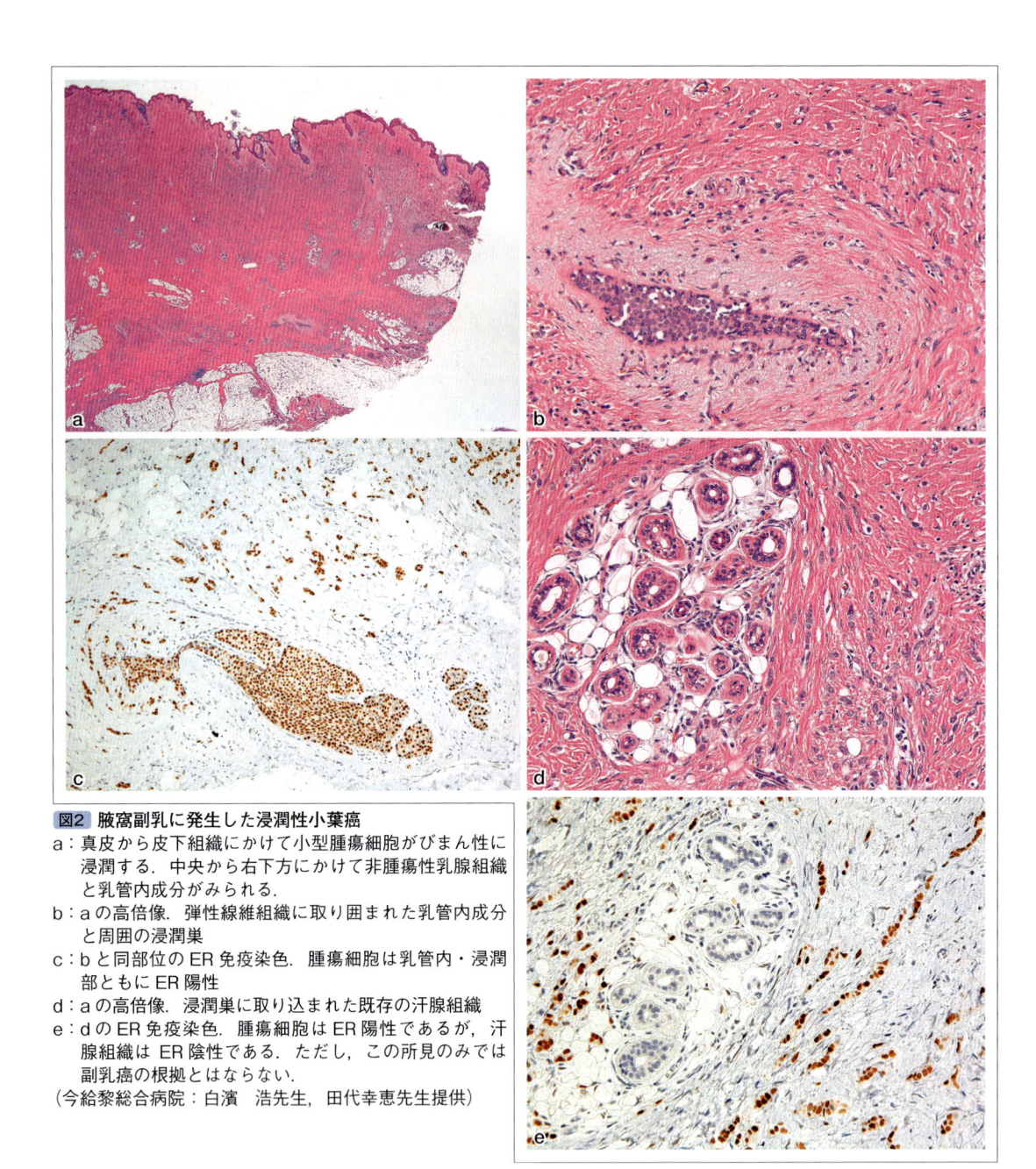

図2 腋窩副乳に発生した浸潤性小葉癌
a：真皮から皮下組織にかけて小型腫瘍細胞がびまん性に浸潤する．中央から右下方にかけて非腫瘍性乳腺組織と乳管内成分がみられる．
b：aの高倍像．弾性線維組織に取り囲まれた乳管内成分と周囲の浸潤巣
c：bと同部位のER免疫染色．腫瘍細胞は乳管内・浸潤部ともにER陽性
d：aの高倍像．浸潤巣に取り込まれた既存の汗腺組織
e：dのER免疫染色．腫瘍細胞はER陽性であるが，汗腺組織はER陰性である．ただし，この所見のみでは副乳癌の根拠とはならない．
（今給黎総合病院：白濱　浩先生，田代幸恵先生提供）

> **診断のポイント**
> ・副乳の診断には好発部位を考慮することが重要である．
> ・副乳癌の診断は既存の副乳組織，あるいは乳管内成分の証明が重要である．浸潤巣のみの場合には，組織学的な皮膚汗腺癌や転移・再発乳癌との鑑別は難しい．

鑑別診断

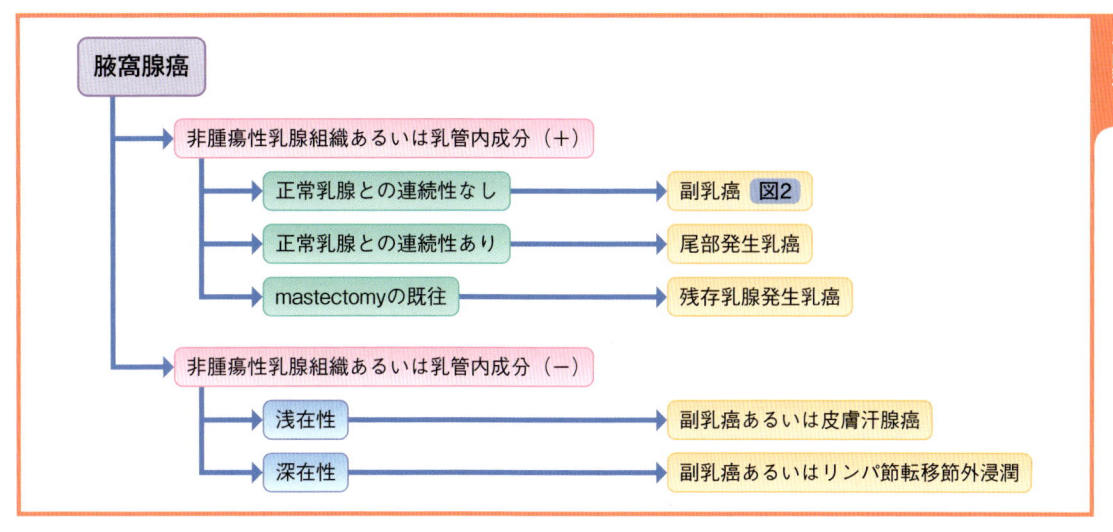

```
腋窩腺癌
├─ 非腫瘍性乳腺組織あるいは乳管内成分（＋）
│   ├─ 正常乳腺との連続性なし  → 副乳癌 図2
│   ├─ 正常乳腺との連続性あり  → 尾部発生乳癌
│   └─ mastectomyの既往      → 残存乳腺発生乳癌
└─ 非腫瘍性乳腺組織あるいは乳管内成分（－）
    ├─ 浅在性  → 副乳癌あるいは皮膚汗腺癌
    └─ 深在性  → 副乳癌あるいはリンパ節転移節外浸潤
```

以下に，実地臨床上問題となる副乳癌との鑑別に重点を置いて記載する．

▶皮膚汗腺癌（sweat gland carcinoma）

副乳自体，比較的浅い部位に存在し，皮膚汗腺組織としばしば混在するため，存在部位（深さ）での鑑別は難しい．乳腺特有の乳管・小葉構造やそれらに連続する乳管内成分が同時に証明できるかが重要である．組織像や免疫組織学的態度に決定的な違いはみられず，鑑別は難しい．

▶腋窩リンパ節転移（axillary lymph node metastasis）

腋窩リンパ節内外に副乳組織がみられることがまれにある．センチネルリンパ節検索時に微小転移との鑑別が必要な場合があるが，副乳組織には筋上皮が証明される．また，まれに良性の上皮がリンパ節へ迷入することもあるが，この場合は生検の既往の有無やヘモジデリン貪食細胞の存在が参考となる．

原発不明癌あるいは潜在性乳癌の腋窩リンパ節転移症例で節外浸潤が顕著な場合，副乳癌との鑑別が問題となる場合がある．リンパ節の構造や非腫瘍部乳腺組織・乳管内成分をていねいに検索する必要がある．通常，副乳癌は浅在性である．

▶腋窩側発生乳癌（original breast cancer）

乳腺組織が腋窩側まで広がっている症例があり，この領域に発生した原発性乳癌の場合や，切除後に腋窩側のみ残存した乳腺内に再発した場合，副乳癌との鑑別が必要となる．手術所見，画像所見や臨床情報を考慮して総合的に判断する．mastectomyの既往歴があり，乳癌組織とともに非腫瘍部乳腺組織や乳管内成分が認められた場合には，通常は残存乳腺に発生した乳癌と考えられる．

（大井恭代）

diabetic mastopathy

非腫瘍性病変

糖尿病性乳腺症

疾患の概要

- 病理組織学的に fibrous disease あるいは lymphocytic mastitis と診断される病変が，糖尿病に関連して出現した場合につけられる．
- 糖尿病性乳腺症は，1984年 Soler, Khardori らによって "Fibrous disease of the breast, thyroiditis, and cheiroarthropathy in type I diabetes mellitus" として報告された．
- 超音波所見上，癌との鑑別を有し，過剰診療を避けるために，知っておくべき病変である．

臨床所見

■ 視触診所見
- 不整形硬結として触れることが多い．

■ 超音波画像所見
- 限局的に乳腺組織の低エコー像として描出される 図1．境界は不明瞭のことが多く，乳腺内に広がるように存在する．線維化や硝子化により超音波は減弱し，内部エコーの評価が困難であることが多い．内部エコーの評価可能な場合には，低エコー域と正常乳腺組織が混在するように描出される．
- しばしば，乳癌（硬癌や浸潤性小葉癌）との鑑別が困難である．形状不整であっても，前方および後方境界線の断裂を認めないことが乳癌との鑑別に有用な場合がある．
- 時間的経過により病変が進行，消退することがあり，超音波所見も変化することがある．

図1 糖尿病性乳腺症の超音波画像
硬結部に一致して低エコー域を認める．形状不整に描出され，内部エコーは減弱により精査困難である．硬癌などの乳癌との鑑別が必要である．

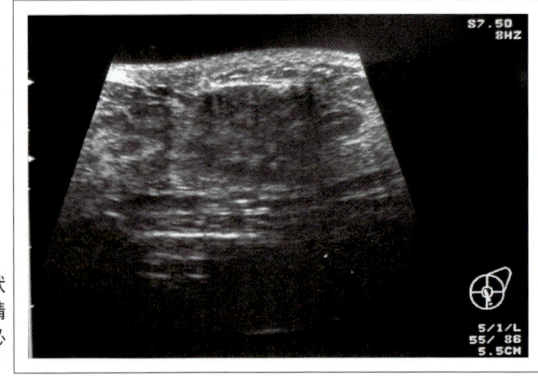

病理所見

- 糖尿病性乳腺症の病理組織学的な特徴として，Tomaszewski らは，高度の線維化（fibrous disease），小葉，乳管，血管周囲のリンパ球浸潤（lymphocytic mastitis），筋線維芽細胞（epithelioid fibroblast）の出現などを挙げた．これらの所見は積量的なものはないことからもわかるように，"糖尿病性乳腺症"は，

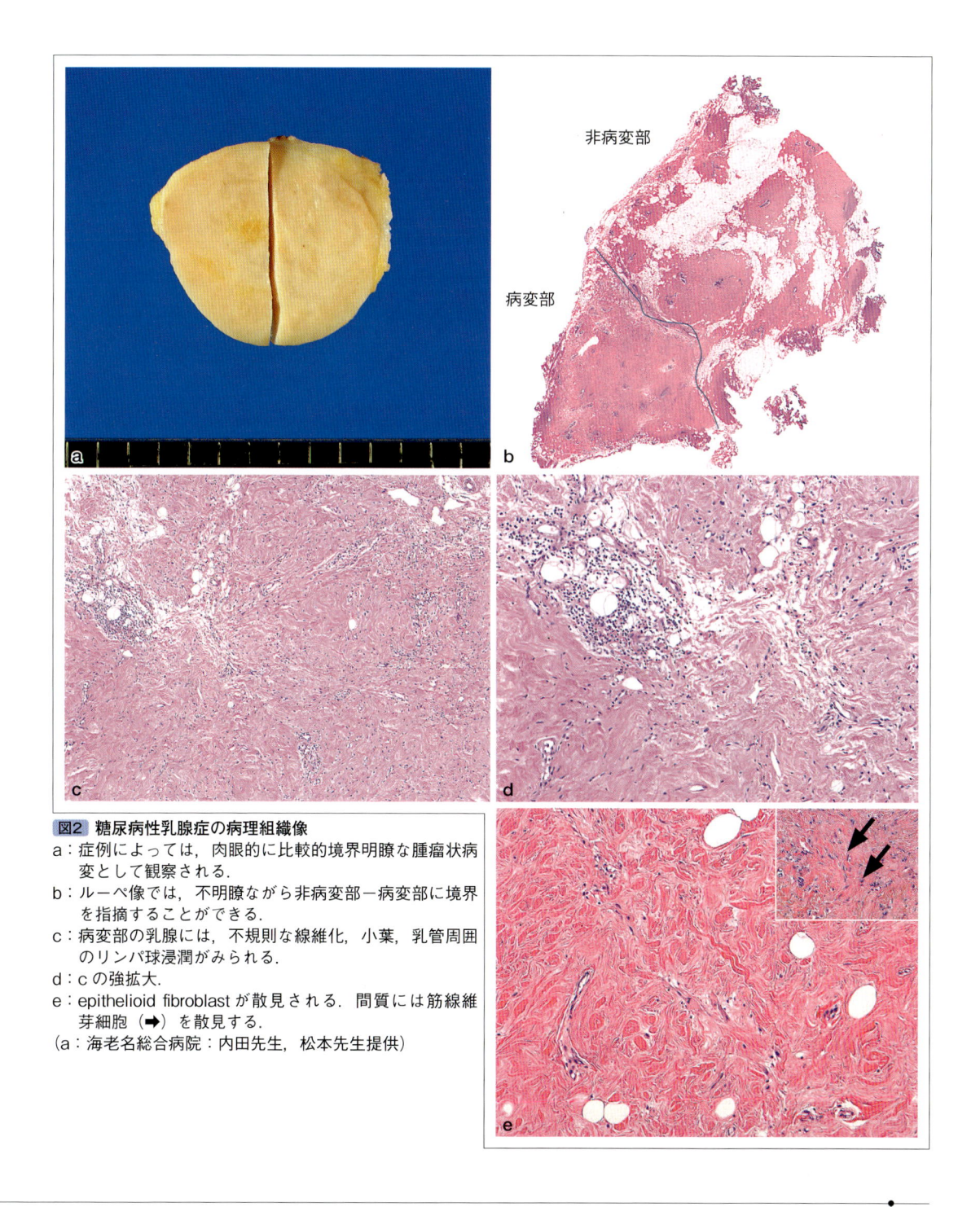

図2 糖尿病性乳腺症の病理組織像
a：症例によっては，肉眼的に比較的境界明瞭な腫瘤状病変として観察される．
b：ルーペ像では，不明瞭ながら非病変部－病変部に境界を指摘することができる．
c：病変部の乳腺には，不規則な線維化，小葉，乳管周囲のリンパ球浸潤がみられる．
d：cの強拡大．
e：epithelioid fibroblast が散見される．間質には筋線維芽細胞（➡）を散見する．
（a：海老名総合病院：内田先生，松本先生提供）

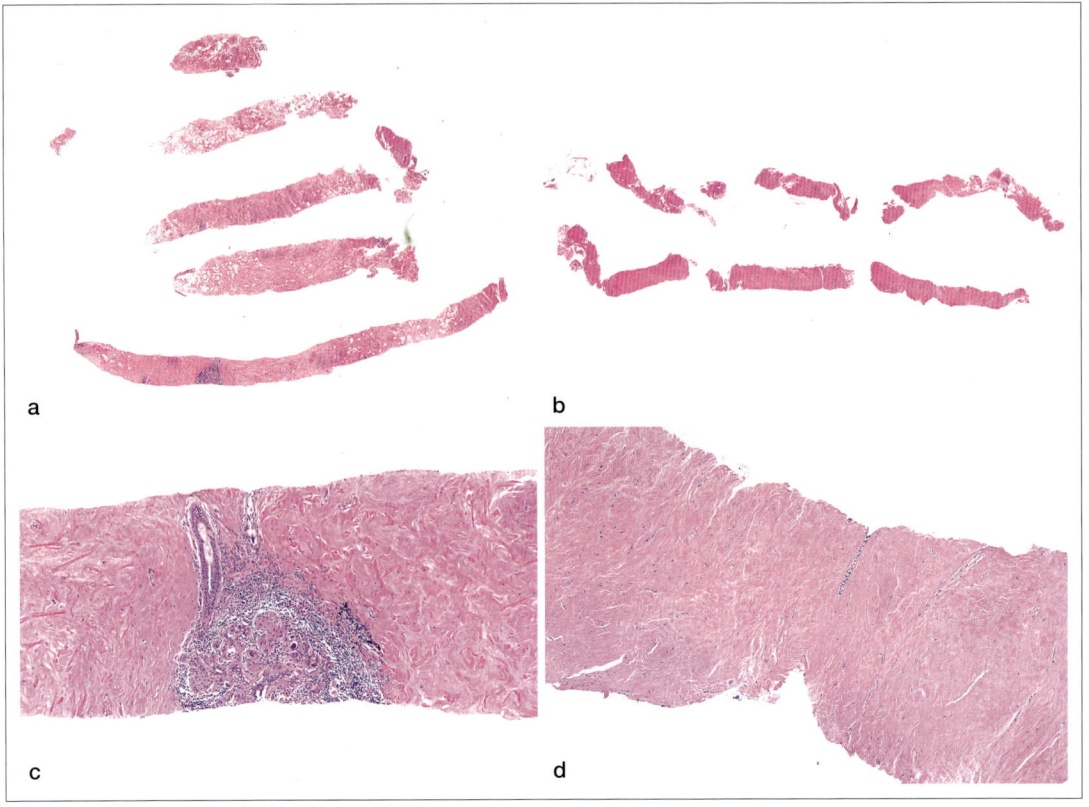

図3 糖尿病性乳腺症の針生検の病理組織像
針生検検体では，非病変部-病変の境界はより不明瞭である（a, b）．しかし，リンパ球浸潤がみられる場合（c），あるいは，間質-上皮細胞成分との割合の不均等性から，本病変を疑うことが可能である（d）．

病理組織学的診断名ではない．病理組織像は fibrous disease, lymphocytic mastitis の複合であるので，これらの病理組織学的所見について解説する．

■ 肉眼像

- 線維成分が多いために，割面は白色調充実性腫瘤状病変として観察される．周囲乳腺組織との境界は，不明瞭ながら指摘できる 図2a ．

■ HE像

- ルーペ像では，fibrous disease として観察すると周囲組織との境界が不明瞭ながらも指摘することができる 図2b ．主に，乳腺間質の膠原線維と，乳管，小葉構造の多寡によって病変部と周囲乳腺組織とを区別することが可能である 図2c ．病変部においては，間質量が多く，間質内に散在する乳管，小葉構造が少ない．
- 拡大を上げて観察すると，間質の膠原線維は密で厚いが，場所によっては線維密度が不均一で，線維の蛇行する流れが明瞭に観察される 図2d ．

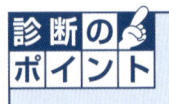

> **診断のポイント**
> ・上皮成分に比して間質成分の割合が高い，太い膠原線維束が散見される，膠原線維束の密度が不均一，リンパ球浸潤が散見されるなど，正常乳腺組織とは異なる間質の所見に気付けば診断は容易となる．

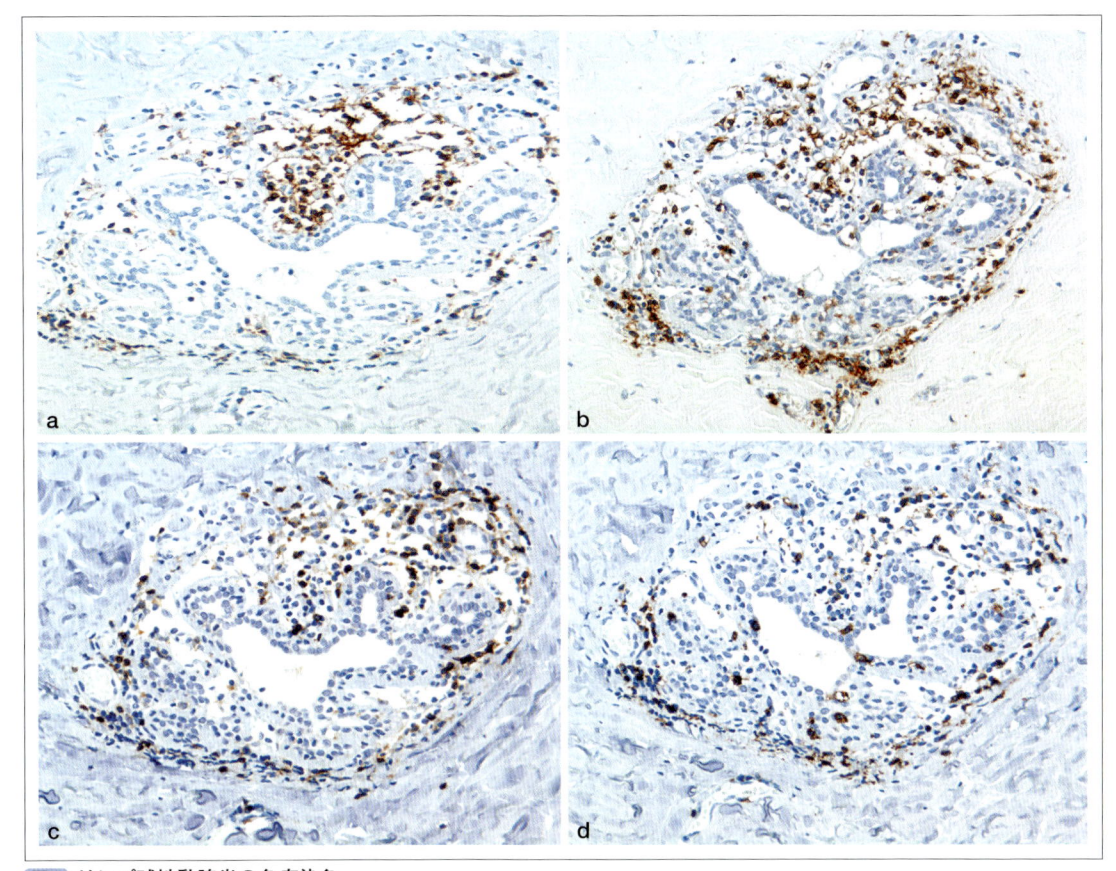

図4 リンパ球性乳腺炎の免疫染色
乳管，小葉間質に浸潤しているリンパ球は，免疫組織化学的にBリンパ球（a：CD79a），Tリンパ球（b：UCHL-1，c：CD4，d：CD8）いずれもが混在している．

- 症例ごとに差が大きいが，乳管周囲あるいは小葉間質内にリンパ球浸潤が目立つ，あるいは筋線維芽細胞が目立つ症例もある 図2e．
- 針生検検体でも，間質量に比して，乳管あるいは小葉構造が乏しいことに気付く 図3a, b．リンパ球浸潤の目立つ部位があれば 図3c，本病変を疑うことが容易となる．臨床情報として，超音波検査で不整形低エコー領域から採取された検体である，糖尿病の既往がある，などの情報があれば，乳腺線維症，リンパ球性乳腺炎，糖尿病性乳腺症などを念頭に置いて観察を始めることができる．このような臨床情報がまったくなくとも，通常，腫瘍性病変を念頭に置いて観察するので，期待される病変がなく，確実に病変から穿刺されてきたのかどうか疑う時，そして正常乳腺組織としては乳管，小葉構造が少なすぎると感じる時には，鑑別すべき病変として挙げる必要がある 図3d．

■ 免疫組織化学

- 間質に浸潤するリンパ球は，T，Bリンパ球いずれもが混在しているので，リンパ球性乳腺炎と診断できる 図4．

臨床的意義

- 臨床的に硬結として触れること，超音波所見からも癌との鑑別が難しいことから，悪性病変が疑われることが多い．一方，採取検体の病理組織像からは，本病変を知らなければ，明らかな病変として認識されないなど，臨床−病理間の認識のずれが生じやすい病変である．臨床的に糖尿病あるいは膠原病などを有する患者の乳腺内にこのような病変を認めた場合には，針生検などにより確認し，高度の線維化，リンパ球性乳腺炎の所見が認められる場合には，経過観察することが可能である．このような臨床的重要性を鑑み，『乳癌取扱い規約（第16版）』に乳腺線維症（fibrous disease）が追加された．

鑑別診断

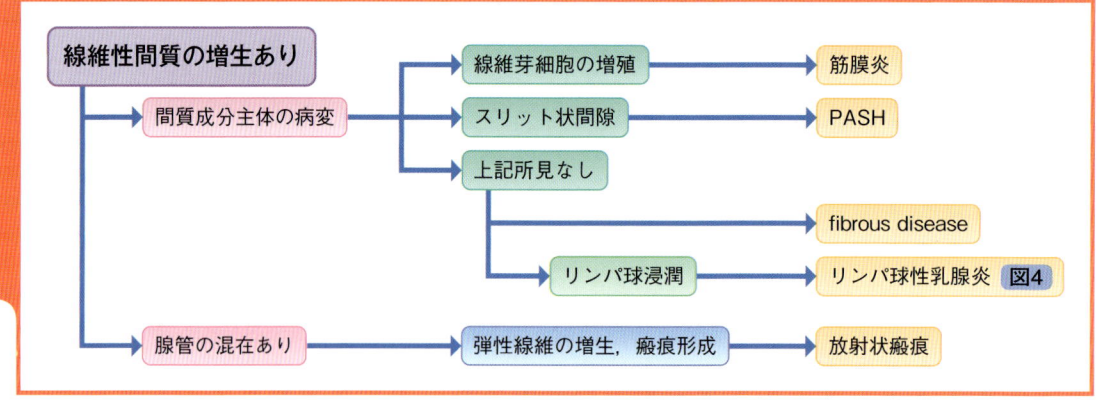

糖尿病性乳腺症

- 線維性間質の増生あり
  - 間質成分主体の病変
    - 線維芽細胞の増殖 → 筋膜炎
    - スリット状間隙 → PASH
    - 上記所見なし
      - → fibrous disease
      - リンパ球浸潤 → リンパ球性乳腺炎　図4
  - 腺管の混在あり
    - 弾性線維の増生，瘢痕形成 → 放射状瘢痕

▶ 正常乳腺組織（normal breast tissue）

超音波検査などで不整形の低エコー腫瘤が指摘され，針生検あるいは摘出生検が施行された検体であるにもかかわらず，主病変周辺の正常乳腺組織から採取された検体ではないか，との印象を受けることが多い．病変から確実に採取された検体か否かの判断には，穿刺時の画像や臨床医とのコミュニケーションが有用である．

▶ 放射状瘢痕（radial scar）

臨床的に，不整形腫瘤というよりは，星芒状瘢痕として指摘されることが多い．間質の増生に不整形腺管が混在し，弾性線維の増生，瘢痕様の収束性線維化を伴う．

▶ pseudoangiomatous stromal hyperplasia：PASH

限局性PASHの場合，肉眼的に腫瘤は境界明瞭で，時に分葉状である．組織学的に，腫瘤部の乳腺間質は，厚い膠原線維からなっており，多くのスリット状裂隙を認める．一見したところ，スリット状裂隙が血管系腫瘍との鑑別を要する，ということで同診断名が付けられたが，内腔に血液成分を認めないこと，また内皮細胞マーカー陰性であることから，脈管腔とは区別される．

（増田しのぶ）

nodular fasciitis
非腫瘍性病変
結節性筋膜炎

疾患の概要

- 代表的な偽肉腫様病変で，線維芽細胞と筋線維芽細胞が急速に増殖し腫瘤を形成するが，やがて自然消退する反応性増殖性疾患である．
- "pseudosarcomatous fascitis" ともいわれ，悪性腫瘍に類似した組織像を示すが良性疾患である．悪性の紡錘型細胞腫瘍と誤認される危険の高い腫瘍である．
- 乳腺領域では病理医の念頭にないことが多く，鑑別診断として考えることが重要である．生検検体ではしばしば葉状腫瘍を疑われ手術される．
- 典型例では特徴的な臨床経過を示す．すなわち，1～2週間で急速に大きくなり，約半数の症例でさまざまな程度の痛みを伴う．2～3か月程度で発育を停止する．
- 外傷部に発生した症例の報告があり，先行する外傷に対する修復・反応性病変と考えられているが，ほとんどの症例では外傷の既往はなく，病因は不明である．

臨床所見

■ 好発年齢
- 20～40歳を中心に全年齢層に生じる．

■ 性
- ほとんどは女性に発生するが，男性例の報告もある．

■ 初発症状
- 典型例では急速に大きくなる腫瘤を主訴に，術前の1～2か月前に来院することが多い．約半数で疼痛や圧痛を訴える．

■ 視触診所見
- 硬結として触れることが多い．表層部発生例であっても皮膚の引きつれ陥凹を生ずることはなく，皮下腫瘤として認識される．

■ 画像所見
- 超音波では境界明瞭あるいは不明瞭な低エコーとして描出され，acoustic shadow は伴わない 図1a ．
- マンモグラフィでは境界明瞭あるいは不整形の高濃度陰影として描出される．石灰化は伴わないが "スピキュラ" を認める場合には癌との鑑別が困難である．腫瘤として描出されない場合もある 図1b ．
- MRI では T1 強調 Gd 造影画像の後期相で造影される腫瘤として描出され，炎症性疾患のパターンを示す．境界は明瞭あるいは不整形で，特に "スピキュラ"

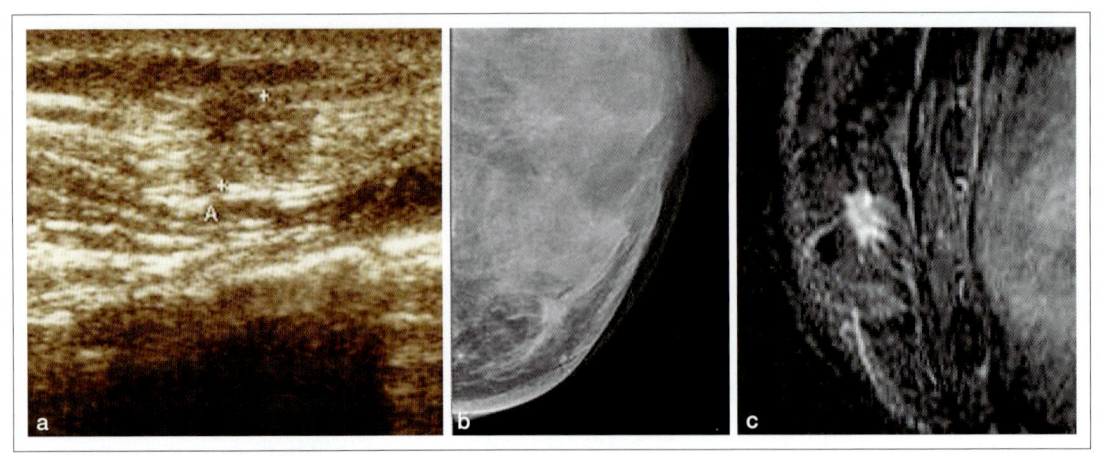

図1 結節性筋膜炎（乳房内発生例）
a：超音波像．一部で境界不明瞭な充実性低エコー腫瘤である．
b：マンモグラフィ像．乳腺間質の引きつれとスピキュラを伴う高濃度陰影を認める．
c：MRI T1 強調脂肪抑制 Gd 造影画像．乳腺内にスピキュラを伴い造影される腫瘤を認める．
（Iwatani T, et al. Nodular ficiitis of the breast. Breast Cancer. 2009 Aug 6 [Epub ahead of print] より引用）

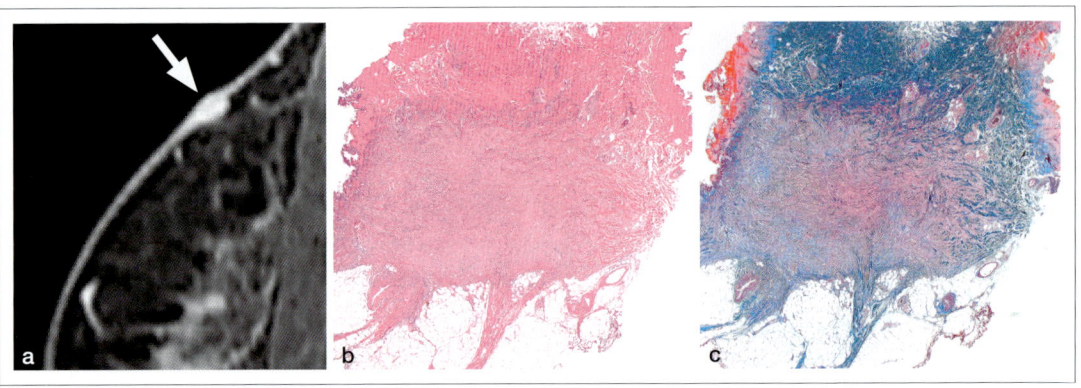

図2 結節性筋膜炎（乳房皮膚発生例）
a：MRI T1 強調脂肪抑制 Gd 造影画像．造影後期相で皮膚から皮下に境界明瞭な造影像（⇨）を認める．
b：ルーペ像．真皮下部から脂肪織へやや境界不明瞭な線維性腫瘤を認める．
c：ルーペ像．腫瘍部は薄青～薄赤色で真皮膠原線維や脂肪織隔壁へ浸潤性に広がっている（アザン染色）．

を伴う場合には癌との鑑別が困難である 図1c, 2a ．

病理所見

■ 肉眼像

- 間質の性状によりさまざまである．
- 割面は光沢と透明感があり，粘液調，みずみずしい線維性あるいは緻密な白色線維性と多彩で，これらの部分が混在する．出血や壊死はない．
- 被膜を欠くが膠原線維性間質が被膜様構造をなし，境界が明瞭な場合のこともある．
- 浸潤性増殖を反映して，しばしば境界不明瞭な星芒状腫瘤を形成する 図3a ．

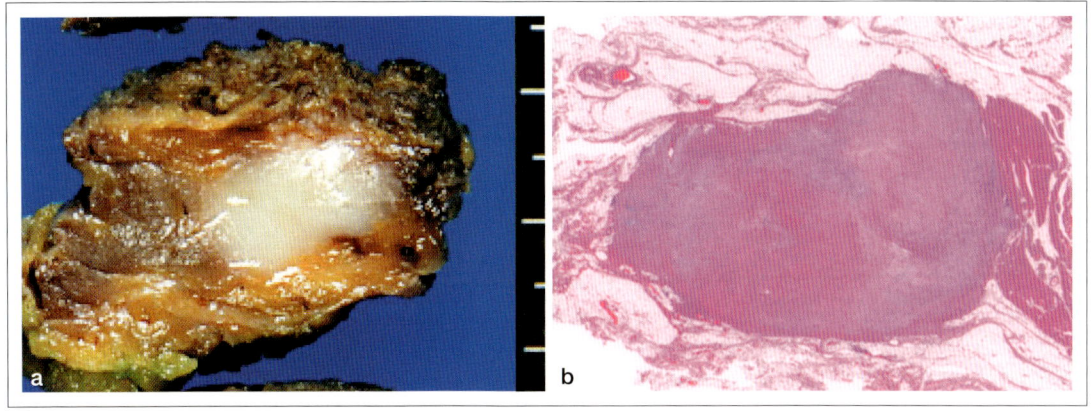

図3 結節性筋膜炎（乳房辺縁部発生胸筋浸潤例）
a：肉眼像．比較的境界明瞭な弾性硬の透明感と，光沢のある白色充実性腫瘍である．出血や壊死はない．胸筋に浸潤している．
b：ルーペ像．脂肪織隔壁と筋を巻き込み膨張性に増殖している．淡明な線維成分の少ない部分からなるが，中心部では赤い線維部分が目立ち，zone pattern が認められる．

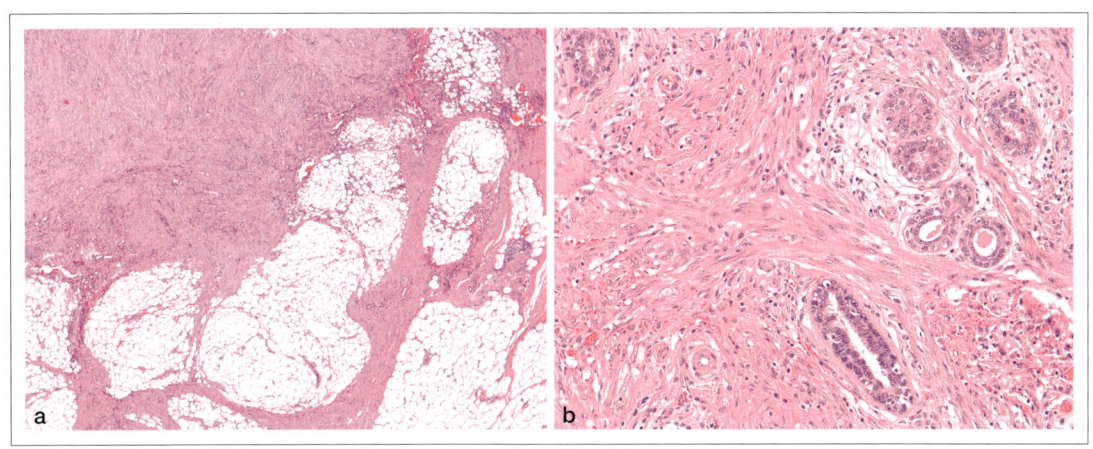

図4 結節性筋膜炎
a：腫瘍（左上）から脂肪織隔壁および乳房内靭帯へ進展し，画像上スピキュラ様に見える．
b：乳管を取り囲むように紡錘型細胞束の錯綜増殖を認める．

■ HE像

- 周囲組織へ浸潤性に増殖する紡錘型細胞腫瘍である．乳房皮膚発生例では皮膚真皮や皮下脂肪織へ境界不明瞭に広がる 図2b, c．深部乳腺発生例では胸筋筋膜から筋へ浸潤し 図3b，あるいは乳房内靭帯や脂肪織隔壁，小葉内結合織に浸潤して引きつれを生ずることがある 図4．
- 腫瘍細胞は比較的腫大した紡錘型あるいは星芒状細胞が同じ方向の細胞束を形成し，絡み合い交錯して増殖する 図5a．辺縁部分では細胞密度が高いことが多

診断のポイント
- 鑑別診断のきっかけとして赤血球の血管外漏出像は，有用で比較的特徴的な所見である．細胞束が交錯する部分で目立つ．
- 核分裂像はしばしば認められるが異型核分裂像はない．
- 増生している血管のパターンは肉芽組織のものに類似する．

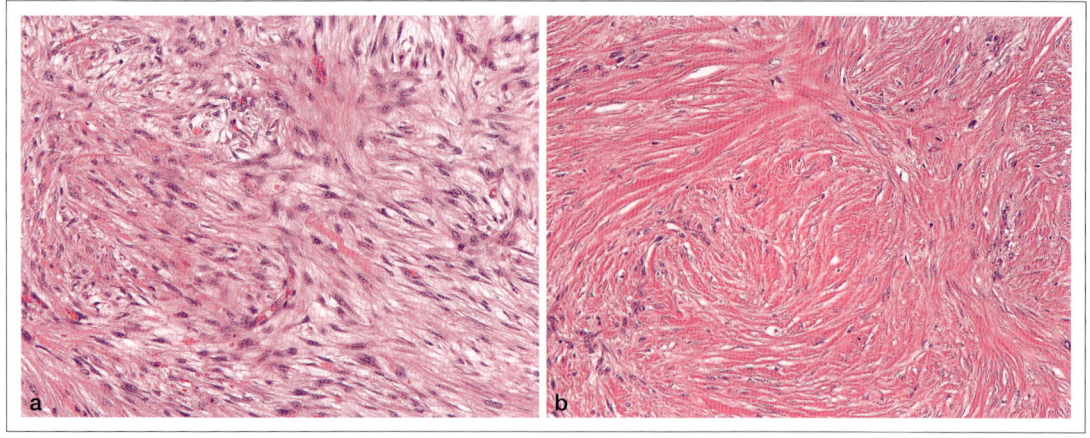

図5 腫瘍細胞
a：比較的疎な線維性あるいは線維粘液様の間質を背景に，大型紡錘型細胞束の錯綜配列を認める．
b：腫瘍の中心部は太く赤い膠原線維束からなり，細胞成分は少ない（zone pattern）．

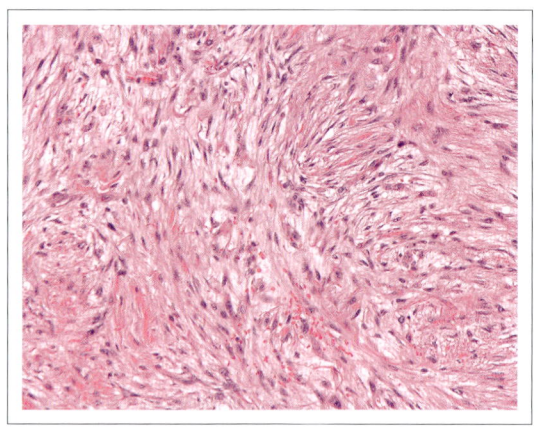

図6 赤血球の血管外漏出像
線維束の交錯部分で観察できる．比較的特徴的な所見で，診断の手がかりになり有用である．

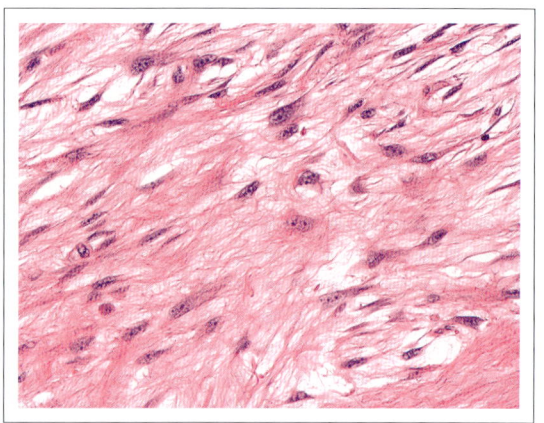

図7 羽毛状あるいは培養細胞様画像
大きく広がった筋線維芽細胞の増殖を認める．

- いが，切除までの時間が長いものでは中心部分に瘢痕状線維増生が目立ち細胞成分が少ない zone pattern を認める 図5b．
- 細胞束交錯部分に赤血球の血管外漏出像をしばしば認める 図6．ヘモジデリンの沈着像はまれで，結節性筋膜炎に特異的な所見ではないが，比較的特徴的な所見として重要で診断に有用である．
- 腫瘍細胞は粘液浮腫性間質の目立つ部分では"羽毛状"あるいは"培養細胞"様で，幼若な線維芽細胞あるいは筋線維芽細胞の形態を示す 図7．核小体も目立ち異型的ではあるが，クロマチンは透けて淡く，核膜の肥厚はない．
- 核分裂像が認められる腫瘍である．特に，幼若な細胞が密に増殖する部分では核分裂像が目立つ 図8．
- 豊富な膠原線維増生を伴い，長紡錘型細胞束の増殖している"線維腫症"に類似する部分があるが，筋性小型血管はなく線維腫症との鑑別が可能である 図9．
- 血管が目立つ場合では間質が粘液浮腫性で"異型的"細胞の増殖に伴って認められることが多い．幼若な肉芽組織内に認められる血管の形態に類似する 図10．

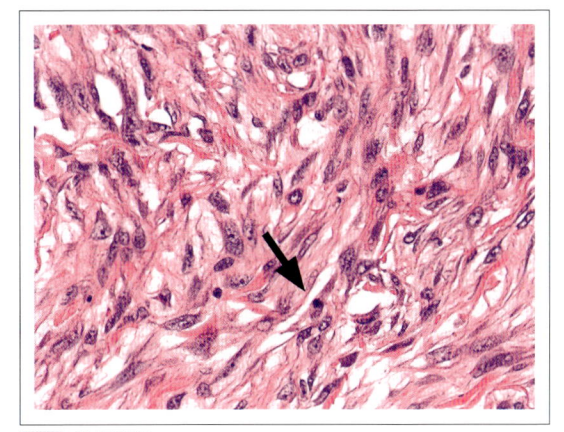

図8 核分裂像
核小体の明瞭な腫大した紡錘型細胞の密な増殖部分に認められる（➡）．異型核分裂像はない．

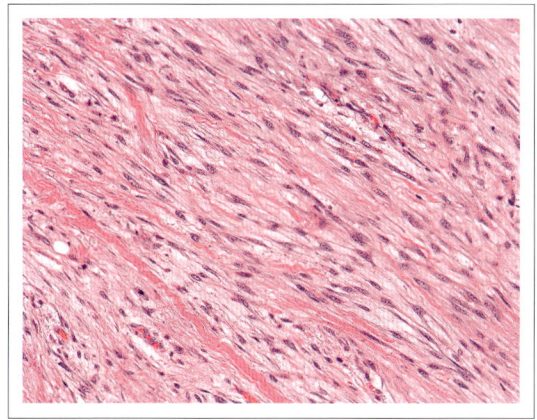

図9 線維腫症に類似する部分
長紡錘型細胞の長い線維束部分で，線維腫症に特徴的な小型の筋性血管は認められない．

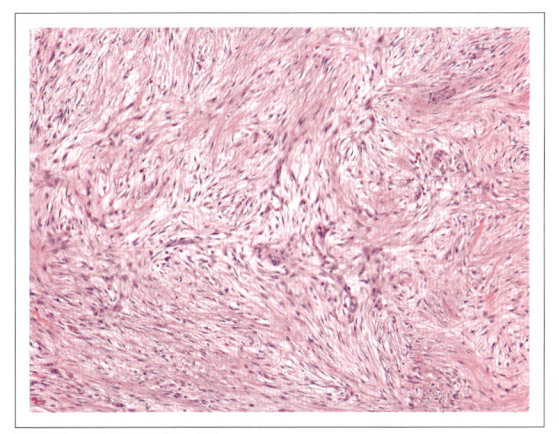

図10 血管が目立つ例
細胞束交錯部で，粘液浮腫性間質を伴い活動性の高い筋線維芽細胞の増殖部分で，肉芽組織内にみられる腫大した血管に類似する．

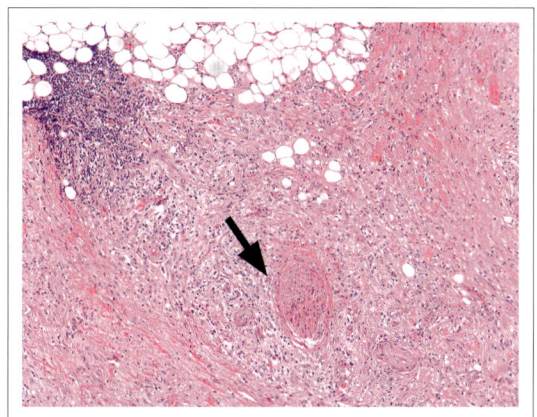

図11 腫瘍辺縁部
リンパ球の集簇巣を伴い脂肪織に浸潤性に広がり，末梢神経を取り囲んでいる（➡）．

- 腫瘍辺縁部ではリンパ球の集簇あるいはリンパ濾胞を見ることがある．末梢神経束が巻き込まれている 図11 ．
- 小葉あるいは乳管を巻き込んで増殖する．結節性筋膜炎が念頭にない場合にはほぼ葉状腫瘍の診断が下される．この組織像からは両者の鑑別はきわめて困難で，他の部位の組織像から慎重に判断することが必要である．

鑑別診断

▶葉状腫瘍（phyllodes tumor） 図12

特に慎重な鑑別を要する．急速に増大し続け，生検時には結節性筋膜炎よりも大きいことが多い．通常は疼痛を伴わない．「境界病変」や「悪性」ではCNB検体で上皮成分を欠くことがあり，マンモトーム®検体で上皮成分の確認が必要な場合

結節性筋膜炎

紡錘型細胞束の増殖を伴う腫瘍

- 細長い線維束が膠原線維を形成，単調に増殖し，小型の筋性血管が目立つ → β-catenin → 線維腫症　図13
- 弱好酸性腫瘍細胞が太い束を形成し，太い膠原線維を伴い増殖する → α-SMA, CD34, desmin → 筋線維芽細胞腫
- 細胞密度が高い，大型異型細胞，異型核分裂，壊死 → 間質肉腫（粘液線維肉腫）　図14
- 上皮成分を認める場合
  - 上皮成分が悪性 → 紡錘型細胞癌　図15
  - 上皮成分が良性で，間質成分と均等に増殖している → 境界病変の葉状腫瘍
  - 腫瘍の一部にのみ上皮成分がみられ，間質成分は悪性 → 悪性の葉状腫瘍

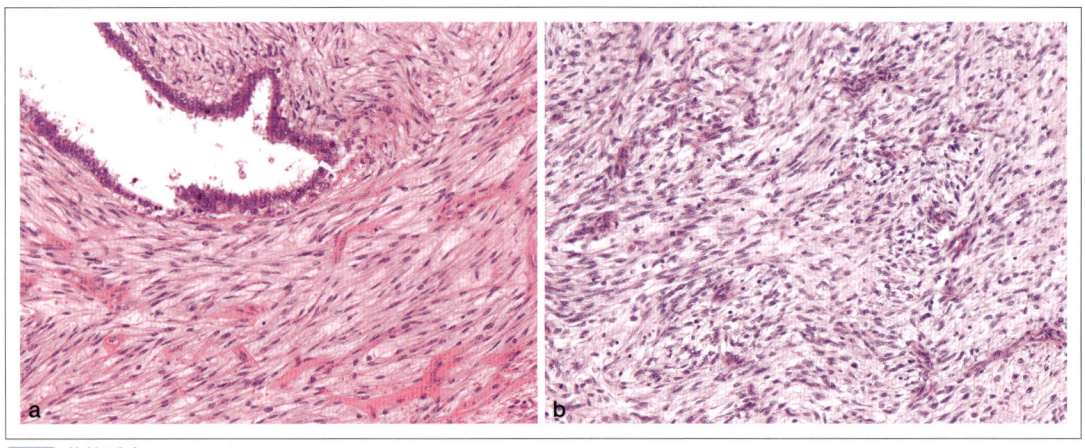

図12　葉状腫瘍
a：良性．良性から境界病変では上皮成分が認められることが多い．
b：境界病変．葉状腫瘍では充実性細胞増殖部分に毛細血管が目立つ．

がある．通常α-SMAは陰性を示す．

▶ **線維腫症**（fibromatosis）　図13

異型性の弱い比較的均一な長紡錘型細胞が豊富な線維性間質成分を伴い，長い線維束を形成し互いに交錯し増殖する．筋性の小型血管が目立つ．針生検検体での鑑別は困難であるが，β-cateninが腫瘍細胞核に陽性を示し有用である．

▶ **筋線維芽細胞腫**（myofibroblastoma）

まれな腫瘍で典型例では鑑別が容易であるが，核異型を伴い密度の高い紡錘型細胞束が浸潤性に増殖し，典型的な太く赤い膠原線維束を欠くことがある（浸潤型）．また，間質粘液が目立つ場合がある（粘液型）．胞体は弱好酸性でα-SMAがびま

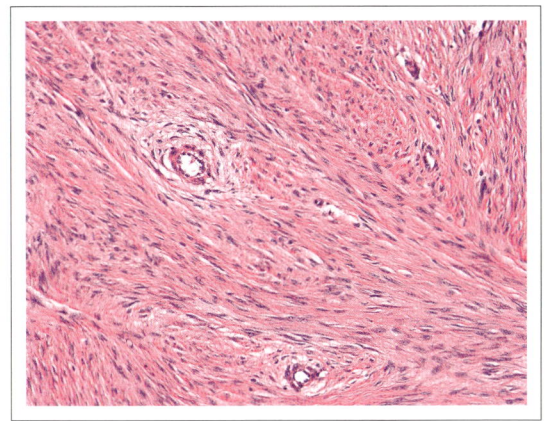

図13 線維腫症
膠原線維豊富な細長い紡錘型細胞束からなる．細胞には異型性はなく均一で，小型の筋性血管が細胞束間に目立つ．

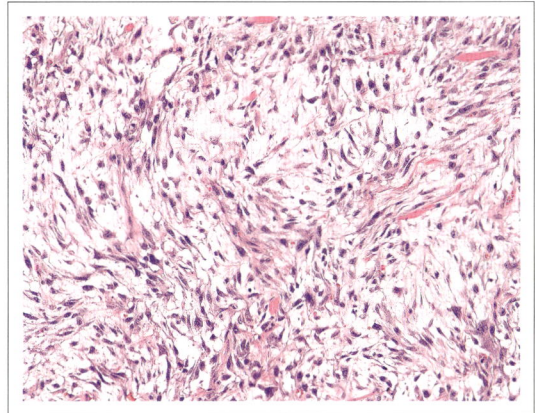

図14 間質肉腫（粘液線維肉腫）
粘液基質を背景に花むしろ様に細胞が増殖する．核腫大とクロマチンの増量を伴い，異型分裂像を含む核分裂像が目立つ．

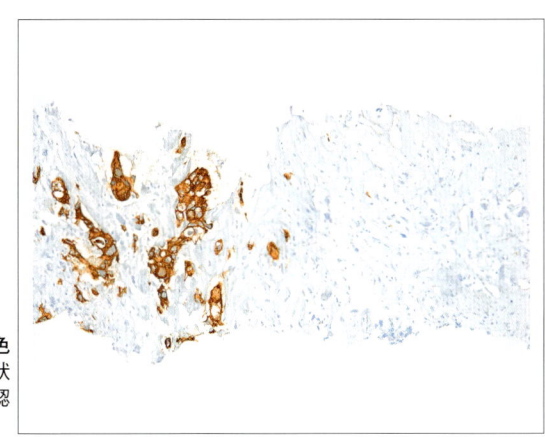

図15 紡錘型細胞癌の CK 免疫染色
紡錘型細胞部分（右側）と敷石状に増殖する上皮部分（左側）が認められる．

ん性に強陽性を示すほか，CD34 が陽性である．多くの症例で desmin も陽性を示す．

▶間質肉腫，特に粘液線維肉腫（myxofibrosarcoma）像を示すもの 図14

粘液様間質を伴い紡錘型あるいは星芒状細胞が細胞束を形成し増殖する．結節性筋膜炎よりも核にクロマチン増量や腫大など異型が認められ，核分裂像が多い．

▶紡錘型細胞癌（spindle cell carcinoma） 図15

紡錘型の腫瘍細胞の増殖からなり，肉腫様であるが部分的に上皮性性格の明らかな癌胞巣がみられる．

謝辞：結核予防会，複十字病院：田中さゆり先生，武田泰隆先生，虎の門病院：大田泰徳先生，川端英孝先生，岩谷胤生先生に症例をお借り致しました．深謝致します．

（関　邦彦）

4章 病理検体の取り扱い

切り出し方法

「切り出し」とは

　固定された手術材料に目的にかなう方法で割を入れ，その肉眼観察に基づき，病理組織切片作製に適した大きさに細分することで，提出検体の"オリエンテーションの確認→スライス→割面観察→ブロック作製部位の決定・細分"の過程を総称して「切り出し」と呼ぶ．

　術後の治療方針決定のための病理情報が効率よく得られるように標本を作製することが重要であり，病理診断の精度に直結するため，『乳癌取扱い規約』などで方法が例示されている．

乳房温存術検体

基本

　切り出しの主目的は，正確な断端診断である．癌が完全切除できたかどうか，遺残が予想される場合は遺残量が多いか少ないか，および遺残している成分（浸潤巣，乳管内癌巣，リンパ管侵襲）が，術後局所治療の選択に重要である．

　全割が基本である．主病変からの連続性が，異型の弱い病変の良悪性の判断材料となる．

オリエンテーションの確認

　標本の皮膚側・胸筋側を確認する．皮膚が切除されていない場合は大胸筋筋膜などから判断する．

　術中に付けられた糸や臨床情報を参考に検体の乳頭側・末梢側を確認する．

スライス

　乳頭側と末梢側を結ぶ線に垂直に，5mm間隔で全割を行う 図1 ．

割面観察

　肉眼的な浸潤径を記録する．大胸筋筋膜の有無について記録しておくことが望ましい．胸筋側直上に癌があっても，筋膜を確認していればその部分は断端陰性であると判断できる．

　吸引式針生検などで留置されたクリップが確認できれば，その部位も記録する．

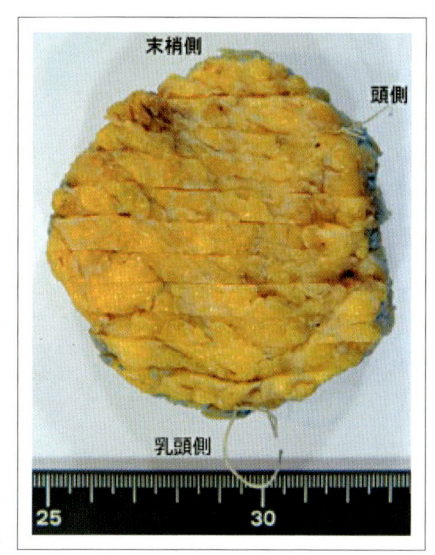

図1 スライスした検体
5mm間隔で全割をしたもの

ブロック作製部位の決定・細分

全切片のブロックを作製し，最乳頭側の切片だけは裏面の標本ができるようにしておく．

乳房切除術検体

基本

乳房切除術検体の切り出し方向やブロック作製個数は，下記の因子によりかなりのバリエーションがある．
① 主病変の位置と広がり．
② 明らかな浸潤巣の有無．
③ 随伴病変の有無．
④ 臨床医の検索希望事項．
⑤ ホルマリン浸透のための割の有無．

オリエンテーションの確認

臨床情報，検体の触診所見を基に腫瘍の部位を確認する．
術中に付けられた皮膚のマーキングなどを参考に，検体の頭側を確認する．

スライス

代表例として以下のものが挙げられる．
① 明らかな浸潤癌の場合は，乳頭と腫瘤を結ぶ線で割を入れる **図2a**．
② 広範な非浸潤癌を疑う場合は，乳頭側と病変を結ぶ線に垂直に割を入れる **図2b**．
③ 2つの病変の連続性を確認したい場合は，2つの腫瘤を結ぶ線に垂直に割を入

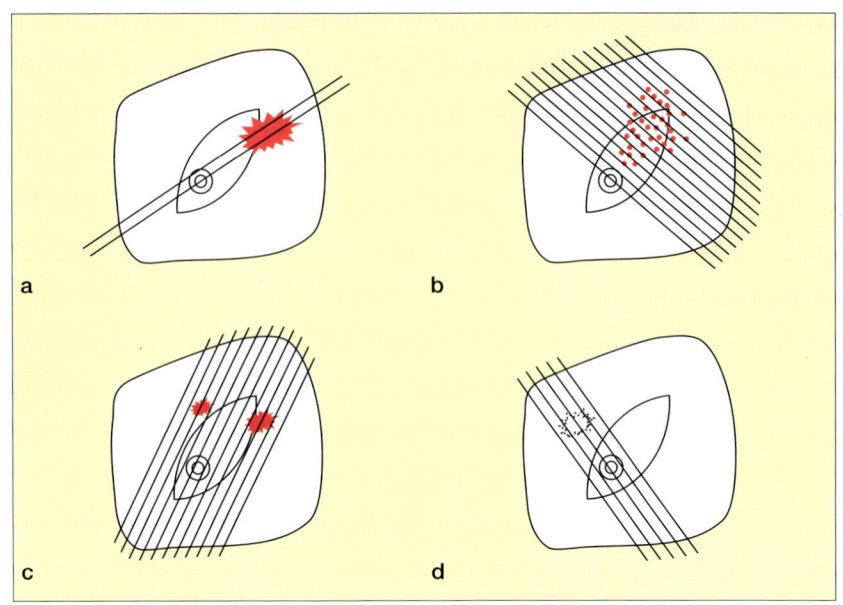

図2 スライスの代表例
a：明らかな浸潤癌　　b：広範な非浸潤癌疑い例
c：2つの病変の連続性の確認　　d：肉眼的に病変がはっきりしない場合

れる 図2c .
④ 術前薬物療法が著効し肉眼的に病変がはっきりしない場合は，治療前の病変部を想定し，その部分を全割する 図2d .

5～7mm の間隔でスライスし，割を入れる範囲は，病変部が全割され，さらにその隣接する病変のない切片までを目安とする．

割面観察

乳房温存術検体と同様である．

ブロック作製部位の決定・細分

乳頭を含む切片については，背景乳腺の状態を知るために乳腺のある部分はすべてブロックを作製する．

明らかな浸潤巣がある場合は，最大浸潤径の部分のブロックを作製する．

非浸潤癌を疑う場合は，病変部全体のブロックを作製する．それにより，浸潤癌を検索不十分により非浸潤癌と診断してしまうことを防ぐ．

術前薬物療法が著効し肉眼的に病変がはっきりしない場合は，治療前の病変部を想定し広くブロック作製する．それにより，遺残癌巣の見落としや，組織学的治療効果判定が実際よりも高く評価されることを防ぐ．

〔大迫　智，堀井理絵，秋山　太〕

病理報告書作成

　本項では，乳癌の病理報告書に記載する事項を留意点とともに解説する．また，報告書は，多くの施設では記述文章として作成されていると思われる．College of American Pathologist（CAP）で紹介している報告書は，チェックリスト方式となっており，参考例として紹介する．報告書作成にあたっては，リスクマネジメントの視点が必要ではあるが，本項の主旨からはずれるためこの点については触れていない．

針生検・摘出生検の報告様式

　『乳癌取扱い規約（第14版）』から，細胞診・針生検報告様式に関する項が追加された．この報告様式が提示された背景には，病変のごく一部しか採取されていない針生検検体での診断の限界を明示しつつ，可能な限りの病理診断を行うという立場を明示する必要性がある．針生検の報告書は，検体の適・不適を判断し，カテゴリーを判定した後に，推定組織型を記載する，という流れからなっている 表1．

　摘出生検は，針生検で診断が確定できなかった場合に施行されることが多く，まず病変の良悪性と組織診断の記載が求められる．悪性病変で主腫瘍が採取されている場合には，後述する手術検体の報告書の記載内容のうち，判断可能な事項についての記載が望ましい．また，断端についても，可能であれば陽性部位の方向性なども含めて記載する必要がある．

表1 病理報告書（生検検体）例

針生検の場合
#1-n；Breast, laterality, area, procedure ―― 　　　（right/left）（A/B/C/D/E）（core needle biopsy, mammotome, et al.） 　　検体：（適正 / 不適正） 　　判定区分：（正常または良性 / 鑑別困難 / 悪性の疑い / 悪性） 　　推定組織型
摘出生検の場合
#1-n；Breast, laterality, area, procedure ―― 　　　（right/left）（A/B/C/D/E）（incisiona/excisional biopsy, tumorectomy） 　　手術検体の報告書内容のなかで記載可能な内容を報告する 　　ただし，断端については必ず報告し，可能であれば方向性についても記載する

手術検体の報告様式

術中迅速診断

　乳癌の術中迅速診断は，主にリンパ節と断端評価である．他臓器と同様，迅速診断時に得られた臨床情報や，検体の位置情報などを記載し，また口頭での報告内容を報告時間とともに記載する．

手術検体

■ 術中迅速検索に供された凍結標本の再鏡検と報告

　術中迅速診断がなされた検体は，融解後ホルマリン固定され，永久標本として再鏡検される．摘出材料本体と併せて，全体を鏡検し迅速検索時に判断が難しかった組織像について確認することは迅速診断精度向上にも寄与する．迅速時と異なる所見が出てきた場合には，報告書の記載とともに，主治医に直接連絡することが望ましい．これらの検体は例えば「迅残」などと呼び，迅速診断検体（迅速），迅速診断未施行の永久標本（迅余）と区別することが望ましい．

■ 手術検体の報告書

　組織型，腫瘍径（浸潤径），非浸潤部も含めた広がり，組織学的異型度，脈管侵襲の有無，脂肪織浸潤，皮膚浸潤，断端，リンパ節転移の有無，ホルモンレセプター，HER2検査結果などを記載する 表2 ．また，内容はほぼ同様であるが，チェックリスト方式となっているCAPプロトコルでは，具体的な項目内容をチェックすることで，見落としを防ぐことができる．また，CAPプロトコルに付記されていた内容も含めていくつかの留意点を記載する．

・腫瘍径：浸潤部の腫瘍径を測定し，乳管内進展の広がりは加算しない．DCIS（ductal carcinoma *in situ*）の広がりは，乳管内進展の範囲を計測する．

・腫瘍が多発している場合：最大腫瘍の腫瘍径を腫瘍径とし，複数の腫瘍径を加算しない．

・すでに針生検や摘出生検などが施行され，手術検体には主腫瘍がない場合：生検検体なども含めて最大径を腫瘍径とする．

・術前化学療法などで浸潤癌がない場合：乳管内病変が残存している場合をTis，まったく残存癌細胞がない場合をT0とする．

・腫瘍が多発している場合の免疫染色結果：最大腫瘍の結果を記載する．もし，小腫瘍で異なる形質がみられる場合には，コメントとして付記する．

・『乳癌取扱い規約』では，nuclear gradeが採用されているが，臨床医によっては，histological grade（modified Bloom & Richardson）を求められる場合があるので，必要に応じて併記する．

・histological gradeは最大腫瘍の浸潤部で判断するが，もし異型性の異なる小腫瘍がみられた場合にはコメントとして付記する．

■ マッピング

　腫瘍径，広がりと断端については，マッピングが有用である 図1, 2 ．パソコンに取り込まれたデジタル画像にペンタブレットを利用して，浸潤範囲，乳管内病変

表2 病理報告書（手術検体）例

浸潤癌の場合

\#1-n ; Breast, laterality, area, procedure ――
　　　　（right/left）（A/B/C/D/E）（partial resection/modified mastectomy）
　　Tumor type :
　　　　（INVASIVE DUCTAL CARCINOMA, papillotubular, solid-tubular, scirrhous, et al.）
　　Tumor size (invasive) : ＿＿×＿＿mm
　　(including ductal component) : ＿＿×＿＿mm
　　Histological grade : ＿＿＋＿＿＋＿＿＝＿＿ Grade ＿＿
　　Nuclear grade : ＿＿＋＿＿＝＿＿ Grade ＿＿
　　ly（＋/－）, v（＋/－）, f（＋/－）, s（＋/－）
　　margin :
　　Therapeutic effect : Grade（1a, 1b, 2a, 2b, 3）（術前化学療法の症例）

　　Lymph node, sentinel : No metastasis seen, metastatic carcinoma seen（＿＿/＿＿）
　　Lymph node, axilla, level（I, II, III）: No metastasis seen, metastatic carcinoma seen（＿＿/＿＿）

　　Results of immunohistochemical study
　　　ER :（＿＿%, J-score, Allred score）
　　　PgR :（＿＿%, J-score, Allred score）
　　　HER2 :（0, 1+, 2+, 3+）

非浸潤癌の場合

\#1-n ; Breast, laterality, area, procedure ――
　　　　（right/left）（A/B/C/D/E）（partial resection/modified mastectomy）
　　Tumor type :（DUCTAL/LOBULAR CARCINOMA IN SITU）
　　Tumor extent : ＿＿×＿＿mm
　　Nuclear grade :（1, 2, 3）
　　Architectural pattern :（cribiform, comedo, solid, papillary, micropapillary, flat）
　　Necrosis :（present/ absent）
　　Calcification :（present/ absent）
　　margin :

　　Lymph node, sentinel ; No metastasis seen, metastatic carcinoma seen（＿＿/＿＿）
　　Lymph node, axilla, level（I, II, III）; No metastasis seen, metastatic carcinoma seen（＿＿/＿＿）

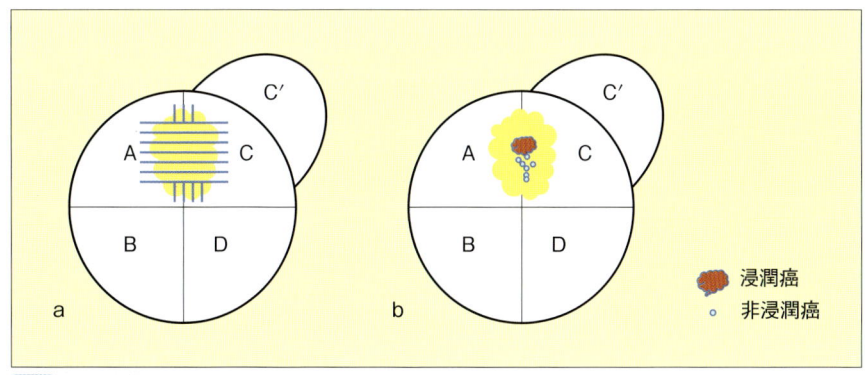

図1 切除検体のオリエンテーション
切り出し時（a）および鏡検後のマッピング（b）において，切除検体のオリエンテーション情報とともに示すことが重要である．

の範囲を記載し，その広がりを確認すると，癌の広がり情報を多くの診療科，パラメディカルスタッフと共有できる．主治医とはもちろん，画像診断（MRI, CT, マンモグラフィ，超音波診断）との整合性や放射線治療医との情報交換に有用な方法である．

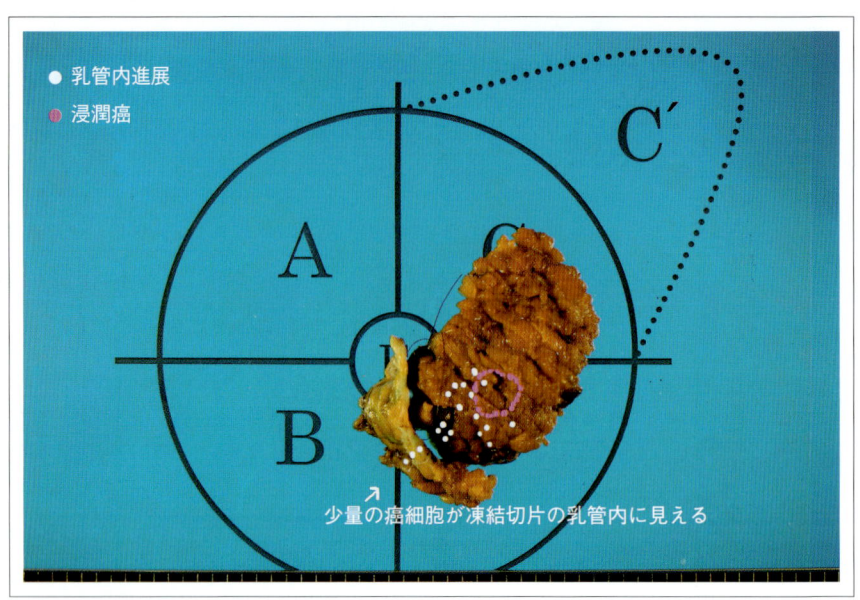

図2 浸潤癌および乳管内病変のマッピング
切除検体における癌の広がりを具体的に示すことによって，断端との位置関係などを他部署と情報共有できる．

おわりに

　病理報告書は，基本的に『乳癌取扱い規約』に沿って作成されるが，診療上必要な内容が追記され，それがまた規約に反映されていく，というように診療とともに進化していくべきものであろう．従来文章として記述されてきた病理報告書は，今後，画像情報とともに，報告内容のデータベース化が進むと期待される．

〈増田しのぶ〉

5章 症例の実際

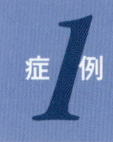

症例1 異型を示す乳管内増殖性病変
50歳代，女性

■ 現病歴
　左乳房に違和感を感じ受診．触診にて左乳房内側に硬結があり，マンモグラフィでは左乳房に淡く不明瞭〜多形不均一の集簇性石灰化を認めた．エコーでは病変は明確に描出されなかった．マンモトーム®にて異型乳管過形成（atypical ductal hyperplasia：ADH）の所見であり，切開生検を施行する方針となった．

病理所見

■ マンモトーム®
　乳管内に限局して，異型上皮細胞が篩状構造や充実性構造を呈し増殖する 図1a ．細胞は単調ではあるが，一部の核は腫瘤の中央部分で，やや緊満感に欠けている．また篩状構造の極性が保たれているものと，そうでないものとが混在している 図1b ．病変の占拠径は約1mmであり，細胞異型，構造異型の面で，また量的に癌として不十分であり，鑑別困難，推定組織型はADHの疑いと診断した．

■ 切開生検
　切開生検術が施行された．組織学的に，マンモトーム®生検の瘢痕組織を伴った乳腺組織で，瘢痕周囲に残存する腫大核と好酸性細胞質を有する異型上皮細胞が，乳管内において篩状構造を呈し増殖する像を認める 図2 ．微小な病変で，一部の核は腫大し異型的ではあるが，全体として均質さを欠き，篩状構造も不規則であった．瘢痕組織からやや離れた領域にも乳管内増殖性病変は認められたが，いずれも胞巣は小型であり，ADHの診断に至った．

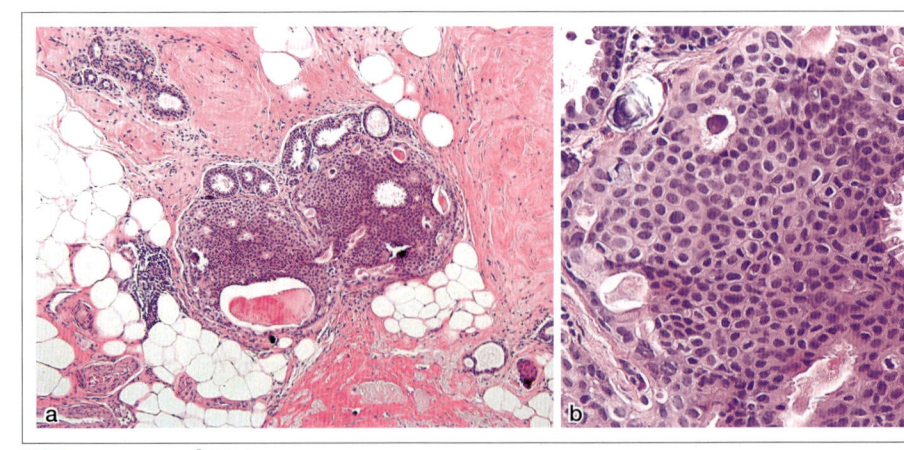

図1 マンモトーム®生検像
a：弱拡大　　b：強拡大

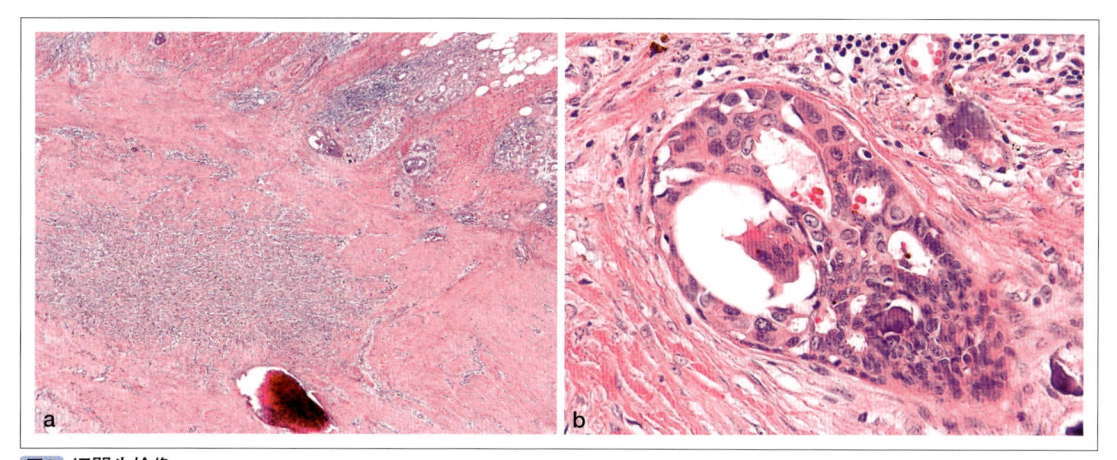

図2 切開生検像
a：弱拡大　　b：強拡大

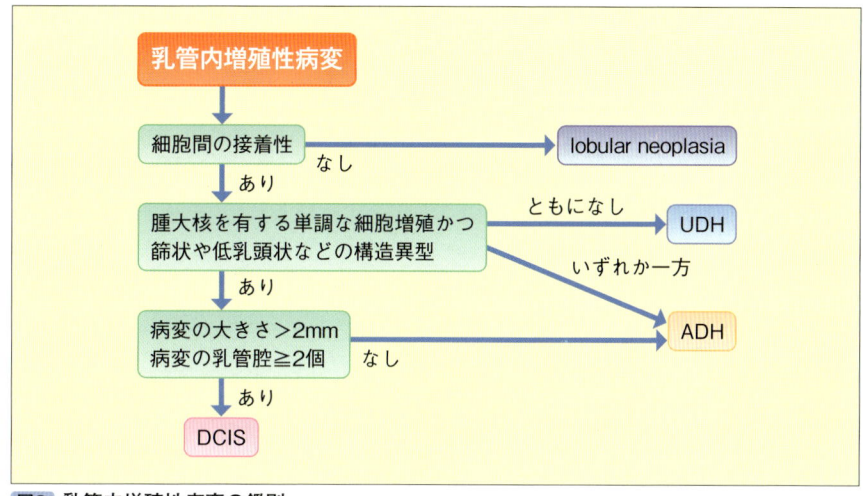

図3 乳管内増殖性病変の鑑別

鑑別診断

　乳管内の増殖性疾患として，通常型乳管過形成（usual ductal hyperplasia：UDH），ADH，非浸潤性乳管癌（ductal carcinoma *in situ*：DCIS）などが挙げられ，終末乳管組織近傍である場合，lobular neoplasia も考慮する必要がある**図3**．UDH は細胞異型および構造異型ともに乏しいものであり，ADH は細胞異型または構造異型が癌としては不完全であるもの，かつ大きさが2mm 以下あるいは2腺管に満たない場合に診断される．

　本症例のマンモトーム®ならびに切開生検では，増殖する単調な細胞間には細胞接着性がみられ，篩状，充実性の増殖を示すことから，ADH あるいは DCIS を考慮に入れる．ただし，核の緊満感にやや乏しく，篩状構造も不完全である．さらに，病変の広がりは 2mm 以下で，DCIS の基準を満たさず，ADH と診断される．

　ADH の診断は，針生検などの限られた検体からなされる場合は，DCIS の一部である可能性があり，注意を要する．参考症例として針生検では DCIS を疑いなが

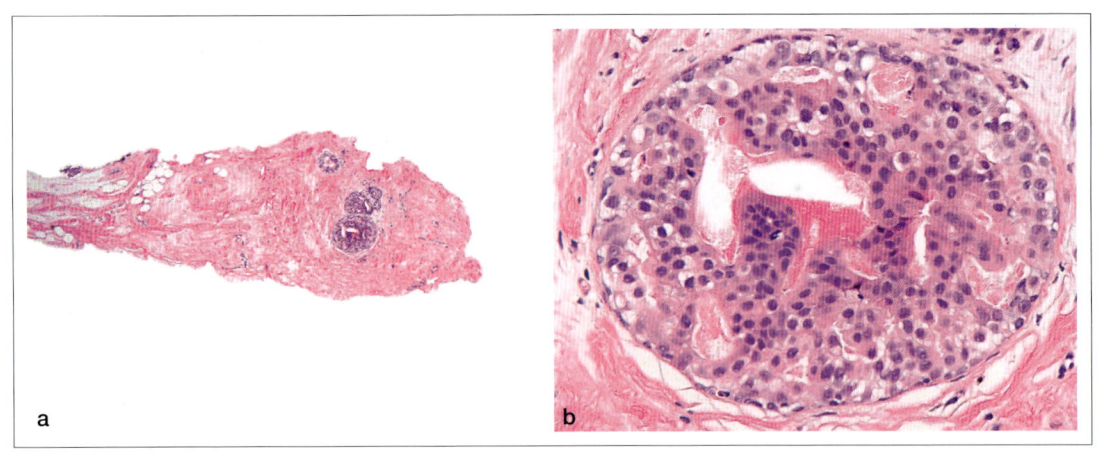

図4 針生検像—ADH
a：弱拡大．少量の乳管内増殖性病変を認める．
b：強拡大．緊満した核を有する異型細胞の乳頭状増殖を認める．

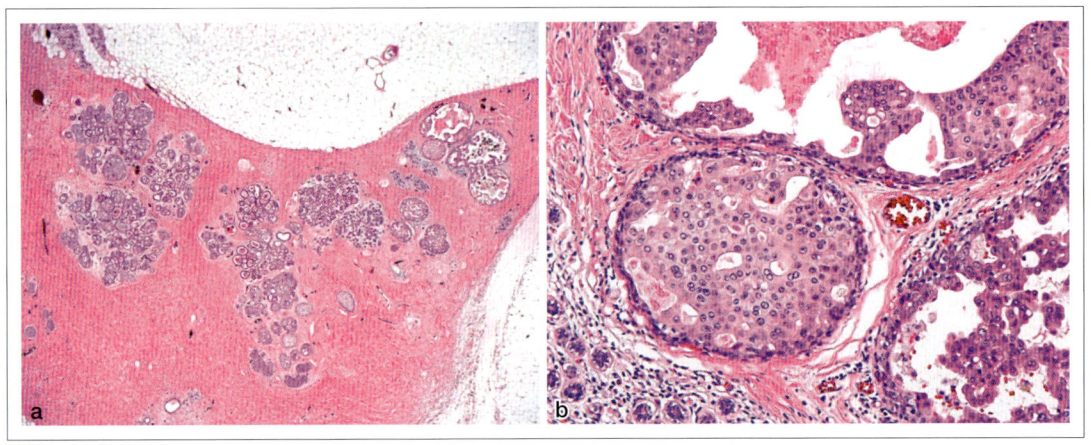

図5 手術検体—DCIS
a：弱拡大．乳管内増殖性病変が比較的広い範囲でみられる．
b：強拡大．腫大核を有する異型細胞の篩状・乳頭状増殖を認める．

らも，病巣の大きさが癌としてはやや不十分で，ADHと診断したものを 図4 に，マンモトーム®および手術検体にてDCISと診断された例を 図5 に示す．

（片野未央，小山徹也）

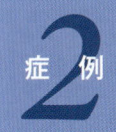

症例 2　偽浸潤像を示す病変
60歳代，女性

■ 現病歴

マンモグラフィ検診で異常陰影を指摘された．左乳房に9 mm大の腫瘤性病変を認め，針生検を施行した 図1．浸潤様の所見がみられ，悪性も否定できず，腫瘍摘出術を施行した．

病理所見

病変は単結節性の腫瘍からなる．結節周囲の乳管壁は線維性に肥厚しており，一部には間隙状の乳管腔を伴う部位が認められる 図2．結節内には大きさ，形状ともに多彩な腺管の密な増殖がみられる．瘢痕化しつつある線維組織の増生を伴う部位も認められる．上皮細胞にはアポクリン化生が目立ち，腫大核，大型核小体を伴うアポクリン化生細胞も出現している．一部にはアポクリン化生細胞が浸潤様の小乳管を形成して増殖する部位も存在するが，免疫組織化学的に筋上皮細胞が散見され二相性は保持されている 図3．乳管腺腫（ductal adenoma）の所見を呈している．

鑑別診断

硬化性線維化巣内に浸潤様の腺管増生を認める場合，浸潤性乳管癌やアポクリン癌などの浸潤癌，乳管腺腫，硬化性腺症，放射性瘢痕などの良性病変が鑑別疾患として挙げられる 図4．とりわけ針生検においては注意が必要であり，一部に浸潤様所見がみられる際にも周囲に増殖する腺管の大きさ・形状が多彩である．α-SMA，

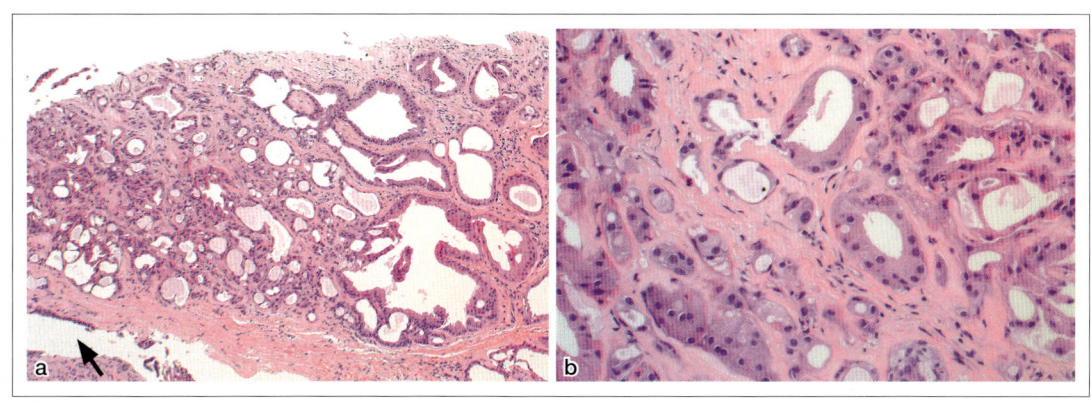

図1　針生検標本
a：弱拡大．大きさ，形状とも多彩な腺管の増殖が認められる．病変周囲には線維性肥厚を伴っており，間隙状の乳管腔を伴う部位がみられる（➡）．
b：強拡大．アポクリン化生細胞からなる小腺管は，線維化巣内に浸潤様に増殖している．大型核小体を有するアポクリン化生細胞もみられるが，異型に乏しいアポクリン化生細胞も混在している．

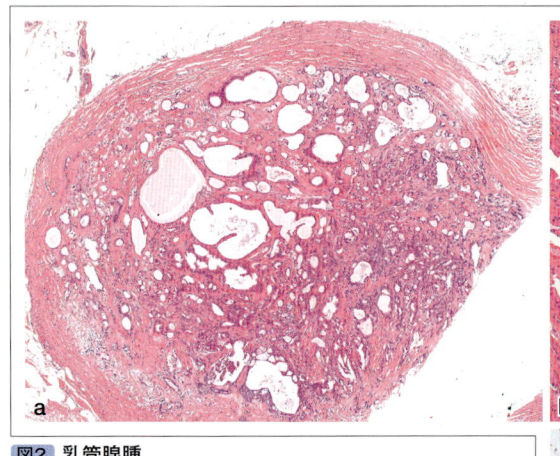

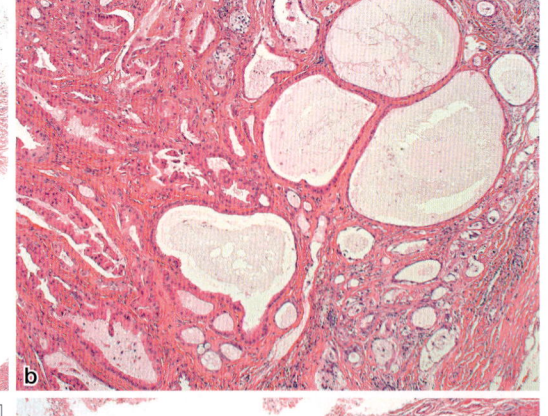

図2 乳管腺腫
a：弱拡大．境界明瞭な結節性病変を呈し，結節周囲の乳管壁は線維性に肥厚している．
b：中拡大．結節内には多彩な形状の腺管増殖が認められる．
c：中拡大．結節周囲に乳管腔を伴う部位もみられ（➡），本病変が乳管内病変であることを示唆する．

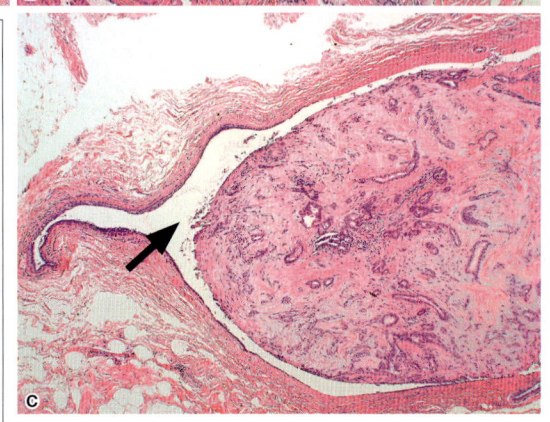

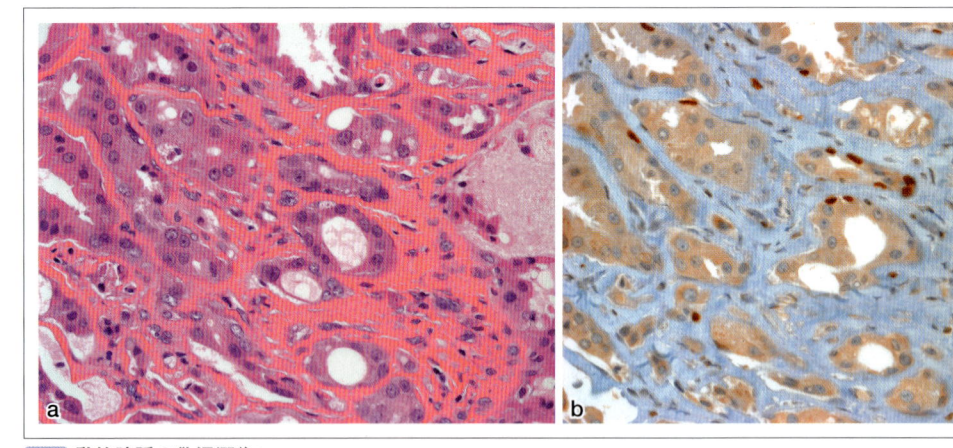

図3 乳管腺腫の偽浸潤像
a：HE 染色．異型を有するアポクリン化生細胞が浸潤様の小腺管を形成して増殖している．HE 染色では二相性は不明瞭である．核分裂像，異型核分裂像はみられない．
b：p63 免疫染色．所々に筋上皮細胞が確認され，二相性は保持されている．偽浸潤像であることがわかる．

　　　　　　　　　　　p63，CD10 などの免疫染色で二相性の保持が確認される場合は乳管腺腫などの良性
　　　　　　　　　病変の可能性を考え，慎重に検鏡する必要がある．
　　　　　　　　　　乳管腺腫では約半数の症例でアポクリン化生を伴うが，不整形の腫大核や大型核
　　　　　　　　　小体を伴う異型アポクリン化生細胞の出現もしばしばみられ，アポクリン癌との鑑
　　　　　　　　　別が問題となる．乳管腺腫に認められるアポクリン化生細胞では核異型を有するア

```
                    浸潤性乳管癌，アポクリン癌などの浸潤癌
                                    ↑
                                   (−)
  瘢痕状線維化を伴    多彩な形状の腺管増殖    異型の乏しい細胞も混在
  った浸潤様所見*  →
  (偽浸潤像)         まれな核分裂像         二相性の存在
                                    ↓
                                   (+)
                    乳管内病変を示唆する所見あり（境界明瞭な病変，
                    病変周囲に線維性肥厚や間隙状の乳管腔の存在）
                          ↙(+)        (−)↘
                       乳管腺腫          硬化性腺症
                                        放射性瘢痕

  *特にアポクリン化生を伴う場合，注意が必要である
```

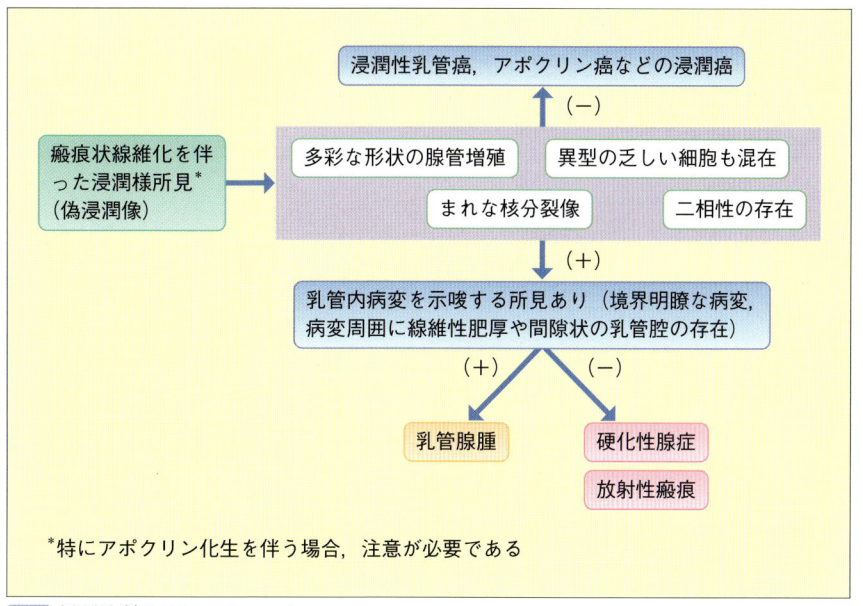

図4 鑑別診断のフローチャート

ポクリン化生細胞に混じて異型を伴わないアポクリン化生細胞もみられる．また，核分裂像はまれであり，異型核分裂像は認められない．乳管腺腫は乳管内増殖性病変であり，周囲に線維性肥厚や間隙状の乳管腔を伴う境界明瞭な結節性病変であることが多く，針生検標本の診断においてもこのような病変周囲の性状が乳管腺腫の可能性を考える助けとなる．乳管腺腫では強拡大で検鏡し偽浸潤像や異型アポクリン化生細胞にとらわれると悪性とみなす危険があるため，一部の所見のみから判断せず全体の所見を踏まえて慎重に診断することが肝要である．

治療

治療としては，腫瘍摘出術が行われる．確実に摘出された場合には再発の危険性はない．

（川野輪香織，小山徹也，黒住昌史）

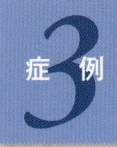

症例3 細胞質に微細顆粒がみられる腫瘍
50歳代，女性

■ 現病歴

右乳房腫瘤に気付き来院した．局所所見では右乳房の外上部に硬結を触知し，dimpling sign（えくぼ症状）を認めた．マンモグラフィでは辺縁の一部が微細鋸歯状である高濃度腫瘤影を認め，超音波検査では境界不明瞭で前方境界線の断裂，後方エコーの減弱を伴った低エコー領域を認めた．乳房部分切除術を施行した．

病理所見

切除標本では，黄白色の充実性腫瘍が認められた 図1 ．組織学的には，乳腺組織から周囲脂肪織にかけて浸潤性病変が認められた 図2 ．腫瘍細胞はシート状に増殖しており，多角形ないしは紡錘形，比較的大型で，好酸性の細胞質を有していた．核は小型で均一であり，細胞質には無数の好酸性顆粒が認められた 図3 ．腫瘍細胞のN/C比は低く，核分裂像は目立たなかった．免疫染色では，腫瘍細胞はS-100蛋白陽性であり 図4 ，顆粒細胞腫（granular cell tumor）と診断した．

鑑別診断

腫瘍細胞の細胞質が好酸性であり，無数の好酸性顆粒が認められ，充実性に増殖する腫瘍としては，アポクリン癌，神経内分泌癌，顆粒細胞腫などが鑑別診断に挙げられる 表1 ．本症例は小胞巣を形成して浸潤性増殖を示すことから，浸潤性乳管癌との鑑別も必要になる．鑑別診断に免疫組織化学的検索は有用であり，S-100蛋白が陽性の場合には顆粒細胞腫，cytokeratin陽性でGCDFP-15が陽性の場合はアポクリン癌，クロモグラニンA，CD56，シナプトフィジンなどの神経内分泌マ

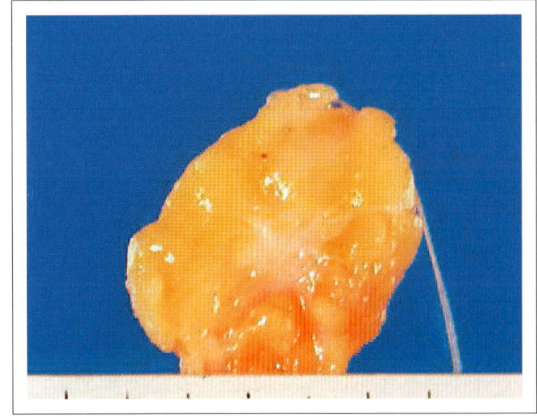

図1 切除標本の肉眼像
黄白色，境界不明瞭，充実性で浸潤性の腫瘍を認める．

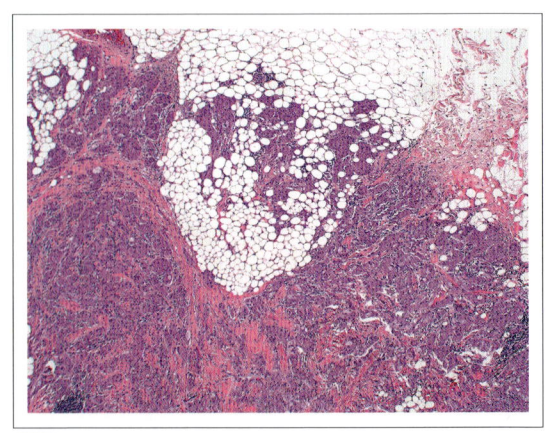

図2 HE染色弱拡大像
脂肪組織内への浸潤を示す増殖性病変

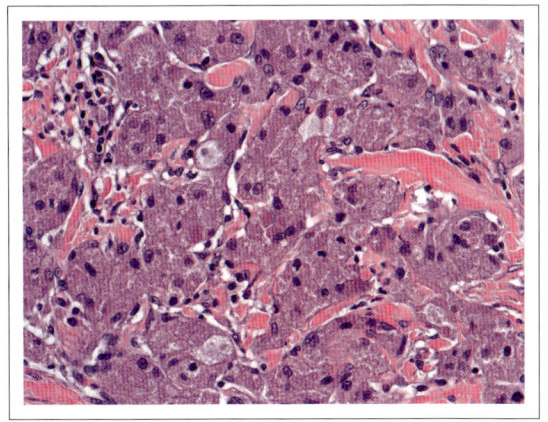

図3 HE染色強拡大像
多角形ないしは紡錘形で、好酸性の細胞質と無数の好酸性顆粒を有する腫瘍細胞が浸潤性に増殖している。

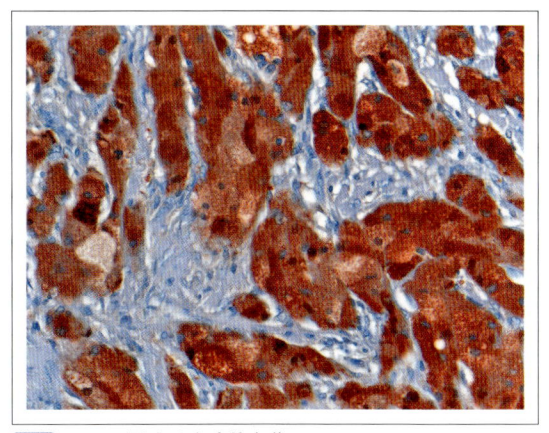

図4 S-100蛋白の免疫染色像
腫瘍細胞の細胞質がS-100蛋白の抗体に対して陽性を示している。

表1 顆粒細胞腫とアポクリン癌,神経内分泌癌の鑑別

	腫瘍細胞の形態	特殊染色	免疫組織化学
顆粒細胞腫	小型で均一の核をもつ大型細胞 細胞質には好酸性の顆粒	PAS陽性 ジアスターゼ抵抗性	S-100蛋白陽性 cytokeratin陰性
アポクリン癌	比較的N/C比の低い大型細胞 細胞質には好酸性の顆粒	PAS陽性 ジアスターゼ抵抗性	S-100蛋白陰性 cytokeratin陽性
神経内分泌癌	中型で比較的均一の核をもつ細胞 細胞質には好酸性の顆粒	PAS陽性 ジアスターゼ抵抗性	CD56,シナプトフィジン,クロモグラニンA陽性

ーカーが陽性ならば神経内分泌癌を考える.

治療

悪性所見のない顆粒細胞腫には,腫瘤摘出術か乳房部分切除術が行われる.腫瘍が完全に切除されていれば再発の可能性は少ない.

(樋口 徹,大庭華子,黒住昌史)

症例4 乳頭に発生した腫瘍
60歳代，女性

■現病歴

左乳頭の血性分泌に気付き，来院した．乳頭内に約1cm大の腫瘤が触知され，乳頭の皮膚の一部に軽度の発赤がみられた．また，乳頭を圧迫すると単孔性の血性分泌が認められた 図1．超音波検査では乳頭に比較的境界明瞭な腫瘤性病変を認めた 図2．乳頭分泌物の細胞診では悪性を疑う所見はなく，腫瘍摘出術を行った．

病理所見

乳頭内に不整形の腺管の増殖よりなる腫瘍が認められる．腺管内では乳管上皮細胞の著しい増殖が認められ，乳頭状構造や架橋形成など多彩な像（florid papillomatosis）を呈しており，増殖する腺管には筋上皮細胞がみられ，いわゆる二相性を示していたため，乳頭部腺腫（adenoma of the nipple）と診断した 図3．

鑑別診断

乳頭部腺腫では，増殖する腺管には筋上皮細胞がみられ，いわゆる二相性を示すが，偽浸潤像がみられたり，増殖した上皮内に壊死を認めることがあり，良悪の鑑別が難しい場合がある．特に sclerosing adenosis 様の像を示す場合には硬癌との鑑別が難しい．また，アポクリン化生や扁平上皮化生を示すことがある．筋上皮細胞のマーカーである p63, CD10 や α-SMA などの免疫染色を行うと二相性が明らかとなり，浸潤癌との鑑別が容易になる 図4．

乳頭部皮膚の変化をきたす炎症性疾患としては，慢性の湿疹，乳輪下膿瘍，急性

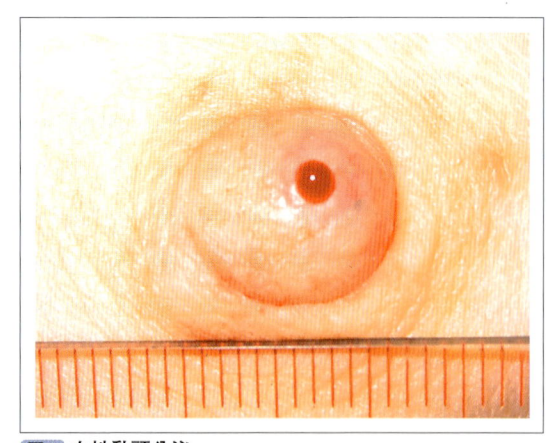

図1 血性乳頭分泌
腫大した乳頭のほぼ中央部に，軽度の発赤と単孔性の血性乳頭分泌がみられる．

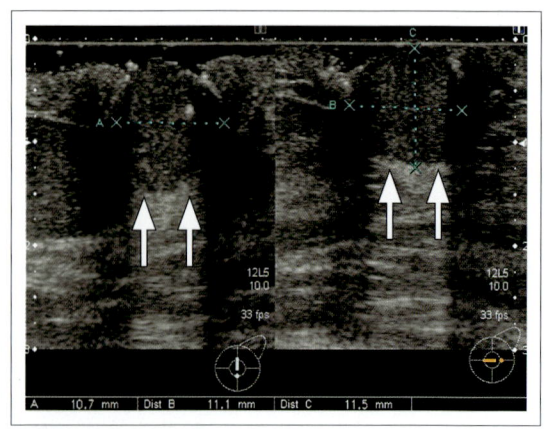

図2 乳頭の超音波像
乳頭内に約1cm大の比較的境界明瞭な腫瘤（⇨）があり，内部はほぼ均一な等エコー像を示している．

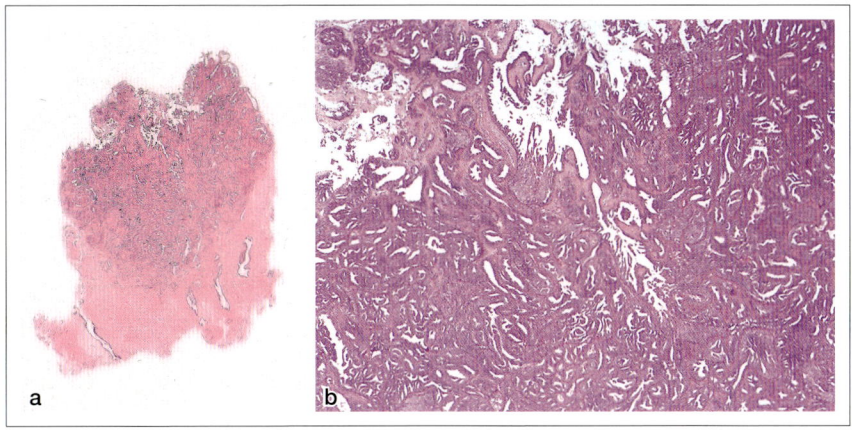

図3 乳頭部腺腫の HE 染色
a：乳頭部に腺管の著しい増殖からなる腫瘍を認める．
b：腺管内には著しい乳管上皮細胞の増殖が認められ，乳頭状構造，架橋形成像を示している．

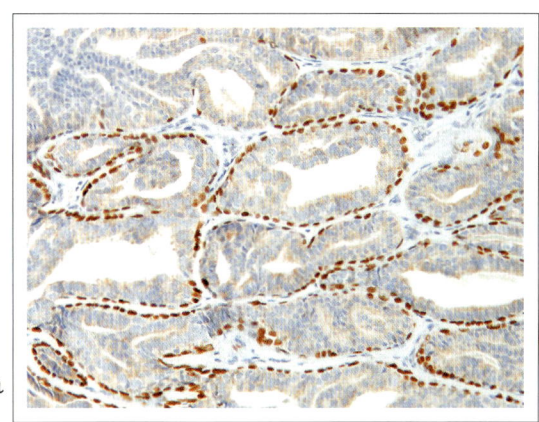

図4 乳頭部腺腫の p63 免疫染色
筋上皮細胞の層が明瞭に描出される．

乳腺炎などがあるが，硬い腫瘤の形成はない．乳頭皮膚にびらんを形成する病態としては Paget 病が最も頻度が高く，鑑別診断が重要である．良性の腫瘍としては，乳頭腫（papilloma），乳頭の平滑筋腫（leiomyoma）などがある．一方，乳頭部に発生した乳癌との鑑別はきわめて難しく 表1 ，細胞診では確定診断は困難であるが，病変組織を採取できれば，針生検は有用である．しかし，一般には診断と治療目的で腫瘍摘出術を行うことが多い．病理診断を行ううえでも癌との鑑別に注意が必要であり，乳頭部腺腫の存在とその特徴を念頭に置いて鑑別診断を行うことが重要である 表2 ．腫瘍を摘出して組織診断に提出する際には，乳頭部に存在する腫瘍であることを必ず記載すべきである．

表1 症状からみた乳頭部腺腫の鑑別診断

鑑別疾患/症状	血性乳頭分泌	乳頭部びらん	乳頭部腫瘤	その他
乳頭部腺腫	＋／－ 自覚症状として最も多い	＋／－	＋ 気付きにくい	長期間(数か月～数年)自覚症状を認めることが多い
Paget病	＋／－	＋	－	
乳頭部乳癌	＋／－	＋／－	＋／－	乳頭部に限局すること自体がきわめてまれ

(Rosen PP. Florid papillomatosis of the nipple. In："Rosen's Breast Pathology". 3rd ed. Philadelphia：Lippincott Williams & Wilkins；2009. p.114-25 を参考資料として作成)

表2 乳頭部腺腫と乳頭部乳癌の組織学的な鑑別診断

鑑別疾患/病理学的所見	二相性	核異型核分裂像	アポクリン化生	CK5/6 CK14	その他
乳頭部腺腫	＋	＋／－ みられることあり	＋／－ しばしばみられる	上皮細胞がモザイク状に染まる	腺症・上皮過形成など多彩な像を示し，コメド型壊死がみられることもある
乳頭部乳癌（浸潤癌）	－	＋	－	染まらない	

(Rosen PP. Florid papillomatosis of the nipple. In："Rosen's Breast Pathology". 3rd ed. Philadelphia：Lippincott Williams & Wilkins；2009. p.114-25 を参考資料として作成)

治療

乳頭部の腫瘍の摘出を行う．完全切除された場合には，再発することはない．

（河野誠之，黒住昌史）

参考文献

1章　病理診断の流れとポイント
乳腺疾患の病理診断
- 日本乳癌学会編．乳腺腫瘍の組織学的分類．臨床・病理乳癌取扱い規約．第16版．東京：金原出版；2008.
- Rosen PP, Oberman HA. Tumors of the mammary gland. Atlas of tumor pathology. Washington：AFPI；1993.
- World Health Organization. Pathology & genetics. Tumours of the breast and female genital organs. In：Tavassoli A, Devilee P, editors. Lyon：WHO；2003.
- Rosen PP. Fibroepithelial neoplasms；Rosen's breast pathology．Phildelphia：Lippincott Williams & Wilkins；2001, 163-76.
- Haagensen CD. Fibrous disease of the breast. 3rd ed. Philadelphia：Saunders；1986, 125-35.

2章　診断のための基本知識
細胞診の有用性と問題点
- 土屋眞一，秋山　太ほか編．乳腺病理カラーアトラス．細胞診．東京：文光堂；2008. p.16-23.
- 土屋眞一，秋山　太ほか編．乳腺針生検病理診断アトラス．針生検を依頼すべき細胞像．東京：文光堂；2009. p.18-9.
- 土屋眞一編．乳腺細胞診カラーアトラス．東京：医療科学社；2007. p.71-84.

針生検標本の病理診断
- Leifland K, Lundquist H, et al. Comparison of stereotactic fine needle aspiration biopsy and core needle biopsy in 522 non-palpable breast carcinoma. Acta Radiol. 2003；44：387-91.
- Denisson G, Anand R, et al. A prospective study of the use of fine-needle aspiration cytology and core biopsy in diagnosis of breast cancer. Breast J. 2003；9：491-3.

画像診断法
- 日本医学放射線学会，日本放射線技術学会編．マンモグラフィガイドライン．東京：医学書院；2010.
- 日本乳腺甲状腺超音波診断会議編．乳房超音波診断ガイドライン．東京：南江堂；2008.
- Yuen S, et al. Breast carcinomas with strong high-signal intensity on T2-weighted MR images：pathological characteristics and differential diagnosis. J Magn Reson Imaging. 2007；25（3）：502-10.
- Uematsu T, et al. Triple-negative breast cancer：correlation between MR imaging and pathologic findings. Radiology. 2009；250（3）：638-47.
- Weinstein S, Rosen M. Breast MR imaging：current indications and advanced imaging techniques. Radiol Clin North Am. 2010；48（5）：1013-42.
- Uematsu T, et al. Neoadjuvant chemotherapy for breast cancer：correlation between the baseline MR imaging findings and responses to therapy．Eur Radiol. 2010；20（10）：2315-22.
- Uematsu T, et al. Comparison of magnetic resonance imaging, maltidetector row computed tomography, ultrasonography, and mammography for tumor extension of breast cancer. Breast Cancer Res Treast 2008；112（3）：461-74.

免疫組織診断とsubtype分類
- Perou CM, Sorlie T, et al. Molecular portraits of human breast tumours. Nature. 2000；

406：747-52.
- Sorlie T, Peou CM, et al. Gene expression patterns of breast carcinomas distinguish tumor subclasses with clinical implications. Proc Natl Acad Sci USA. 2001；98：10869-74.
- Sorlie T, Tibshirani R, et al. Repeated observation of breast tumor subtypes in independent gene expression data sets. Proc Natl Acad Sci USA. 2003；100：8418-23.
- Carey LA, Perou CM, et al. Race, breast cancer sub types, and survival in the Carolina breast cancer study. JAMA. 2006；296：2492-502.
- Kurosumi M. Immunohistochemical assessment of hormone receptor status using a new scoring system（J-Score）in breast cancer. Breast Cancer. 2007；14：189-93.
- Rakha EA, Reis-Filho JS, et al. Basal-like breast cancer. A critical review. 2008；JCO. 26：2568-81.

分子生物学的な予後予測

- van't Veer LJ, Dai H, et al. Gene expression profiling predicts clinical outcome of breast cancer. Nature. 2002；31；415（6871）：530-6.
- van de Vijver MJ, He YD, et al. A gene-expression signature as a predictor of survival in breast cancer. N Engl J Med. 2002；19；347（25）：1999-2009.
- Buyse M, Loi S, et al. TRANSBIG Consortium. Validation and clinical utility of a 70-gene prognostic signature for women with node-negative breast cancer. J Natl Cancer Inst. 2006；6；98（17）：1183-92.
- Wittner BS, Sgroi DC, et al. Analysis of the MammaPrint breast cancer assay in a predominantly postmenopausal cohort. Clin Cancer Res. 2008；15；14（10）：2988-93.
- Bueno-de-Mesquita JM, Linn SC, et al. Validation of 70-gene prognosis signature in node-negative breast cancer. Breast Cancer Res Treat. 2009；117（3）：483-95. Epub 2008 Sep 26.
- Ishitobi M, Goranova TE, et al. Clinical utility of the 70-gene MammaPrint profile in a Japanese population. Jpn J Clin Oncol. 2010；40（6）：508-12. Epub 2010 Jan 27.
- Paik S, Shak S, et al. A multigene assay to predict recurrence of tamoxifen-treated, node-negative breast cancer. N Engl J Med. 2004；30；351（27）：2817-26. Epub 2004 Dec 10.
- Toi M, Iwata H, et al. Clinical significance of the 21-gene signature（Oncotype DX）in hormone receptor-positive early stage primary breast cancer in the Japanese population. Cancer. 2010；1；116（13）：3112-8.
- Sotiriou C, Wirapati P, et al. Gene expression profiling in breast cancer：understanding the molecular basis of histologic grade to improve prognosis. J Natl Cancer Inst. 2006；15；98（4）：262-72.
- Naoi Y, Kishi K,et al. High genomic grade index associated with poor prognosis for lymph node-negative and estrogen receptor-positive breast cancers and with good response to chemotherapy. Cancer. 2011；117（3）：472-9
- Naoi Y, Kishi K,et al. Development of 95-gene classifier as a powerful predictor of recurrences in node-negative and ER-positive breast cancer patients. Breast Cancer Res Treat. 2011；128（3）：633-41.
- Schmidt M, Böhm D, et al. The humoral immune system has a key prognostic impact in node-negative breast cancer. Cancer Res. 2008；1；68（13）：5405-13.

薬物療法のガイドライン

- UpToDate　http://www.uptodate.com/
- NCCN Clinical Practice Guidelines in Oncology　http://www.nccn.org/index.asp
- 日本乳がん情報ネットワーク　http://www7a.biglobe.ne.jp/~jccnb/
- Goldhirsch A, et al. Thresholds for therapies：highlights of the St Gallen International Expert Consensus on the primary therapy of early breast cancer. Ann Oncol. 2009；20：1319-29.

- NPO法人 がん情報局　http://www.ganjoho.org/
- American Society of Clinical Oncology　http://www.asco.org/
- Hammond ME, et al. American society of clinical oncology/college of american pathologists guideline recommendations for immunohistochemical testing of estrogen and progesterone receptors in breast cancer. J Clin Oncol. 2010；28：2784-95.
- Burstein HJ, et al. American Society of Clinical Oncology clinical practice guideline：Update on Adjuvant Endocrine Therapy for Women with Hormone Receptor-Positive Breast Cancer. J Clin Oncol. 2010；28：3784-96.
- National Cancer Institute　http://www.cancer.gov/cancertopics/pdq
- 癌情報サイト Cancer Information Japan　http://cancerinfo.tri-kobe.org/
- 日本乳癌学会編．乳癌診療ガイドライン 1．薬物療法 2010 年版．東京：金原出版；2010.

乳房温存療法と予後

- 日本乳癌学会学術委員会作成．乳房温存療法ガイドライン．1999.
- Sanghani M, Truong PT, et al. Validation of a web-based predictive nomogram for ipsilateral breast tumor recurrence after breast conserving therapy. J Clin Oncol. 2010；28：718-22.
- Huang E, Buchholz TA, et al. Classifying local disease recurrences after breast conservation therapy based on location and histology：new primary tumors have more favorable outcomes than true local disease recurrences. Cancer. 2002；95：2059-67.
- Komoike Y, Akiyama F, et al. Analysis of ipsilateral breast tumor recurrences after breast-conserving treatment based on the classification of true recurrences and new primary tumors. Breast Cancer. 2005；12：104-11.
- Vicini FA, Goldstein NS, et al. Molecular evidence demonstrating local treatment failure is the source of distant metastases in some patients treated for breast cancer. Int J Radiat Oncol Biol Phys. 2008；71：689-94.
- Tasevski R, Gogos AJ, et al. Reoperative sentinel lymph node biopsy in ipsilateral breast cancer relapse. Breast. 2009；18：322-6.
- Silverstein MJ, Lagios MD, et al. A prognostic index for ductal carcinoma in situ of the breast. Cancer. 1996；77：2267-74.
- Pierce LJ, Levin AM, et al. Ten-year multi-institutional results of breast-conserving surgery and radiotherapy in BRCA1/2-associated stage I/II breast cancer. J Clin Oncol. 2006；24：2437-43.
- Rastogi P, Anderson SJ, et al. Preoperative chemotherapy：updates of National Surgical Adjuvant Breast and Bowel Project Protocols B-18 and B-27. J Clin Oncol. 2008；26：778-85.
- Cebrecos I, Córdoba O, et al. Can we predict local recurrence in breast conserving surgery after neoadjuvant chemotherapy? Eur J Surg Oncol. 2010；36：528-34.

乳房温存手術切除標本の断端判定（★：Further reading）

- Heimann R, Powers C, et al. Breast preservation in stage I and II carcinoma of the breast. The University of Chicago experience. Cancer. 1996；78：1722-30.
- Clarke M, Collins R, et al. Effects of radiotherapy and of differences in the extent of surgery for early breast cancer on local recurrence and 15-year survival：an overview of the randomised trials. Lancet. 2005；366：2087-106.
- Fortin A, Larochelle M, et al. Local failure is responsible for the decrease in survival for patients with breast cancer treated with conservative surgery and postoperative radiotherapy. J Clin Oncol. 1999；17：101-9.
- Cox CE, Ku NN, et al. Touch preparation cytology of breast lumpectomy margins with histologic correlation. Arch Surg. 1991；126：490-3.
- Klimberg VS, Harms S, et al. Assessing margin status. Surg Oncol. 1999；8：77-84.
- Creager AJ, Shaw JA, et al. Intraoperative evaluation of lumpectomy margins by imprint

- cytology with histologic correlation: a community hospital experience. Arch Pathol Lab Med. 2002; 126: 846-8.
- Cox CE, Pendas S, et al. Local recurrence of breast cancer after cytological evaluation of lumpectomy margins. Am Surg. 1998; 64: 533-7, discussion 537-8.
- Carter D. Margins of "lumpectomy" for breast cancer. Hum Pathol. 1986; 17: 330-2.
- Gibson GR, Lesnikoski BA, et al. A comparison of ink-directed and traditional whole-cavity re-excision for breast lumpectomy specimens with positive margins. Ann Surg Oncol. 2001; 8: 693-704.
- ★黒住昌史, 坂元吾偉ほか. Ⅳ 病理検索. 厚生労働科学研究費補助金「がん臨床研究事業」標準的な乳房温存療法の実施要項の研究班編. 乳房温存療法ガイドライン. 東京：金原出版；2005：22-6.
- ★Rosen PP. Pathologic examination of breast and lymph node specimens, including sentinel lymph nodes. In：Rosen's Breast Pathology, third edition. Philadelphia：Lippincott Williams & Wilkins, a Wolters Kluwer business；2009. p.1034-52.
- ★矢形 寛, 芳賀駿介ほか. 整容性からみた乳房温存治療ハンドブック. 東京：メディカル・サイエンス・インターナショナル；2010.
- ★堀井理絵, 秋山 太. 乳癌Ⅰ－乳腺病理診断の実際－断端の診断. 病理と臨床. 東京：文光堂；2008；26：1042-6.

概念と手技

- Cox CE. Lymphatic mapping in breast cancer: combination technique. Ann Surg Oncol. 2001; 8: 67-70.
- Cody HS Ⅲ. Clinical aspects of sentinel node biopsy. Breast Cancer Res. 2001; 3: 104-8.
- Kim T, et al. Lymphatic mapping and sentinel lymph node biopsy in early stage breast carcinoma: a metaanalysis. Cancer. 2006; 106: 4-16.
- Krag DN, et al. Sentinel-lymph-node resection compared with conventional axillary-lymph-node dissection in clinically node-negative patients with breast cancer: overall survival findings from the NSABP B-32 randomised phase 3 trial. Lancet Oncol. 2010; 11: 927-33.
- Lyman GH, et al. American Society of Clinical Oncology guideline recommendations for sentinel lymph node biopsy in early-stage breast cancer. J Clin Oncol. 2005; 23: 7703-20.
- Krag DN, et al. National surgical adjuvant breast and bowel project, technical outcomes of sentinel-lymph-node resection and conventional axillary-lymph-node dissection in patients with clinically node-negative breast cancer: results from the NSABP B-32 randomised phase Ⅲ trial. Lancet Oncol. 2007; 8: 881-8.
- Kurosumi M, et al. Significance and problems of histopathological examination and utility of real-time reverse transcriptase-polymerase chain reaction method for the detection of sentinel lymph node metastasis in breast cancer. Breast Cancer. 2007; 14: 342-9.
- Giuliano AE, et al. Locoregional recurrence after sentinel lymph node dissection with or without axillary dissection in patients with sentinel lymph node metastases. The American College of Surgeons Oncology Group Z0011 Randomized Trial. Ann Surg. 2010; 252: 426-33.
- Kelly AM, et al. Breast cancer sentinel node identification and classification after neoadjuvant chemotherapy—systematic review and meta analysis. Acad Radiol. 2009; 16: 551-63.

センチネルリンパ節の転移診断

- Krag DN, Weaver OJ, et al. Surgical resection and radiolocalization of the sentinel node in breast cancer using a gamma probe. Surg Oncol. 1993; 2: 335-40.
- Giuliano AE, Kirgan DM, et al. Lymphatic mapping and sentinel lymphadenectomy for breast cancer. Ann Surg. 1994; 220: 391-401.
- European Working Group for Breast Screening Pathology: Pathological work-up of sentinel lymph nodes in breast cancer. Review of current data to be considered for the

・formulation of guidelines. Eur J Cancer. 2003；39：1654-67.
・Veronesi U, Paganelli G, et al. Sentinel-lymph-node biopsy as a staging procedure in breast cancer：update of a ramdomized controlled study. Lancet Oncol. 2006；7：983-90.
・International Agency for Research on Cancer (IARC). WHO histological classification of tumours of the breast. World Health Organization Classification of Tumours, Pathology & Genetics, Tumours of the Breast and Female Genital Organs. In：Tavassoli FA, Devilee P, editors. Lyon：IARC Press. 2003；10-2.
・Schwartz GF, Giuliano AE, et al. Proceedings of the consensus conference on the role of sentinel lymph node biopsy in carcinoma of the breast, April 19-22, 2001,Philadelphia, Pensylvania. Cancer. 2002；94：2542-51.
・Lambert LA, Ayers GD, et al. Validation of a breast cancer nomogram for predicting nonsentinel lymph node metastases after a positive sentinel node biopsy. Ann Surg Oncol. 2006；13：310-20.

術前療法の意義

・Clarke M, Coates AS, et al. Adjuvant chemotherapy in oestrogen-receptor-poor breast cancer：patient-level meta-analysis of randomised trials. Lancet. 2008；371 (9606)：29-40.
・Fisher B, Bryant J, et al. Effect of preoperative chemotherapy on the outcome of women with operable breast cancer. J Clin Oncol. 1998；16 (8)：2672-85.
・Smith IC, Heys SD, et al. Neoadjuvant chemotherapy in breast cancer：significantly enhanced response with docetaxel. J Clin Oncol. 2002；20 (6)：1456-66.
・Dowsett M, Dunbier A, et al. Biomarkers and predictive factors of response to neoadjuvant treatment. Breast Cancer Res. 2009；11 (Suppl 1)：S11.
・Gianni L, Eiermann W, et al. Neoadjuvant chemotherapy with trastuzumab followed by adjuvant trastuzumab versus neoadjuvant chemotherapy alone, in patients with HER2-positive locally advanced breast cancer (the NOAH trial)：a randomised controlled superiority trial with a parallel HER2-negative cohort. Lancet. 2010；375 (9712)：377-84.
・Beselga J, et al. First results of the NeoALTTO trial (BIG01-06/EGF 106903)：a phase Ⅲ, randomized, open label, neoadjuvant study of Lapatinib, Trastuzumab, and their combination plus Paclitaxel in women with HER2-positive primary breast cancer. Cancer Research. 2010；70 (24 Suppl.) 82s.
・Baselga J, Semiglazov V, et al. Phase Ⅱ randomized study of neoadjuvant everolimus plus letrozole compared with placebo plus letrozole in patients with estrogen receptor-positive breast cancer. J Clin Oncol. 2009；27 (16)：2630-7.
・Venturini M, et al. Open-label phase Ⅱ study of neoadjuvant bevacizumab combined with FEC → paclitaxel in patients with inflammatory or locally advanced breast cancer, Cancer Research. 2010；70 (24 Suppl.) 172s.
・Carpenter JT, et al. Concurrent and sequential Bevacizumab and preoperative chemotherapy in the treatment of locally advanced breast cancer：UAB 0493, Cancer Research. 2010；70 (24 Suppl.) 173s
・Dose-Schwarz J, Tiling R, et al. Assessment of residual tumour by FDG-PET：conventional imaging and clinical examination following primary chemotherapy of large and locally advanced breast cancer. Br J Cancer. 2010；102 (1)：35-41.

術前療法の組織学的効果判定

・Fisher B, Brown A, et al. Effect of preoperative chemotherapy on local-regional disease in women with operable breast cancer：Findings from National Surgical Adjuvant Breast and Bowel Project B-18. J Clin Oncol. 1997；15：2483-93.
・Heys SD, Hutcheon AW, et al. Aberdeen Breast Group：Neoadjuvant docetaxel in breast cancer：3-year survival results from the Aberdeen trial. Clin Breast Cancer. 2002；2：S69-74.
・Bear HD, Anderson S, et al. National Surgical Adjuvant Breast and Bowel Project Protocol

B-27：The effect on tumor response of adding sequential preoperative docetaxel to preoperative doxorubicin and cyclophosphamide：preliminary results from National Surgical Adjuvant Breast and Bowel Project Protocol B-27. J Clin Oncol. 2003；21：4165-74.

3章　乳腺疾患の概要と鑑別診断

浸潤性乳管癌

- Stuart JS, Laura CC. Biopsy Interpretation of the Breast. Philadelphia：Lippincott Williams & Wilkins, a Wolters Lluwer business；2009.
- Fattaneh AT, Vincenzo E. Tumors of the Mammary Gland. Washington；American Registry of Pathology；2009.
- 市原　周. 乳腺病理学―細胞・組織・画像―. 愛知：名古屋大学出版会；2000.
- NHS Breast Screening Programme. Pathology Reporting of Breast Disease. The Royal College of Pathologists Cancer Screening Programmes. NHSBSP Publication No.58. 2005.
- Ian E, Laura C, et al. Ductal carcinoma NOS and variants in WHO Classification of Tumours of the Breast. 4th ed. IARC（in press）.
- Badve S, Dabbs DJ, et al. Basal-like and triple-negative breast cancers：a critical review with an emphasis on the implications for pathologists and oncologists. Mod Pathol. 2010；12.
- Rakha EA, Reis-Filho JS, et al. Breast cancer prognostic classification in the molecular era：the role of histological grade.Breast Cancer Res. 2010；12（4）：207. Epub 2010.
- Farid M. Essentials of Diagnostic Breast Pathology. Berlin：Springer-Verlag；2007.

管状癌

- Tavassoli FA, Devilee P, editors. Pathology and Genetics, Tumours of the Breast and Female Genital Organs. Lyon；IARC Press；2003.
- Tavassoli FA, Eusebi V. Afip Atlas of Tumor Pathology. Fourth Series Fascicle 10. Tumors of the Mammary Gland. 2009.
- Rosen PP. Rosen's Breast Pathology. 3rd ed. Philadelphia；Lippincott Wiliams & Wilkins；2009.
- Rosen PP. Columnar cell hyperplasia is associated with lobular carcinoma in situ and tubular carcinoma. Am J Surg Pathol. 1999；23：1561.
- Brandt SM, Young GQ, et al. The "Rosen Triad"：tubular carcinoma, lobular carcinoma in situ, and columnar cell lesions. Adv Anat Pathol. 2008；15：140-6. Review.
- Abdel-Fatah TM, Powe DG, et al. High frequency of coexistence of columnar cell lesions, lobular neoplasia, and low grade ductal carcinoma in situ with invasive tubular carcinoma and invasive lobular carcinoma. Am J Surg Pathol, 2007；31：417-26.
- Haupt B, Schwartz MR, et al. Columnar cell lesions：a consensus study among pathology trainees. Hum Pathol. 2010；41：895-901.

髄様癌

- Rosen PP. Medullary carcinoma. In：Rosen PP, editor. Rosen's Breast Pathology. 3rd ed. Philadelphia：Lippincott Williams&Wilkins, a Wolter Kluwer business；2009. p.449-69.
- Eusebi V, Mai KT, Taranger-Charpin A. Tumours of thenipple. In：Tavassoli FA, Devilee P, editors. World Health Organization Classification of Tumours. Pathology & Genetics Tumours of the Breast and Female Genital Organs. Lyon：IARC Press；2003. p.104-6.

粘液癌

- 日本乳癌学会編. 臨床・病理乳癌取扱い規約. 第16版. 東京；金原出版；2008. p.29.

- 佐藤尚紀ほか．乳腺粘液癌症例の臨床病理学的検討．乳癌の臨床．1993；8（2）：249-54.
- Komaki K, et al. Mucinous carcinoma of the breast in Japan. A prognostic analysis based on morphologic features. Cancer. 1988；61（5）：989-96.
- 塩澤幹雄ほか．粘液癌の術式について　郭清の省略と温存術に関する自験例46例からの検討．乳癌の臨床．2006；21（5）：467-73.
- Toikkanen S, Kujari, H. Pure and mixed mucinous carcinomas of the breast：a clinicopathologic analysis of 61 cases with long-term follow-up. Hum Pathol, 1989；20（8）：758-64.
- Ranade A, et al. Clinicopathological evaluation of 100 cases of mucinous carcinoma of breast with emphasis on axillary staging and special reference to a micropapillary pattern. J Clin Pathol. 2010；63（12）：1043-7.
- Capella C, et al. Endocrine differentiation in mucoid carcinoma of the breast. Histopathology. 1980；4（6）：613-30.
- Cross AS, et al. A morphological and immunocytochemical study of a distinctive variant of ductal carcinoma in-situ of the breast. Histopathology, 1985；9（1）：21-37.
- Tsang WY, Chan JK. Endocrine ductal carcinoma in situ（E-DCIS）of the breast：a form of low-grade DCIS with distinctive clinicopathologic and biologic characteristics. Am J Surg Pathol. 1996；20（8）：921-43.
- Tajima S, et al. Evaluation of CD56 and CD57 immunostainings for discrimination between endocrine ductal carcinoma in situ and intraductal papilloma. Pathol Int. 2010；60（6）：459-65.
- 土屋眞一監．新版 乳腺細胞診カラーアトラス．東京：医療科学社；2007. p.192-3.
- Tavassoli F, Devilee P. Pathology and Genetics of Tumours of the Breast and Female Genital Organs. World Health Organization Classification of Tumours. Lyon：IARC Press；2003.
- Yamaguchi R. Cytological features of myxomatous fibroadenoma of the breast. Diagn Cytopathol. 2010.（in press）.

神経内分泌癌

- Ellis IO, et al. Invasive Breast Carcinoma. In：Tavassoli FA, Devilee P, editors. Pathology and Genetics of Tumours of the Breast and Female Genital Organs. Lyon：IARC Press；2003. p.13-59.
- Righi L, et al. Neuroendocrine differentiation in breast cancer：established facts and unresolved problems. Semin Diagn Pathol. 2010；27：69-76.
- 日本乳癌学会編：臨床・病理乳癌取扱い規約．第16版．東京：金原出版；2008. p.18-59.
- Cubilla AL, Woodruff JM. Primary carcinoid tumor of the breast：A report of eight patients. Am J Surg Pathol. 1977；1：283-92.
- Kawasaki T, et al. Neuroendocrine ductal carcinoma in situ（NE-DCIS）of the breast-comparative clinicopathological study of 20 NE-DCIS cases and 274 non-NE-DCIS cases. Histopathology. 2008；53：288-98.
- Wei B, et al. Invasive neuroendocrine carcinoma of the breast：a distinctive subtype of aggressive mammary carcinoma. Cancer. 2010；116：4463-73.
- Sapino A, et al. Diagnostic cytological features of neuroendocrine differentiated carcinoma of the breast. Virchows Arch. 1998；433：217-22. Review.
- Shin SJ, et al. Small cell carcinoma of the breast：a clinicopathologic and immunohistochemical study of nine patients. Am J Surg Pathol. 2000；24：1231-8.
- Capella C, et al. Endocrine differentiation in mucoid carcinoma of the breast. Histopathology. 1980；4：613-30.
- Weigelt B, et al. Mucinous and neuroendocrine breast carcinomas are transcriptionally distinct from invasive ductal carcinomas of no special type. Mod Pathol. 2009；22：1401-14.

浸潤性微小乳頭癌

- Rosen PP. Invasive micropapillary carcinoma. In：Rosen PP, editor. Rosen's Breast Pathology. 3rd ed. Philadelphia：Lippincott Williams&Wilkins, a Wolter Kluwer business；2009. p.616-20.
- Ellis IO, Schnitt SJ, Sastre-Garau X, et al. Invasive breast carcinoma. In：Tavassoli FA, Devilee P. editors, World Health Organization Classification of Tumours. Pathology & Genetics Tumours of the Breast and Female Genital Organs. Lyon：IARC Press；2003. p.13-59.
- Ide Y, Horii R, Osako T, et al. Clinicopathological significance of invasive micropapillary carcinoma of the breast. Pathol Int, in submitted.

アポクリン癌

- Tavassoli FA, et al. Invasive breast carcinoma. In：Tavassoli FA, Devilee P, editors. World Health Organization Classification of Tumours. Pathology and Genetics. Tumours of the Breast and Female Genital Organs. Lyon：IARC Press；2003. p.36-7.
- Rosen PP. Apocrine carcinoma. In：Rosen PP. Rosen's Breast Pathology, 3rd edition. Philadelphia：Lippincott Williams & Wilkins；2009. p.536-50.
- 澤木正孝ほか．乳腺のアポクリン癌の臨床病理組織学的検討．乳癌の臨床．2003；18：332-9.
- Durham JR, Fechner RE. The histologic spectrum of apocrine lesions of the breast. Am J Clin Pathol. 2000；113（Suppl 1）：S3-18.
- O'Malley FP, Bane A. An update on apocrine lesions of the breast. Histopathology. 2008；52：3-10.
- O'Malley FP, et al. Ductal carcinoma in situ of the breast with apocrine cytology：definition of a borderline category. Hum Pathol. 1994；25：164-8.
- Tavassoli FA, Norris HJ. Intraductal apocrine carcinoma：a clinicopathologic study of 37 cases. Mod Pathol. 1994；7：813-8.

化生癌

- Stuart JS, Laura CC. Biopsy Interpretation of the Breast. Philadelphia：Lippincott Williams & Wilkins, a Wolters Kluwer business；2009.
- Fattaneh A. Tavassoli and Vincenzo Eusebi Tumors of the Mammary Gland. Washington：American Registry of Pathology；2009.

分泌癌（★：Further reading）

- Rosen PP. Secretory carcinoma. In：Rosen's Breast Pathology, 3rd ed. Philadelphia：Lippincott Williams & Wilkins；2009. p.563-70.
- Ellis IO, et al. Secretory carcinoma. In：Tavassoli FA, Devilee P, editors. World Health Organization Classification of Tumours. Tumours of the Breast and Female Genital Organs. Lyon：IARC Press；2003. p.42-3.
- 林　透．分泌癌（若年性癌）．黒住昌史，森谷卓也編．腫瘍鑑別診断アトラス 乳癌．東京：文光堂；2010. p.109-12.
- 大井恭代．分泌癌．土屋眞一ほか編．乳腺病理カラーアトラス．東京：文光堂；2008. p.126-7.
- 日本乳癌学会編．臨床・病理乳癌取扱い規約．第16版．東京：金原出版；2008.
- ★ Gary L, et al. STAT 5a expression in various lesions of the breast. Virchows Arch. 2006；448：165-71.
- ★ Strauss BL, et al. STAT 5a expression in the breast is maintained in secretory carcinoma, in contrast to other histological types. Hum Pathol. 2006；37：586-92.
- ★ Diallo R, et al. Secretory carcinoma of the breast：a distinct variant of invasive ductal carcinoma assessed by comparative genomic hybridization and immunohistochemistry.

Hum Pathol. 2003；34：1299-305.

glycogen-rich 明細胞癌

- Hull MT, et al. Glycogen-rich clear cell carcinoma of the breast；A light and microscopic study. Cancer. 1981；48：2003-9.
- Fisher ER, et al. Glycogen-rich clear cell breast cancer：With comments concerning other clear cell variants. Hum Pathol. 1985；16：1085-90.
- Toikkanen S, Joensuu H. Glycogen-rich clear cell carcinoma of the breast；A clinicopathologic flow cytometric study. Hum Pathol. 1991；22：81-3.
- Tavassoli FA, Devilee P, editors. Pathology and Genetics of Tumors of the Breast and Female Genital Organs. World Health Organization Classification of Tumours.Lyon；IARC Press；2003, p.46.
- Sørensen FB, Paulsen SM. Glycogen-rich clear cell carcinoma of the breast：a solid variant with mucus. A light microscopic, immunohistochemical and ultrastructural study of a case. Histopathology. 1987；11：857-69.
- Hull MT, Warfel KA. Glycogen-rich clear cell carcinoma of the breast cancer：A clinicopathologic and ultrastructural study. Am J Surg Pathol. 1986；10：553-9.
- Hayes MM, et al. Glycogen-rich clear cell carcinoma of the breast. A clinicopathologic study of 21 cases. Am J Surg Pathol. 1995；19：904-11.
- Fujino S, et al. Glycogen-rich clear cell carcinoma of the breast：A case report and review of the literature. Breast Cancer. 1996；3：205-8

非浸潤性乳管癌

- 秋山　太, 坂元吾偉．乳腺．向井清ほか編．外科病理学 II．第 4 版．東京：文光堂；2006. p. 1173-226.
- 土屋眞一ほか．乳管内病変の良悪性鑑別診断─乳頭状病変の鑑別点について─．乳癌の臨床．2008；23（5）：393-401.
- 森谷卓也．乳管内病変の良・悪性鑑別診断─低乳頭構造～平坦型病変の鑑別点について─．乳癌の臨床．2008；23（6）：525-30.
- 荻谷朗子ほか．非浸潤性乳管癌の発見契機別形態学的特徴．乳癌の臨床．2008；23（6）：531-5.
- 中村清吾．全国アンケート調査結果からみた非浸潤性乳管癌の診断と治療─現状と今後の課題─．乳癌の臨床．2007；22（2）：95-100.
- 森谷卓也ほか．乳管内乳頭腫 vs 非浸潤性乳管癌（乳頭癌）．病理と臨床．2008；26（11）：1189-91.

乳管過形成（★：Further reading）

- Boecker W, et al. Usual ductal hyperplasia of the breast is a committed stem（progenitor）cell lesion distinct from atypical ductal hyperplasia and ductal carcinoma in situ. J Pathol. 2002；198：458-67.
- ★Schnitt SJ, Collins LC. Intraductal proliferative lesions：usual ductal hyperplasia, atypical ductal hyperplasia, and ductal carcinoma in situ. In：Schnitt SJ, Collins LC, editors. Biopsy Interpretation of the Breast. Philadelphia：Lippincott Williams & Wilkins；2009. p.51-95.

異型乳管過形成（★：Further reading）

- Page DL, et al. Atypical hyperplastic lesions of the breast. A long-term follow-up study. Cancer. 1985；55：2698-708.
- ★市原　周．異型乳管過形成・異型小葉過形成と非浸潤性乳管癌との鑑別．黒住昌史，森谷卓也編．腫瘍鑑別診断アトラス 乳癌．東京：文光堂；2010. p.178-82.
- ★Moinfer F. Intraductal proliferative lesions. In：Essentials of Diagnostic Breast Pathology. A Practical Approach. Berlin Heidelberg：Springer-Verlag；2007. p. 68-121.

乳管内乳頭状病変

- Tavassoli FA, Eusebi V. Papillary lesions of the breast. In：Silverberg SG, editor. Tumors the Mammary Gland, AFIP Atlas of Tumor Pathology Series 4. Washington DC：American Registry of Pathology；2009. p.101-16.
- Rosen PP. Papilloma and related benign tumors. Rosen's Breast Pathology. 3rd ed. Philadelphia：Lippincott Williams & Wilkins；2009. p.85-136.
- MacGrogan G, et al. Intraductal papillary neoplasms. In：Tavassoli FA, Devilee P, editors. World Health Organization Classification of Tumours, Pathology and Genetics of Tumours of the Breast and Female Genital Organs. Lyon：IARC Press；2003. p.76-80.
- Tavassoli FA. Papillary lesions. Pathology of the Breast, 2nd ed. Stamford：Appleton & Lange；1999. p.325-71.

炎症性乳癌

- Lee BJ, Tannenbaum NE. Inflammatory carcinoma of the breast. Surg Cynec Obstct. 1924；39：380-95.
- Ellis DL, Teitelbaum SI. Inflammatory carcinoma of the breast：a Pathologic definition. Cancer. 1974；33：1045-7.
- 渡辺騏七郎．炎症性乳癌—病理とその本体．乳癌の臨床．1992；7：9-16.
- Chang S, et al. Inflammatory breast carcinoma incidence and survival. The Surveillance, Epidemiology, and end results program of the national cancer institute, 1975-1992. Cancer. 1998；82：2366-72.
- 泉雄 勝．炎症性乳癌—最近の視点から．乳癌の臨床．2006；2：125-32.
- 岩田広治ほか．炎症性乳癌全国アンケート結果．乳癌の臨床．2006；2：201-8.
- 西村令喜．乳房温存療法後の炎症性乳癌型再発．乳癌の臨床．2002；4：281-90.

Paget 病

- Rosen PP. Paget's Disease of the Nipple. In：Rosen PP, editor. Rosen's Breast Pathology. 3rd ed. Philadelphia：Lippincott Williams&Wilkins, a Wolter Kluwer business；2009. p.621-36.
- Eusebi V, Mai KT, Taranger-Charpin A. Tumours of the nipple. In：Tavassoli FA, Devilee P, editors. World Health Organization Classification of Tumours. Pathology & Genetics Tumours of the Breast and Female Genital Organs. Lyon：IARC Press,；2003. p.104-6.
- Horii R, Akiyama F, Sakamoto G, et al. Spontaneous "Healing" of Breast Cancer. Breast Cancer. 2005；12：140-4.

男子乳癌

- 日本乳癌学会編．乳癌診療ガイドライン 1. 薬物療法．2010 年版．東京：金原出版；2010. p.119-22.
- Rosen PP. 36. Carcinoma of the male breast. In：Rosen PP, editor. Rosen's Breast Pathology. Philadelphia：Lippincott Williams & Wilkins；2009. p.787-803.
- Tavassoli FA, Eusebi V. 17. Male breast lesions. In：Tavassoli FA, Eusebi V, editors. AFIP Atlas of Tumor Pathology 4th Series Fascicle 10. Tumors of the Mammary Gland. Washington DC：American Registry of Pathology；2009. p.371-89.

腺症

- Azzopardi JG. The benign epithelial hyperplasias and their interrelationships. In：Problems in Breast Pathology. London：WB Saunders Company Ltd；1979. p.25-38.
- Rosen PP. Adenosis and microglandular adenosis. In：Rosen's Breast Pathology, 3rd ed. Philadelphia：Lippincott Williams & Wilkins；2009. p.161-86.
- Eusebi V, et al. Microglandular adenosis, apocrine adenosis, and tubular carcinoma of the breast. An immunohistochemical comparison. Am J Surg Pathol. 1993；17（2）：99-109.

乳管腺腫（★：Further reading）

- Azzopargi JG, Salm R. Ductal adenoma of the breast：A lesion which can mimic carcinoma. J Pathol. 1984；144：15-23.
- Lemmie GA, Millis PR. Ductal adenoma of the breast-A review of fifteen cases. Hum Pathol. 1989；20：903-8.
- 黒住昌史．乳腺腫瘍の組織型と概念の解説．1.Ductal adenoma. 乳癌の臨．1997；12：595-9.
- 有広光司．おさえておきたい組織型 乳管腺腫．臨床と病理．2008：26：1132-4.
- 川野輪香織，黒住昌史．乳管腺腫．黒住昌史，森谷卓也編．腫瘍病理鑑別診断アトラス乳癌．東京：文光堂；2010. p.28-32.
- ★ Tavassoli FA, Devilee P, editors. Pathology and genenics of tumours of the breast and feamal genital organs. Lyon：IARC press；2003.
- ★ Tavassoli FA, Eusebi V, editors. Tumors of the Mammary Gland in AFIP Atlas of Tumor Pathology 4th Series. Washington：American Resgistry of Pathology；2009.
- ★ Rosen PP, editor. Rosen's breast pathology 3rd ed.Philadlphia：Wolters Kluwer；2009.

乳頭部腺腫

- Jones DB. Florid papillomatosis of the nipple ducts. Cancer. 1955；8：315-9.
- Handley R, Thackray AC. Adenoma of the nipple. Br J Cancer. 1962；16：187-94.
- 日本乳癌学会編．乳癌取扱い規約．第16版．東京：金原書店；2008.
- Rosen PP. Florid papillomatosis of the nipple. In："Rosen's Breast Pathology". 3rd ed. Philadelphia：Lippincott Williams & Wilkins；2009. p.114-25.
- Rosen PP. Syringomatous adenoma of the nipple. Am J Surg Pathol. 1983；7：739-45.
- Oo KZ, Xiao PQ. Infiltrating syringomatous adenoma of the nipple：clinical presentation and literature review. Arch Pathol Lab Med. 2009；133：1487-89.
- Moriya T, Kozuka Y, et al. The role of immunohistochemistry in the differential diagnosis of breast lesions. Pathology. 2009；41：68-76.

管状腺腫

- 日本乳癌学会編．乳癌取扱い規約，第16版．東京：金原出版；2008.
- Bussolati G, et al. Benign epithelial proliferations. In：Tavassoli FA, Devilee P, editors. Pathology and Genetics of Tumours of the Breast and Female Genital Organs. World Health Organizaion Classification of Tumours. Lyon：IARC Press；2003. p.81-5.
- Hertel BF, et al. Breast adenomas. Cancer. 1976；37：2891-905.
- James K, et al. Breast tumor of pregnancy（'lactating' adenoma）. J Pathol. 1988；156：37-44.
- Maiorano E, Albrizio M. Tubular adenoma of the breast. An immunohistochemical study of ten cases. Path Res Pract. 1995；191：1222-30.
- Schnitt SJ, Collins LC. Fibroepithelial lesions. In：Biopsy interpretation of the breast. Philadelphia Wolsters Kluwer：Lippincott Williams & Wilkins；2009. p.153-80.
- Slavin JL, et al. Nodular breast lesions during pregnancy and lactation. Histopathology. 1993；22：481-5.
- Tavassoli FA. Bening lesions. In：Pathology of the Breast. 2nd ed. Stamford：Appleton & Lane；1999. p.115-204.

顆粒細胞腫

- Tavassoli FA, Eusebi V. Granular cell tumor. In：Silverberg SG, editor. Tumors the Mammary Gland, AFIP Atlas of Tumor Pathology Series 4. Washington DC：American Registry of Pathology；2009. p.281-3.
- Rosen PP. Granular cell tumor. Rosen's Breast Pathology. 3rd ed. Philadelphia：Lippincott Williams & Wilkins；2009. p.859-62.

- Drijkoningen M, et al. Mesenchymal tumours. In：Tavassoli FA, Devilee P, editors. World Health Organization Classification of Tumours, Pathology and Genetics of Tumours of the Breast and Female Genital Organs. Lyon：IARC Press；2003. p.89-98.
- Tavassoli FA. Granular cell tumor. Pathology of the Breast, 2nd ed. Stamford：Appleton & Lange；1999. p.697-9.
- Weiss SW, Goldblum JR. Granular cell tumor. Einzinger and Weiss's Soft tissue tumors. 5th ed. Philadelphia：Mosby Elsevier；2008. p.878-87.
- Hitchcock MG, et al. Cutaneous granular cell angiosarcoma. J Cutan Pathol. 1994；21：256-62.

過誤腫

- Bellocq JP, Magro G. Fibroepithelial tumours. In：Tavassoli FA, Devilee P, editors. Tumours of the Breast and Female Genital Organs. Lyon：IARC Press；2003. p.103.
- 泉　美貴．過誤腫．土屋眞一ほか編．乳腺病理カラーアトラス．東京：文光堂；2008. p.150-1.
- Rosen PP. Benign Mesenchymal Neoplasms. In：Rosen's Breast Pathology. Philadelphia：Lippincott Williams & Wilkins, a Wolters Kluwer business；2009. p.864-8.
- Fisher CJ, et al. Mammary hamartoma-a review of 35 cases. Histopathology, 1992；20：99-106.
- Charpin C, et al. Reappraisal of breast hamartomas. A morphological study of 41 cases. Pathol Res Pract. 1994；190：362-71.
- Tse GMK, et al. Hamartoma of the breast：A clinicopathological review. J Clin Pathol. 2002；55：951-4.
- Ravakhah K, et al. Hamartoma of the breast in a man：first case report. Breast J. 2001；7：266-8.
- Lee EH. Invasive ductal Carcinoma arising in a breast hamartoma：Two case reports and a review of the literature. Clin Radiol. 2003；58：80-6.
- Baron M, et al. Invasive lobular carcinoma in a breast hamartoma. Breast J. 2003；9：246-8.

悪性リンパ腫

- Lamovec A, Wotherspoon A, et al. Malignant lymphoma and metastatic tumours. In：Tavassoli FA, Devilee P, editors. World Health Organization Classification of Tumours. Pathology and Genetics of Tumours of the Breast and Female Genital Organs. Lyon：IARC press；2003. p.107-9.
- Swerdlow SH, Campo E, et al. editors. World Health Organization Classification of Tumours of Haematopoietic and Lymphoid Tissues. 4th ed. Lyon：IARC；2008.
- Rosen PP. Lymphoid and hematopoietic tumors. In：Rosen's Breast Pathology. 3rd ed. Philadelphia：Lippincott Williams & Wilkins；2009. p.959-83.
- Talwalkar SS, Miranda RN, et al. Lymphomas involving the breast. A study of 106 cases comparing localized and disseminated neoplasms. Am J Surg Pathol. 2008；32：1299-309.
- Wiseman C, Liao KT. Primary lymphoma of the breast. Cancer. 1972；29：1705-12.
- de Jong D, Vasmel WL, et al. Anaplastic large-cell lymphoma in women with breast implants. JAMA. 2008；300：2030-5.
- Domchek SM, Hecht JL, et al. Lymphomas of the breast. Primary and secondary involvement. Cancer. 2002；94：6-13.
- Aozasa K, Ohsawa M, et al. Malignant lymphoma of the breast. Immunologic type and association with lymphocytic mastopathy. Am J Clin Pathol. 1992；97：699-704.
- Hans CP, Weisenburger DD, et al. Confirmation of the molecular classification of diffuse large B-cell lymphoma by immunohistochemistry using a tissue microarray. Blood. 2004；103：275-82.

女性化乳房症
- Rosen PP. Benign proliferative lesions of the male breast. In：Rosen PP, editor. Rosen's Breast Pathology. Philadelphia：Lippincott Williams & Wilkins；2009. p.775-86.
- Tavassoli FA, Eusebi V. Male breast lesions. In：Tavassoli FA, Eusebi V, editors. AFIP Atlas of Tumor Pathology 4th Series Fascicle 10. Tumors of the Mammary Gland. Washington DC：American Registry of Pathology；2009. p.371-89.

副乳
- 森谷卓也．副乳．黒住昌史，森谷卓也編．腫瘍病理鑑別診断アトラス 乳癌．東京：文光堂；2010. p.174-6.
- Rosen PP. Abnormalities of Mammary Growth and Development. In：Rosen PP. Rosen's Breast Pathology, 3rd ed. Philadelphia：Lippincott Williams & Wilkins；2007. p.26-32.
- Rosen PP. Unusual clinical presentation of carcinoma. In：Rosen PP. Rosen's Breast Pathology, 3rd ed. Philadelphia：Lippincott Williams & Wilkins；2007. p.721-58.
- van der Putte SC. Anogenital Sweat glands. Histology and pathology of a gland that may mimic mammary glands. Am J Dermatopathol. 1991；13：557-67.
- van der Putte SC. Mammary-like glands of the vulva and their disorders. Int J Gynecol Pathol. 1994；13：150-60.

結節性筋膜炎
- Brogi E. Benign and malignant spindle cell lesions of the breast. Semin Diagn Pathol. 2004；21：57-64.
- Benign fibroblastic/myofibroblastic proliferations. In：Weiss SW, Goldblum JR, editors. Enzinger & Weiss's Soft Tissue Tumors. 2008. p.175-225.

4章 病理検体の取り扱い
病理報告書作成
- Collage of American Pathologists. Protocol for the Examination of Specimens from Patients with Invasive Carcinoma of the Breast. 2003. p.1515-38.

5章 病例の実際
症例3 細胞質に微細顆粒がみられる腫瘍
- Tavassoli FA, Devilee P. Granular cell tumor. Tumours of the breast and female genital organs. Lyon：IARC Press；2003. p.94.

症例4 乳頭に発生した腫瘍
- Rosen PP. Florid papillomatosis of the nipple. In："Rosen's Breast Pathology". 3rd ed. Philadelphia：Lippincott Williams & Wilkins；2009. p.114-25.
- Ishii N, Kusuhara M, et al. Adenoma of the nipple in a Japanese man. Clin Exp Dermatol. 2007；32：448-9.
- Tan PH, Aw MY, et al. Cytokeratins in papillary lesions of the breast：is there a role in distinguishing intraductal papilloma from papillary carcinoma in situ? Am J Surg Pathol. 2005；29：625-32.

索引

太字：病理写真

A
AE1/AE3　75, 86, 142, 146, 200, 233
Allred score　38, 39
apical snout(s)　104, 212

B
basal-like　43, 78, 91
Bowen 病　200
BRCA1/2 遺伝子変異　60, 61
BRCA 遺伝子　181
Bull's eye　96
Burkitt リンパ腫　265, 266, 269
B 細胞リンパ腫　265, 266
B リンパ芽球性リンパ腫　266

C
CAM5.2　75, 86, 200, 233
Carney 症候群　237
CD4　270
CD10　4, 29, 86, 141, 208, 217, 225, 233, 253, 267, 268, 269
CD20　267
CD30　270
CD31　146
CD34　146, 264, 293
CD43　269
CD68　252, 273
CD79a　267
centroblast　267, 268
centrocyte　268
CK 5/6　91, 141, 154, 167, 178, 208, 217, 225
CK 7　124, 125, 200
CK 8　97
CK 14　141, 154, 178, 208, 225
CK 18　79
CK 20　124, 125
CK34βE-12　141, 146, 173, 178, 180, 253
c-kit　154, 270
collagenous sperulosis　**157**, 158
collagenous spherulosis　208
columnar cell lesion　102, 106
complex sclerosing lesion　213, 217
cystic hypersecretory carcinoma　**150**, 152

D
cytokeratin　30

D2-40 染色　133
dense breasts　33, 34
dermal lymphatic carcinomatosis　192
desmin　293
diabetic mastitis　266
Diff-Quick 染色　123
ductal intraepithelial neoplasia　7, 181
Dutcher 小体　268

E
E-cadherin　90, 95, 97, 98, 124, 148, 174, 180, 203, 209
EGFR　91, 105, 141
elastosis　103, 251
EMA　132, 148, 154, 212, 233, 270
emperipolesis　273
EORTC10902 試験　78

F
fibrovascular stalk　185
frog's egg-like appearance　115

G
GCDFP-15　125, 136, 160, 212, 252
Giemsa 染色　17, 19, 116, 123
glomeruloid arrangement　126
glycogen-rich carcinoma　140
glycogen-rich 明細胞癌　159, **160**
granulocytic sarcoma　270
growth kinetics　79, 80

H
healing　197
HER2 標的治療　38, 40
heterogeneity　30, 188
hobnail　164
Hodgkin リンパ腫　266
HUM-1　267

I
immunoblast　267
intrinsic subtype　38, 42, 78

J
J-score　38

K

Ki-67　27, 38, 41, 42, 43, 78, 79, 80, 91, 105, 269
Klinefelter 症候群　274

L

LH-RH アゴニスト剤　38
lipid-rich carcinoma　140
lobular neoplasia　5
loss of cell cohesion　123
luminal A　42, 43, 78
luminal B　42, 43, 78
lymphocytic mastitis　266, 283
lymphoepithelial lesion　269
lysozyme　270

M

MALT リンパ腫　265, 266, 267, 268, **269**, 273
marbles bag pattern　173
Merkel 細胞癌　271
microglandular adenosis　105, 152
mTOR 阻害剤　82
MUC1 染色　132
myeloperoxidase　270

N

NSABP B-17 試験　60
NSABP B-18 試験　61, 62, 78, 83
NSABP B-27 試験　62, 78, 83

P

p120 カテニン　97, 124
p63　4, 29, 86, 141, 146, 154, 186, 208, 217, 225
Paget disease oh the nipple　196
pagetoid spread　168
pagetoid 癌　196
Paget 細胞　197, 225, **226**
Paget 病　2, **198**, **199**, **200**, 203, 225, **226**
Paget 様構造　171
pancytokeratin　75, 86
peau d'orange　192
PEPI score　81
perforin　270
phagolysosome　250

phyllodes pattern　247
plasmacytoid appearance　123
primitive neuroectodermal tumor　271
pseudoangiomatous stromal hyperplasia　**264**, 286

R

Rosai-Dorfman 病　273

S

S-100 蛋白　142, 146, 148, 154, 209, 212, 235, 251, 273
Schwann 細胞　250
sclerosing adenosis　105
sinus histiocytosis　101
SMA　4, 29, 86
small cyst　232
snout　164
solid neuroendocrine carcinoma　117, **121**, **123**, **124**
starr-sky pattern　267, 269
Stewart-Treves 症候群　260

T

targetoid pattern　96
terminal duct lobular unit　88
thyroid transcription factor-1（TTF-1）　125
TIA-1　270
tingible body macrophage　267, 268, 269
triple nagative　43, 91, 124, 141, 147, 153
T 細胞リンパ腫　265, 266
T リンパ芽球性リンパ腫　266

V

vimentin　154, 264

Z

zone pattern　**289**, **290**

記号

α1-antichymotrypsin　252
α1-antitrypsin　252
α-SMA　141, 154, 217, 225, 233, 292
α-ラクトアルブミン　148
β-カテニン　124, 292

あ
アーチファクト　134
悪性黒色腫　200, 205, 271
悪性石灰化　32
悪性線維性組織球腫　247, 249
悪性葉状腫瘍　22
悪性葉状嚢胞肉腫　244
悪性リンパ腫　**100**, 272
アポクリン過形成　137, **139**
アポクリン化生　9, 20, 21, **24**, 135, 139, 152, 167, 168, 186, 188, 189, 206, 208, 214, 219, 223, 224, 233, 238, 252, 253, 275
アポクリン癌　20, **136**, 160, **222**, 252, **253**
アポクリン硬化性腺症　**139**
アポクリン性非浸潤癌　139, **140**
アポクリン腺症　206
アポクリン嚢胞　**136**
アポクリン分化　96, 172
アロマターゼ阻害剤　15, 38, 83
アンスラサイクリン　81
アンドロゲンレセプター　124, 135, 252

い
異栄養性石灰化　32, 239
異型小葉過形成　5, 170, **171**, 180, 214
異型乳管過形成　5, 20, 167, **182**, **183**, 185, 214, 278, **304**, **305**, **306**
異型乳頭腫　189, **190**
印環細胞癌　**150**, 152

え
腋窩側発生乳癌　281
腋窩リンパ節転移　281
壊死型石灰化　33
円形細胞腫瘍　271, 272
炎症性乳癌　3, **193**

お
横紋筋肉腫　271

か
過誤腫　**243**, **248**, **256**, **258**
化生癌　**145**
化膿性乳腺炎　3
顆粒細胞腫　3, 4, 152, **251**, **310**, **311**

か
カルチノイド　117
カルチノイド腫瘍　125
汗管腺腫　227
間質型石灰化　32
間質肉腫　244, **249**, **293**
管状癌　33, **103**, **104**, **150**, 152, 172, **211**, 217, 227
管状腺腫　206, **229**, 242, **243**
管内増殖性病変　176
癌肉腫　143, 249

き
偽陰性　76
偽陰性率　71, 72
基質産生癌　17, **18**
急性骨髄性白血病　270, **272**
急性乳腺炎　192, 194
局所的非対称性陰影（FAD）　33, 34
巨大線維腺腫　237, 239, 248
偽リンパ腫　272
筋上皮過形成　223
筋上皮細胞　**175**
筋上皮細胞マーカー　4
筋上皮病変分類　235
筋線維芽細胞　285
筋線維芽細胞腫　292

け
血液湖　263
血管脂肪腫　264
血管腫　261, 263, **264**
血管肉腫　142, 146, **261**, **262**
血管肉腫顆粒細胞亜型　**254**
血性乳頭分泌　3, 119
結節性筋膜炎　**288**, **289**

こ
抗エストロゲン剤　15, 38
硬化性腺症　3, 4, 64, 172, 206, 214, 223, 224, 238
硬化性乳頭腫　142, 189, **190**, 218
硬化性瘢痕　4, 9, **214**, **215**, **216**
硬化性リンパ球乳腺炎　3
硬癌　3, 5, 7, 16, 31, 32, 64, 88, 98, **100**, 131, **133**, 193, 282
硬結　3

構築の乱れ　33, 34, 213
高分化型神経内分泌癌　117
高分化型内分泌癌　191
骨化生　142
骨肉腫　247
コメド　7, 170, 172, 203
混合型乳癌　93, 94

さ

細胞質内小腺腔　96, 97

し

神経内分泌分化　119, 126
脂質分泌癌　161
思春期前乳房肥大症　3
脂肪壊死　3, 4
脂肪腫　259
脂肪肉腫　247, 249
若年性癌　147
若年性線維腺腫　237, 239, **240**, 242, **248**
若年性乳頭腫症　147
充実腺管癌　3, 5, 7, 31, 88, 107, **110**, **111**, 113, 115, 127, 131, 242
集簇性石灰化　32
術前化学療法　61, 72, 78
授乳期乳腺　**150**, 152
授乳性腺腫　228, 229, **230**
漿液性腺癌　128, 134
症候性腫瘍　119
小細胞癌　**101**, 117, 119, 120, **121**, **124**, 125, 271
上皮性粘液　20, 21
上皮増生症　165
小葉癌　16, 33, 126, 152, 255
小葉癌類組織球/多形型　136
小葉性腫瘍　**171**, **172**
小葉内腫瘍　96, 100, **101**
女性化乳房（症）　2, 147, 202, 205, **276**
神経内分泌癌　101, 122, 125, 126
神経内分泌腫瘍　125
浸潤癌　3, **201**, 217
浸潤性篩状癌　156, **157**
浸潤性小葉癌　9, 30, 31, 34, **97**, **98**, 98, **100**, **126**, 170, **174**, **253**, 270, 279, **280**, 282
浸潤性乳管癌　2, 5, 17, 28, 34, 35, 36,
57, **89,** 98, **100**, 106, 107, 110, 112, 113, 129, 131, 134, 152, **203**, **227**, 279
浸潤性微小乳頭癌　9, 113, **129**, **130**, **131**, **132**

す

髄様癌　31, **108**, **109,** 126, 242, 270, 279
スピキュラ　31, 88, 213, 256, 287

せ

成人T細胞白血病/リンパ腫　266
線維腫症　**248**, 249, 292, **293**
線維性過誤腫　255, 257
線維腺腫　3, 10, 17, 21, 22, **23**, **24**, 31, 32, 113, 167, 170, 172, 204, 221, 231, **238**, **239,** **240,** 244, 245, **248**, 258, 277, 278, 279
腺線維症　145
線維腺腫様過形成　243
線維肉腫　247
腺癌　142, **144**
腺筋上皮腫　**158,** 161, **220**, **231**, **233**, **234**
腺脂肪腫　255, **256**, 257, **258**
腺腫　279
腺症　**207**, **208,** 223, 224
線状石灰化　31
全身性エリテマトーデス　265
センチネルリンパ節　19, 68, 73
センチネルリンパ節生検　56, 59, 68, 73
腺様嚢胞癌　152, **155,** 158
前立腺癌　204

そ

側頭動脈炎　265
ソマトスタチンレセプター　124

た

退形成性大細胞性リンパ腫　265, 266, 270
大細胞神経内分泌癌　117, **122**
タキサン　81
多形型非浸潤性小葉癌　172
多形性石灰化　32
多形腺腫　242, **243**
タモキシフェン　202, 204

男子乳癌　2, 274, 277
淡明細胞汗腺腫　161

ち
中枢型乳管内乳頭腫　227
中枢型乳頭腫　186
陳旧性線維腺腫　4

つ
通常型乳管過形成　5

て
低悪性度腺扁平上皮癌　142, **144**
低悪性度非浸潤性乳管癌　178, **179**, 181, 182
低分化型神経内分泌癌　117
転移性腫瘍　204
転移性腎細胞癌　253

と
同側乳房内再発　58, 60, 61, 62, 63
糖尿病性乳腺炎　3
糖尿病性乳腺症　**283**, 284
トラスツズマブ　38, 80, 81, 83

な
内分泌療法　15, 38, 39, 52, 53, 80
軟骨化生　142
軟骨脂肪腫　255, 257
軟骨肉腫　247

に
肉芽腫　252, **253**
肉芽腫性乳腺炎　194, **195**
二相性　4, **9**, 21
乳管拡張症　4, 209, **210**
乳管過形成　21, 63, 126, 158, 165, **166**, **175**, **177**, **178**, **179**, **180**, 182, 183, 214, 217, 238, **242**
乳管癌　152, **174**, 255
乳管上皮過形成　223, 224, 239, 274
乳管上皮内腫瘍　5
乳癌診療ガイドライン　53, 54, 55
乳管腺腫　**9**, 20, 29, 189, **219**, **231**, 308
乳管内過形成　185
乳管内癌　225
乳管内癌浸潤　212

乳管内増殖性病変　102, 106
乳管内乳頭癌　**9**, 185, 186
乳管内乳頭腫　3, **9**, 21, 22, **23**, **24**, 29, 126, 167, **169**, 172, 176, 185, **220**
乳管乳頭腫症　165
乳癌ノモグラム　76
乳腺炎　278
乳腺症　3, 20, 176, 238, 243, 278, 279
乳腺症型（複合型）線維腺腫　**10**, 16, 17, 21
乳腺神経内分泌癌　118, 120
乳腺線維症　3, 283, 284, 286
乳腺増殖因子　147
乳頭血性分泌　162
乳頭腫　158, 185, 186, 223, 224
乳頭状病変　16, 189
乳頭腺管癌　5, 7, 21, **23**, 88, **114**, 131, **157**, 242
乳頭部腺腫　2, 21, 189, **190**, **201**, 224, 313
乳房温存術　56, 59, 60, 192
乳房内リンパ腫　272
乳輪下硬化性乳管過形成　**190**, 191
乳輪下乳管乳頭腫症　223
乳輪下膿瘍　195

ね
粘液癌　7, 17, **18**, 20, 31, **114**, **122**, 129, 131, 133, 203, 242
粘液湖　113
粘液腫状線維腺腫　**18**, 116
粘液性神経内分泌癌　117, **122**
粘液瘤様腫瘍　20, 115, **116**, 181

の
脳回状構造　108
嚢胞　214
嚢胞内癌　89
嚢胞内乳頭癌　163
嚢胞内乳頭腫　185

は
橋本病　265

ひ
非 Hodgkin リンパ腫　266
微小石灰化　4, 88

微小腺管腺症　206, 208, **209**
微小転移　73, 75, 76, 281
微小囊胞　148
非浸潤癌　3, 15, 36, 217
非浸潤性充実型神経内分泌癌　191
非浸潤性充実乳頭癌　**190**, 191
非浸潤性小葉癌　5, 90, 95, 100, 106, 168, 170, **171**, **174**, 180, 214
非浸潤性乳管癌　3, 4, 6, 17, 19, 20, 21, **24**, 28, 29, 60, 64, 90, 104, 106, 117, 125, **126**, **157**, **163**, **164**, **174**, **179**, **204**, 214, 221, **222**, 241, **242**, 306
非浸潤性乳頭癌　186, **187**, 189
皮膚汗腺癌　281
びまん性大細胞型B細胞リンパ腫　266, **267**, **272**

ふ
副乳　2
副乳癌　279, 281
分子標的治療　80, 82
分子標的薬　15
分泌型石灰化　32, 33
分泌癌　**148**, **149**, **150**, 160

へ
平滑筋過誤腫　255, 257
平滑筋腫　259
平滑筋肉腫　247, 249
平坦型異型　**9**, 10
平坦型異型上皮　5, 168, **169**, 172, 184, 211
平坦型非浸潤性乳管癌　**211**
ベバシズマブ　82
ヘモジデリン　290
ヘモジデリン貪食細胞　281
ペルツズマブ　81
扁平上皮化生　189, 214, 223, **224**, 275
扁平上皮癌　**140**, 142, **143**, 146

ほ
放射状硬化性病変　170, 172
放射状瘢痕　31, 32, 105, 142, 181, 221, **222**, 286
紡錘形細胞　238
紡錘型細胞癌　**293**

紡錘形腫瘍細胞　263
紡錘細胞化生　142
紡錘細胞癌　142, **143**, **145**, 249
紡錘細胞病変　144, 146
胞巣型浸潤性小葉癌　100
胞巣状軟部組織肉腫　253, **254**

ま
末梢型多発性乳頭腫　185
末梢型乳頭腫　186, **187**
末梢性T細胞リンパ腫　266
慢性炎症　3
マンモグラフィ　31, 34

み
ミエリン蛋白　251
未分化大細胞リンパ腫　265

め
迷入乳腺　278
面疱癌　21

や
薬物療法　38, 50, 78

よ
葉状腫瘍　3, 22, 145, 242, **243**, **246**, 258, 287, 291, **292**

ら
ラパチニブ　38, 81

り
良性石灰化　32
良性葉状腫瘍　22
リンパ管侵襲　133
リンパ管内腫瘍塞栓　192
リンパ球性乳腺炎　**285**
リンパ節転移巣　101

ろ
濾胞性リンパ腫　265, 266, 267, 268, 273

癌診療指針のための病理診断プラクティス
乳癌

2011年9月20日　初版第1刷発行Ⓒ　　〔検印省略〕

総編集　———　青笹克之（あおざさかつゆき）
専門編集　———　黒住昌史（くろすみまさふみ）
発行者　———　平田　直
発行所　———　株式会社　中山書店
　　　　　　　〒113-8666 東京都文京区白山 1-25-14
　　　　　　　TEL 03-3813-1100（代表）　振替 00130-5-196565
　　　　　　　http://www.nakayamashoten.co.jp/

DTP製作　———　株式会社明昌堂

印刷・製本　———　三報社印刷株式会社

Published by Nakayama Shoten Co.,Ltd.　　Printed in Japan
ISBN 978-4-521-73334-0
落丁・乱丁の場合はお取り替え致します

本書の複製権・上映権・譲渡権・公衆送信権（送信可能化権を含む）は株式会社中山書店が保有します。
JCOPY ＜(社)出版者著作権管理機構 委託出版物＞
本書の無断複写は著作権法上での例外を除き禁じられています．複写される場合は，そのつど事前に，(社)出版者著作権管理機構（電話 03-3513-6969，FAX 03-3513-6979，e-mail: info@jcopy.or.jp）の許諾を得てください．

本書をスキャン・デジタルデータ化するなどの複製を無許諾で行う行為は，著作権法上での限られた例外（「私的使用のための複製」など）を除き著作権法違反となります．なお，大学・病院・企業などにおいて，内部的に業務上使用する目的で上記の行為を行うことは，私的使用には該当せず違法です．また私的使用のためであっても，代行業者等の第三者に依頼して使用する本人以外の者が上記の行為を行うことは違法です．